Kohlhammer

Herausgeberin und Herausgeber

Ludger Tebartz van Elst, Prof. Dr. med.
Stv. Ärztlicher Direktor und Leitender Oberarzt der Universitätsklinik für Psychiatrie und Psychotherapie, Universitätsklinikum Freiburg.

Monica Biscaldi-Schäfer, PD Dr. med.
Kommissarisch Leitende Oberärztin, Department für Psychische Erkrankungen, Klinik für Psychiatrie, Psychotherapie und Psychosomatik im Kindes- und Jugendalter, am Universitätsklinikum Freiburg.

Claas Lahmann, Univ.-Prof. Dr. med.
Ärztlicher Direktor der Klinik für Psychosomatische Medizin und Psychotherapie, Universitätsklinikum Freiburg.

Andreas Riedel, PD Dr. med. Dr. phil.
Leitender Arzt und Stv. Chefarzt, Luzerner Psychiatrie, Ambulante Dienste.

Almut Zeeck, Prof. Dr. med.
Leitende Oberärztin an der Klinik für Psychosomatischen Medizin und Psychotherapie, Department für Psychische Erkrankungen, Universitätsklinikum Freiburg.

Ludger Tebartz van Elst
Monica Biscaldi-Schäfer
Claas Lahmann
Andreas Riedel
Almut Zeeck (Hrsg.)

Entwicklungsstörungen

Interdisziplinäre Perspektiven aus der
Psychiatrie, Psychotherapie und Psychosomatik
des Kindes-, Jugend- und Erwachsenenalters

Verlag W. Kohlhammer

Dieses Werk einschließlich aller seiner Teile ist urheberrechtlich geschützt. Jede Verwendung außerhalb der engen Grenzen des Urheberrechts ist ohne Zustimmung des Verlags unzulässig und strafbar. Das gilt insbesondere für Vervielfältigungen, Übersetzungen, Mikroverfilmungen und für die Einspeicherung und Verarbeitung in elektronischen Systemen.

Pharmakologische Daten, d. h. u. a. Angaben von Medikamenten, ihren Dosierungen und Applikationen, verändern sich fortlaufend durch klinische Erfahrung, pharmakologische Forschung und Änderung von Produktionsverfahren. Verlag und Autoren haben große Sorgfalt darauf gelegt, dass alle in diesem Buch gemachten Angaben dem derzeitigen Wissensstand entsprechen. Da jedoch die Medizin als Wissenschaft ständig im Fluss ist, da menschliche Irrtümer und Druckfehler nie völlig auszuschließen sind, können Verlag und Autoren hierfür jedoch keine Gewähr und Haftung übernehmen. Jeder Benutzer ist daher dringend angehalten, die gemachten Angaben, insbesondere in Hinsicht auf Arzneimittelnamen, enthaltene Wirkstoffe, spezifische Anwendungsbereiche und Dosierungen anhand des Medikamentenbeipackzettels und der entsprechenden Fachinformationen zu überprüfen und in eigener Verantwortung im Bereich der Patientenversorgung zu handeln. Aufgrund der Auswahl häufig angewendeter Arzneimittel besteht kein Anspruch auf Vollständigkeit.

Die Wiedergabe von Warenbezeichnungen, Handelsnamen und sonstigen Kennzeichen in diesem Buch berechtigt nicht zu der Annahme, dass diese von jedermann frei benutzt werden dürfen. Vielmehr kann es sich auch dann um eingetragene Warenzeichen oder sonstige geschützte Kennzeichen handeln, wenn sie nicht eigens als solche gekennzeichnet sind.

Es konnten nicht alle Rechtsinhaber von Abbildungen ermittelt werden. Sollte dem Verlag gegenüber der Nachweis der Rechtsinhaberschaft geführt werden, wird das branchenübliche Honorar nachträglich gezahlt.

Dieses Werk enthält Hinweise/Links zu externen Websites Dritter, auf deren Inhalt der Verlag keinen Einfluss hat und die der Haftung der jeweiligen Seitenanbieter oder -betreiber unterliegen. Zum Zeitpunkt der Verlinkung wurden die externen Websites auf mögliche Rechtsverstöße überprüft und dabei keine Rechtsverletzung festgestellt. Ohne konkrete Hinweise auf eine solche Rechtsverletzung ist eine permanente inhaltliche Kontrolle der verlinkten Seiten nicht zumutbar. Sollten jedoch Rechtsverletzungen bekannt werden, werden die betroffenen externen Links soweit möglich unverzüglich entfernt.

1. Auflage 2023

Alle Rechte vorbehalten
© W. Kohlhammer GmbH, Stuttgart
Gesamtherstellung: W. Kohlhammer GmbH, Stuttgart

Print:
ISBN 978-3-17-034661-1

E-Book-Formate:
pdf: ISBN 978-3-17-034662-8
epub: ISBN 978-3-17-034663-5

Inhalt

Vorwort 17

Einleitung 21

I   Theoretische Grundlagen

1   Die Historie des Konzepts der neuronalen Entwicklungsstörungen 29
Ludger Tebartz van Elst

    1.1   Einleitung 29
    1.2   Entwicklungsstörungen im ICD-9 und aktuellen ICD-10 30
    1.3   Entwicklungsstörungen im DSM-5 31
    1.4   Entwicklungsstörungen im ICD-11 33
    1.5   Zusammenfassung 33
    Literatur 34

2   Kognitive Entwicklung im Kindes- und Jugendalter 35
Christoph Klein, Reinhold Rauh

    2.1   Einleitung 35
    2.2   Soziale Kognition 39
    2.3   Zusammenfassung 41
    Literatur 41

3   Entwicklungspsychologie aus der Perspektive psychosomatischer Denktraditionen 42
Carl Eduard Scheidt, Claas Lahmann, Almut Zeeck

    3.1   Einleitung 42
    3.2   Die Bindungstheorie 43
    3.3   Zusammenfassung 48
    Literatur 48

4   Entwicklungsstörungen und Persönlichkeitsstörungen: Konzeptuelle Gemeinsamkeiten und Differenzen 50
Ludger Tebartz van Elst

    4.1   Einleitung 50
    4.2   Was ist eine Persönlichkeitsstörung? 50

	4.3	Worin unterscheiden sich Entwicklungs- und Persönlichkeitsstörungen?	53
	4.4	Gemeinsamkeiten von Entwicklungs- und Persönlichkeitsstörungen	53
	4.5	Zusammenfassung	55
		Literatur	56

5 Entwicklungsstörungen in der Kinder- und Jugendpsychiatrie und -psychotherapie ... 57
Monica Biscaldi-Schäfer, Christoph Klein, Reinhold Rauh

	5.1	Einleitung	57
	5.2	»Neurodevelopmental disorders« (»Störungen der neuronalen und mentalen Entwicklung«) nach DSM-5 sowie in der ICD-11 im Vergleich zur ICD-10	58
	5.3	Bedeutung der ES für die kindliche Gesundheit	60
	5.4	Zusammenfassung	61
		Literatur	63

6 Entwicklungsstörungen in der Erwachsenenpsychiatrie und -psychotherapie ... 64
Ludger Tebartz van Elst, Dieter Ebert, Andreas Riedel

	6.1	Einleitung	64
	6.2	Entwicklungsstörungen in der Erwachsenenpsychiatrie	64
	6.3	Entwicklungsstörungen als Basisstörung	66
	6.4	Entwicklungsstörungen in der Psychotherapie	67
	6.5	Bedeutung der Entwicklungsstörungen für die Psychopharmakotherapie	67
	6.6	Zusammenfassung	68
		Literatur	68

7 Entwicklungsstörungen in der Psychosomatik ... 70
Carl Eduard Scheidt, Claas Lahmann, Almut Zeeck

	7.1	Unterschiedliche Begriffe von Entwicklung und Entwicklungsstörung in der Psychosomatik	70
	7.2	Neuronale Entwicklungsstörungen und psychosomatische Erkrankungen	71
	7.3	Neuronale Entwicklungsstörungen aus der Perspektive der Entwicklungspsychopathologie	72
	7.4	Zusammenfassung	74
		Literatur	75

II Klinische Phänotypen

8 Die Autismus-Spektrum-Störung ... 79
Monica Biscaldi-Schäfer, Andreas Riedel, Ludger Tebartz van Elst

	8.1	Einleitung	79

	8.2	Autistischer Phänotyp	80
	8.3	Diagnostische Kriterien nach ICD-10	82
	8.4	Subtypisierung nach DSM-5 und ICD-11	84
	8.5	Die Rolle der Kompensationsleistungen: Autismus in der Lebenspanne	89
	8.6	Autismus und Geschlecht	91
	8.7	Zusammenfassung	91
	Literatur		92

9 Die Aufmerksamkeitsdefizit-Hyperaktivitätsstörung — 95
Swantje Matthies, Monica Biscaldi-Schäfer

	9.1	Klassifikatorische Einordnung im ICD-10	96
	9.2	ADHS-Subtypen und -Symptomdomänen nach DSM	97
	9.3	Die Neuerungen des DSM-5 und der ICD-11	98
	9.4	Entwicklung der Symptomatik über die Lebensspanne	100
	9.5	Geschlechtsspezifische Unterschiede	102
	9.6	Bedeutung der ADHS als Normvariante und Basisstörung	104
	9.7	Zusammenfassung	105
	Literatur		106

10 Tic-Störungen und Tourette-Syndrom — 108
Kirsten R. Müller-Vahl

	10.1	Einleitung	108
	10.2	Definitionen	108
	10.3	Epidemiologie	109
	10.4	Tics	109
	10.5	Komorbiditäten	113
	10.6	Diagnose und Differenzialdiagnose	113
	10.7	Genetik und epigenetische Faktoren	115
	10.8	Pathogenese	116
	10.9	Therapie	116
	10.10	Behandlung psychiatrischer Komorbiditäten	121
	10.11	Selbsthilfegruppen	121
	10.12	Zusammenfassung	122
	Literatur		122

11 Entwicklungsstörungen der frühen Kindheit und des Vorschulalters aus pädiatrischer Sicht — 125
Thorsten Langer

	11.1	Einleitung	125
	11.2	Interaktionsmodell der frühkindlichen Entwicklung	125
	11.3	Entwicklungsbereiche	126
	11.4	Entwicklungsstörung und Entwicklungsverzögerung	128
	11.5	Mehrdimensionales Diagnostikschema	129

		11.6	Zusammenfassung	130
		Literatur		130
12	**Die Störungen der Sprachentwicklung und die Lernentwicklungsstörungen**			**131**
	Bettina Brehm, Barbara Haack-Dees, Monica Biscaldi-Schäfer			
		12.1	Einleitung	131
		12.2	Phänotyp der Störungen der Sprachentwicklung	132
		12.3	Phänotyp der Lernentwicklungsstörungen (Lese-Rechtschreibstörung und Rechenstörung)	135
		12.4	Bedeutung der Störungen der Sprachentwicklung und Lernentwicklung für die Lebensspanne und deren Komorbiditäten	138
		12.5	Zusammenfassung und wichtigste Neuerungen in DSM-5 und ICD-11	139
		Literatur		140
13	**Die Störungen der Intelligenzentwicklung**			**141**
	Tanja Sappok			
		13.1	Einleitung	141
		13.2	Der emotionale Entwicklungsansatz	144
		13.3	Zusammenfassung	153
		Literatur		154
14	**Syndromale Autismus-Spektrum-Störungen**			**158**
	Peter Martin			
		14.1	Einleitung	158
		14.2	Definierte genetische Syndrome und ASD	159
		14.3	ASD-plus	163
		14.4	Zusammenfassung	168
		Literatur		168
15	**Ist die Zwangsstörung eine Entwicklungsstörung?**			**172**
	Andreas Riedel, Monica Biscaldi-Schäfer, Ludger Tebartz van Elst			
		15.1	Einleitung – Was ist die Zwangsstörung?	172
		15.2	Gibt es eine abgrenzbare Untergruppe der juvenilen Zwangsstörung?	173
		15.3	Gibt es eine abgrenzbare Untergruppe der »Zwangsstörung mit komorbiden Tics«?	174
		15.4	Welche Beziehung hat die Zwangsstörung zu Autismus und ADHS?	174
		15.5	Zusammenfassung und (vorläufige) Schlussfolgerungen	175
		Literatur		176
16	**Schizophrenie-Spektrum-Störungen**			**177**
	Ludger Tebartz van Elst, Christian Fleischhaker			
		16.1	Einleitung	177

	16.2	Die Schizophrenie als neuronale Entwicklungsstörung	177
	16.3	Gemeinsamkeiten von Schizophrenien und Entwicklungsstörungen aus klinischer Perspektive	178
	16.4	Gemeinsamkeiten von Schizophrenien und Entwicklungsstörungen aus genetischer Perspektive	179
	16.5	Die Schizophrenie-Spektrum-Störung als Entwicklungsstörung?	179
	16.6	Zusammenfassung	180
		Literatur	180

III Ätiologie und Pathogenese der Entwicklungsstörungen

17 Die Nosologie der Entwicklungsstörungen — 185
Ludger Tebartz van Elst, Andreas Riedel

	17.1	Einleitung	185
	17.2	Ursachen der Entwicklungsstörungen	185
	17.3	Die Unterscheidung in primäre und sekundäre Entwicklungsstörungen	186
	17.4	Bedeutung für die Praxis	187
	17.5	Zusammenfassung	188
		Literatur	189

18 Genetik und Epigenetik der Neuronalen Entwicklungsstörungen — 190
Christoph Klein, David Linden

	18.1	Einleitung	190
	18.2	Störungen der Intelligenzentwicklung	191
	18.3	Autismus	192
	18.4	ADHS	193
	18.5	Tic-Störungen	194
	18.6	Kopienzahlvariationen	194
	18.7	Komorbiditäten	195
	18.8	Zusammenfassung	195
		Literatur	196

19 Somatische Ursachen von Entwicklungsstörungen aus neuropädiatrischer Perspektive — 197
Rudolf Korinthenberg

	19.1	Einleitung	197
	19.2	Ätiologische Differentialdiagnostik	197
	19.3	Diagnostische Strategie	207
	19.4	Zusammenfassung	208
		Literatur	208

20 Umwelteinflüsse und Ernährung bei Entwicklungsstörungen — 211
Ulrich Max Schaller

	20.1	Einleitung	211

	20.2	Umwelteinflüsse	212
	20.3	Ernährung	214
	20.4	Zusammenfassung	216
	Literatur		216

21 Systemische Aspekte der Entwicklungsstörungen — 219
Almut Zeeck, Claas Lahmann

21.1	Einleitung	219
21.2	Autismus-Spektrum-Störungen (ASS)	220
21.3	Aufmerksamkeitsdefizit-/Hyperaktivitätsstörung (ADHS)	222
21.4	Interventionen	223
21.5	Zusammenfassung	223
Literatur		224

22 Neuropsychologische Modelle der Entwicklungsstörungen — 226
Tina Schweizer, Thomas Fangmeier, Reinhold Rauh

22.1	Einleitung	226
22.2	Autismus-Spektrum-Störung (ASS)	226
22.3	Aufmerksamkeitsdefizit-/Hyperaktivitätsstörung (ADHS)	227
22.4	Tic-Störungen	228
22.5	Teilleistungsstörungen	229
22.6	Störungen der Intelligenzentwicklung	230
22.7	Zusammenfassung	230
Literatur		231

23 Neurobiologie der Entwicklungsstörungen — 232
Reinhold Rauh, Thomas Fangmeier, Christoph Klein

23.1	Einleitung	232
23.2	Autismus-Spektrum-Störung (ASS)	232
23.3	ADHS	234
23.4	Spezifische Lernstörungen	235
23.5	Tic-Störungen und Tourette-Syndrom	237
23.6	Störungen der Intelligenzentwicklung	237
23.7	Kritische Würdigung	238
23.8	Zusammenfassung	238
Literatur		239

IV Entwicklungsstörungen als Basisstörung/Basisstruktur in Psychiatrie, Psychotherapie und Psychosomatik

24 Entwicklungsstörungen als Basisstruktur — 243
Andreas Riedel, Monica Biscaldi-Schäfer, Almut Zeeck

24.1	Einleitung	243
24.2	Entwicklungsstörungen: Kategorie oder Dimension?	244

24.3	Bedeutung und Relevanz des Grenzbereichs zwischen Entwicklungsstörung und Normalität	246
24.4	Zum klinischen Umgang mit den subsyndromalen Varianten von Entwicklungsstörungen	247
24.5	Zusammenfassung	249
	Literatur	249

25 Entwicklungsstörungen und Persönlichkeitsstörungen — 251
Andreas Riedel, Almut Zeeck

25.1	Einleitung	251
25.2	Schwierigkeiten der Empirie	252
25.3	Beispielhafte Komorbiditäten	253
25.4	Schlussbemerkungen	256
25.5	Zusammenfassung	257
	Literatur	257

26 Entwicklungsstörungen und Essstörungen — 259
Almut Zeeck, Kathrin Nickel

26.1	Einleitung	259
26.2	Essstörungen	259
26.3	Ähnlichkeiten und Unterschiede in der Symptomatik zwischen Entwicklungsstörungen und Essstörungen	260
26.4	Zusammenhänge zwischen Entwicklungsstörungen und Essstörungen	262
26.5	Behandlung	263
26.6	Zusammenfassung	264
	Literatur	264

27 Entwicklungsstörungen und Angsterkrankungen — 266
Katharina Domschke

27.1	Einleitung	266
27.2	Epidemiologie	266
27.3	Diagnostik	267
27.4	Klinische und psychosoziale Relevanz	268
27.5	Therapie	268
27.6	Zusammenfassung	269
	Literatur	270

28 Entwicklungsstörungen als Grundlage von Suchterkrankungen — 272
Ismene Ditrich, Swantje Matthies

28.1	Einleitung	272
28.2	ADHS als Grundlage von Suchterkrankungen	272
28.3	Autismus-Spektrum-Störungen als Grundlage von Suchterkrankungen	274
28.4	Andere ES als Grundlage von Suchterkrankungen	275

| | 28.5 | Zusammenfassung | 276 |
| | | Literatur | 276 |

29 Entwicklungsstörungen als Grundlage von depressiven Störungen ... 278
Andreas Riedel

	29.1	Einleitung	278
	29.2	Empirische Befunde	278
	29.3	Kausale Verbindungen	280
	29.4	Diagnostische und therapeutische Implikationen	282
	29.5	Zusammenfassung	284
		Literatur	285

30 Entwicklungsstörungen und Zwangserkrankungen ... 286
Andreas Riedel

	30.1	Einleitung	286
	30.2	ADHS und Zwangserkrankungen	286
	30.3	Autismus und Zwangserkrankungen	288
	30.4	Gilles-de-la-Tourette-Syndrom und Zwangserkrankungen	290
	30.5	Zusammenfassung	291
		Literatur	291

31 Entwicklungsstörungen und psychotische Störungen ... 293
Ludger Tebartz van Elst

	31.1	Einleitung	293
	31.2	Prävalenz von psychotischen Störungen bei den Entwicklungsstörungen	293
	31.3	Prävalenz von Entwicklungsstörungen bei Psychosen	294
	31.4	Diagnostik und Therapie bei komorbiden Entwicklungsstörungen und Psychosen	295
	31.5	Zusammenfassung	297
		Literatur	297

32 Entwicklungsstörungen und Funktionelle Körperbeschwerden ... 299
Claas Lahmann

	32.1	Phänomenologie	299
	32.2	Epidemiologie	300
	32.3	Verlauf und Prognose	300
	32.4	Diagnostik und Klassifikation	301
	32.5	Ätiologische Modelle	302
	32.6	Psychosomatisch-psychotherapeutische Behandlung	303
	32.7	Zusammenfassung	304
		Literatur	305

33	Autismus-Spektrum-Störungen und geschlechtsspezifische Abweichung/ Geschlechtsdysphorie..	307
	Dieter Ebert	
	33.1 Störungen der Identität als Kernsymptome bei Autismus und Geschlechtsdysphorie..	307
	33.2 Zusammenhang zwischen Autismus und Störungen der Geschlechtsidentität...	308
	33.3 Subtypen der Störungen der Geschlechtsidentitäten: Geschlechtsdysphorie plus Autismus und Geschlechtsdysphorie minus Autismus..	309
	33.4 Zusammenfassung..	310
	Literatur...	310

V	**Klinische Diagnostik bei Entwicklungsstörungen**	

34	Die organische Basisdiagnostik...	313
	Ludger Tebartz van Elst	
	34.1 Einleitung...	313
	34.2 Organische Basisdiagnostik bei Störungen der Intelligenzentwicklung (SIE)..	315
	34.3 Organische Basisdiagnostik bei Autismus-Spektrum-Störungen (ASS) ...	316
	34.4 Organische Basisdiagnostik bei Aufmerksamkeitsdefizit-/Hyperaktivitätsstörung (ADHS)..	316
	34.5 Organische Basisdiagnostik bei Tic-Störungen (TS).........................	317
	34.6 Zusammenfassung..	317
	Literatur...	318

35	Neuropsychologische Zusatzdiagnostik.......................................	319
	Tina Schweizer, Thomas Fangmeier, Reinhold Rauh	
	35.1 Einleitung...	319
	35.2 Autismus-Spektrum-Störung...	320
	35.3 Aufmerksamkeitsdefizit-/Hyperaktivitätsstörung............................	321
	35.4 Tic-Störungen...	322
	35.5 Teilleistungsstörungen...	323
	35.6 Störungen der Intelligenzentwicklung...	324
	35.7 Zusammenfassung..	325
	Literatur...	326

36	Allgemeine entwicklungspsychologische Diagnostik..........................	327
	Bettina Brehm, Reinhold Rauh	
	36.1 Einleitung...	327
	36.2 Allgemeine standardisierte entwicklungspsychologische Diagnostik......	328
	36.3 Spezifische entwicklungspsychologische Diagnostik für das Kleinkindalter..	329

	36.4	Zusammenfassung und kritische Würdigung	330
		Literatur	332

37 Spezifische Diagnostik in der Kinder- und Jugendpsychiatrie ... 333
Bettina Brehm, Barbara Haack-Dees, Monica Biscaldi-Schäfer

	37.1	Einleitung	333
	37.2	Auswirkungen der neuen Strukturierung nach DSM-5 und ICD-11 auf die Diagnostik	333
	37.3	Differentialdiagnostik versus Komorbidität	336
	37.4	Ausblick	341
		Literatur	342

38 Spezifische Diagnostik von Entwicklungsstörungen in der Erwachsenenpsychiatrie ... 344
Andreas Riedel, Ludger Tebartz van Elst

	38.1	Einleitung	344
	38.2	Diagnostik der Autismus-Spektrum-Störung	346
	38.3	Diagnostik der Aufmerksamkeitsdefizit-Hyperaktivitätsstörung im Erwachsenenalter	351
	38.4	Diagnostik von Tic-Störungen und des Gilles-de-la-Tourette-Syndroms im Erwachsenenalter	354
	38.5	Zusammenfassung	355
		Literatur	355

39 Spezifische Diagnostik von Entwicklungsstörungen in der Psychosomatischen Medizin ... 357
Almut Zeeck, Carl Eduard Scheidt, Claas Lahmann

		Literatur	358

40 Problemlagen und diagnostische Herausforderungen über die Lebensspanne ... 359
Almut Zeeck, Monica Biscaldi-Schäfer, Andreas Riedel, Ludger Tebartz van Elst

	40.1	Einleitung	359
	40.2	Kindheit	359
	40.3	Pubertät und Adoleszenz	360
	40.4	Erwachsenenalter	361
	40.5	Höheres Lebensalter	362
	40.6	Zusammenfassung	363
		Literatur	363

41 Neuropädiatrische Diagnostik bei Entwicklungsstörungen im Kleinkind- und Vorschulalter ... 364
Thorsten Langer

	41.1	Einleitung	364

	41.2	Diagnostische Verfahren	364
	41.3	Zusammenfassung	368
	Literatur		368

42 Therapie organischer Entwicklungsstörungen ... 369
Ludger Tebartz van Elst

	42.1	Einleitung	369
	42.2	Therapie sekundärer Störungen der Intelligenzentwicklung (SIE)	369
	42.3	Therapie sekundärer Autismus-Spektrum-Störungen (ASS)	370
	42.4	Therapie sekundärer Aufmerksamkeitsdefizit-/Hyperaktivitätsstörungen (ADHS)	371
	42.5	Therapie sekundärer Tic-Störungen (TS)	371
	42.6	Zur Rolle der Off-Label-Therapie	371
	42.7	Die therapeutische Bedeutung des richtigen Krankheitsmodells	372
	42.8	Zusammenfassung	372
	Literatur		373

43 Therapie von Entwicklungsstörungen in der Kinder- und Jugendpsychiatrie und -psychotherapie ... 374
Monica Biscaldi-Schäfer, Barbara Haack-Dees, Christian Fleischhaker, Bettina Brehm

	43.1	Einleitung	374
	43.2	Die Rolle der Psychoedukation	375
	43.3	Balance zwischen Akzeptanz und Veränderung	376
	43.4	Stärken berücksichtigen und Schwächen kompensieren	378
	43.5	Therapie der Entwicklungsstörungen	379
	43.6	Sozio-psychiatrische Maßnahmen	386
	43.7	Zusammenfassung	386
	Literatur		387

44 Therapie der Entwicklungsstörungen in der Erwachsenenpsychiatrie ... 390
Ludger Tebartz van Elst, Andreas Riedel

	44.1	Einleitung	390
	44.2	Entwicklungsstörungen als strukturelle Störungen	390
	44.3	Das SPZ-Modell als heuristisches, diagnostisch-therapeutisches Basismodell	392
	44.4	Die Therapie der Kernsymptome	395
	44.5	Die Therapie der psychiatrischen Komorbiditäten	395
	44.6	Das Konzept des Problemverhaltens	396
	44.7	Die therapeutische Rolle der Kommunikation	397
	44.8	Psychotherapeutische Einzeltherapien und Gruppentherapien	398
	44.9	Medikamentöse Therapieoptionen	398
	44.10	Zusammenfassung	399
	Literatur		399

45	Ausblick: Entwicklungsstörungen als interdisziplinäres Aufgabenfeld zwischen Psychiatrie, Psychotherapie und Psychosomatik des Kinder-, Jugend- und Erwachsenenalters..	401
VI	**Anhang**	

Autorinnen und Autoren 405

Stichwortverzeichnis 409

Vorwort

Die Störungen der neuronalen und mentalen Entwicklung oder kurz Entwicklungsstörungen (Englisch: neurodevelopmental disorders) wurden in den aktuellsten Fassungen der Klassifikationssysteme psychischer Störungen (DSM-5 und ICD-11) allen anderen psychischen Störungen als erste Kategorie vorangestellt. Grund für diese Neuklassifikation ist die Erkenntnis, dass diese Gruppe von Störungen sich zeitlich früh in der Entwicklung eines Individuums (Ontogenese) etablieren und sie lebenslang – im Sinne einer stabilen persönlichkeitsstrukturellen Besonderheit – allen anderen biografischen, psychodynamischen und psychobiologischen Entwicklungen zugrunde liegen. Entwicklungsstörungen können damit als Basisstörungen oder – bei subsyndromalem Schweregrad – als Basisstrukturen für sich daraus entwickelnde sekundäre psychobiologische Symptome und Störungsbilder verstanden werden.

Besonders die großen vier der im DSM-5 definierten Gruppen der Entwicklungsstörungen, die *Aufmerksamkeitsdefizit-/Hyperaktivitätsstörung* (ADHS; oder auch hyperkinetische Störung nach ICD-10), die *Autismus-Spektrum-Störung* (ASS), die *Tic-Störungen* (TS) und die Störungen der Intelligenzentwicklung (SIE), sind dabei oft mit ganz typischen sekundären psychosozialen und sozialkommunikativen Problem- und Konfliktkonstellationen vergesellschaftet, die wiederum die Vulnerabilität für spezifische komorbide Erkrankungen erhöhen.

So müssen etwa Menschen mit Tic-Störungen von Kindheit an Erfahrungen des Beobachtetwerdens, Ausgegrenztwerdens oder auch des Mitleids verarbeiten, was die sich im Lauf des Lebens entwickelnden psychodynamischen Prozesse dann entscheidend präformiert.

Menschen mit Autismus-Spektrum-Störung erleben sich ebenfalls fast regelhaft als anders, seltsam und defizitär. Nur werden gerade bei hoher technisch-instrumenteller Intelligenz ihre Defizite als solche von Dritten nicht so schnell erkannt: Ihre Besonderheit bleibt verborgen und ihre sensorischen, behavioralen und kommunikativen Schwierigkeiten werden als Arroganz, Rücksichtslosigkeit, Gefühlskälte oder Überheblichkeit fehlgedeutet. Dies führt oft zu Erfahrungen des Mobbings, der Isolation und der Einsamkeit und damit zu einer erhöhten Vulnerabilität für bspw. depressive Erkrankungen oder Angsterkrankungen. Da regelhaft zusätzliche sozialkognitive Defizite vorliegen, wird das Verhalten der Mitmenschen nicht selten als paranoid fehlinterpretiert, was zur Entwicklung einer Persönlichkeitsstörung prädisponiert.

Schließlich bleiben auch Menschen mit einer ADHS trotz ihrer oft gewinnenden kommunikativen Kompetenzen wegen exekutiver Probleme, Impulsivität und Sprunghaftigkeit in vielen Fällen weit hinter ihren Entwicklungsmöglichkeiten zurück, was nicht selten mit Frustration, hochkonflikthaften Beziehungsmustern, Substanzabhängigkeit und Verhaltenssüchten verbunden ist.

Zu guter Letzt ist es für Menschen mit intellektuellen Beeinträchtigungen oft schwer, im kompetitiven Alltag zu bestehen. Sie können nicht mithalten mit der neurokognitiven Leistungsfähigkeit der anderen, was es ihnen deutlich erschwert, ein positives Selbstbild und gutes Selbstwertgefühl aufzubauen. Dass die allgemeine Intelligenz als strukturelles Phänomen dabei mit persönlicher Leistung genauso wenig zu tun hat wie die Körpergröße, auf die man zwar stolz sein kann, die aber dennoch keine Leistung darstellt, ist ihnen selbst dabei meist nicht bewusst. Nicht selten entwickelt sich aus einer solchen schicksalhaften Besonderheit wie bei den anderen großen Entwicklungsstörungen ein Minderwertigkeitsgefühl oder instabiles Selbstwertgefühl, das bei nüchterner Betrachtung unbegründet ist.

Das Vorhandensein der beschriebenen Besonderheiten bei Kindern und Jugendlichen ist darüber hinaus mit weitreichenden Belastungen für die betroffenen Familien verknüpft, was regelmäßig zu systemischem Stress führt, der eine gesunde Entwicklung aller Betroffener in der Familie weiter verkompliziert. In fast schon frappierender Analogie sind zumindest alle vier großen Entwicklungsstörungen mit einer sehr hohen Komorbidität von Persönlichkeitsstörungen, affektiven Störungen und Angsterkrankungen, somatoformen Störungen, Suchterkrankungen aber auch Psychosen verknüpft, was sich in zahlreichen epidemiologischen Studien zeigt.

Aber auch die Entwicklungsstörungen der Sprache und im Erwerb von schulischen Fertigkeiten weisen komplexe Zusammenhänge mit den oben beschriebenen Störungsbildern sowie eine erhebliche Vulnerabilität für das Auftreten von emotionalen Problemen auf. In den neuen Klassifikationen werden diese nicht mehr als »umschriebene« Entwicklungsstörungen bezeichnet, sondern auf einer Ebene mit den »großen« Entwicklungsstörungen gestellt. Untereinander weisen ohnehin alle diese Störungsbilder, die nun im DSM-5 und zukünftig auch in der ICD-11 als mentale und neuronale Entwicklungsstörungen eingestuft werden, eine sehr hohe Komorbidität auf, was wahrscheinlich auf eine sich überlappende Genetik und verwandte Pathomechanismen zurückzuführen ist.

Traditionell werden Entwicklungsstörungen als Thema des Kindes- und Jugendalters begriffen und im Bereich der Erwachsenenpsychiatrie, -psychosomatik und –psychotherapie eher als Randphänomene aufgefasst, wenn nicht gar gänzlich ignoriert. Schon bei etwas genauerer Analyse wird allerdings – wie einleitend dargestellt – deutlich, dass die Entwicklungsstörungen zwangsläufig nicht nur ein Thema des Kinder- und Jugendalters sind. Wegen ihrer hohen Prävalenz und gerade, weil sie als strukturelle, überdauernde Besonderheiten der Psychobiologie Betroffener verstanden werden müssen, sind sie zwangsläufig ein zentrales Thema auch der Erwachsenenpsychiatrie, -psychotherapie und -psychosomatik.

Diese Erkenntnis liegt der Konzeptidee dieses Buches zugrunde. Das Thema der neuronalen und mentalen Entwicklungsstörungen wird erstmalig in einem interdisziplinären Ansatz aus der Perspektive der *Kinder- und Jugendpsychiatrie* und *-psychotherapie*, der *Neuropädiatrie*, der *Erwachsenenpsychiatrie* und *-psychotherapie* sowie der *Psychosomatischen Medizin* und *Psychotherapie* umfassend und aus unterschiedlichen Blickwinkeln beleuchtet und analysiert. Im Zentrum des Buchprojekts steht dabei eine ausführliche Analyse der großen vier Entwicklungsstörungen Autismus, ADHS, Tic-Störungen und Störungen der Intelligenzentwicklung. Aber auch die spezifischen Lernstörungen und die Sprachentwicklungsstörungen werden mit in den Blick genommen, vor allem in Bezug auf die klassifikatorischen und diagnostischen Veränderungen sowie auf ihre Bedeutung beim Vorliegen komplexer Entwicklungsstörungen bei Kindern.

Alle Entwicklungsstörungen werden dabei in ihrer heterogenen Genese als sekundär kategoriale Phänomene im Sinne echter neuropsychiatrischer Krankheiten, aber auch als primär dimensionale Entitäten im Sinne von Normvarianten vorgestellt, bei denen erst die fehlende Passung zwischen individueller Struktur und sozioökologischem Umfeld die Dysfunktionalität und den Leidensdruck bedingen, die eine Diagnose im Sinne einer psychischen Störung überhaupt möglich machen.

Besonderes Augenmerk liegt dabei nicht nur auf der Verwobenheit von psychobiologisch strukturellen und erlebnisreaktiv psychodynamischen Aspekten in der Lebens- und Entwicklungsgeschichte von Menschen mit ADHS, Autismus, Tic-Störungen, Intelligenzminderungen oder anderen Entwicklungsstörungen, sondern auch auf der Frage nach den psychotherapeutischen, pharmakologischen und sozialpsychiatrischen Interventionsmöglichkeiten.

Wir sind uns bewusst, dass wir mit diesem Buch ein *erstes Angebot* zu diesem innovativen und für alle Disziplinen der psychischen Fächer relevanten Themenbereich unterbreiten. Gerade in der interdisziplinären Bearbeitung dieses Themenkomplexes haben wir Neuland betreten, und viele Erkenntnisse befinden sich im Werden und werden sich in den kommenden Dekaden sicher weiterentwickeln. Gerade im Hinblick etwa auf den Themenkomplex der Tic-Störungen und Störungen der Intelligenzentwicklung ist der Erfahrungshorizont in vielen der beteiligten Fächer noch sehr begrenzt. Umso wichtiger erscheint es, dass gerade diese Themen hier umfassend aufgegriffen werden, damit auch wissenschaftliche und klinische Leerstellen klar identifiziert und hoffentlich in kommenden Auflagen dieses Buches gefüllt werden können.

Für die Herausgeber
Ludger Tebartz van Elst   Freiburg im Januar 2023

Einleitung

Das Themenfeld der neuronalen und mentalen Entwicklungsstörungen (ES) ist neu im Kanon der großen Klassifikationssysteme psychischer Störungen. Es wurde im Jahr 2013 zunächst im DSM-5 eingeführt und in der 11. Version der internationalen Klassifikation psychischer Störungen (ICD-11), die in diesem Jahr (2022) in Kraft trat, übernommen. Im DSM-5 wurden dabei die großen Störungsbilder der Störungen der Intelligenzentwicklung (SIE), der Autismus-Spektrum-Störungen (ASS), der Aufmerksamkeitsdefizit-/Hyperaktivitätsstörung (ADHS) und der Tic-Störungen (TS) gemeinsam mit der ehemaligen Gruppe der Umschriebenen Entwicklungsstörungen aus der ICD-10 wie den Sprachentwicklungsstörungen, den spezifischen Lernstörungen sowie den motorischen Störungen zusammengefasst. Im ICD-11 wurde dies weitgehend übernommen, wobei die Tic-Störungen und deren komplexe Variante, das Gilles-de-la-Tourette-Syndrom, zwar aufgeführt, nosologisch allerdings als neurologisches Krankheitsbild kodiert werden. Bereits dieses kleine Detail verdeutlicht, dass vieles in diesem neuen Bereich im Sinne einer nosologischen Grundkategorie noch unklar ist – nämlich z. B. die Frage, ob die Tic-Störungen als neurologisches Krankheitsbild oder als psychische Störung verstanden werden sollten. Gleichzeitig macht die Tatsache, dass die Entwicklungsstörungen allen anderen Krankheitsgruppen vorangestellt werden, klar, dass sich hier für die psychiatrischen, psychotherapeutischen und psychosomatischen Fächer ein ganz neues Themenfeld auftut. Die Entwicklungsstörungen wurden lange Zeit als Thema der Kinder- und Jugendpsychiatrie und -psychotherapie, vielleicht noch der Neuropädiatrie, betrachtet. Dass sie auch für die Erwachsenenpsychiatrie, -psychotherapie und -psychosomatik von zentraler Bedeutung sein könnten, wurde lange nicht gesehen.

Diese Grundannahme wurde in den letzten Dekaden in verschiedenen Wellen erschüttert. Zunächst erlebte das Thema der ADHS und etwa eine Dekade später das der ASS einen enormen Aufschwung in der Erwachsenenpsychiatrie. Die Tic-Störungen scheinen aktuell auf Ebene der großen Kongresse zumindest in der Psychiatrie »anzukommen« und das Themenfeld der Störungen der Intelligenzentwicklung wird wahrscheinlich mit einer weiteren Latenz von einer Dekade folgen. Herrschte ursprünglich für alle großen Themen der Entwicklungsstörungen implizit die Annahme vor, dass sie insbesondere im psychotherapeutischen und psychosomatischen Kontext nicht besonders relevant seien, so wird auch diese Überzeugung in den letzten Jahren zunehmend in Frage gestellt – was erfreulich ist, weil sie nicht zutrifft.

Dennoch wurden Themen wie ADHS und ASS zunächst als separate Störungsbilder betrachtet. Dies findet seinen Ausdruck z. B. darin, dass noch in der ICD-10 nicht beide Diagnosen gleichzeitig gestellt werden konnten. Inzwischen setzt sich zunehmend die Erkenntnis durch, dass es sich bei den verschiedenen Entwicklungsstörungen um Spektren handelt, die sich wechselseitig durchaus überschneiden können.

Einer großen Offenheit und einem steigenden Interesse an diesem Themenfeld auf der einen Seite nicht nur in der Erwachsenenpsychiatrie, sondern insbesondere auch in den

Bereichen der Psychotherapie und Psychosomatik steht auf der anderen Seite aktuell ein großes Defizit an Fachliteratur gegenüber. Diesem Defizit wollen die Autoren dieses Buches mit einem ersten umfassenden Angebot begegnen. Dabei spiegelt die spezifische Themenauswahl durchaus die Geschichte dieser Themen am Universitätsklinikum Freiburg wider. Wurden Themen wie ADHS und ASS schon relativ früh bearbeitet, so traten die TS und SIE erst später hinzu. Während der Themenbereich initial vor allem interdisziplinär von der Kinder- und Jugend- und der Erwachsenenpsychiatrie bearbeitet wurde, so stellte sich im weiteren Verlauf heraus, dass er auch die Psychosomatische Medizin und die Neuropädiatrie betrifft. Inzwischen wird die Thematik im Universitären Zentrum Entwicklungsstörungen (UZES) aus umfassender und interdisziplinärer Perspektive bearbeitet und beforscht. Es soll nicht verschwiegen werden, dass dabei das Themenfeld der SIE erst seit wenigen Jahren überhaupt als relevant identifiziert wurde und somit die Erfahrungen in diesem Bereich weniger umfassend sind als etwa bei den Themen ADHS und ASS – zumindest in den Erwachsenenbereichen.

Das vorliegende Buch fasst die Erkenntnisse und Erfahrungen, die in diesem interdisziplinären Projekt erarbeitet wurden, zusammen und will damit ein erstes umfassendes und interdisziplinäres Informationsangebot zu diesem Themenfeld für ein breites Fachpublikum vorstellen.

Dabei werden in *Sektion I* zunächst die *theoretischen Grundlagen* gelegt. Es wird die konzeptuelle Ideengeschichte der Entwicklungsstörungen ebenso vorgestellt wie ein Abriss der typischen kognitiven Entwicklung im Kindes- und Jugendalter. Gerade die große Varianz und auch Dauer der Entwicklung von mentalen Fähigkeiten und Fertigkeiten ist das, was die Gattung Mensch mit am meisten von anderen Tieren unterscheidet. Ebenso wie sich die allgemeine Intelligenz, Aufmerksamkeitsfunktionen, die Wahrnehmungsleistungen, die sozialen Kompetenzen, die Impulskontrolle und Emotionalität in einem dynamischen und interaktionellen Prozess vor allem in den ersten beiden Dekaden eines Menschen entwickeln, kann dies auch für die weit umfassenderen und komplexeren Persönlichkeitseigenschaften beschrieben werden. Und so werden auch konzeptuelle Gemeinsamkeiten und Unterschiede zwischen den Persönlichkeitsstörungen und Entwicklungsstörungen umfassend beleuchtet. Schließlich werden die fachspezifischen Perspektiven der Kinder- und Jugendpsychiatrie und Psychotherapie (KJPP), der Erwachsenenpsychiatrie und -psychotherapie (EPP) und der Psychosomatischen Medizin und Psychotherapie (PSM) auf das Themenfeld der ES entwickelt.

In *Sektion II* des Buches stehen die *klinischen Phänotypen* der ES im Vordergrund. Dabei soll ein umfassendes Wissen zu den klinischen Besonderheiten der einzelnen ES vermittelt werden, wobei die großen Entitäten ADHS, ASS, TS, SIE klar im Vordergrund stehen, weil sie auch im klinischen Alltag die größte Rolle spielen. Aber auch die kombinierten ES und spezifischen Lernstörungen werden in jeweils einem eigenen Kapitel bearbeitet. An dieser Stelle wird dem interdisziplinären Konzept des Projekts folgend auch die Perspektive der Neuropädiatrie und Neurologie ergänzt, indem sekundäre und syndromale Varianten der ES umfassend vorgestellt werden. Schließlich wird auch innovativen Fragestellungen nachgegangen – so etwa der Frage, ob Zwangsstörungen oder Schizophrenie-Spektrum-Störungen auch als Entwicklungsstörungen begriffen werden könnten.

Darauf aufbauend wird in *Sektion III* des Buches der Frage nach der *Ursächlichkeit* der ES nachgegangen. Dabei wird zunächst die Grundunterscheidung zwischen primären und sekundären Phänotypen eingeführt. Während primär verursachte Phänotypen meist multifaktoriell und multigenetisch verursacht werden und damit gar nicht zwingend als Krankheiten begriffen werden können, ist bei sekundären Varianten einer ES eine (mono- oder oligo-)genetische oder erworbene Kausalität im Sinne einer Erstverursachung (Ätiologie) oder sekundärer pathophysiologischer Besonderheiten (Pathogenese) identifizierbar. Diese unterschiedlichen Ursachenstränge werden dann in mehreren Kapiteln systematisch abgehandelt. Genetische Ursachen werden ebenso beleuchtet wie andere organische Ursachen, Umweltfaktoren oder Giftstoffexposition. Aber auch die Psychodynamik und systemische Aspekte der Entstehungsgeschichte von ES werden umfassend in den Blick genommen. Denn die nicht durchschnittliche mentale Struktur und ungewöhnliche Verhaltens- und Reaktionsweisen betroffener Kinder und Jugendlicher haben natürlich weitreichende Auswirkungen auf die sozialen Systeme, in denen die Betroffenen leben: die Familie, die Kindergarten- und Schulgruppen, Freizeitgruppen, den Arbeitsplatz usw. Hier sind in vielen Fällen typische Reaktionsmuster zu identifizieren, die durch die persönlichkeitsstrukturellen Besonderheiten der verschiedenen ES induziert werden und dann in musterhafter Art und Weise wieder auf die Kinder und Jugendlichen zurückwirken und die weitere Entwicklung beeinflussen. Dabei ist an psychodynamischen Mechanismen wie Unverständnis, Ablehnung, Angst, Ausgrenzung, Aggressivität o. Ä. zu denken. Eine Erkenntnis der und das Wissen um die strukturellen Besonderheiten der ES und der typischen, daraus resultierenden Dynamiken könnten sicher helfen, hier zumindest in einigen Fällen der oft unguten und von Ablehnung und Ausgrenzung geprägten »Psychodynamik des Alltags« zu entkommen. Auch könnte die Erkenntnis zu mehr Gelassenheit und Akzeptanz etwa bei den Eltern führen, die statt eines Fehlverhaltens die schicksalhafte Besonderheit ihres Kindes besser erkennen können und ihm so bei der Aneignung von kreativen Kompensationsstrategien besser helfen können.

Die *Sektion IV* des Buches stellt wahrscheinlich einen der für die Klinik wichtigsten Abschnitte dar, da hier die typischen *Komorbiditäten* abgehandelt werden, die in Unkenntnis der ES-Thematik meist das diagnostische und therapeutische Handeln bestimmen. Hier wird zum einen das Konzept der ES als Basisstörung vorgestellt, zum anderen wird auf die häufige Vergesellschaftung der verschiedenen ES mit allgemeinpsychiatrischen Komorbiditäten wie *Depressionen, Angsterkrankungen, Sucht, Psychosen, Essstörungen, somatoformen Störungen* oder *Störungen der sexuellen Identität* hingewiesen und diese aus klinischer Perspektive bearbeitet. In Unkenntnis der Besonderheiten der ES erscheinen im klinischen Alltag oft nur diese Komorbiditäten als Diagnosen in den Arztbriefen im Kontext von stationären Aufenthalten in psychiatrischen, psychosomatischen oder rehabilitationsmedizinischen Aufenthalten. Das zeigt, dass diese Strukturdiagnosen in ihrer Bedeutung für die lebensgeschichtlich sich in oft großer Ähnlichkeit entwickelnden Probleme (z. B. Mobbing und Ausgrenzung), Problemverhaltensweisen (z. B. sozialer Rückzug und negatives Selbstbild) und Zustände (z. B. Erschöpfung, Depression, Angsterkrankungen, Somatisierung, Sucht) gar nicht erkannt werden. Nur eine umfassende Einsicht in die Kausalität eines depressiven Zustandes erlaubt es aber, eine ebenso umfassende Therapieplanung zu generieren. Es erstaunt nicht, dass viele der Betroffenen als besonders schwierige und therapieresistente Menschen gelten und sich selbst oft unverstanden fühlen – denn sie sind es meist auch.

In *Sektion V* steht dann die *Diagnostik* der ES im Zentrum des Interesses. Zunächst werden die Möglichkeiten und Indikationen einer organischen Basisdiagnostik vorgestellt. Auch die neuropädiatrische Diagnostik im Kleinkind- und Vorschulalter wird abgehandelt, die ja meist auf die klinisch ungemein wichtige Frage nach sekundären Störungsursachen fokussiert. Ausführlich werden dann neuropsychologische und entwicklungspsychologische Untersuchungsmethoden beschrieben, um so für den klinischen Alltag Grundkompetenzen bereitzustellen. Dabei wird ausführlich auf die unterschiedlichen diagnostischen Settings der KJPP, EPP und PSM eingegangen. Denn praktisch kommen je nach diagnostischem und therapeutischem Kontext durchaus unterschiedliche methodische Herangehensweisen zum Einsatz. Schließlich wird auch der Altersaspekt berücksichtigt, da die Besonderheiten der verschiedenen ES sich durchaus anders auswirken – abhängig davon, ob man es mit Kleinkindern, Jugendlichen, Erwachsenen oder Senioren zu tun hat.

In *Sektion VI* wird abschießend die Therapie der ES thematisiert. Dies wird sicher ein zentrales Interesse vieler Leserinnen und Leser dieses Buches sein. Dabei wird auch auf die pharmakologische Therapie verschiedener Symptombereiche der ES eingegangen. Es ist in diesem Zusammenhang zu betonen, dass es sich bei den ES meist um strukturelle Besonderheiten handelt, die nicht ohne weiteres »wegtherapiert« werden können. Vielmehr steht ganz im Zentrum der grundlegenden therapeutischen Herangehensweise die Erkenntnis der jeweiligen Besonderheiten als schicksalhaftes, strukturelles Phänomen, welches akzeptiert werden sollte und nicht verändert werden muss bzw. kann. Dennoch können in vielen Einzelfällen Medikamente wie Hilfsmittel durchaus nutzbringend eingesetzt werden. So wie die Brille ein Hilfsmittel für die strukturelle Besonderheit der Fehlsichtigkeit darstellt, die als strukturelles und damit unveränderliches Phänomen des eigenen Körpers akzeptiert werden muss, so verhält es sich häufig auch mit Medikamenten bei den Entwicklungsstörungen. So können etwa Stimulantien bei ADHS die Aufmerksamkeitsfunktionen verbessern, ohne dass sie die Aufmerksamkeitsstörung grundsätzlich heilen würden. Ähnlich kann es sich mit Antidopaminergika und dem Phänomen der Reizüberflutung bei autistischen Menschen verhalten. Und so wie eine fehlangepasste Brille dem Weitsichtigen oder Kurzsichtigen nicht hilft, sondern schadet, kann es sich auch mit den eingesetzten Medikamenten bei Menschen mit ADHS, ASS oder TS verhalten. Unabhängig von medikamentösen Therapiemethoden stehen eine Vielzahl oft sehr unterschiedlicher psychotherapeutischer Interventionsmethoden zur Verfügung. Dabei unterscheiden sich wiederum die Methoden und Herangehensweisen der KJPP, EPP und PSM teilweise deutlich. Daher wurden die verschiedenen Ansätze in drei parallelen Kapiteln nebeneinandergestellt, um so eine umfassende Perspektive auf die verschiedenen Hilfsmöglichkeiten zu eröffnen.

Das Buch schließt mit einem *Ausblick* darauf, wie sich dieses neue Themenfeld in Zukunft entwickeln könnte und sollte. Einiges von dem, was hier vorgestellt wird, muss als »Work in Progress« verstanden werden. Das Thema ist jung und wird durch die prominente Positionierung bei der Neustrukturierung des DSM-5 und ICD-11 sicher wesentliche Impulse erhalten. Die Bedeutung der ES für die EPP und PSM wird gerade erst erkannt, erste spezifische Therapieverfahren werden erprobt. Die Bedeutung der TS und SIE für EPP und PSM sind aktuell noch nicht richtig beurteilbar, da die Themen bislang in diesen Kontexten fast vollständig ausgeblendet wurden. Hier wird sich in den nächsten Jahren und Dekaden also viel tun.

Die Betroffenen mit ES sind jetzt aber schon in den Kliniken, Tageskliniken, Reha-Krankenhäusern, Ambulanzen und Praxen und brauchen Unterstützung, um mit ihren Besonderheiten, den daraus resultierenden Schwierigkeiten sowie den oft sich sekundär entwickelnden Komorbiditäten in Form von Depressionen, Anpassungsstörungen, Angsterkrankungen, Zwangsstörungen, Essstörungen und psychotischen Dekompensationen in Krisensituationen umgehen zu können.

Und die Ärztinnen und Ärzte, Psychotherapeutinnen und Psychotherapeuten brauchen Rüstzeug, um sich dieser wichtigen Aufgabe zu stellen. Wir hoffen, dass dieses erste Fachbuch in dem Themenfeld einen kleinen Beitrag dazu leisten wird, dass die vielfältigen, unterschiedlichen und häufig sich auch überlappenden Entwicklungsstörungen – auch im Sinne von Basisstrukturen – in ihrer Bedeutung für sich daraus entwickelnde Probleme, Problemverhaltensweisen und Zustände erkannt werden.

Denn dies ist die Voraussetzung dafür, dass Betroffene, aber auch ihre Angehörigen und Freunde – und ebenso das therapeutische Personal – diese strukturellen Besonderheiten als ihr Schicksal mit all seinen Nach- aber auch Vorteilen überhaupt erst begreifen können und nicht als schuldhaftes Fehlverhalten fehldeuten. Und dies ist wiederum eine wichtige Voraussetzung für die Entwicklung eines angemessenen Selbstbildes und darauf aufbauend eines guten Selbstwertgefühls. Denn diese Akzeptanz des eigenen So-Seins und ein sich darauf aufbauendes positives Selbstwertgefühl ist meist Voraussetzung dafür, was Gesundheit in ihrem Kern ausmacht – nämlich nicht die Abwesenheit von Krankheit, Behinderung und Gebrechen, sondern die Fähigkeit, sich seines Lebens zu erfreuen.

Für die Herausgeber
Ludger Tebartz van Elst   Freiburg im Januar 2023

I   Theoretische Grundlagen

1 Die Historie des Konzepts der neuronalen Entwicklungsstörungen

Ludger Tebartz van Elst

1.1 Einleitung

Wenn ein ganzes Buch dem Thema der Entwicklungsstörungen gewidmet wird, sollte zunächst Klarheit darüber gewonnen werden, was die verwendeten Begriffe überhaupt meinen. Was verbirgt sich also hinter dem Begriff der *neurodevelopmental disorders* (DSM-5, ICD-11) bzw. der *Störungen der neuronalen und mentalen Entwicklung* (DSM-5, deutsche Übersetzung) respektive neuronalen Entwicklungsstörung (ICD-11)?

Der Begriff der *Entwicklung* ist offensichtlich ein dynamischer und kein statischer und findet sich in der Wissenschaft etwa im Kontext der Entwicklungsbiologie oder Entwicklungspsychologie.

Grundlegende Überlegungen dazu wurden von dem Mediziner, Biologen und Philosoph Ernst Haeckel (1834–1919) angestellt (Haeckel 1866). Aufbauend auf den neuen Erkenntnissen der Evolutionstheorie von Charles Darwin (1809–1882) wies er darauf hin, dass sich der Entwicklungsbegriff auf die Werdensgeschichte von Lebewesen bezieht. Im weiteren Verlauf bildeten sich für die Entwicklungsgeschichte eines einzelnen Lebewesens von der Eizelle bis zum erwachsenen Individuum der Begriff der *Ontogenese* heraus und für die entsprechende Entwicklungsgeschichte einer Art über die Zeit der Begriff der *Phylogenese*. Offensichtlich wohnt den Lebewesen ein körperliches Entwicklungspotential inne. D. h., aus einer befruchteten Eizelle eines Lebewesens kann sich im Laufe des Lebens ein voll ausgereiftes erwachsenes Individuum bilden mit all den typischen Eigenschaften und Fertigkeiten der Art. Heute ist klar, dass ganz wesentliche Aspekte dieses Prozesses durch das Genom des Lebewesens determiniert sind. Ebenso ist aber auch klar, dass Umwelteinflüsse, schicksalhafte Ereignisse und biografische Geschehnisse das Ergebnis dieses Entwicklungsprozesses ganz entscheidend prägen können. Erinnert sei hier nur an die bekannte Tatsache, dass bei Tieren wie Menschen Seherfahrungen gemacht werden müssen, damit sich das zerebrale Sehsystem in seiner typischen Organisation herausbilden kann.

In den Wissenschaften thematisiert die Entwicklungsbiologie die Gesetzmäßigkeiten dieses dynamischen Lebensprozesses aus biologischer, ökologischer, molekularbiologischer oder genetischer Perspektive. Die Entwicklungspsychologie fokussiert primär auf phänomenologische (Wann im Leben entwickeln sich genau welche Eigenschaften und Fertigkeiten auf welche Art und Weise?) oder psychodynamische Aspekte dieses Entwicklungsprozesses (Welche Erlebnisse oder biografischen Besonderheiten haben welche Konsequenzen auf den Entwicklungsprozess?). Bekannte Protagonisten der Entwicklungspsychologie in diesem Sinne sind etwa Sigmund Freud (1856–1939) mit seinem Modell zur *psychosexuellen Entwicklung* oder Jean Piaget (1896–1980) mit seinem bekannten Modell zur *kognitiven Entwicklung* von Menschen (sensomotorische Intelligenz, präoperationale Intelligenz, konkret-operationale Intelligenz, formal-operationale Intelligenz).

In der Psychiatrie und Psychologie des frühen 20. Jahrhunderts unterschied z. B. Karl Jaspers (1883–1969) zwischen der Anlage eines Lebewesens und den Wechselwirkungen mit dem Milieu, in dem sich ein Individuum befindet (Jaspers 1948). Unter dem Begriff *Anlage* verstand er dabei den Anteil der Eigenschaften eines Lebewesens, der in alterstypischer Art und Weise regelhaft in Erscheinung tritt. Heute würde dieser Anlagebegriff sicher meist überwiegend genetisch determiniert verstanden. Die Anlage eines Individuums führt nach Jaspers auch dazu, dass die verschiedenen Lebewesen einer Art auf typische Umwelteinflüsse in ähnlicher Art und Weise reagieren:

> »Insbesondere reagiert die Anlage ihrer einen, gleichbleibenden Natur entsprechend auf Erlebnisse. Sie verarbeitet sie in der ihr entsprechenden Weise. Wir können die auf diesem Wege entstehenden Anschauungen, Meinungen, Gefühlswelten verstehen, wie z. B. die Verbitterung, das Querulieren, den Stolz, die Eifersucht.« (Jaspers 1948, zitiert nach Peters 2011)

Störungen der Anlage oder des normalen Entwicklungsprozesses etwa der Persönlichkeitsentwicklung wurden dann im 20. Jahrhundert unter dem starken Einfluss psychoanalytischen Denkens meist sehr erlebnisreaktiv bzw. biografisch etabliert vorgestellt. Bereits in Form dieses Denkens findet sich eine gewisse konzeptionelle Nähe zum Konzept der Persönlichkeitsstörungen, die aber der Begrifflichkeit der Zeit folgend damals als *neurotische Entwicklungen* angesprochen wurden.

Ganz in dieser Tradition müssen die Theorien von Bruno Bettelheim (1903–1990) im Hinblick auf die Entwicklungsstörung Autismus verstanden werden, der die These vertrat, der Autismus sei Folge eines zu emotionsarmen, kühl-distanzierten Erziehungsstils (»Kühlschrankmutterhypothese«; Bettelheim 1989). Möglicherweise lag dieser Hypothese aber nur die an sich korrekte Beobachtung zugrunde, dass Autismus im Sinne einer strukturellen Veranlagung in Familien gehäuft auftritt. Damit weisen die Mütter autistischer Kinder ebenso wie deren Väter natürlich eine höhere Wahrscheinlichkeit auf, selbst autistisch zu sein, was dann eben mit einem nach außen emotionsarm erscheinenden Kommunikationsstil einhergeht. Ob dieser Kommunikationsstil aber tatsächlich ursächlich ist für den autistischen Phänotyp des Kindes, lässt sich damit sicher nicht beweisen.

Diese Beobachtung illustriert, wie sehr das Denken über psychische Strukturen und Dynamiken immer auch in den Zeitgeist der eigenen Gegenwart eingebettet ist. Damit erscheint es auch für unser heutiges Denken geraten, immer wieder zu reflektieren, inwieweit das eigene Denken und Wissen ein Stück weit auch Folge des Zeitgeistes sein könnte und damit zum Wähnen werden könnte.

1.2 Entwicklungsstörungen im ICD-9 und aktuellen ICD-10

In der 9. Version der Internationalen Klassifikation der Krankheiten (International Classification of Diseases, ICD-9), die von 1976 bis 1992 gültig war, war von Entwicklungsstörungen im engeren Sinne noch nicht die Rede. Allerdings gab es Kategorien wie »Umschriebener Rückstand der Sprech- und Sprachentwicklung« (ICD-9: 315.3), in denen das Entwicklungskonzept bereits auftauchte. Der frühkindliche Autismus (ICD-9: 299.9) fand sich dagegen als ganz eigene Kategorie.

Im ICD-10 wurde dann im Kapitel 8 die Kategorie der Entwicklungsstörungen erstmalig international verbindlich eingeführt. Hierunter wurden Störungen zusammengefasst, die folgende Kriterien erfüllen mussten:

1. Der Beginn der Symptomatik musste im Kleinkindalter oder Kindesalter liegen;
2. es mussten Einschränkungen oder Verzögerungen bei der erwarteten Entwicklung von psychomotorischen Leistungen und Fähigkeiten feststellbar sein, die eng mit der Reifung des Zentralnervensystems verbunden sind; und
3. es musste ein stetiger Verlauf objektivierbar sein, der nicht die typische phasisch-remittierende oder undulierende Dynamik mit Remissionen und Rezidiven zeigt, wie sie für viele andere psychische Störungen wie die Depressionen typisch ist (WHO 1991).

Qualitativ wurden in diesem Kapitel im Wesentlichen die umschriebenen Entwicklungsstörungen des Sprechens und der Sprache (F80), der schulischen Fertigkeiten (F81; Lese- und Rechtschreibstörung, Rechenstörung), der motorischen Funktionen und die tiefgreifenden Entwicklungsstörungen in Form der autistischen Syndrome unterschieden. Erwähnt wird an dieser Stelle auch bereits die Hyperkinetische Störung mit Intelligenzminderung und Bewegungsstereotypien (F84.4), die damit von den Intelligenzminderungen (F7) und den Verhaltens- und emotionalen Störungen mit Beginn in Kindheit und Jugend (F9) abgegrenzt wurde. Letztere wurden in jeweils eigenen Unterkapiteln klassifiziert.

Empirisch wurde für die so zusammengefassten Entwicklungsstörungen darauf hingewiesen, dass Jungen häufiger betroffen sind als Mädchen und eine familiäre Häufung ähnlicher Phänotypen beobachtbar sei. Dies wurde mit der Annahme einer hohen ätiopathogenetischen Bedeutung der Genetik erklärt. Gleichzeitig wurde aber auch betont, dass die Ursächlichkeit der meisten Störungen unklar sei und es auch Untergruppen gebe, die erst nach einer initial unauffälligen Entwicklungsanamnese der betroffenen Kinder aufträten wie z. B. beim Landau-Kleffner-Syndrom oder der desintegrativen Störung des Kindesalters. Diese Beobachtungen wurden als Evidenz dafür interpretiert, dass es keine einheitliche Ursächlichkeit dieser klinischen Bilder gebe, sodass eine einheitliche Kausalität der verschiedenen Entwicklungsstörungen für die gemeinsame Klassifikation nicht vorausgesetzt wurde.

1.3 Entwicklungsstörungen im DSM-5

Eine grundlegende Neuklassifikation ergab sich dann mit der Einführung des DSM-5 2013 (APA 2013, 2015), dessen Entscheidungen die ICD-11 in fast allen wesentlichen Punkten gefolgt ist (WHO 2022). Hier werden die Entwicklungsstörungen erstmalig allen anderen psychischen Störungen im ersten Kapitel vorangestellt und im Englischen zusammengefasst unter dem Begriff der *neurodevelopmental disorders* geführt. In der deutschen Übersetzung findet sich der etwas komplexere Begriff der *neuronalen Entwicklungsstörungen*. Unter diesen Überschriften wurden nun die Intelligenzminderungen, die Kommunikationsstörungen, die Autismus-Spektrum-Störungen (ASS), die Aufmerksamkeitsdefizit-/Hyperaktivitätsstörung (ADHS), die spezifischen Lernstörungen, die motorischen Störungen sowie die Restkategorie der anderen Störungen der neuronalen und mentalen Entwicklung zusammengefasst. Dabei gibt es im ICD-11 insofern eine Besonderheit, als dass die Tic-Störungen an dieser Stelle zwar erwähnt werden, eigentlich aber den neurologischen Krankheitsbildern zugeordnet werden.

In diesem Zusammenhang kann als wesentliche Neuerung der klassifikatorischen Grundkonzeption erkannt werden, dass die Störungen der Intelligenzentwicklung (SIE), die ADHS und die Tic-Störungen nun gemeinsam mit den bereits im ICD-10 als Entwicklungsstörungen zusammengefassten Syndrombildern geführt werden. Mag dies den einen oder anderen vielleicht auf den ersten Blick erstaunen, so erscheint diese Neuklassifikation jedoch bei genauerer Überlegung durchaus plausibel. Denn unter dem Begriff der Entwicklungsstörungen werden eben Abweichungen von den erwarteten, altersgemäßen Entwicklungsschritten verstanden, die typischerweise in der ersten Dekade und da häufig bereits in den ersten Lebensjahren erkennbar werden und ihrer Natur nach chronisch sind. Dies trifft natürlich nicht nur für Phänomene wie den Autismus zu, sondern ebenso für die ADHS und in gleicher Art und Weise für die Störungen der Intelligenzentwicklung. Denn auch die prägende Besonderheit eines sehr hohen oder tiefen IQ zeigt sich oft schon in den ersten Lebensjahren eines Menschen und zieht sich dann in analoger Weisen zu den persönlichkeitsstrukturellen Besonderheiten einer ADHS oder eines Autismus wie ein roter Faden durch das Leben Betroffener. Gleiches gilt für die umschriebenen Entwicklungsstörungen einer Dyslexie, Dyskalkulie usw. Und auch Besonderheiten der motorischen Kontrolle wie etwa Tic-Störungen zeigen sich typischerweise bereits in der ersten Lebensdekade der Patienten und ziehen sich dann als behaviorale Disposition wie ein roter Faden durch das Leben.

Wie gut solche strukturellen Stärke-Schwäche-Cluster im Leben kompensiert werden können und wie sehr es gelingt, die typischen, aus den strukturellen Besonderheiten resultierenden Probleme im eigenen Leben in den Griff zu bekommen, steht dagegen auf einem anderen Blatt. So können Menschen mit weit überdurchschnittlicher Intelligenz dennoch grandios scheitern bei der alltäglichen Gestaltung ihres Lebens, was aus dem klinischen, therapeutischen Alltag allzu evident ist. Ebenso können Menschen mit unterdurchschnittlicher Intelligenz dennoch sehr erfolgreich durch ihr Leben gehen. Voraussetzung für die Kompensation der mit den eigenen Schwächen und Stärken vergesellschafteten Lebensrisiken ist dabei oft, dass die Besonderheit des eigenen So-Seins umfassend begriffen wird, eine diesbezügliche Akzeptanz hergestellt werden kann und die Schwächen durch kluge Kompensationsstrategien in ihrer sozialen Relevanz umschifft werden können (Tebartz van Elst 2022).

Die Zusammenfassung der genannten neuronalen und mentalen Entwicklungsstörungen im ersten Kapitel des DSM-5 und ICD-11 erscheint auch deshalb überzeugend, weil rein zeitlich diese entwicklungsbedingten Besonderheiten der Entwicklung allen anderen psychischen Störungen voraus gehen. Sie bilden damit gewissenmaßen den strukturellen Rahmen bzw. die strukturelle Basis vor deren Hintergrund sich das Leben des Menschen zwangsläufig entfalten muss. Ebenso wie der Autismus in seiner vollen syndromalen und in seiner subsyndromalen Variante (»broader autism phenotype«) als Basisstruktur für sich daraus entwickelnde Lebensprobleme verstanden werden kann, ist dies auch für das jeweils eigene Intelligenzniveau, bestehende Teilleistungsstörungen (Dyslexie, Dyskalkulie) oder etwa persönlichkeitsstrukturelle Besonderheiten im Sinne einer ADHS oder von etwaigen Tics der Fall (Tebartz van Elst et al. 2013).

Ein weiterer Grund, der auch biologisch für die Zusammenfassung der genannten Störungsbilder in einem gemeinsamen Kapitel spricht, ist die Tatsache, dass sie untereinander gehäuft vergesellschaftet sind. So finden sich bei Menschen mit Tic-Störungen häufig Symptome im Sinne einer ADHS, autistische Menschen weisen überdurchschnittlich häufig Tics auf, ASS und ADHD treten häufig vergesellschaftet auf und Störungen der Intelligenzentwicklung sind bei allen anderen Entwicklungsstörungen überdurchschnittlich häufig (APA 2013, 2015; Thapar et al. 2017). Auch weisen die Ergebnisse der jüngsten Forschungen darauf hin, dass es sowohl im monogenetischen Bereich (Beispiel: fragiles-X-Syndrom, Klinefelter-Syndrom) als auch im multigenetischen Bereich Überlappungen zwischen den verschiedenen Entwicklungsstörungen gibt (Kiser et al. 2015).

1.4 Entwicklungsstörungen im ICD-11

Die aktuell erst in Ansätzen publizierte ICD-11-Klassifikation (WHO 2022) folgt diesem Grundgerüst weitgehend mit zwei wesentlichen Ausnahmen. Zum einen wird die Kategorie der sekundären Entwicklungsstörungen eingeführt etwa für Fälle, bei denen die Entwicklungsstörung erkennbare Folge einer anderen körperlichen Krankheit ist wie z. B. bei der X-chromosomal-dominanten genetischen Erkrankung des Rett-Syndroms. Darüber hinaus findet sich im ICD-11 abgegrenzt vom Kapitel 6 (»mental, behavioral or neurodevelopmental disorders«) ein eigenes Kapitel für so genannte Entwicklungsanomalien (Kapitel 20: »developmental anomalies«). Damit werden meist genetische Erkrankungen angesprochen, die u. a. auch zu den beschriebenen mentalen Phänotypen im Sinne von neuronalen Entwicklungsstörungen oft in atypischer Präsentation führen können. Beispiele wären das velokardiofaziale Syndrom, das Fragile-X-Syndrom, die tuberöse Sklerose oder das Klinefelter-Syndrom (Tebartz van Elst 2022).

Damit werden klar ursächliche Bezüge in das ansonsten überwiegend deskriptive Klassifikationssystem eingefügt, was aus der vom Autor vertretenden neuropsychiatrischen Perspektive sehr zu begrüßen ist (Tebartz van Elst 2021, 2022).

1.5 Zusammenfassung

Zusammenfassend kann festgehalten werden, dass das Konzept der Entwicklungsstörungen davon ausgeht, dass einem Lebewesen aus biologischen Gründen eine Entwicklungspotenz innewohnt, die es im Rahmen einer ungestörten Entwicklung in alterstypischer Art und Weise entfaltet. Die biologischen Aspekte dieses dynamischen Entwicklungsprozesses sind Gegenstand der Entwicklungsbiologie. Die Entwicklungspsychologie bearbeitet die phänomenologischen und psychodynamischen Aspekte. Der so definierte dynamische, psychobiologische Entwicklungsprozess wird theoretisch durch verschiedene Variablen beeinflusst. Dies können endogene, dem individuellen Körper unabhängig von seiner biografischen Entwicklung genetisch innewohnende Variablen sein (genetische oder epigenetische Besonderheiten) oder erworbene Faktoren wie spezifische Expositionen gegenüber Umwelteinflüssen, toxischen Substanzen, Infektionen, Verletzungen oder auch biografisch-semantische Expositionen (Lerngeschichte, psychische Traumatisierungen).

In der modernen Psychiatrie und Psychotherapie hat das Konzept der neuronalen und mentalen Entwicklungsstörungen gerade erst Einzug gehalten. Es wird zunehmend in seiner Bedeutung als valide Beschreibung einer individuellen Basisstruktur für das sich auf dieser Grundlage entfaltende Leben erfasst und erkannt. Es hat damit auch eine zentrale Bedeutung für das Verständnis der Genese und Entwicklungsgeschichte aller anderen psychischen Störungen, da diese sich zwingend auf die den Entwicklungsstörungen zugrundeliegenden strukturellen Besonderheiten beziehen und sich aus diesen oft aufgrund typischer Konfliktmuster entwickeln.

Mit der Neuklassifikation der Entwicklungsstörungen als fundamentale Kategorie psychobiologischer Besonderheiten in den internationalen Klassifikationssystemen DSM-5 und ICD-11 wurde gerade erst die Grundlage dafür gelegt, dass die Forschung und klinische Psychiatrie und Psychotherapie sich diesem wichtigen Thema widmen kann.

Literatur

American Psychiatric Association (APA) (2013) Diagnostic and Statistical manual of Mental Disorders 5. Aufl. Washington: American Psychiatric Publishing.

American Psychiatric Association (APA) (2015) Diagnostisches und Statistisches Manual Psychischer Störungen DSM-5. Herausgegeben von Peter Falkai und Hans-Ulrich Wittchen. Göttingen: Hogrefe Verlag.

Bettelheim (1989) Die Geburt des Selbst. The Empty Fortress. Erfolgreiche Therapie autistischer Kinder. Frankfurt a. Main.: Fischer.

Haeckel E (1866) Generelle Morphologie der Organismen. Allgemein Grundzüge der organischen Formenwissenschaft. Zweiter Band: Allgemeine Entwicklungsgeschichte der Organismen. Berlin Verlag Georg Reimer

Jaspers K (1948) Allgemeine Psychopathologie. 5. Aufl. Berlin: Springer Verlag.

Kiser DP, Rivero O, Lesch KP (2015) Annual research review: The (epi)genetics of neurodevelopmental disorders in the era of whole-genome sequencing--unveiling the dark matter. J Child Psychol Psychiatry 56: 278–95.

Peters UH (2011) Lexikon Psychiatrie Psychotherapie Medizinische Psychologie. 6. Aufl. Urban & Fischer. S. 164.

Tebartz van Elst L (2022) Autismus, ADHS und Tics. Zwischen Normvariante, Persönlichkeitsstörung und neuropsychiatrischer Krankheit. 3. Aufl. Stuttgart: Kohlhammer Verlag.

Tebartz van Elst L, Pick A, Biscaldi M et al. (2013) High functioning autism spectrum disorder as a basic disorder in adult psychiatry and psychotherapy: psychopathological presentation, clinical relevance and therapeutic concepts. Eur Arch Psychiat Clin Neurosci 263:189–196.

Tebartz van Elst L (2021) Vom Anfang und Ende der Schizophrenie. Eine neuropsychiatrische Perspektive auf das Schizophreniekonzept. 2. Überarbeitete und erweiterte Aufl. Stuttgart: Kohlhammer Verlag.

Thapar A, Cooper M, Rutter M (2017) Neurodevelopmental disorders. Lancet Psychiatry 4:339–346.

Weltgesundheitsorganisation (WHO) (1991) Kapitel V (F). Klinisch-diagnostische Leitlinien. In: Dilling H, Mombour W, Schmidt MH (Hrsg.) Internationale Klassifikation psychischer Störungen. ICD-10. Bern: Verlag Hans Huber.

Weltgesundheitsorganisation (WHO 2022). International Classification of Diseases. (https://icd.who.int/browse11/l-m/en, Zugriff am 22.09.2022).

2 Kognitive Entwicklung im Kindes- und Jugendalter

Christoph Klein, Reinhold Rauh

2.1 Einleitung

Kognition ist ein weiter Begriff, in welchem zahlreiche Tätigkeiten des Geistes zusammengefasst werden. Unter Kognition (lat. »cognitio« = das Erkennen, die Kenntnis) werden Fähigkeiten und Fertigkeiten verstanden, die Wahrnehmung, Aufmerksamkeit, Lernen, Erinnern/Gedächtnis, Wissen, Denken/Urteilen, Sprache ebenso wie Initiative, Planen, das Wechseln oder Hemmen von geistigen Tätigkeiten betreffen. Innerhalb dieser »großen« Bereiche der Kognition wird wiederum unterschieden, zum Beispiel in Kurzzeit-, Arbeits- und Langzeitgedächtnis oder selektive, geteilte, vorbereitende oder Dauer-Aufmerksamkeit etc. Solche kognitiven Prozesse interagieren nicht nur miteinander, sondern auch mit perzeptuellen Prozessen, also den Sinnesleistungen, oder emotionalen Prozessen und können bewusst oder unbewusst ablaufen. Die meisten dieser Fähigkeiten sind auch Gegenstand neurowissenschaftlicher und/oder klinischer Forschung, wobei unterschiedlichste neurowissenschaftliche Methoden zum Einsatz kommen. Und natürlich stehen uns viele dieser Fähigkeiten am Beginn unseres Lebens noch nicht oder zumindest nicht »vollumfänglich« zur Verfügung, sondern müssen sich in Kindheit und Jugend, zum Teil sogar bis in die dritte Lebensdekade hinein, entwickeln, um ihre beste individuelle Ausprägung zu erreichen. Angesichts der Komplexität der Thematik und der schieren Menge der hierzu publizierten Literatur müssen wir im Kontext dieser Arbeit Schwerpunkte setzen, und zwar in Abhängigkeit nach der Relevanz der kognitiven Fähigkeit für die neuronalen Entwicklungsstörungen als

a) nosologische Gruppe mit Bezug zu
b) neuronaler Pathophysiologie und
c) Entwicklung.

Die so ausgewählten Bereiche innerhalb der kognitiven Entwicklung sind

1. Exekutivfunktionen,
2. Intelligenz und
3. Soziale Kognition.

Einer der bedeutendsten Theorien der kognitiven Entwicklung ist die des Schweizer Biologen und Psychologen Jean *Piaget* (1896–1980). Für Piaget hat der Mensch in allen seinen Entwicklungsstufen das Bedürfnis nach Erkenntnis dessen, was für ihn relevant ist, und treibt daher aktiv seine eigene Entwicklung voran. Dabei ist die kognitive Entwicklung im Kindes- und Jugendalter das Ergebnis zweier Anpassungsprozesse, der *Assimilation* – also der kognitiven Integration der Sinneswahrnehmungen – und der *Akkommodation* – also der Differenzierung der Sinneswahrnehmungen. Gemäß Piaget lassen sich *vier kognitive Entwicklungsstadien* unterscheiden.

- Im Stadium der sensomotorischen Intelligenz (0–2 Jahre) steht die Entwicklung der sensomotorischen Koordination und der Objektpermanenz im Vordergrund.

- Im Stadium der präoperationalen Intelligenz (2–7 Jahre) entwickelt sich das Vorstellungs- und Sprechvermögen, und das Kind sieht sich selbst noch als das Zentrum des Geschehens an (Egoismus).
- Im Stadium der konkret-operationalen Intelligenz (7–11 Jahre) wird die Fähigkeit zu logischem Denken entwickelt, das sich auf reale Sachverhalte bezieht, sowie eine Reihe spezifischer kognitiver Funktionen wie zum Beispiel die Fähigkeit zur Erkenntnis, dass Eigenschaften eines Objektes auch dann konstant sind, wenn das Objekt sein Aussehen verändert (»Invarianz«) oder die Fähigkeit, Objekte nach Merkmalen zu gruppieren (»Klassifikation«).
- Das letzte und höchste Stadium der kognitiven Entwicklung ist die formal-operatorische Intelligenz (ab 11 Jahre), in welcher der Mensch auch Gedanken zu abstrakten Themen wie dem Gegenstand des Denkens machen kann und nicht nur zu konkreten Dingen. Abstraktes Denken und logisches Schlussfolgern gehören zu den kognitiven Operationen, die in diesem Stadium erworben werden.

Natürlich ist auch eine so bedeutende Theorie wie die Piagets nicht ohne Kritik geblieben; wichtiger im aktuellen Kontext ist jedoch, dass sie auch weiterentwickelt wurde, und zwar von den sogenannten »Neo-Piagetianern«.

Einer der Neo-Piagetianer ist *Juan Pascual-Leone*, ein Schüler Piagets. Seiner Theorie zufolge lassen sich geistige Inhalte wie Konzepte, Schemata, Symbole sowie die auf diesen ausgeführten Operationen von der *mentalen Kapazität* unterscheiden, unter welcher Pascual-Leone die Kapazität des Arbeitsgedächtnisses versteht. *Arbeitsgedächtnis* ist von *Kurzzeitgedächtnis* zu unterscheiden, in dem letzteres das kurzfristige Speichern von Informationen meint, ersteres hingegen zusätzlich die Verarbeitung der entsprechenden Information, also das *Arbeiten mit den Gedächtnisinhalten* (»working with memory«). Während das einfache Wiederholen einer Telefonnummer in der richtigen Reihenfolge lediglich das Speichern derselben voraussetzt, erfordert die Wiederholung der Telefonnummer in umgekehrter Reihenfolge nicht nur deren Speicherung, sondern auch deren Verarbeitung im Sinne der Umkehrung der Reihenfolge.

Am Ansatz Pascual-Leones sind nun folgende Aspekte bemerkenswert. *Erstens* postuliert er, dass den unterschiedlichen Stadien der kognitiven Entwicklung im Sinne Piagets mindestens teilweise eine Zunahme der Arbeitsgedächtniskapazität zugrunde liegt. Damit werden qualitative Unterschiede in der Informationsverarbeitung auf quantitative Unterschiede zurückgeführt, und zwar im Sinne einer zunehmenden Befähigung zur Verarbeitung komplexerer Informationen. Besteht die Arbeitsgedächtniskapazität im Alter von zwei bis drei Jahren noch in einer einzigen Einheit, ist im Alter von 15 Jahren das Lebensspannen-Plateau von ca. 7 ± 2 Einheiten erreicht (Miller 1956). *Zweitens* betont Pascual-Leone mit dem Arbeitsgedächtnis und seiner wachsenden Kapazität eine Verarbeitungsressource, welche auch außerhalb der Piagetschen Tradition eine besondere Rolle in der kognitiven Entwicklung im Kindes- und Jugendalter zugeschrieben wird. Die Entwicklung des Arbeitsgedächtnisses verweist zudem auf ein weiteres zentrales Merkmal der kognitiven Entwicklung, auf welche weiter unten noch eingegangen wird, die (psychometrische) Intelligenz.

Ein anderer Vertreter des Neo-Piagetschen Ansatzes ist *Andreas Demetriou*. Ihm zufolge müssen *Verarbeitungspotenziale*, *bereichsspezifische Denksysteme* und *Hyperkognitionen* unterschieden werden. Unter dem Begriff Verarbeitungspotenziale subsumiert Demetriou nicht nur wie schon Pascual-Leone die Arbeitsgedächtniskapazität, sondern auch die Verarbeitungsgeschwindigkeit und die Verarbeitungskontrolle.

Ein einfaches Maß der *Verarbeitungsgeschwindigkeit* sind Reaktionszeiten in kognitiv einfachen (nicht-komplexen) Aufgaben. In Laboruntersuchungen lassen sich derartige Reaktion(szeit)en präzise z. B. mit Eyetrackern messen, wenn beispielsweise links oder rechts von einem in der Bildschirmmitte befindlichen Fixationspunkt ein anderer Punkt aufleuchtet, welcher unmittelbar nach Erscheinen anzuschauen ist. Die Latenz dieser Reaktion verringert sich bis in die späte Adoleszenz bzw. das frühe Erwachsenenalter (Fischer et al. 1997; Klein 2001; Klein et al. 2005). Da es sich hierbei um eine sehr einfache Reaktion handelt, kann sie als eine Art *Basislinie* der kognitiven Entwicklung genommen werden. Bei einer ganz anderen Aufgabe zur Verarbeitungsgeschwindigkeit wird das griechische Π (Pi) dargeboten, und zwar variierend mal mit einem auf der linken oder rechten Seite verlängerten Schenkel. Die Aufgabe des Probanden besteht darin, anzugeben, welcher der beiden Schenkel der längere ist. Man wird sich fragen, worin denn die Schwierigkeit dieser Aufgabe bestehen soll. Diese besteht darin, dass kurz (ca. 15-150 ms) nach dem asymmetrischen Π eine Maske erscheint, die das Symbol vollständig verdeckt und damit seine Wahrnehmung abrupt beendet. Auch bei dieser Aufgabe zeigen sich deutliche Entwicklungseffekte dergestalt, dass jüngere Probanden längere Präsentationsdauern benötigen als ältere, um mit gleicher Wahrscheinlichkeit die richtige Antwort zu finden.

Ein zweites Bearbeitungspotenzial sind nach Demetriou Kontrollprozesse oder, wie man in der Neuropsychologie sagen würde, *Exekutivfunktionen*. Dazu gehören unter anderem Inhibition (z. B. die Hemmung eines Handlungsimpulses), Flexibilität (*set shifting*; also z. B. der schnelle Wechsel von Zuhören und Sprechen) oder Daueraufmerksamkeit (z. B. die Fähigkeit, einem Vortrag über längere Zeit konzentriert zu folgen). Exekutivfunktionen hängen eng mit den Funktionen des (dorsolateralen) Präfrontalcortex (dl-PFC) zusammen, einer neuronalen Struktur, die viel mit dem Arbeitsgedächtnis zu tun hat.

Ein scheinbar einfacher Test exekutiver Funktionen, die neurophysiologisch auch zu einer Aktivierung des dl-PFC führt, ist die Antisakkaden-Aufgabe. Während bei einer Prosakkaden-Aufgabe die Probanden von der Bildschirmmitte aus auf einen links oder rechts aufleuchtenden Punkt schauen sollen, werden bei der Antisakkaden-Aufgabe zwar exakt dieselben Stimuli dargeboten wie in der Prosakkaden-Aufgabe, doch die Aufgabeninstruktion lautet hier, sobald der periphere Reiz auf der einen Seite erscheint, direkt von der Mitte in die spiegelbildlich gegenüberliegende Region zu schauen, also nicht zunächst auf den peripheren Reiz und dann nach gegenüber, sondern direkt auf die gegenüberliegende Position. Es gehört zu den bemerkenswerten Befunden der Augenbewegungsforschung, dass selbst junge, gesunde Erwachsene in rund zwei von 20 Versuchen in dieser Aufgabe einen Fehler machen und zunächst auf den peripheren Reiz schauen und danach erst auf die gegenüberliegende Position. Bei Kindern im Grundschulalter sind die entsprechenden Fehlerquoten noch deutlich höher, obgleich auch diese in den allermeisten Durchgängen korrigieren und anschließend auf die gegenüberliegende Position schauen, die Aufgabe also durchaus verstanden haben. In unterschiedlichen Studien konnte gezeigt werden, dass die Bestleistung in der Antisakkaden-Aufgabe erst gegen Mitte der dritten Lebensdekade erreicht wird (Klein 2001).

Es stellt sich daher die Frage, was diese scheinbar so einfache Aufgabe so schwierig macht. Zunächst einmal ist klar, dass die Aufgaben-Instruktion im Arbeitsgedächtnis aktiv gehalten werden muss, denn nur so kann eine Sakkade ausgeführt werden, deren Landepunkt nicht physisch definiert ist. Sodann muss die sicherlich biologisch gebahnte Prosakkade auf den peripheren Reiz gehemmt werden, ebenfalls auf der Basis der Aufgabeninstruktion. Und schließlich muss eine motorische Antwort generiert werden, deren Richtung inkompatibel ist mit der sensorischen Stimulationsseite. Man spricht hier von Reiz-Reaktions-Inkompatibilität. Alle diese Komponenten der Antisakkaden-Aufgabe sind dem Bereich der Exekutivfunktionen zugeordnet und erfordern die Mitwirkung des dl-PFC. Da dessen Funktionen zu den letzten gehören, die in der Hirnentwicklung ausreifen, nimmt es daher auch nicht Wunder, dass das Leistungs-Plateau für die Antisakkaden-Aufgabe in der dritten Lebensdekade liegt und als eine Markervariable der kognitiven Entwicklung angesehen werden kann (Klein et al. 2005).

Das dritte Bearbeitungspotenzial nach Demetriou ist wiederum das Arbeitsgedächtnis, bzw. dessen *Kapazität*. Das Arbeitsgedächtnis ist aber nicht nur per se für die allgemeine kognitive Entwicklung wichtig, es stellt zudem eine Verbindung her zu einem anderen großen Bereich, nämlich der Entwicklung der *psychometrischen Intelligenz* wie sie über etablierte Testverfahren, die *IQ-Tests* gemessen wird. In zahlreichen Studien konnte gezeigt werden, dass Arbeitsgedächtnis und Intelligenz hoch korreliert sind, d. h. jemand mit einer großen Arbeitsgedächtniskapazität schneidet im Schnitt auch gut im Intelligenztest ab. Die Arbeitsgedächtniskapazität ist aber nur eines der wichtigen *kognitiven Korrelate* der psychometrischen Intelligenz; das andere ist die zuvor behandelte Verarbeitungsgeschwindigkeit. Und alle drei Bereiche – Verarbeitungsgeschwindigkeit, Arbeitsgedächtniskapazität und psychometrische Intelligenz – zeigen eine kontinuierliche Verbesserung in Kindheit und Jugend, wobei die Entwicklung in jüngeren Jahren schneller vorangeht als in älteren Jahren.

Was ist aber nun *psychometrische Intelligenz?* – Ein bekannter Spruch sagt: »Intelligenz ist das, was der Intelligenztest misst.« Dieser Spruch ist schon in formaler Hinsicht falsch, denn ein Konstrukt (Intelligenz) ist immer »weiter« oder »größer« als die konkreten Operationen zu seiner Messung (der Intelligenztest). In anderer Hinsicht hat dieser Spruch aber auch etwas Richtiges und das liegt an dem, was man in der Intelligenzforschung den *g-Faktor* bzw. den Faktor der Allgemeinen Intelligenz nennt. Schon früh hatte Charles Spearman (1904) erkannt, dass sich inter-individuelle Unterschiede in der Lösung einzelner Intelligenztestaufgaben verallgemeinern lassen (z. B. von einer Aufgabe zur Wahrnehmungsgeschwindigkeit, über eine Aufgabe zum Wortschatz, zu einer Merkaufgabe und einer Rechenaufgabe). Mit anderen Worten: Wer »gut« (oder »schlecht«) in einer dieser Aufgaben abschneidet, tendiert im statistischen Mittel auch dazu in allen anderen Aufgaben »gut« (oder »schlecht«) abzuschneiden. Dies gilt auch für das Abschneiden in den oben erwähnten Aufgaben zur Wahrnehmungsgeschwindigkeit und den *Progressiven Matrizen* (Carpenter et al. 1990): Wer schnell in einer sehr simplen Aufgabe ist, ist auch gut im Lösen komplexer Probleme. Eine Schlussfolgerung aus diesen gut replizierten Ergebnissen ist nun die Annahme, dass es »etwas« geben muss, das diese Konsistenz inter-individueller Unterschiede über die unterschiedlichsten kognitiven Aufgaben hinweg erklären kann. Das ist die *Allgemeine Intelligenz* bzw. der g-Faktor. Wenn nun aber alle Herausforderungen des Intellekts im Prinzip dasselbe messen, dann ist in diesem speziellen Sinne Intelligenz auch das, was der Intelligenztest misst.

Die Annahme eines g-Faktors der Intelligenz basiert zwar auf gut replizierten Ergebnissen, ist deswegen aber keinesfalls unumstritten. Im Gegenteil: Im Laufe der Geschichte der Intelligenzforschung gab es immer wieder Positionen, die unterschiedliche Faktoren der Intelligenz oder gar unterschiedliche

Intelligenzen mehr oder weniger überzeugend postuliert haben (s. z. B. in ▸ Kap. 23 das *Cattell-Horn-Carroll-Modell* der Intelligenz). Und zweifelsohne gibt es wichtige kognitive Bereiche, die mit Intelligenztests nicht direkt gemessen werden, beispielsweise die zuvor erwähnten Exekutivfunktionen oder etwas, was *Soziale Intelligenz* genannt wird. Letzteres hat schon vor über 100 Jahren Edward Thorndike in seiner Unterscheidung in *abstract intelligence* und *social intelligence* voneinander unterschieden (Thorndike 1919). Ein bekanntes Bonmot charakterisiert soziale Intelligenz dabei folgendermaßen: »Es gibt Menschen, die können eins und eins nicht zusammenzählen, anderen Menschen aber glaubhaft vermitteln, dass drei eine gute Lösung sein könnte. So jemand verfügt über soziale Intelligenz.« Eng verbunden mit dem Begriff Soziale Intelligenz ist der für die Kinder- und Jugendpsychiatrie wichtige Bereich der *sozialen Kognition*, auf den wir im Folgenden eingehen.

2.2 Soziale Kognition

Eines der zentralen Themen der kognitiven Entwicklungspsychologie beim Kind stellt die Entwicklung des intuitiven psychologischen Wissens (*Theory of Mind*; ToM) dar. Unter Theory of Mind versteht man dabei die alltagspsychologischen Konzepte, die es uns erlauben, uns selbst, aber auch anderen mentale Zustände wie Gefühle, Absichten, Überzeugungen, Wissen usw. zuzuschreiben. Premack und Woodruff (1978), die Autoren der bahnbrechenden Arbeit in diesem Bereich, wählten den Begriff *Theorie* für diese Wissensdomäne, da

1. mentale Zustände, analog zu theoretischen Konstrukten, nicht direkt beobachtbar sind, sondern erschlossen werden, und da
2. die Zuschreibung mentaler Zustände Verhaltensvorhersagen und -erklärungen erlaubt.

Was diese Forschungen besonders interessant macht, ist, dass für verschiedene psychiatrische Störungsbilder Defizite im Bereich der ToM festzustellen sind. So wird insbesondere für Autismus von vielen ein ToM-Defizit als kognitive Kernsymptomatik angenommen (Baron-Cohen et al. 1985; ▸ Kap. 23), und ist deswegen auch integraler Bestandteil entsprechender Therapieprogramme (z. B. Paschke-Müller et al. 2017).

Zum *Lackmus-Test* für eine Theory of Mind haben sich die Aufgaben zur Zuschreibung falscher Überzeugungen (*false beliefs*; FB) entwickelt (Sodian 2008, S. 183). Diese Aufgaben haben die folgende Struktur:

»Person A (z. B. Max) legt ein Objekt (z. B. Schokolade) an eine bestimmte Stelle L1 (z. B. blauer Schrank). In ihrer Abwesenheit bewegt Person B (z. B. die Mutter) das Objekt an eine andere Stelle L2 (z. B. grüner Schrank).« Die Frage, die dann den Kindern, denen diese Geschichte erzählt wird, gestellt wird, lautet: Wo wird Person A (Max) das Objekt (Schokolade) suchen? Das Hauptergebnis der ersten Arbeit im Bereich der Entwicklungspsychologie (Wimmer und Perner 1983) zeigt, dass Kinder erst ab einem Alter von etwa vier Jahren in der Lage sind, die richtige Antwort zu geben. Dagegen gab keines der jüngeren Kinder die richtige Antwort, was in der Folge zu der etwas vorschnellen Schlussfolgerung Anlass gab, dass sich das Repräsentieren und Erkennen von falschen Überzeugungen im Speziellen, und eine Theory of Mind im Allgemeinen, erst ab einem Alter von vier Jahren entwickelt. Diese Grenze ist in Folge immer wieder infrage gestellt worden. In der Tat zeigte sich in einer Reihe von Untersuchungen, dass Kinder bereits im Alter von drei Jahren und jünger FB-Aufgaben manchmal lösen konnten, wenn die Aufgabenanforderungen gesenkt wurden (Chandler et al. 1989). In einer umfassenden Metaanalyse konnten Wellman, Cross und Watson (2001) jedoch zeigen, dass, obwohl die FB-Performanz bei Kindern ab etwa drei Jahren stetig zunimmt, in keiner Studie für jüngere Kinder die Performanz über Ratewahrscheinlichkeit liegt. Damit sei belegt, dass es tatsächlich einen Entwicklungssprung im Alter von drei bis vier Jahren gebe, der am besten mit der Annahme eines *Conceptual Change*, also einer tiefgreifenden Veränderung begrifflichen Wissens, zu vereinbaren ist.

Einschränkend muss vermerkt werden, dass die klassischen FB-Aufgaben in sprachlichem Format präsentiert werden und somit ein funktionierendes Sprachsystem, das sich erst einmal entwickeln muss, bereits voraussetzen. In der Folge der Forschungen zu ToM rückten daher mehr und mehr präverbale Formen bzw. Vorläufer der ToM in den Mittelpunkt der Forschung. So wurde festgestellt, dass schon Neugeborene gesichtsähnliche Zeichnungen gegenüber auf dem Kopf stehenden Versionen präferieren (Cassia, Turati & Simion 2004) und auch Fotos von Gesichtern mit geöffneten Augen und einem direkten Blick bevorzugen. D. h. soziale Stimuli weisen schon von Anfang an eine hohe Attraktivität auf. Im Alter von drei bis vier Monaten fängt der Säugling an, in die gleiche Richtung wie ein Erwachsener zu sehen (Brooks und Meltzoff 2005), eine Fertigkeit, die im Alter zwischen zwölf und 15 Monaten immer besser wird, wenn nämlich das Kind erkennt, dass die Aufmerksamkeit des Anderen Hinweise auf dessen Kommunikationsabsichten liefern kann. Die als *gemeinsame Aufmerksamkeit* bezeichnete Fertigkeit (joint attention), also der Zustand, in dem das Kind und die Bezugsperson auf dasselbe Objekt oder Ereignis achten und die Bezugsperson dieses verbal kommentiert, spielt eine wichtige Rolle bei der frühen Entwicklung für Kommunikation und Sprache, aber auch für die Entwicklung der ToM. Auch das im Alter von 18 Monaten bis zwei Jahre einsetzende So-tun-als-ob-Spiel fördert ein breites Spektrum geistiger Fähigkeiten, sowohl ToM-Fertigkeiten wie das Erkennen von Emotionen des Interaktionspartners als auch die Übernahme einer anderen als der eigenen Perspektive.

Insgesamt zeigt sich, dass schon (kurz) nach der Geburt viele implizite Prozess(modul)e vorhanden sind und sich weiterentwickeln (Gesichtserkennung, gemeinsame Aufmerksamkeit, etc.), bevor in einer späteren Phase, wenn sich das explizite Verarbeitungssystem (das man vielleicht am besten mit dem Arbeitsgedächtnis gleichsetzen kann) entwickelt hat, auch komplexe soziale Kognitionen gemeistert werden können: Diese Unterscheidung von einem schnellen impliziten und einem langsamen expliziten System stellt auch die zentrale Kernannahme der *Zwei-System-Modelle* (dual process theories) der Kognition dar, die zuletzt auch einer breiteren Öffentlichkeit bekannt gemacht wurde (Kahneman 2012). Somit wird auch deutlich, dass sehr viele Bereiche der sozialen Kognition von der Leistungsfähigkeit exekutiver Funktionen abhängen, korrelieren bzw. von ihr profitieren.

2.3 Zusammenfassung

Exekutivfunktionen, psychometrische Intelligenz und soziale Kognition sind drei voneinander getrennt zu betrachtende Domänen der menschlichen Kognition, welche in der psychiatrischen Forschung, Theoriebildung und Diagnostik von herausragender Bedeutung sind. Dies gilt für alle neuronalen Entwicklungsstörungen, insbesondere für die Intelligenzminderung, aber auch für die Entitäten Autismus oder ADHS, bei denen Beeinträchtigungen in einem oder mehrerer dieser Bereiche Bestandteil der Störung sind.

Literatur

Baron-Cohen S, Leslie AM, Frith U (1985) Does the autistic child have a »theory of mind«? Cognition 21: 37–46.

Brooks R, Meltzoff, AN (2005) The development of gaze following and its relation to language. Developmental Science 8: 535–543.

Carpenter P, Just M, Shell P (1990) What one intelligence test measures: a theoretical account of the processing in the Raven Progressive Matrices Test. Psychological Review. 97 (3): 404–431. doi:10.1037/0033-295X.97.3.404.

Cassia VM, Turati C, Simion F (2004) Can a nonspecific bias toward top-heavy patterns explain newborns' face preference? Psychological Science 15: 379–383.

Chandler M, Fritz AS, Hala S (1989) Small scale deceit: Deception as a marker of 2-, 3-, and 4-year-olds early theory of mind. Child Development 60: 1263–1277.

Kahneman D (2012) Schnelles Denken, langsames Denken. München: Siedler.

Miller GA (1956) The magical number seven, plus or minus two: Some limits on our capacity for processing information. Psychological Review 63(2): 81–97.

Klein, C (2001) Developmental Functions for Parameters Derived from Pro- and Anti-Saccade Tasks in 199 Participants Aged 6-28 Years. Experimental Brain Research 139: 1–.7

Klein C, Foerster F, Hartnegg K, Fischer B (2005) Lifespan development of pro- and anti-saccades: multiple regression models for point estimates. Developmental Brain Research 116: 113–123.

Paschke-Müller M, Biscaldi M, Rauh R et al. (2017) TOMTASS - Theory-of-Mind-Training bei Autismusspektrumstörungen. 2. Aufl. Berlin: Springer.

Premack D, Woodruff G (1978) Does the chimpanzee have a theory of mind? Behav. Brain. Sci 1: 515–526.

Sodian B (2008) Die Entwicklungspsychologie des Denkens - das Beispiel der Theory of Mind. In: Herpertz-Dahlmann B, Resch F, Schulte-Markwort M, Warnke A (Hrsg.) Entwicklungspsychiatrie. Biopsychologische Grundlagen und die Entwicklung psychischer Störungen. 2. Aufl. Stuttgart: Schattauer. S. 182–194.

Spearman C (1904) General intelligence, objectively determined and measured. American Journal of Psychology, 15, 201-293. doi:10.2307/1412107

Thorndike EL (1919) Intelligence and its uses. Harper's Mag 1920 140: 227–235.

Wellman HM, Cross D, Watson J (2001) Meta-analysis of theory-of-mind development: the truth about false belief. Child Development 72: 655–684.

Wimmer H, Perner J (1983) Beliefs about beliefs: representation and constraining function of wrong beliefs in young children's understanding of deception. Cognition 13: 103–128.

3 Entwicklungspsychologie aus der Perspektive psychosomatischer Denktraditionen

Carl Eduard Scheidt, Claas Lahmann, Almut Zeeck

3.1 Einleitung

Von den drei großen Traditionslinien, die die Psychosomatische Medizin entscheidend geprägt haben, das sind die innere Medizin (F. Alexander, G.L. Engel), die anthropologische Medizin (V. von Weizsäcker, V.E. von Gebsattel) und die Psychoanalyse (S. Freud), verfügt nur die Psychoanalyse über eine differenzierte Theorie der menschlichen Entwicklung. Die psychoanalytische Entwicklungstheorie basierte ursprünglich auf den *Rekonstruktionen*, die sich in der psychotherapeutischen Behandlung erwachsener Patienten als heuristisch fruchtbar erwiesen hatten. Die Entstehung psychischer Störungen wurde dabei mit der *Arretierung* (Fixierung) der Entwicklung in bestimmten Phasen der Trieb- und der Ichentwicklung in Zusammenhang gebracht. Die zweite Phase der Theorieentwicklung begann mit der Kinderanalyse, durch die ein Zugang zur *Direktbeobachtung* von Kindern im klinischen Kontext erschlossen wurde. So formulierten beispielsweise Melanie Klein, Anna Freud und Donald Winnicott ihre Theorien über die psychische Entwicklung aufgrund ihrer Erfahrungen und Beobachtungen in der Behandlung von Kindern.

Eine dritte wichtige Informationsquelle zur kindlichen Entwicklung, die vor allem zum Verständnis der Reaktionen auf Trennung und Verlust beitrugen, ergab sich in Heimen und Institutionen der sozialen Fürsorge. In den Hampstead Nurserys wurden während des Zweiten Weltkrieges Kinder aufgenommen und behandelt, die aufgrund des Krieges und des Holocaust von ihren Eltern durch Deportation getrennt worden waren. René A. Spitz (1945) beschrieb die Folgen des Hospitalismus bei Kindern und zeigte die körperlichen und seelischen Langzeitfolgen der schweren Deprivation auf. Diese Beobachtungen bildeten eine wichtige Grundlage für das Verständnis der kindlichen Entwicklung und der für eine gesunde Entwicklung notwendigen sozialen Umgebungsbedingungen. Sie führten in der Folge auch zu einer Veränderung der Krankenhäuser und Heime, in denen Kinder behandelt oder »aufbewahrt« werden mussten.

Eine systematische beobachtungswissenschaftliche Erforschung der sozio-emotionalen kindlichen Entwicklung setzte jedoch erst mit der Begründung der Bindungstheorie durch den englischen Psychiater und Psychoanalytiker John Bowlby in der zweiten Hälfte des vergangenen Jahrhunderts ein. Da die Bindungstheorie auch heute noch das wichtigste und wissenschaftlich am besten ausgearbeitete Paradigma der Erforschung der sozialen kindlichen Entwicklung ist und diese auch das Verständnis der Entwicklungspsychopathologie des Erwachsenenalters fundiert, stellen wir diesen Forschungsansatz im Folgenden ausführlicher dar.

3.2 Die Bindungstheorie

John Bowlby teilte mit der Objektbeziehungspsychologie in der Psychoanalyse, die etwa zeitgleich mit der von ihm formulierten Bindungstheorie entstand, die Auffassung, dass sich beim Kind aufgrund der frühen Objekterfahrungen zeitlich relativ stabile innere Strukturen entwickeln, die für die Selbstregulation und die Regulation sozialer Beziehungen lebenslang Bedeutung haben. Er bediente sich zur theoretischen Beschreibung dieser seelischen Strukturen einer Sprache, die er der Kontrolltheorie, der kognitiven Psychologie und der Ethologie entlehnte und die insofern wesentlich von der Terminologie der zeitgenössischen Psychoanalyse abwich. Bowlby bezeichnete die genannten inneren Strukturen als *internale Arbeitsmodelle* von Bindung und verstand darunter die dauerhaften inneren Konzepte, die sich ein Kind aufgrund seiner Erfahrungen mit den primären Bindungspersonen von sich selbst und seiner sozialen Umwelt bildet. Im theoretischen Verständnis der Bindungstheorie spielt für die Entwicklung der individuellen Unterschiede der internalen Arbeitsmodelle von Bindung die Qualität der realen sozialen Erfahrungen mit den primären Bindungspersonen eine ausschlaggebende Rolle. Internale Arbeitsmodelle von Bindung steuern das Verhalten in sozialen Interaktionen, indem sie die Erwartungen hinsichtlich des Verhaltens anderer aufgrund der eigenen Erfahrungen mit den primären Bindungspersonen festlegen.

Bowlby ging davon aus, dass sich im Laufe des ersten Lebensjahres in Abhängigkeit von den jeweiligen Interaktionserfahrungen mit den primären Bindungspersonen individuelle Unterschiede des Bindungsverhaltens herauskristallisieren, die zeitlich relativ stabil sind und die sich wesentlich als Unterschiede in der Dimension der *Bindungssicherheit* beschreiben lassen. Die empirische Ausarbeitung dieser Annahme durch die Untersuchung der individuellen Unterschiede des Bindungsverhaltens im frühen Kindesalter stellte das Lebenswerk der kanadischen Entwicklungspsychologin M.S. Ainsworth dar.

3.2.1 Bindung im Kindesalter: Die Bindungsverhaltensstrategien

Mary Ainsworth et al. (1978) gelangten aufgrund ihrer Beobachtungen mit Hilfe der sogenannten *Fremden-Situation*, einer halbstandardisierten Laborsituation, zu der bekannten Typisierung des kindlichen Bindungsverhaltens in drei Hauptgruppen.

Sie unterschieden Kinder mit

- *sicherer* Bindung (B-Kategorie);
- *unsicher-vermeidender* Bindung (A-Kategorie);
- *unsicher-ambivalenter* Bindung (C-Kategorie).

Innerhalb jeder der drei Hauptgruppen wurden ferner Subgruppen unterschieden. Die Konstruktion dieser Subgruppen ist von der Annahme getragen, dass die oben genannten Hauptbindungsstrategien jeweils in sich graduelle Unterschiede der Ausprägung aufweisen.

Kinder der B-Kategorie konnten die Bindungsperson, im Testrahmen fast ausschließlich die Mutter, in den Episoden freien Spiels und der Erkundung in der Fremdensituation als »sichere Basis« benutzen. Bei der Wiedervereinigung nach den Trennungsepisoden zeigten sie Begrüßungsverhalten, indem sie lächelten, riefen und sich aktiv auf die Mutter zubewegten.

Kinder der A-Kategorie wirkten während der Trennungen überraschend wenig belastet. Bei der Wiedervereinigung vermieden sie jedoch in auffallender Weise Nähe und Interaktion: Entweder wurde die Mutter bei der

Rückkehr ganz ignoriert oder aber die Begrüßung war mit vermeidenden Verhaltensweisen wie sich oder den Blick abwenden oder vorbeilaufen gemischt.

Kinder der C-Kategorie reagierten auf die Trennung von der Mutter mit großer Verzweiflung. Schon vor der Trennung war das Explorationsverhalten durch starkes Suchen nach Nähe und Kontakt eingeschränkt. Bei der Wiedervereinigung verhielten diese Kinder sich ambivalent: Sie versuchten einerseits Körperkontakt herzustellen und verhinderten diesen andererseits durch ärgerliches Verhalten wie Strampeln, Abdrücken etc. Diese Kinder waren nach der Trennung schwer zu beruhigen und nahmen Spiel und Exploration nur verzögert wieder auf.

Die Einstufung des mütterlichen Verhaltens auf der Dimension Feinfühligkeit versus mangelnde Sensitivität (Ainsworth 1973; 1977; Ainsworth et al. 1971; Ainsworth et al. 1978) erwies sich als eine der wesentlichen Einflussvariablen der Bindungssicherheit. Der Zusammenhang zwischen mütterlicher Feinfühligkeit und Bindungsqualität im ersten Lebensjahr wurde in der Folge durch eine Vielzahl von Untersuchungen bestätigt (Belsky 1984; Egeland und Faber 1984; Grossmann et al. 1985).

Desorganisiertes Bindungsverhalten

Weitere Beobachtungen führten ab Mitte der 1980er Jahre zur Entdeckung des *desorganisierten Bindungsverhaltens durch Mary Main und Erik Hesse*. Bei der Analyse von Videoaufnahmen von Fremden-Situationen mit Kindern aus Hochrisikofamilien wurden Verhaltensweisen beobachtet, die sich keiner der zuvor beschriebenen Hauptbindungsstrategien zuordnen ließen. Kinder mit desorganisiertem Bindungsverhalten zeigten beispielsweise ungerichtete oder unterbrochene Bewegungen und Vokalisationen wie lautes Schreien gegenüber der Fremden, während diese den Raum verlässt, ungerichtetes Schlagen gegen das Gesicht (oft die Augen) der Eltern, Bewegungsstereotypien, asymmetrische und zeitlich nicht abgestimmte Bewegungen und Haltungsanomalien, Einfrieren, Erstarren des Ausdrucks oder insgesamt verlangsamte Bewegungen und Ausdrucksbewegungen. Diese Verhaltensphänomene wurden als desorganisiert bezeichnet, weil sie auf eine Unterbrechung der oben beschriebenen organisierten Bindungsverhaltensstrategien hindeuteten. Die Entstehung des desorganisierten Bindungsverhaltens wurde einerseits mit einer Traumatisierung durch die primären Bindungspersonen in Verbindung gebracht. Andererseits zeigte sich auch die ungelöste Verarbeitung eines Traumas der primären Bindungsperson im Sinne einer *transgenerationalen Weitergabe* als prädiktiv für das desorganisierte Bindungsverhalten des Kindes.

In einer Reihe von Studien wurde in den folgenden Jahren die Stabilität der oben beschriebenen Bindungsverhaltensweisen im Verlauf der kindlichen Entwicklung bis in das junge Erwachsenenalter untersucht. Dabei zeigte sich in vielen Untersuchungen eine hohe Stabilität der drei Hauptbindungsverhaltensstrategien in der Kindheit bis etwa zum zehnten Lebensjahr. Dies gilt unter der Einschränkung, dass die äußeren Lebensverhältnisse des familiären Kontextes stabil blieben. Studien, die die Bindungsentwicklung bis in das junge Erwachsenenalter hinein verfolgten, kamen zu divergierenden Befunden (s. u.).

Trotz der skizzierten Befunde, die für eine hohe Längsschnittstabilität der in der Fremden-Situation beobachteten differentiellen Bindungsverhaltensweisen zumindest für längere Entwicklungsabschnitte in der Kindheit sprechen, wurde in der Bindungstheorie immer wieder darauf hingewiesen, dass die frühen Interaktionserfahrungen keine deterministische Festlegung der Bindungsorganisation beinhalten. Vielmehr handelt es sich um adaptive Prozesse an eine jeweilige soziale Umwelt, die grundsätzlich auch in späteren Entwicklungsabschnitten veränderbar sind.

Allerdings nimmt die Veränderungsgeschwindigkeit im Laufe der Entwicklung ab und entspricht zunehmend der Geschwindigkeit und dem kognitiven Aufwand komplexer Lernvorgänge.

3.2.2 Bindung im Erwachsenenalter: Die mentale Repräsentation von Bindungserfahrungen

Ab den 1980er Jahren begann die Bindungsforschung, ihre Aufmerksamkeit von der Verhaltensbeobachtung bei Kindern stärker auf das Thema der mentalen Repräsentation von Bindungserfahrungen zu richten. Das sog. *Erwachsenen-Bindungs-Interview* (Main und Goldwyn 1996 [1985]) stellt eine Methode dar, mit deren Hilfe die inneren Arbeitsmodelle von Bindung im Erwachsenenalter untersucht werden können. In einem halbstrukturierten Interview wird evaluiert, inwieweit die Erfahrungen mit den Bindungspersonen der Kindheit in einer dyadischen Gesprächssituation zugänglich gemacht werden können.

- Probanden mit einer *sicher-autonomen* Bindung geben eine reichhaltige, anschauliche und kohärente Schilderung ihrer Bindungserfahrungen, bei der allgemeine und episodische Beschreibungen gut übereinstimmen und negative sowie positive Aspekte der Beziehung offen diskutiert werden können.
- Bei einer *unsicher-verwickelten* Bindungsrepräsentation besteht die Schwierigkeit, eine klare und kohärente Schilderung der Beziehung zu geben und von den starken Emotionen, die mit den Erinnerungen an die Bindungspersonen assoziiert sind, zu abstrahieren.
- Bei der *unsicher-vermeidenden* Bindungsrepräsentation besteht dagegen eine nur geringe Zugänglichkeit zu episodischen Erinnerungen; allgemeine, idealisierende Beschreibungen kontrastieren mit nicht dazu passenden Beziehungsepisoden, sodass das Narrativ in sich widersprüchlich und inkohärent wirkt.

Analog zum desorganisierten Bindungsverhalten im Kindesalter wird auch im Erwachsenenalter eine Zusatzklassifikation beschrieben, die durch die nicht abgeschlossene (ungelöste) Verarbeitung eines Traumas durch Verlust oder Misshandlung und Missbrauch besteht (*U-Status*). Die Zuweisung zu dieser Klassifikation beruht auf der Beurteilung spezifischer Veränderungen des Diskurses bei der Narrativierung traumatischer Erfahrungen. Merkmale, die für den U-Status im Erwachsenenalter sprechen, sind beispielsweise eine ungewöhnliche Detailgenauigkeit bei der Schilderung traumatischer Erfahrungen, lange Schweigepausen und Abbrüche des Diskurses, erfolglose Versuche das Thema zu wechseln, Einschießen von Fragmenten traumatischer Erinnerungen in andere thematische Kontexte. Wie das desorganisierte Bindungsverhalten im Kindesalter, so weist auch der U-Status im Erwachsenenalter enge Beziehungen zu klinischen Phänomenen auf (▶ Kap. 7). Es besteht eine Überschneidung mit der klinischen Symptomatik der *Posttraumatischen Belastungsstörung* (PTBS) sowie mit *dissoziativen Phänomenen* (Scheidt und Waller 2006).

Trotz dieser Überschneidung ist festzuhalten, dass die oben beschriebenen individuellen Unterschiede der Bindungsentwicklung zunächst normalpsychologische Vorgänge betreffen, d. h. adaptive Vorgänge an unterschiedliche soziale Umwelten innerhalb des nicht klinischen Spektrums darstellen. Unsichere Bindungsstrategien sowie auch Desorganisation des Bindungsverhaltens sind nicht automatisch mit Psychopathologie gleichzusetzen. Allerdings kann die Bindungsforschung durchaus einen Beitrag zum Verständnis der Entstehung psychischer und psychosomatischer Erkrankungen leisten. Die Relevanz der Bindungstheorie für die Psychotherapie berührt dabei insbesondere drei Themenfelder:

- das entwicklungspsychopathologische Verständnis der Entstehung psychischer Störungen;
- die Bedeutung der frühen sozialen Erfahrungen für den Verlauf und das Ergebnis von Psychotherapie
- die Frage, welche Konsequenzen sich aus den Befunden zur transgenerationalen Weitergabe unsicherer Bindung für eine präventiv ausgerichtete Psychotherapie ergeben

3.2.3 Das entwicklungspsychopathologische Verständnis der Entstehung psychischer Störungen

Als John Bowlby 1951 den Auftrag der Weltgesundheitsorganisation erhielt, das Schicksal von Kindern nach zu untersuchen, die während des Zweiten Weltkriegs von ihren Eltern durch Deportation getrennt und in Waisenhäusern und anderen Orten aufgewachsen waren, lagen bereits eine Reihe von Beobachtungen vor, die das Bild der psychischen Veränderungen recht genau wiedergaben, das sich in der Reaktion auf Trennung und Deprivation entwickelt. Bowlbys Beobachtungen ließen keinen Zweifel daran, dass frühe Trennung und Deprivation einschneidende Ereignisse in der Entwicklung darstellten und mit einem hohen Risiko für die psychische Gesundheit verbunden sind. Bowlby stellte die Hypothese auf, dass die Vulnerabilität für psychische Störungen zunimmt, wenn Kinder negative Repräsentationen von sich selbst entwickeln oder wenn sie Strategien zur Verarbeitung bindungsbezogener Informationen ausbilden, die eine realistische Bewertung dieser Information behindern (Bowlby 1975; 1976). Zwar zeigten spätere Untersuchungen, dass die Folgen von Trennung und Separation durch verschiedene Bedingungen moduliert werden können, der Grundtatbestand nachhaltiger und deletärer Folgen früher Deprivation für die seelische Gesundheit blieb jedoch unangefochten.

Die Studien zum Zusammenhang von Bindungsentwicklung und Psychopathologie lassen sich drei Gruppen zuordnen.

Querschnittsstudien von Erwachsenen

Die erste Gruppe betrifft *Querschnittsdaten* hinsichtlich der Prävalenz unsicherer Bindungsmuster in klinischen Gruppen *Erwachsener*. Eine umfassende Übersicht zu den diesbezüglichen Befunden findet sich bei Dozier et al. (1999). Die Befunde lassen sich dahingehend zusammenfassen, dass unsichere Bindung erwartungsgemäß in klinischen Gruppen weitaus häufiger ist als in nichtklinischen. Eine Spezifität der Prävalenz unsicherer Muster für einzelne Störungsbilder wurde nicht beobachtet, wohl aber eine Präferenz. So wurden bei *Borderline*-Patienten häufiger unsicher verwickelte und desorganisierte bzw. ungelöste Bindungsmuster beschrieben als bei anderen psychischen Störungen.

Prospektive Längsschnittuntersuchungen

Eine zweite Datenquelle zum Zusammenhang von Bindung und Psychopathologie stützt sich auf prospektive Längsschnittuntersuchungen, die unsichere Bindungsmuster mit unterschiedlichen Formen von Psychopathologie im Kindesalter korrelieren. Eine detaillierte Übersicht zu den Befunden findet sich bei Mark Greenberg (1999). Die Übersicht ergibt kein einheitliches Bild. Eine Reihe von Studien berichtet bei Kindern mit geringem Risiko keine signifikanten Zusammenhänge zwischen unsicherer Bindung und psychischen bzw. Verhaltensproblemen. Dagegen wurde in Gruppen von Hochrisikokindern, insbesondere bei Jungen, durchgehend ein Zusammenhang zwischen unsicherer Bindung und Störungen der sozioemotionalen Entwicklung beschrieben. Diese Kinder hatten schlechte Beziehungen zu Gleichaltrigen und wiesen Symptome wie Depression oder aggressives Verhalten auf. Zwei ältere prospektive Längsschnittstudien ragen besonders heraus.

- Carlson (1998) untersuchte die Zusammenhänge zwischen desorganisierter Bindung im frühen Kindesalter und dissoziativen Symptomen in Kindheit und Jugend. Desorganisierte Verhaltensweisen in der Fremdensituation im Alter von zwölf Monaten korrelierten in dieser Studie mit der Selbstbeschreibung von dissoziativen Symptomen im Alter von 19 Jahren. Auch beschrieben Lehrer in Grundschule und Gymnasium bei dieser Gruppe von Kindern mehr dissoziative Symptome.
- Warren et al. (1997) untersuchten die Zusammenhänge zwischen Bindungsmustern in der Kindheit und Angststörungen im Alter von 17,5 Jahren. Probanden, die in ihrer Kindheit eine unsicher-ambivalente Bindung zeigten, hatten mit höherer Wahrscheinlichkeit eine Angststörung in der Adoleszenz. Dieser Zusammenhang blieb auch dann signifikant, wenn das Temperament als Einflussvariable kontrolliert wurde.

Die Ergebnisse dieser älteren Studien wurden durch eine neuere Metaanalyse (Lam et al. 2019) bestätigt.

Querschnittsstudien von Kindern

Die dritte Gruppe von Studien (Greenberg 1999) umfasst *Querschnittsuntersuchungen*, die sich mit der Prävalenz unsicherer Bindungsmuster bei klinischen Gruppen von Kindern und Jugendlichen befassen. Hierbei zeigt sich im Prinzip der gleiche Befund wie in den Querschnittsuntersuchungen bei Erwachsenen, nämlich eine deutliche Erhöhung unsicherer Muster in klinischen Gruppen.

Zahlreiche empirische Beobachtungen weisen darauf hin, dass eine sichere Bindungsbeziehung zu den Fürsorgepersonen in den ersten beiden Lebensjahren zu einer besseren Fähigkeit zum Herstellen von Beziehungen zu anderen Kindern und Erwachsenen führt und mit einer besseren Kooperativität den Eltern gegenüber und mit einer besseren Fähigkeit zur Emotionsregulierung korreliert (Ainsworth et al. 1978). Im Gegensatz dazu hat sich gezeigt, dass unsichere Bindung in den ersten beiden Lebensjahren mit schlechteren Beziehungen zu anderen Gleichaltrigen, Symptomen von Wut und geringerer Selbstkontrolle während des Vorschulalters und danach verbunden ist (Carlson und Sroufe 1995).

Der Erwerb *sicherer Arbeitsmodelle* von Bindung wirkt sich auf unterschiedlichen Wegen als protektiver Faktor in der Entwicklung aus:

- Sichere Arbeitsmodelle sind mit einer adaptiveren Form der Emotionsregulation verbunden;
- sie führen zu einem stabileren Selbstwertgefühl;
- sie sind mit einer besseren Qualität sozialer Beziehungen verbunden (Bowlby 1983; Sroufe 1989; Grossmann und Grossmann 1995; Zimmermann 2000).

Da diese unterschiedlichen Aspekte zentrale Dimensionen der sozioemotionalen Entwicklung betreffen, ist es plausibel, dass unsichere Bindung mit einem höheren Risiko für Psychopathologie verbunden ist (▶ Kap. 7).

Wie erwähnt liegt inzwischen eine große Zahl von Untersuchungen vor, die die Prävalenz unsicherer Bindungsmuster in unterschiedlichen klinischen Gruppen beschreiben. Sowohl für das Verständnis der Entstehung psychischer Störungen als auch für die Definition von Zielbereichen therapeutischer Interventionen ist es allerdings notwendig, nicht nur Kenntnis über die Häufigkeit unsicherer Bindungsrepräsentationen bei klinischen Gruppen zu haben, sondern zu verstehen, wie die Bindungsorganisation mit spezifischen Störungen psychischer Funktionen (Emotionsregulation, Selbstwertgefühl etc.) assoziiert ist. Erst dann lassen sich aus der Kenntnis der Bindungsrepräsentation auch Konsequenzen für das therapeutische Vorgehen ableiten.

3.3 Zusammenfassung

Die Bindungstheorie ist in den vergangenen Jahrzehnten immer mehr zu einer schulenübergreifenden entwicklungspsychologischen Theorie der Entstehung psychischer Störungen im Kindes- und im Erwachsenenalter geworden. Dazu hat unter anderem die Evidenz aus den Längsschnittstudien beigetragen, die die Entwicklungskontinuitäten zwischen der frühen Kindheit und dem jungen Erwachsenenalter belegten. Zwar lassen sich zwischen bestimmten Formen der unsicheren Bindung und der späteren Psychopathologie nur begrenzt spezifische Zusammenhänge aufweisen. Es kann aber als sehr gut belegt gelten, dass unsichere Bindung und insbesondere die ungelöste Bindung (U-Status) wichtige Vulnerabilitätsfaktoren der späteren Entwicklung darstellen.

Literatur

Ainsworth, MDS (1973) The development of infant-mother attachment. In: Caldwell BM, Ricciuti HN (Hrsg.) Review of Child Development Research, Vol. 3. Chicago: University of Chicago Press. S. 1–99.

Ainsworth MDS (1977) Skalen zur Erfassung mütterlichen Verhaltens: Feinfühligkeit versus Unempfindlichkeit gegenüber den Signalen des Babys. In: Grossmann KE (Hrsg.) Entwicklung der Lernfähigkeit. München: Kindler. S. 96–107.

Ainsworth MDS, Bell SM, Stayton D (1971) Individual differences in strange-situation behavior of one-year-olds. In: Schaffer, HR (Hrsg.) The origins of human social relations. New York, NY: Academic Press. S. 17–57.

Ainsworth MDS, Blehar M, Waters E et al. (1978) Patterns of attachment. Hillsdale, NJ: Lawrence Erlbaum Associates.

Belsky J (1984) The determinants of parenting. A process model. Child Development 55: 718–728.

Bowlby J (1975) Bindung. Eine Analyse der Mutter-Kind-Beziehung. München: Kindler.

Bowlby J (1976) Trennung. München: Kindler.

Bowlby J (1983) Verlust, Trauer und Depression. Frankfurt a. M.: Fischer.

Carlson EA (1998) A prospective longitudinal study of disorganized/ disoriented attachment. Child development 69: 1107–1128.

Carlson EA, Sroufe LA (1995) Contributions of attachment theory to developmental psychopathology. In: Ciccetti D, Cohen DJ (Hrsg.) Developmental Psychopathology: Vol. 1. Theory and Methods. New York, NY: Wiley. S. 581–617.

Dozier M, Stovall KC, Albus KE (1999) Attachment and Psychopathology in adulthood. In: Cassidy J, Shaver, PR (Hrsg.) Handbook of Attachment. New York: Guilford Press. S. 497–519.

Egeland B, Faber EA (1984) Infant-mother attachment. Factors related to its development and changes over time. Child Development 55: 753–771.

Greenberg MT (1999) Attachment and psychopathology in childhood. In: Cassidy J, Shaver PR (Hrsg.) Handbook of Attachment. New York, NY: Guilford Press. S. 469–496.

Grossmann KE, Grossmann K (1995) Frühkindliche Bindung und Entwicklung individueller Psychodynamik über den Lebenslauf. Familiendynamik 20: 171–192.

Grossmann KE, Grossmann K, Spangler G et al. (1985) Maternal sensitivity and newborns' orientation responses as related to quality of attachment in northern Germany. In: Bretherton I, Waters E (Hrsg.) Growing points of attachment theory and research. Monogr Soc Res Child Dev 50: 233–256.

Lam LT, Rai A, Lam MK (2019) Attachment problems in childhood and the development of anxiety in adolescents: A systematic review of longitudinal and prospective studies. Ment Health Prev 14:100–154.

Main M, Goldwyn R (1996 [1985]) Adult attachment scoring and classification systems. 6 Aufl. Unveröffentlichtes Manuskript. Berkeley, CA: University of California.

Scheidt CE, Waller N (2006) Bindungsdesorganisation und narrative Kohärenz. Psychische Verarbeitungsformen von Trauma und Verlust aus der Sicht der Bindungsforschung. Zeitschrift für Psychotraumatologie und Psychologische Medizin 4: 53–65.

Spitz, RA (1945) Hospitalism. An inquiry into the genesis of psychiatric conditions in early childhood. Psychoanalytic Study of the Child 1: 53–74.

Sroufe LA (1989) Pathways to adaptation and maladaptation: Psychopathology as developmental deviation. In: Cicchetti E (Hrsg.) The emergence of a discipline: Rochester Symposium on Developmental Psychopathology. Band 1. S. 13–40.

Warren SL, Huston L, Egeland B et al. (1997) Child and adolescent anxiety disorders and early attachment. Journal of the American Academy of Child and Adolescent Psychiatry 36: 637–644.

Zimmermann P (2000) Bindung, Emotionsregulation und internale Arbeitsmodelle. Die Rolle von Bindungserfahrungen im Risiko-Schutz-Modell. Frühförderung Interdisziplinär 19: 119–129.

4 Entwicklungsstörungen und Persönlichkeitsstörungen: Konzeptuelle Gemeinsamkeiten und Differenzen[1]

Ludger Tebartz van Elst

4.1 Einleitung

Während Entwicklungsstörungen, wie in ▶ Kap. 1 aufgezeigt, allen anderen Kapiteln der Klassifikation psychischer Störungen sowohl im ICD als auch im DSM vorausgestellt werden, finden sich die Kapitel zu den *Persönlichkeitsstörungen* in den hintersten Bereichen dieser Manuale. Auf den ersten Blick scheinen diese beiden Kategorien also schon räumlich sehr weit voneinander entfernt zu sein. Dies ist bei genauerer Betrachtung inhaltlich aber nicht unbedingt der Fall.

Dass Persönlichkeitsstörungen z. B. bei Menschen mit Autismusspektrumstörungen (ASS) sehr häufig diagnostiziert werden, ist eine gut publizierte Beobachtung (Hofvander et al. 2009, Riedel et al. 2016). Die Frage, ob und inwieweit die beiden Konzepte miteinander verwandt sein könnten oder sich gar inhaltlich überlappen, wird international allerdings kaum diskutiert. Dabei ergeben sich weitgehende konzeptuelle und strukturelle Parallelen zwischen den beiden Störungsbildern (Tebartz van Elst 2018). Diese sollen im Folgenden anhand des Beispiels der Entwicklungsstörungen der ASS erläutert werden. Analoges gilt aber sicher auch für die ADHS, die PS und in möglicherweise eingeschränktem Ausmaße auch für die Störungen der Intelligenzentwicklung.

Um dies zu begründen, muss zunächst die Definition von Persönlichkeitsstörungen in den Blick genommen werden.

4.2 Was ist eine Persönlichkeitsstörung?

Der Begriff *Person* stammt vom lateinischen Verb personare, was so viel wie »hindurchtönen« meint. Einige Wissenschaftler favorisieren eine Abstammung aus dem Altgriechischen (prosôpon) oder dem Etruskischen (phersu), was jeweils so viel wie »Maske, Rolle, Mensch« heißt (Brasser 1999, Sturma 2001). Stets wird hierbei Bezug genommen zu griechisch-römischen Theaterstücken, in denen die Schauspieler Masken trugen, durch die ihre Stimmen tönten. Und so ist auch im Denken Ciceros die »persona« die im Leben gespielte Rolle, als die Art, wie ein Mensch auf der Bühne des Lebens erscheint. Sie repräsentiert also die Mannigfaltigkeit seiner Eigenschaften (Tebartz van Elst 2007).

---

[1] Dieses Kapitel basiert auf teilweise ähnlichen Überlegungen und Ausführungen des Autors in einer anderen Publikation (Tebartz van Elst 2018), wodurch sich weitgehende inhaltliche und textuelle Überschneidungen ergeben können.

In der neueren Psychologie wird der Begriff der Person durch den der Persönlichkeit abgelöst, der in dieser Form in der Antike nicht in Gebrauch war. Die Persönlichkeitsforschung ist ein Teilbereich der Psychologie, der sich mit der Erforschung der Bedingtheiten der Persönlichkeit von Menschen, der Beschreibung des individuellen Verhaltens und dessen Erklärung beschäftigt. Der Begriff Persönlichkeit meint nun die Gesamtheit der Eigenschaften eines Menschen, die ihren Ausdruck findet in seinen relativ zeitstabilen Verhaltensbereitschaften. Eine allgemein anerkannte Theorie der Persönlichkeit besteht allerdings nicht (Asendorf 2004).

Die ICD-10 definiert Persönlichkeitsstörungen als tief verwurzelte, anhaltende Verhaltens-, Erlebens-, Gefühls- und Denkmuster, die gegenüber den Mustern der Mehrheit der Bevölkerung deutlich abweichen (WHO 1991). Ganz ähnlich definiert und operationalisiert das DSM-5 Persönlichkeitsstörungen entlang der in folgendem Kasten zusammengefassten Kriterien (APA 2013).

> **Allgemeine Kriterien der Persönlichkeitsstörung nach DSM-5 (APA 2018, S. 885)**
>
> A. Ein überdauerndes Muster von innerem Erleben und Verhalten, das merklich von den Erwartungen der soziokulturellen Umgebung abweicht. Dieses Muster manifestiert sich in mindestens zwei der folgenden Bereiche:
>   1. Kognition (d. h. die Art, sich selbst, andere Menschen und Ereignisse wahrzunehmen und zu interpretieren).
>   2. Affektivität (d. h. die Variationsbreite, Intensität, Labilität und Angemessenheit emotionaler Reaktionen).
>   3. Gestaltung zwischenmenschlicher Beziehungen.
>   4. Impulskontrolle.
> B. Das überdauernde Muster ist unflexibel und tiefgreifend in einem weiten Bereich persönlicher und sozialer Situationen.
> C. Das überdauernde Muster führt in klinisch bedeutsamer Weise zu Leiden oder Beeinträchtigungen in sozialen, beruflichen oder anderen wichtigen Funktionsbereichen.
> D. Das Muster ist stabil und lang andauernd, und sein Beginn ist mindestens bis in die Adoleszenz oder ins frühe Erwachsenenalter zurückzuverfolgen.
> E. Das überdauernde Muster lässt sich nicht besser als Manifestation oder Folge einer anderen psychischen Störung erklären.
> F. Das überdauernde Muster ist nicht Folge der physiologischen Wirkung einer Substanz (z. B. Substanz mit Missbrauchspotential, Medikament) oder eines medizinischen Krankheitsfaktors (z. B. Hirnverletzung).
>
> Abdruck erfolgt mit Genehmigung vom Hogrefe Verlag Göttingen aus dem Diagnostic and Statistical Manual of Mental Disorders, Fifth Edition, © 2013 American Psychiatric Association, dt. Version © 2015 und 2018 Hogrefe Verlag.

Persönlichkeitsstörungen sind also gekennzeichnet durch charakteristische Muster im Wahrnehmen, Denken, Fühlen, Handeln und vor allem in der Beziehungsgestaltung. Erkennbar werden sie für den Beobachter durch starre Reaktionsmuster in unterschiedlichen sozialen Kontexten. Diese stereotypen, auffälligen und starren Verhaltens- und Erlebensmuster – die damit die an anderer Stelle vom Autor vorgestellten Stigmata des unfreien Verhaltens erfüllen (Tebartz van Elst 2015, 2021) – müssen ihren entwicklungsgeschichtlichen Ursprung in der Kindheit bzw. spätestens in der Jugend oder im frühen Erwachsenenalter der betroffenen Personen haben. Wichtig ist, dass die in Frage stehenden Verhaltensmuster unabhängig vom Gegenüber in verschiedenen Kontexten (Schule,

Beruf, Freizeitverhalten, private und partnerschaftliche Beziehungsgestaltung) beobachtbar und aufweisbar sein müssen. Auch wird eine Dysfunktionalität gefordert. Das heißt, die Verhaltens- und Erlebensmuster müssen entweder bei den betroffenen Personen selbst ein subjektives Leiden (wie z. B. bei ängstlich-vermeidenden Persönlichkeitsstörungen) oder aber eine gestörte soziale Funktion des betroffenen Individuums im sozialen Kontext (wie z. B. bei antisozialen Persönlichkeitsstörungen) hervorrufen.

Wichtige und gängige Ausprägungen von Persönlichkeitsstörungen beider Klassifikationssysteme sind in ▶ Tab. 4.1 zusammengefasst. Im DSM-5 werden über eine Beschreibung der einzelnen Unterformen von Persönlichkeitsstörungen hinaus noch mehrere Unterformen dieser Störungsbilder zu sogenannten Clustern zusammengefasst. Diese Zusammenfassung beruht auf der empirischen Beobachtung, dass die entsprechenden Phänotypen im Einzelfall häufig miteinander kombiniert auftreten.

Tab. 4.1: Gängige Ausprägungsformen von Persönlichkeitsstörungen (PS) und ihre Zusammenfassung in Clustern nach ICD-10 und DSM-5

ICD-10	Hauptgruppen nach DSM	DSM-IV und DSM-5
Paranoide PS	**Cluster A**	Paranoide PS
Schizoide PS		Schizoide PS
		Schizotypische PS
Dissoziale PS	**Cluster B**	Antisoziale PS
Emotional instabile PS		Borderline PS
• Impulsiver Typ • Borderline-Typ		
Histrionische PS		Histrionische PS
		Narzisstische PS
Anankastische (zwanghafte) PS	**Cluster C**	Zwanghafte PS
Ängstlich (vermeidende) PS		Selbstunsichere PS
Abhängige (asthenische) PS		Abhängige PS
Andere spezifische PS		Depressive PS
		Passiv-aggressive PS

So definierte Persönlichkeitsstörungen sind sehr häufig. In der Literatur wird die Lebenszeitprävalenz irgendeiner Persönlichkeitsstörung mit 4–14 % in internationalen Studien (Bohus et al. 2015) und mit etwa 9 % in Deutschland angegeben (Barnow 2008).

Wie bei den meisten psychischen Störungen sind die genauen Ursachen der Persönlichkeitsstörungen nach wie vor unklar. Es existieren verschiedene biologische sowie psychologische und psychodynamische Theorien dazu, wie Persönlichkeitseigenschaften genetisch determiniert, erworben, geprägt oder erlernt werden könnten, ohne dass ein allgemein akzeptiertes Modell oder aber empirische Befunde festgestellt werden können, die das eine oder andere Konzept beweisen könnten. Genetische Untersuchungen konnten aber immerhin zeigen, dass sich etwa die Hälfte der Varianz sowohl für das Auftreten bestimmter Persönlichkeitszüge (Impulsivität, Extroversion, Aggressivität, Ängstlichkeit etc.) als auch für das Auftreten von Persönlichkeitsstörungen durch genetische Faktoren erklären lässt (Bouchard et al. 2001). Die hohe Erblichkeit von Persönlichkeitseigenschaften konnte auch in Zwillingsstudien bestätigt werden (Torgersen et al. 2000).

Sowohl Persönlichkeitseigenschaften als auch Entwicklungsstörungen scheinen also zu einem großen Teil durch eine multigenetische Vererbung bedingt zu sein.

4.3 Worin unterscheiden sich Entwicklungs- und Persönlichkeitsstörungen?

Sowohl bei den Persönlichkeitsstörungen als auch bei den Entwicklungsstörungen scheint es sich also um mehr oder weniger gut definierte und abgegrenzte psychobiologische Phänotypen (Stärke-Schwäche-Cluster) zu handeln, die in der ersten oder spätestens zweiten Entwicklungsdekade erkennbar werden, rigide und für Betroffene im Kern kaum zu ändern sind und zu relevanten Beeinträchtigungen im Funktionsniveau der Persönlichkeit Betroffener führt. Alltagssprachlich könnten solche stärke schwächer Cluster auch mit dem Begriff der Begabungsprofile umschrieben werden.

Unterschiede ergeben sich offensichtlich aus den qualitativen Mustern des Phänotyps. Sowohl der Manifestationszeitpunkt in der individuellen Entwicklungsgeschichte als auch die Dynamik und Funktionalität der nicht durchschnittlichen Phänotypen unterscheidet sich dagegen nur marginal.

4.4 Gemeinsamkeiten von Entwicklungs- und Persönlichkeitsstörungen

Die Gemeinsamkeiten von Persönlichkeitsstörungen und Entwicklungsstörungen werden besonders klar, wenn man sich die aktuelle Definition von Persönlichkeitsstörungen gemäß ICD-11 vor Augen führt und dabei an Menschen mit einem sehr hochfunktionalen autistischen Phänotyp (»broader autism phenotype«) denkt (Tebartz van Elst 2018).

Laut ICD-11 gilt (WHO 2021; https://icd.who.int/browse11/l-m/en/#http%3a%2f%2fid.who.int%2ficd%2fentity%2f941859884; übersetzt vom Autor):

»Eine Persönlichkeitsstörung ist gekennzeichnet durch Probleme in der Funktionsweise von Aspekten des Selbst (z. B. Identität, Selbstwert, Genauigkeit der Selbstsicht, Selbststeuerung) und/oder zwischenmenschliche Funktionsstörungen (z. B. die Fähigkeit, enge und gegenseitig befriedigende Beziehungen zu entwickeln und aufrechtzuerhalten, die Fähigkeit, die Perspektiven anderer zu verstehen und Konflikte in Beziehungen zu bewältigen), die über einen längeren Zeitraum (z. B. zwei Jahre oder länger) bestehen geblieben sind. Die Störung manifestiert sich in Mustern der Kognition, des emotionalen Erlebens, des emotionalen Ausdrucks und des Verhaltens, die fehlangepasst sind (z. B. unflexibel oder schlecht reguliert), und zeigt sich in einer Reihe von persönlichen und sozialen Situationen (d. h. sie ist nicht auf bestimmte Beziehungen oder soziale Rollen beschränkt). Die Verhaltensmuster, die die Störung charakterisieren, sind entwicklungspsychologisch nicht angemessen und können nicht primär durch soziale oder kulturelle Faktoren, einschließlich sozio-politischer Konflikte, erklärt werden. Die Störung ist mit erheblicher Belastung oder erheblicher Beeinträchtigung in persönlichen, familiären, sozialen, erzieherischen, beruflichen oder anderen wichtigen Funktionsbereichen verbunden.«

Betrachtet man nun aus klinischer Perspektive die Lebenswirklichkeit vieler Menschen mit erkennbarer autistischer Persönlichkeitsstruktur (▶ Kap. 8), so wird klar, dass die meisten der so beschriebenen Kriterien oft erfüllt sind. So leiden Menschen mit hochfunktionalem Autismus oft unter Identitätsproblemen vor allem dann, wenn die Diagnose nicht gestellt wurde und das Anderssein von den Betroffenen nicht verstanden wird (»Wieso kann ich nicht in Gruppen kommunizieren, verstehe ich die anderen nicht, brauche ich Routinen und geregelte Abläufe, muss bei mir immer alles auf eine bestimmte Art und Weise sein, habe ich so andere Interessen, kommt es zu Missverständnissen, Reizüberflutungen, Anspannungszuständen, bin ich immer Außenseiter?«). Das Nichtverstehen des Andersseins führt zwangsläufig zu Schwierigkeiten bei der Identitätsfindung und Selbstwertetablierung. Die Selbststeuerung ist durch die Anspannungszustände und impulsiven Wutattacken erschwert, die Genauigkeit der Selbstwahrnehmung durch die häufige Alexithymie, die zwischenmenschlichen Konflikte durch die defizitäre kognitive Empathie. Die angesprochenen Probleme bei der Perspektivübernahme anderer gehört zu den Kerndefiziten der eingeschränkten Theory-of-Mind (ToM) autistischer Menschen ebenso wie die Auffälligkeiten im emotionalen Ausdruck und die unflexiblen, rigiden Verhaltensmuster und Interessen. All diese Besonderheiten zeigen sich bei autistischen Menschen typischerweise eben nicht nur gegenüber bestimmten Bezugspersonen oder Konfliktpartnern, sondern gegenüber allen Kommunikationspartnern und verursachen in ganz typischer Art und Weise sehr häufig schwere zwischenmenschliche Konflikte im privaten wie im beruflichen Umfeld. In Kenntnis der typischen Problemlage hochfunktional-autistischer Menschen könnte fast der Eindruck entstehen, die ICD-11-Definition der Persönlichkeitsstörungen sei spezifisch auf sie gemünzt worden. Das ist aber nicht der Fall.

Die Gemeinsamkeiten zwischen Persönlichkeits- und Entwicklungsstörungen sind also nicht nur struktureller Art, sondern gerade im Hinblick auf die hochfunktionalen autistischen Phänotypen (»broader autism phenotype«) durchaus auch qualitativer Natur. Und wie bei den ASS trifft es eben auch auf die sogenannten Persönlichkeitsstörungen zu, dass fast immer mit den genannten Eigenschaftsclustern auch ausgesprochene Stärken verbunden sind. So sind Menschen mit zwanghafter Persönlichkeit meist sehr ordentlich, korrekt und gepflegt. Narzisstische Menschen sind häufig sehr unterhaltsam, initiativ und mitreißend. Menschen mit einer Borderline-Störung sind oft ausgesprochen lebendig, unternehmungslustig, risikobereit und fantasievoll. Die kurze Beschreibung zeigt, dass das jeweils kritische qualitative Eigenschaftscluster sowohl bei den Entwicklungs- als auch bei den Persönlichkeitsstörungen aus umfassender Perspektive als Stärke-Schwäche-Cluster begriffen werden kann.

4.5 Zusammenfassung

▶ Tab. 4.2 fasst die weitreichenden strukturellen Parallelen zwischen dem Konzept der Entwicklungsstörungen und dem der Persönlichkeitsstörungen zusammen.

Tab. 4.2: Gegenüberstellung der nosologischen Charakteristika von Persönlichkeitsstörungen und Entwicklungsstörungen

Kriterium	Persönlichkeitsstörung (PS)	Entwicklungsstörung
Symptomatik	Cluster von je nach Typ unterschiedlichen Symptomen: • z. B. Borderline-PS: emotionale Instabilität, Impulsivität, Dissoziation, Selbstverletzung, instabiles Selbstbild, defizitäre kognitive Empathie • z. B. narzisstische PS: leichte Kränkbarkeit, Größen-Ich, Aufmerksamkeitsbedürftigkeit • z. B. zwanghafte PS	Cluster von je nach Typ unterschiedlichen Symptomen: • z. B. Autismus-Spektrum-Störung: defizitäre soziale Wahrnehmung, kognitive Empathie, Kommunikation, emotionale Instabilität, Dissoziation, Selbstverletzung • z. B. ADHS: Aufmerksamkeitsstörung, motorische Hyperaktivität, Impulsivität, emotionale Instabilität • z. B. Tic-Störung
Dynamik der Symptomatik	Zeitstabil, unabhängig von Kommunikationspartner	Zeitstabil, unabhängig von Kommunikationspartner
Beginn der Symptomatik	In erster oder zweiter Dekade	In erster Dekade
Genetik der primären Variante	Starke familiäre Veranlagung im Sinne einer wahrscheinlich multigenetischen Vererbung	Starke familiäre Veranlagung im Sinne einer wahrscheinlich multigenetischen Vererbung
Psychotherapeutische Strategien	Akzeptanzförderung und Aufbau von Kompensationsstrategien	Akzeptanzförderung und Aufbau von Kompensationsstrategien

Unterschiede ergeben sich in erster Linie aus der qualitativen Beschreibung des jeweils im Fokus stehenden Phänotyps. Strukturell und dynamisch ergeben sich weitreichende Parallelen zwischen den beiden diagnostischen Konzepten. Es handelt sich in beiden Fällen um sogenannte Strukturdiagnosen. Die Thematik muss in der psychiatrisch-psychotherapeutischen Forschung der nächsten Dekaden offensichtlich noch weiterbearbeitet werden.

Literatur

American Psychiatric Association (APA) (2013) Diagnostic and Statistical manual of Mental Disorders. 5. Aufl. Washington, DC: American Psychiatric Publishing.

American Psychiatric Association (APA) (2015) Diagnostisches und Statistisches Manual Psychischer Störungen DSM-5. Herausgegeben von Peter Falkai und Hans-Ulrich Wittchen. Stuttgart: Hogrefe Verlag.

Asendorf J (2004) Psychologie der Persönlichkeit. 3. Aufl. Berlin: Springer Verlag.

Barnow S (2008) Epidemiologie, Verlauf und Komorbidität von Persönlichkeitsstörungen. In: Barnow S (Hrsg.) Persönlichkeitsstörungen: Ursachen und Behandlung. Bern: Verlag Hans Huber. S. 61–67.

Bohus M, Stieglitz RD, Fiedler P et al. (2015) Persönlichkeitsstörungen. In: Berger M (Hrsg.) Psychische Erkrankungen. Klinik und Therapie. München: Urban & Fischer. S. 605–667.

Bouchard TJ, Loehlin JC (2001) Genes. Evolution and Personality. Behavior Genetics 31: 243–273.

Brasser M (1999) Person. Philosophische Texte von der Antike bis zur Gegenwart. Stuttgart: Reclam Taschenbuch

Hofvander B, Delorme R, Chaste P, Nydén A et al. (2009) Psychiatric and psychosocial problems in adults with normal-intelligence autism spectrum disorders. BMC Psychiatry 10(9): 35. doi: 10.1186/1471-244X-9-35.

Riedel A, Schröck C, Ebert D et al. (2016) Well Educated Unemployed--On Education, Employment and Comorbidities in Adults with High-Functioning Autism Spectrum Disorders in Germany. Psychiatr Prax 43: 38–44.

Sturma D (2001) Person. Philosophiegeschichte – Theoretische Philosophie – Praktische Philosophie. Paderborn: Mentis.

Tebartz van Elst L (2007) Persönlichkeitsstörungen als Frontalhirnsyndrom. Eine integrative neuropsychiatrische Modellvorstellung. In: Barnow S (Hrsg.) Persönlichkeitsstörungen. Berlin: Springer Verlag.

Tebartz van Elst L (2015) Freiheit. Psychobiologische Errungenschaft und neurokognitiver Auftrag. Stuttgart: Kohlhammer Verlag.

Tebartz van Elst L (2018) Autismus und ADHS. Zwischen Normvariante, Persönlichkeitsstörung und neuropsychiatrischer Krankheit. 2. Aufl. Stuttgart: Kohlhammer Verlag.

Tebartz van Elst L (2021) Jenseits der Freiheit. Vom transzendenten Trieb. Stuttgart: Kohlhammer Verlag.

Tebartz van Elst L, Pick A, Biscaldi M et al. (2013) High functioning autism spectrum disorder as a basic disorder in adult psychiatry and psychotherapy: psychopathological presentation, clinical relevance and therapeutic concepts. Eur Arch Psychiat Clin Neurosci 263(2):189–196.

Torgersen S, Lygren S, Oien PA et al. (2000) A twin study of personality disorders. Compr Psychiatry 41: 416–425.

Weltgesundheitsorganisation (WHO) (1991). Internationale Klassifikation psychischer Störungen. ICD-10 Kapitel V (F). Klinisch-diagnostische Leitlinien. Herausgegeben von H. Dilling, W. Mombour, M. H. Schmidt. Bern: Verlag Hans Huber.

Weltgesundheitsorganisation (WHO) (2021) International Classification of Diseases: ICD-11. https://icd.who.int/browse11/l-m/en. bzw. https://icd.who.int/browse11/l-m/en#/http%3a%2f%2fid.who.int%2ficd%2fentity%2f941859884

5 Entwicklungsstörungen in der Kinder- und Jugendpsychiatrie und -psychotherapie

Monica Biscaldi-Schäfer, Christoph Klein, Reinhold Rauh

5.1 Einleitung

In der Kinder- und Jugendpsychiatrie stellen neuronale Entwicklungsstörungen (ES) eine zentrale Thematik dar, welche in Abgrenzung und als Ergänzung zum Konzept der ES in der Pädiatrie betrachtet werden sollte (▶ Kap. 11). Bei Kleinkindern wird das Auftreten von Entwicklungsverzögerungen im Bereich der Motorik, Sprache und Kognition oft zuerst im Rahmen von pädiatrischen Routineuntersuchungen festgestellt und zieht meist eine Abklärung in Sozialpädiatrischen Zentren (SPZ) ggf. auch in der Neuropädiatrie nach sich. Dem Kinder- und Jugendpsychiater werden die Kinder vorgestellt, wenn eine somatische Ursache ausgeschlossen wurde bzw. der mentale und psychologische Entwicklungsverlauf des Kindes ins Zentrum der Behandlung rückt. Mit zunehmendem Alter werden für ein Kind die Entwicklungsaufgaben sowie die sozio-emotionalen und kognitiven Anforderungen immer komplexer und daher wird das Risiko von Anpassungsschwierigkeiten immer größer. Beim Auftreten solcher Schwierigkeiten ist es dann wichtig, eine gezielte kinderpsychiatrische Diagnostik durchzuführen, die spezifische Abweichungen in Wahrnehmung, Kognition und Verhalten (Symptomen) beschreiben kann.

Das Konzept der ES in der Psychiatrie hat Forscher und Kliniker seit mehreren Dekaden beschäftigt und ist sicher auch heute noch nicht abgeschlossen (▶ Kap. 1). So diskutierten z. B. Bishop und Rutter (2008) noch einige Jahre vor der Veröffentlichung des DSM-5 (APA 2013) die Besonderheiten der ES und ihre Bedeutung für die Kinder- und Jugendpsychiatrie ausführlich. Die darin enthaltenen Überlegungen kann man in den folgenden Aussagen zusammenfassen:

1. Die Symptomatik beginnt im frühesten Kindesalter und die Abweichungen treten erst in Verbindung mit altersspezifischen Aufgaben auf, die bei einer neurotypischen Entwicklung in der Regel mit keiner oder geringer Anstrengung bewältigt werden. Außerdem fehlen sowohl ein klar identifizierbarer Beginn als auch der für die Psychiatrie häufige Krankheitsverlauf mit Remissionen und Rückfällen. Auch werden etwa die Verhaltensabweichungen, vor allem von den Kindern selbst, oft als *ich-synton* erlebt und der Leidensdruck entsteht erst durch die Reaktionen der Umgebung und die daraus resultierende erhöhte Anpassungsleistung an die Anforderungen des Umfelds. Das macht es besonders schwierig, im Falle der ES von »Erkrankungen« zu sprechen (Rutter 2011).
2. Es gibt zahlreiche Hinweise darauf, dass abweichende Funktionen in den neuronalen Netzwerken die Hauptrolle in der Ätiologie der ES spielen. Diese stehen in Zusammenhang mit vielfältigen Faktoren, die an die Hirnreifung gekoppelt sind. Hingegen ist die Relevanz von intrapsychischen Faktoren für die Entstehung der primären Symptomatik geringer als bei anderen psychiatrischen Störungen.

3. Die soziale Kommunikation, der Aufbau von Beziehungen und das Spielen sind bei Kindern im höchsten Maße an die sensorischen, psychomotorischen und kognitiven Erfahrungen gekoppelt und leben von deren Möglichkeiten und Grenzen. Das plastische kindliche Gehirn lernt kontinuierlich trotz und gerade in Verbindung mit den o. g. Abweichungen. Im Jugend- und Erwachsenenalter entwickeln diese, mit den ES verbundenen, Abweichungen schließlich ihre ganz individuellen und speziellen Akzente. Deswegen führen Entwicklungsverlauf und Kompensation der Symptome zu ganz individuellen Ausformungen von Wahrnehmung, Kognition und Persönlichkeit, die die Vielfältigkeit und phänotypische Heterogenität der ES bestimmen (siehe Brunsdon und Happé 2014 für die ASS).

5.2 »Neurodevelopmental disorders« (»Störungen der neuronalen und mentalen Entwicklung«) nach DSM-5 sowie in der ICD-11 im Vergleich zur ICD-10

In der ICD-10 (WHO 1992) trennt sich der Bereich der ES in *tiefgreifende* (F84) und *umschriebene* (F80-83) ES, wobei im Kontext der *Multiaxialen Klassifikation* (MAS) autistische Störungen von Remschmidt et al. (2017) auf der ersten Achse als schwerwiegende *führende* psychiatrische Erkrankung und die umschriebenen ES auf der zweiten Achse in Sinne einer komorbiden, begleitenden Rolle gesehen werden. Störungen der Intelligenzentwicklung werden auf der dritten Achse der MAS abgebildet. Hyperkinetische und Tic-Störungen werden aus dem Bereich der Entwicklungsabweichungen ganz herausgelassen und im Kapitel der Verhaltens- und emotionalen Störungen mit Beginn im Kindes- und Jugendalter abgehandelt. Die Rationale für diese multiaxiale, kategoriale Einteilung ist eine multidisziplinäre, vielschichtige Betrachtung von psychischen Zuständen mit dem Zweck, Bedarf und Versorgung klar zu definieren. Das MAS wurde speziell für das Kindes- und Jugendalter entwickelt und sollte ein mehrdimensionales Diagnosesystem darstellen, das biologische, psychologische und soziale Aspekte (das *bio-psycho-soziale Modell*) gleichzeitig abbilden soll. Daher werden zusätzliche, begleitende körperliche Erkrankungen auf der vierten und psychosoziale Faktoren auf der fünften Achse definiert. Dies ist wichtig, um das Auftreten von psychischen Problemen umfassend zu verstehen und zu behandeln. Die Störungsgruppen F84 (Tiefgreifende ES) und F90-F98 (Verhaltens- und emotionalen Störungen), deren Beginn in der Regel im Kindes- und Jugendalter zu verzeichnen ist, stehen am Anfang der Klassifikation. Diese Reihenfolge betont die Notwendigkeit, besondere entwicklungspsychiatrische Konzepte für das jüngere Alter anzuwenden.

Das neue Klassifikationssystem DSM-5 verwendet einen nicht-axialen Ansatz, bei dem die o. g. Konzeptualisierung bei *allen* psychischen Störungen auf die gleiche Art und Weise angewendet wird und die Dimensionalität im Sinne von Symptomgewichtung (in Abhängigkeit von Alter, Geschlecht und Schweregrad) die zentrale Rolle spielt. Für die Bildung eines gemeinsamen Clusters der *Neurodevelopmental Disorders* kommen aus der Forschung der letzten Jahre zahlreiche Argumente, welche bedeutende ätiologische Gemeinsamkeiten für die im Cluster enthaltenen Störungsbilder belegen. Unter anderem zählen zu den Gemeinsamkeiten:

- Der an spezifischen Lebensphasen gekoppelte Beginn (▶ Kap. 5.1),
- das häufige Auftreten einer Beeinträchtigung kognitiver Funktionen und
- eine starke Evidenz für (geteilte) genetische Risiko-Faktoren (Bishop & Rutter 2008; APA 2013).

Die ICD-11 hat im Großen und Ganzen die Gruppierung und Nomenklatur des DSM-5 übernommen (Harmonisierung der zwei Klassifikationen). Die bis zur Veröffentlichung dieses Buches online erhaltene Version der ICD-11 von 02/2022 (DIMDI: https://icd.who.int/browse11/l-m/en) enthielt bereits ausführliche diagnostische Kriterien zu den Störungsbildern. Allerdings handelt es sich noch um »work in progress« und eine ausführliche Operationalisierung und Finalisierung für eine klinisch anwendbare deutsche Version der ICD-11 (wie für das DSM-5 seit 2015 vorhanden) ist erst in einigen Jahren zu erwarten (die Entwurfsfassung ist hier zu finden: https://www.bfarm.de/DE/Kodiersysteme/Klassifikationen/ICD/ICD-11/uebersetzung/_node.html).

Die wesentlichen Veränderungen der ICD-11 im Vergleich zur ICD-10, die sich bei der Definition der ES ergeben haben, können wie folgt zusammengefasst werden:

1. Aufnahme der Störung der Intelligenzentwicklung (früher Intelligenzminderung), der Aufmerksamkeitsdefizit-/Hyperaktivitätsstörung (ADHS) und der motorischen in das Cluster der *Neuronalen Entwicklungsstörungen*, gemeinsam (und auf derselben Ebene) mit den Lernentwicklungsstörungen (umschriebene Entwicklungsstörungen nach ICD-10) und der Autismus-Spektrum-Störung (ASS)
2. Konzept eines Spektrums bei den autistischen Störungen, welches die früheren Sub-Kategorien (siehe *Frühkindlicher Autismus, Atypischer Autismus* und *Asperger-Syndrom* nach ICD-10 i) abschafft
3. Möglichkeit, die ASS- und ADHS-Diagnosen gemeinsam zu vergeben

Die Eingruppierung der ADHS unter die *Neuronalen Entwicklungsstörungen* hat initial zu heftigen Kontroversen geführt (Andrew et al. 2009). Neben den Hinweisen auf neurobiologische und -psychologische strukturelle Veränderungen, die dem ADHS-Phänotyp zugrunde liegen sollten, wurden ebenfalls gesellschaftliche und kulturelle Einflüsse diskutiert, welche die Verbreitung und Bedeutung der Diagnose mitbestimmt haben könnten (▶ Kap. 44).

Obwohl die Entscheidung, die intellektuelle Beeinträchtigung (Störung der Intelligenzentwicklung nach ICD-11) wissenschaftlich-nosologisch als Entwicklungsstörung zu definieren, eine Neuigkeit darstellt, überrascht sie aus klinisch-praktischer Perspektive nicht. Für jeden Neuropädiater ist die allgemeine Entwicklungsverzögerung mit kognitiver Beeinträchtigung ein sehr häufiger Befund, der im Zusammenhang mit zahlreichen Erkrankungen sowie aufgrund von prä-, peri- und postnatalen Komplikationen auftreten kann. Viele Formen der intellektuellen Beeinträchtigung werden allerdings als idiopathisch bezeichnet, weil man eine direkte, einheitliche Ursache nicht finden kann. Deprivation, Verwahrlosung, Suchterkrankungen der Mutter als Ursache für einen niedrigen IQ sind für die Psychiatrie von besonderem Interesse, weil in diesen Fällen die intellektuelle Beeinträchtigung häufig von komorbiden psychischen Problemen begleitet wird (starke Hyperaktivität, Dysregulationsstörungen im vegetativen und emotionalen Bereich, Bindungsprobleme). Darüber hinaus tritt die intellektuelle Beeinträchtigung klinisch häufig als Komorbidität der ASS in Erscheinung.

Die Entwicklungsstörung der motorischen Koordination (in der ICD-10 als F82 den umschriebenen ES zugeordnet) bildet ein eigenständiges Kapitel in der ICD-11 (6A04). Im DSM-5 wird sie dagegen als Untergruppe der *Motorischen Störungen* beschrieben.

In der Praxis ist die motorische Entwicklungsstörung etwas unklar zwischen Neuropädiatrie und Psychiatrie angesiedelt. Dadurch kann es passieren, dass die Bedeutung solcher Einschränkungen für die Entwicklung von Sozialisierung, Selbstwert und Selbstwirksamkeit unterschätzt wird. Allerdings ist die Komorbidität mit ADHS oder ASS sehr häufig und das Vorliegen einer zusätzlichen motorischen Störung kann zu einer Verschärfung der Interaktions- und Kommunikationsbeeinträchtigung sowie zu einer sekundären Beeinträchtigung der sozio-emotionalen Entwicklung führen. Gerade wenn ADHS und/oder ASS nicht besonders schwer ausgeprägt sind und eher einer Normvariante entsprechen, können zusätzliche motorische Einschränkungen von großer Relevanz für eine Beeinträchtigung der psychosozialen Anpassung werden (Blank et al. 2019).

5.3 Bedeutung der ES für die kindliche Gesundheit

Der dimensionale Ansatz stellt die wichtigste Neuerung im DSM-5 dar. Damit dockt das DSM-5 konzeptuell enger an die Forschung an. Dies bedeutet konkret die Anerkennung einer weitgehenden Überlappung von Symptomen aus verschiedenen diagnostischen *Kategorien* und einer erheblichen Heterogenität innerhalb der nosologischen Gruppen. Mit dem dimensionalen Ansatz wird es möglich, Diagnosen auf Dimensionen zu charakterisieren, die anderen Störungen zugeordnet werden (z. B. die Ausprägung autistischer Merkmale (*traits*) bei einer ADHS-Diagnose). Hoffentlich wird dieser Ansatz nicht nur zu einer besseren Charakterisierung der Patientengruppen für die Forschung, sondern auch zu besseren, individuell angepassten Interventionen führen. Darüber hinaus setzt der dimensionale Ansatz einen oft fließenden Übergang zwischen klinisch relevanten Symptomen und dem gesunden Zustand voraus, was insbesondere auf die ES zutrifft.

In der Einleitung wurde bereits auf der Basis eines Reviews von Sir Michael Rutter erläutert, welche Charakteristiken ES aufweisen und warum es besonders schwierig ist, ES als Krankheiten im klassischen Sinn zu definieren (Rutter 2011, ▶ Kap. 5.1). Allerdings könnte die Definition von Krankheit als verminderte Leistungsfähigkeit, die auf eine Funktionsstörung/-beeinträchtigung basiert und im besten Fall gelindert werden kann, auch für die ES in Betracht gezogen werden. Der klinisch relevante Aspekt von ES wird üblicherweise darin gesehen, dass ES als neuropsychiatrische Syndrome oft zu lebenslangen, wesentlichen Funktionsbeeinträchtigungen führen und eine rasche multimodale Intervention benötigen. Dabei sind Leidensdruck und Einschränkungen der Lebensqualität für die Behandlungsplanung maßgeblich. ES mit milderer Ausprägung werden hingegen im kinder- und jugendpsychiatrischen Kontext nicht selten als klinisch kaum relevante »Normvariante« betrachtet. Allerdings bilden solche gering ausgeprägten Formen eine sog. Basisstruktur – im Sinne von besonderen Eigenschaften im Rahmen von Kognition, Verhalten und Wahrnehmung –, die sich als deutlicher Risikofaktor für das Auftreten von komorbiden psychischen Erkrankungen herausgestellt haben (▶ Kap. 25). Dieses Konzept der *Basisstörung* ist für die Psychiatrie im Erwachsenenalter umso wichtiger, da die Entwicklung eines Menschen weitgehend abgeschlossen ist und eine grundlegende strukturelle Veränderung derartiger Besonderheiten kaum noch vorstellbar ist.

Der Krankheitsbegriff – und was als Krankheit definiert wird – ist jedoch auch abhängig von normativen und kulturellen Faktoren einer Gesellschaft und dies ist gerade für die Psychiatrie von herausragender Bedeutung. Die Bezeichnung von ES als Krankheiten wird im Übrigen von vielen Betroffenen selbst heftig angefochten. Viele Erwachsene mit einer Diagnose von ADHS oder ASS kämpfen, teilweise im Rahmen der sog. *Neurodiversity Movement* (Neurodiversitäts-Bewegung) (Leadbitter et al. 2021), für einen respektvolleren Ton seitens der Forschung und der Medizin, die bevorzugt über Defizite und Beeinträchtigungen, Anomalien und abnormales Verhalten redet. Sie beanspruchen das Recht auf *Selbstvertretung* (self-advocacy) in Gremien, Experten- und wissenschaftlichen Kreisen im Sinne einer partizipativen Forschung und Medizin (Fletcher-Watson et al. 2019). Einige kritische, harte Töne wurden bspw. im Autismusbereich gegenüber der ABA-Therapie verwendet, indem ein »Dressur«-Charakter mancher Programme angeprangert wurde. Ein wesentlicher Kritikpunkt an die *Neurodiversitäts-Bewegung* ist allerdings die Tatsache, dass Kinder sowie allgemein Personen jeden Alters mit Einschränkungen der intellektuellen Entwicklung und der Sprache kaum als Selbstvertreter in der eigenen Situation in Betracht kommen. Die partizipatorische Berechtigung dieser Menschen stellt eine besondere Herausforderung dar (Fletcher-Watson et al. 2019). Diagnosen aus der Gruppe der ES werden typischerweise im jungen Kindesalter gestellt, weil die Eltern sich Sorgen um deren Entwicklung machen und verständlicherweise Interesse an einer diagnostischen Einschätzung sowie an umfassenden Interventionen haben.

Eine berühmte Aussage von Frederik Douglass (1817–1895), die vermutlich in Bezug auf die Abschaffung der Sklaverei entstanden ist, lautet: »It is easier to build strong children than to repair broken men.« Sie könnte auch als Plädoyer für eine frühe und effektive Intervention bei ES in allen ihren Facetten und Ausprägungen gesehen werden, unabhängig von den oben genannten, noch offenen Diskussionen über die richtige Begrifflichkeit. Bildung und Teilhabe sind essenziell für die Entwicklung psychisch gesunder Kinder. Die Voraussetzungen dazu werden geschaffen, wenn Barrieren und Defizite erfolgreich beseitigt werden. Daher ist die Entscheidung für oder gegen eine Diagnose speziell bei grenzwertigen Fällen von herausragender Bedeutung. In den ▶ Kap. 43 und 44 wird ausführlicher auf diese Thematik (in Bezug auf Diagnose und Therapie der ES im Kindes- und Jugendalter) eingegangen.

5.4 Zusammenfassung

Im Kleinkindalter sind der Kinderarzt, die Neuropädiatrie oder das SPZ die ersten Anlaufstellen für ES. Die Diagnosestellung bleibt in der frühen Kindheit oft unklar und offen, da die Symptome wenig differenziert sind. Der Behandlungsauftrag zielt meistens auf eine allgemeine Verbesserung des Entwicklungsverlaufs ab mit der Möglichkeit, Entwicklungsrückstände aufzuholen und die Kinder bestmöglich auf die anstehenden Entwicklungsaufgaben vorzubereiten. Es werden Frühförderung, heilpädagogische Interventionen (auch im Sinne von Integrationshilfe im Kindergarten bei Auftreten von sog. »Verhaltensauffälligkeiten«) und/oder ergotherapeutische Behandlungsansätze, wie z. B. sensorische Integration eingeleitet. Der Kinder- und Jugendpsychiater ist in dieser Phase, zumindest in Deutschland, oft nicht involviert. Eine psychiatrische Diagnose wird im frühen Kleinkindalter immer noch als verfrüht und stigmatisierend empfunden. Die Verzahnung zwischen Pädiatrie und Kinder und Jugendpsychiatrie und -psychotherapie (KJP) ist in dieser frühen Phase meistens unzureichend und abhängig vom Standort und lokalen Versorgungsstrukturen. In dieser Phase würden die Kinder und ihre Familie allerdings von einem multidisziplinären Management sehr profitieren. Hierzu muss die Kooperation in vielen Zentren noch verbessert werden. Speziell in Bezug auf Autismus haben sich in der Vergangenheit Mängel bzgl. einer frühen Diagnostik und Einleitung spezifischer Interventionen gezeigt. In den letzten Jahren sind z. B. am Universitätsklinikum Freiburg Anstrengungen unternommen worden, die Zusammenarbeit zwischen den diagnostizierenden Institutionen wie SPZ, Neuropädiatrie und KJP zu verbessern, um möglichst frühzeitig, z. B. auch vor der Einschulung, passgenauere Interventionen einleiten zu können.

Wenn Kinder mit ES, die oft bereits ambulante Maßnahmen der Frühförderung und der Eingliederungshilfe durchlaufen haben, in der Kinder- und Jugendpsychiatrie erst im Schulalter vorgestellt werden, zeigen sie nicht selten in der weiteren Entwicklung bspw. Schulverweigerung bei Schulleistungsproblemen, Ängste, Rückzug, fehlende Sozialisation, ungesteuertes Verhalten, mitunter auch Wutanfälle sowie Schwierigkeiten in der Emotionsregulation. ES stellen auch bei jungen Menschen einen Nährboden für die Entwicklung von affektiven und emotionalen Begleit- und komorbiden Störungen dar. Dabei kann allgemein angenommen werden: Je älter die Kinder, desto stärker wird die Vulnerabilität für die Entwicklung einer komorbiden psychischen Erkrankung.

Die Diagnosestellung nach ICD-10 orientiert sich stark an den jeweiligen führenden Symptomen. Diagnosen werden folglich kategorial, im Sinne einer klaren Abgrenzung von einem gesunden Zustand bzw. von anderen Diagnosen mit überlappenden Symptomen gestellt (*Differentialdiagnose*). Die ICD-10 setzt im Vergleich zum DSM-5 dabei den stärkeren Akzent auf Ausschlussdiagnosen als auf Komorbiditäten. Trotz der Vorteile einer solchen kategorialen Definition im Sinne klarer Arbeitshypothesen für Behandler und Familien kann dieses Störungsmodell oft der Problematik nicht gerecht werden, bspw. bei der erheblichen Heterogenität des Autismus-Phänotyps (richtigerweise aktuell als Spektrum definiert!). Wenn mehrere Entwicklungsbereiche betroffen sind, deren einzelne Ausprägungen jedoch nicht stark genug sind, um eine kategoriale Diagnose zu vergeben, kann es für die betroffenen Familien frustrierend sein, dass Behandlungskosten nicht von den Kostenträgern übernommen werden trotz des Vorliegens einer subklinischen Symptomatik, die zu erheblichen Einschränkungen in der psychosozialen Anpassung und Lebensqualität führt.

Der dimensionale Ansatz der zukünftigen ICD-11 könnte eine Chance darstellen, trotz bestehender Unsicherheiten und fließender Symptomübergänge bereits bei Kleinkindern Verdachtsdiagnosen zu formulieren, die nicht unwiderruflich festgesetzt werden müssen, jedoch zu einer gezielteren Behandlungsplanung führen und somit die Versorgung und die Ausgangssituation dieser Kinder mit abweichender Entwicklung verbessern könnten. Um erste Symptome von hyperaktivem Verhalten, Impulsivität, Problemen in der Selbststeuerung und Frustrationstoleranz zu behandeln, haben sich bspw. auch schon im Kleinkind- und Vorschulalter Elterntrainingsprogramme als sehr effektiv erwiesen (Sonuga-Barke et al. 2017; Serketich und Dumas 1996; Whittingham et al. 2009; Tellegen und Sanders 2014).

Das dimensionale Konstrukt des DSM-5 (und so auch von der ICD-11 vertreten) bietet hoffentlich eine bessere Möglichkeit, mehrere subklinische Merkmale und Symptombereiche in ihren verschiedenen Ausprägungen und Überlappungen zu betrachten, zu definieren und somit differenziertere Behandlungsplanungen zu entwickeln. Die Komorbiditäten spielen dabei eine wichtige Rolle und können zu einer individuell angepassten Intervention führen, die alle Facetten der Problematik berücksichtigen kann.

Literatur

Andrews G, Pine DS, Hobbs MJ et al. (2009) Neurodevelopmental disorders: Cluster 2 of the proposed meta-structure for DSM-V and ICD-11. Psychological Medicine 39: 2013–2023.

American Psychiatric Association (2013) Diagnostic and Statistical Manual of Mental Disorders DSM-5. 1. Aufl. Arlington: APA.

American Psychiatric Association (2015) Diagnostisches und Statistisches Manual Psychischer Störungen DSM-5. Deutsche Ausgabe: Falkai P, Wittchen H-U et al. (2015) Göttingen: Hogrefe.

Bishop D, Rutter M (2008) Neurodevelopmental Disorders: Conceptual Issues. In: Rutter et al. (Hrsg.) Rutter's Child and Adolescent Psychiatry. 5. Aufl. Wiley-Blackwell. S. 32–41.

Blank R, Barnett AL, Cairney J et al. (2019) International clinical practice recommendations on the definition, diagnosis, assessment, intervention, and psychosocial aspects of developmental coordination disorder. Dev Med Child Neurol 61(3): 242–285.

Brunsdon V E, Happé F (2014). Exploring the ›fractionation‹ of autism at the cognitive level. Autism 18(1):17–30.

Fletcher-Watson S, Adams J, Brook K et al. (2019) Making the future together: Shaping autism research through meaningful participation. Autism: the international journal of research and practice 23(4): 943–953.

Leadbitter K, Buckle KL, Ellis C et al. (2021) Autistic Self-Advocacy and the Neurodiversity Movement: Implications for Autism Early Intervention Research and Practice. Frontiers in Psychology 12. https://doi.org/10.3389/fpsyg.2021.635690.

Remschmidt H, Schmidt M, Poustka F (2017): Multiaxiales Klassifikationsschema für psychische Störungen des Kinder- und Jugendalters nach ICD-10 der WHO – Mit einem synoptischen Vergleich von ICD-10 und DSM-5. 7. Aufl. Bern: Huber.

Rutter M (2011) Research review: Child psychiatric diagnosis and classification: concepts, findings, challenges and potential. J Child Psychol Psychiatry 52(6): 647–660.

Serketich WJ, Dumas JE (1996) The effectiveness of behavioral parent training to modify antisocial behavior in children: a meta analysis. Behav. Ther 27: 171–186.

Sonuga-Barke EJS, Barton J, Daley D et al. (2018) A comparison of the clinical effectiveness and cost of specialised individually delivered parent training for preschool attention-deficit/hyperactivity disorder and a generic, group-based programme: a multi-centre, randomised controlled trial of the New Forest Parenting Programme versus Incredible Years. Eur Child Adolesc Psychiatry 27(6): 797–809.

Tebartz van Elst L (2016) Autismus und ADHS: Zwischen Normvariante, Persönlichkeitsstörung und neuropsychiatrischer Krankheit. Stuttgart: Kohlhammer.

Tellegen CL, Sanders MR (2014). A randomized controlled trial evaluating a brief parenting program with children with Autism Spectrum Disorders. J Consult Clin Psychol 82: 1193–1200.

Wheelwright S, Auyeung B, Allison C et al. (2010) Defining the broader, medium, and narrow autism phenotype among parents using the Autism Spectrum Quotient (AQ). Mol Autism 1 (1): 1–10.

Whittingham K, Sofronoff K, Sheffield J et al. (2009) Stepping stones triple P: an RCT of a parenting program with parents of a child diagnosed with an Autism Spectrum Disorder. J Abnorm Child Psychol 37: 469–480.

Weltgesundheitsorganisation (1992) The ICD-10 classification of mental and behavioural disorders. Clinical descriptions and guidelines. Genf: WHO.

6 Entwicklungsstörungen in der Erwachsenenpsychiatrie und -psychotherapie

Ludger Tebartz van Elst, Dieter Ebert, Andreas Riedel

6.1 Einleitung

Noch heute spielt das Thema der neuronalen Entwicklungsstörungen in der Erwachsenenpsychiatrie und -psychotherapie keine sehr wesentliche Rolle. Dies erscheint zunächst sehr erstaunlich angesichts der Tatsache, dass es sich nach beiden großen Klassifikationssystemen DSM-5 (APA 2013, 2015) und ICD-11 (WHO 2021) immerhin um das erste Kapitel der dort beschriebenen psychischen Störungskategorien handelt. Auch ist die Prävalenz der großen Entitäten der Entwicklungsstörungen mit 1–2 % für die Autismus-Spektrum-Störungen (ASS) (Tebartz van Elst 2016), 2–10 % für die Aufmerksamkeitsdefizit-/Hyperaktivitätsstörung (ADHS) (Ebert et al. 2015) und etwa 1 % für die Tic-Störungen hoch. Erinnert sei zum Vergleich an die gut etablierte Prävalenz der Schizophrenien in der Größenordnung von 0,7–1 % (Tebartz van Elst 2021) und an die große und zentrale Rolle, die dieses Störungsbild im psychiatrisch-psychotherapeutischen Versorgungsfeld oder etwa in den Lehrbüchern der Psychiatrie und Psychotherapie spielt. Wenn man sich darüber hinaus vergegenwärtigt, dass sowohl ADHS als auch Autismus und in geringerem Umfang auch die Tic-Störungen und das Gilles-de-la-Tourette-Syndrom in Film, Fernsehen, den Printmedien und im Internet sehr präsent sind, ist diese Beobachtung umso erstaunlicher.

6.2 Entwicklungsstörungen in der Erwachsenenpsychiatrie

In der Erwachsenenpsychiatrie und -psychotherapie wurden erst gegen Ende des letzten Jahrhunderts und zu Beginn des neuen Jahrtausends die Themenfelder ADHS und ASS langsam aufgegriffen. Lange Zeit wurden diese Krankheitsbilder als Thema der Kinder- und Jugendpsychiatrie betrachtet. Implizit wurde angenommen, dass sich die Problematik einer ADHS oder ASS mit der Zeit verliere und im Erwachsenenalter keine große Rolle mehr spiele. So konnten z. B. noch 2016 Fachartikel veröffentlicht werden, die der Frage nachgingen, ob die ADHS eine neue Krankheit der Erwachsenenpsychiatrie darstelle (Zalsman und Shilton 2016). Gleiches gilt für die Sichtweise der Tic-Störungen, die lange als ausgesprochen seltene Phänomene begriffen wurden, die sich zudem mit der Zeit bei den allermeisten Betroffenen verlieren würden. Diese Sichtweise spiegelte sich auch in der Entwicklungsgeschichte der großen Klassifikationssystematiken wider wie in ▶ Kap. 1 beschrieben.

Dementsprechend wurden erst in den 1990er Jahren an den ersten Universitätskliniken in Deutschland Spezialsprechstunden zur Diagnostik der ADHS im Erwachsenenalter eingerichtet. Entsprechende diagnostische Angebote für den Bereich der ASS folgten etwa zehn Jahre später. Für den Themenbereich der Tic-Störungen und Störungen der Intelligenzentwicklung sind nach wie vor selbst an den meisten universitären Kliniken keine diagnostischen oder therapeutischen Spezialangebote vorhanden.

Die offensichtliche Bedeutung dieser Themenfelder ergibt sich dabei zum einen aus den o. g. Prävalenzzahlen und zum anderen aus den damit verbundenen psychiatrischen Komorbiditäten im Erwachsenenalter. ▶ Tab. 6.1 fasst die häufigsten psychiatrischen Komorbiditäten für die drei großen Entwicklungsstörungen ADHS, ASS und die Tic-Störungen zusammen.

Tab. 6.1: Psychiatrische Komorbiditäten der großen Entwicklungsstörungen ADHS, ASS und Tic-Störungen ([1]nach Lai et al. 2019; [2]nach Hofvander et al. 2009; [3]nach Pineiro-Dieguez et al. 2016, [4]nach Gorman et al. 2010; [5]nach Sokolova et al. 2017,[6]nach Banaschewski et al. 2007, [7]nach Darrow et al. 2017, [8]nach Stralin und Hetta 2019; [9]nach Robertson et al. 1997; [10]nach Williams et al. 2010; * = conduct disorder; # = keine Zahlen berichtet)

Komorbidität	ASS[1,2]	ADHD[3]	Tic-Störungen (incl. Tourette Syndrom)[4]
Allgemeine psychiatrische Komorbidität	80–100 %[2]	66 %	94 %
ASS	-	30–65 %[5]	9–23 %[7]
ADHS	43 %[2]	-	66 %
Tic-Störungen und Tourette-Syndrom	20 %[2]	~20 %[6]	-
Psychotische Störungen	16 %[2]	8 %[8]	8 %
Affektive Störungen (uni- und bipolare Depression, Dysthymie)	53 %[2]	18 %	78,5 %
Angsterkrankungen	50 %[2]	23 %	40 %
Zwangsstörungen	24 %[2]	#	39 %
Sucht	16 %[2]	39 %	14 %
Impulskontrollstörungen o. Ä.	12 %[1]	#	23 %*
Persönlichkeitsstörungen	62 %[2]	45–62 %[10]	64 %[9]
Sleep Disorders	13 %[1]	#	#

Vergegenwärtigt man sich die eindrücklichen Zahlen aus Tabelle 6.1 und realisiert, dass über zwei Drittel aller Patienten mit Entwicklungsstörungen psychiatrische Komorbiditäten im Erwachsenenalter aufweisen, so kann es nur verwundern, dass diese Themenfelder selbst in der universitären Erwachsenenpsychiatrie noch immer nicht fest verwurzelt sind. Die Erfahrung der letzten beiden Dekaden zeigt, dass der Fortschritt hier zwar stattfindet, aber sich nur sehr langsam entwickelt. Es ist dennoch gut erkennbar, dass zunächst die ADHS und mit einer Verspätung von etwa einer Dekade die ASS zunehmend im Versorgungsbereich der EPP ankommen bzw. punktuell angekommen sind. Mit einer Latenz einer weiteren Dekade ist dies nach Auffassung der Autoren auch für die Tic-Störungen zu erwarten, die entgegen der Intuition vieler Fachärzte sicher nicht selten sind.

Während ADHS und ASS dabei initial von vielen als separate nosologische Entitäten begriffen wurden – was die ICD-10 auch so definierte –, so wird mittlerweile vielen Akteuren in der psychiatrisch-psychotherapeutischen Versorgung klar, dass diese Entwicklungsstörungen miteinander vergesellschaftet sind, und zwar nicht nur in Hinblick auf strukturelle Aspekte wie etwa Erkrankungsalter und -dynamik, sondern auch qualitativ und neurobiologisch. Gleiches gilt für die Tic-Störungen.

6.3 Entwicklungsstörungen als Basisstörung

In diesem Zusammenhang ist von besonderer Bedeutung, dass sich die Entwicklungsstörungen aus klinischer Perspektive als *Basisstruktur* bzw. als eine Art Basisstörung darstellen (▶ Kap. 25), vor deren Hintergrund sich in musterhafter Art und Weise ganz typische Problem- und Konfliktsituationen im Leben Betroffener entwickeln (Tebartz van Elst et al. 2013). Diese sind dann Grundlage für zustandshafte Dekompensationen wie etwa depressive Zustände, Süchte, Psychosen oder Angsterkrankungen. So entspricht es den typischen Lebenserfahrungen von Kindern mit Tic-Störungen, dass sie ausgegrenzt, angestarrt und beäugt werden. Das führt dann in alltagspsychologisch nachvollziehbarer Art und Weise zu einem Angst- und Rückzugsverhalten, Problemen mit dem Selbstwertgefühl und depressiven Dekompensationen. Ganz analog führt gerade bei hochfunktionalen autistischen Menschen die Besonderheit der Kommunikation, der Wahrnehmung, die rigiden Interessen und Routinen sowie des eigentümlichen Sprachstils vor allem bei hohem IQ zur Fremdwahrnehmung als arrogant, überheblich, besserwisserisch, ignorant oder egoistisch. In Reaktion auf derartige Deutungsmuster kommt es dann oft zu schweren Ausgrenzungsreaktionen, Mobbing und dem Einzelgängerschicksal, welches viele autistische Menschen erdulden müssen. Gerade vor dem Hintergrund der Probleme mit der Perspektivübernahme und kognitiven Empathie können paranoide kognitive Entwicklungstendenzen in einer solchen Konstellation auch lerngeschichtlich gut nachvollzogen werden. Ähnliches gilt für narzisstische Entwicklungstendenzen, etwa wenn hochbegabte autistische Menschen sich bei der Fundierung ihres Selbstwertgefühls ganz auf den Bereich der schulischen Leistungen und entsprechender Leistungsanerkennung fokussieren (▶ Kap. 26). Schließlich machen Kinder und Jugendliche mit einer ADHS immer wieder die Erfahrung, dass sie im Leben und in der Schule weniger erreichen als Altersgenossen, denen sie in Hinblick auf allgemeine Intelligenzfunktionen nicht unterlegen sind. Dass die Rolle des Klassenclowns hier eine Entwicklungsoption zur Stabilisierung des eigenen Selbstwertgefühls darstellt, ist lerngeschichtlich gut nachvollziehbar, für die Betroffenen aber langfristig regelhaft nachteilig.

Wenn sich solche Personen dann schließlich zur Diagnostik und Behandlung depressiver Zustände, von Angst und Panik oder von Anspannungszuständen mit Selbstverletzung klinisch vorstellen, so ist es von zentraler Bedeutung, die Rolle dieser persönlichkeitsstrukturellen Besonderheiten in der Entwicklungsgeschichte der Depression, Angst oder Verhaltensauffälligkeit zu erfassen. Denn sowohl die psychosozialen und kommunikativen Probleme und Konflikte als auch die sich daraus ergebenen Depressionen und Angstzustände wurzeln in den persönlichkeitsstrukturellen Besonderheiten der Betroffenen. Sie können nur unter Rückgriff auf die kritische Rolle der Entwicklungsstörung adäquat verstanden werden. Dies gilt für die Patienten wie für Diagnostiker und Therapeuten (Tebartz van Elst et al. 2013).

6.4 Entwicklungsstörungen in der Psychotherapie

Die Frage nach der Bedeutung der Entwicklungsstörungen für die psychosomatische und psychotherapeutische Medizin wird gesondert in ▶ Kap. 7 und ▶ Teil IV dieses Buches thematisiert. An dieser Stelle soll nur darauf hingewiesen werden, dass es nach klinischer Beobachtung typische Versorgungswege für Menschen mit Entwicklungsstörungen gibt, die meist vom Schweregrad der Symptomatik abhängen. So werden z.B. im Bereich der autistischen Phänotypen, aber letztlich ganz analog für Menschen mit ADHS, Tic-Störungen oder Störungen der Intelligenzentwicklung, die sehr schwer betroffenen und dann meist sekundären Varianten meist schon im frühen Kindesalter in der Neuropädiatrie diagnostiziert und behandelt. Schwere primär-idiopathische Störungsbilder werden häufig in der Kinder- und Jugendpsychiatrie und Psychotherapie erstmalig vorgestellt. In der Erwachsenenpsychiatrie und -psychotherapie sind es häufig die hochfunktionalen und dann ebenfalls oft primär-idiopathischen familiären Varianten, die dort erstdiagnostiziert werden. Im psychotherapeutischen Kontext sind es oft Menschen mit subsyndromalen Varianten wie einer ASS (broader autism phenotype, ▶ Kap. 25), die sich dort oft wegen Depressionen vorstellen, die aus Partnerschafts- oder Arbeitsplatzkonflikten resultieren. Unabhängig davon, ob der beobachtbare autistische Phänotyp in solchen Zusammenhängen dann die allgemeinen Störungskriterien erfüllt und damit als syndromale ASS oder ADHS diagnostiziert werden kann oder eben als subsyndromaler Phänotyp begriffen werden muss, sind es in solchen Konstellationen regelhaft die typischen, aus den ASS- oder ADHS-artigen Eigenschaften resultierenden Problem- und Konfliktkonstellationen, die die depressive Entwicklung für alle Beteiligten plausibel erklären. Damit ist auch in diesem Kontext ein umfassendes Verständnis dieser Strukturdiagnosen für ein authentisches Symptomverständnis und eine angepasste Therapieplanung unerlässlich.

6.5 Bedeutung der Entwicklungsstörungen für die Psychopharmakotherapie

Die Diagnose einer Entwicklungsstörung wie z.B. einer ADHS, einer ASS oder einer Tic-Störung hat Auswirkungen nicht nur auf die psychotherapeutischen Ansätze, sondern auch auf die psychopharmakologische Therapie. So wird nach eigener klinischer Erfahrung bei Menschen mit ADHS und Depressionen häufig auf adrenerg/noradrenerg/dopaminerg wirkende Antidepressiva zurückgegriffen. Bei Menschen mit ASS und Depressionen wird in der Freiburger Klinik häufig und sehr erfolgreich Sulpirid eingesetzt. Die Identifikation einer Entwicklungsstörung als Basisstörung für eine sich aus dieser entwickelnde depressive, dissoziative, psychotische oder Angstsymptomatik ist also von Bedeutung für die Pharmakotherapie. Dies ist in den entsprechenden Leitlinien etwa der Depressions- oder Angstbehandlung bislang kaum berücksichtigt, da dort regelhaft nicht auf den dynamischen Zusammenhang zwischen Entwicklungsstörungen im Sinne von Basisstörungen und sich in diesem Kontext entwickelnden affektiven Störungen, Psychosen, Anspannungszuständen oder Impulskontrollstörungen reflektiert wird. Inhaltlich wird dies z. B. in Sektion VI dieses Buches oder in größerer Ausführlichkeit in den themenfokussierten Fachbüchern abgehandelt (Müller-Vahl 2014, Tebartz van Elst 2016, Brown 2005).

6.6 Zusammenfassung

Zusammenfassend kann festgehalten werden, dass das Thema der Entwicklungsstörungen in der Erwachsenenpsychiatrie und -psychotherapie gerade erst im Begriff ist anzukommen. Während an einigen universitären Zentren Spezialangebote zur Diagnostik und Therapie der großen Entwicklungsstörungen vorgehalten werden (insbesondere für ADHS und ASS), ist dies sicher nicht an allen Universitätskliniken der Fall und auch nicht für alle Entwicklungsstörungen (insbesondere die Tic-Störungen und die abweichenden Intelligenzstörungen). In der Breite der psychiatrisch-psychotherapeutischen Versorgung (Versorgungskrankenhäuser, ambulanter Sektor, ambulante Psychotherapie) sieht es noch viel schlechter aus. Dies kontrastiert nicht nur zu der hohen Prävalenz der Entwicklungsstörungen, sondern auch mit der Häufigkeit an Komorbiditäten in Form klassischer affektiver, psychotischer, somatoformer, neurotischer, Belastungs- oder Persönlichkeitsstörungen (▶ Tab. 6.1). Dabei erweisen sich die Entwicklungsstörungen häufig als Basisstörung (oder Basisstruktur), die den Hintergrund für jeweils typische psychosoziale und interpersonelle Konflikt- und Problemkonstellationen bildet, die dann Grundlage für sich daraus entwickelnde sekundäre psychische Störungen wie z. B. affektive Störungen sind. Für die Zukunft kann erwartet werden, dass die Thematik gerade angesichts der Neuordnung der internationalen Klassifikationssysteme sowohl in der Forschung als auch in der Versorgung enorm an Bedeutung gewinnen wird.

Literatur

American Psychiatric Association (APA) (2013) Diagnostic and Statistical manual of Mental Disorders. 5. Aufl. Washington, DC: American Psychiatric Publishing.

American Psychiatric Association (APA) (2015) Diagnostisches und Statistisches Manual Psychischer Störungen DSM-5. Herausgegeben von P Falkai und H-U Wittchen. Göttingen: Hogrefe Verlag.

Banaschewski T, Neale BM, Rothenberger A et al. (2007) Comorbidity of tic disorders & ADHD: conceptual and methodological considerations.

Eur Child Adolesc Psychiatry 16(1):5–14. doi: 10.1007/s00787-007-1002-8.

Brown TE (2005) Attention-Deficit Disorders and comorbidites in Chridren, adolescents and adults. Washington, DC: American Psychiatric Press.

Ebert D, Philipsen, A Heßlinger B (2015) Die Aufmerksamkeitsdefizit-/Hyperaktivitätsstörung (ADHS) im Erwachsenenalter. In: Berger M (Hrsg) Psychische Erkrankungen. Klinik und Therapie. 5. Aufl. Urban & Fischer. S. 705 ff.

Darrow SM, Grados M, Sandor P et al. (2017) Autism Spectrum Symptoms in a Tourette's Disorder Sample. J Am Acad Child Adolesc Psychiatry 56: 610–617.

Gorman DA, Thompson N, Plessen KJ et al. (2010) Psychosocial outcome and psychiatric comorbidity in older adolescents with Tourette syndrome: controlled study. Br J Psychiatry 197(1): 36–44.

Hofvander B, Delorme R, Chaste P et al. (2009) Psychiatric and psychosocial problems in adults with normal-intelligence autism spectrum disorders. BMC Psychiatry 10(9): 35. doi: 10.1186/1471-244X-9-35.

Lai MC, Kassee C, Besney R et al. (2019) Prevalence of co-occurring mental health diagnoses in the autism population: a systematic review and meta-analysis. Lancet Psychiatry 6: 819–829.

Müller-Vahl K (2014) Tourette-Syndrom und andere Tic-Erkrankungen im Kindes- und Erwachsenenalter. 2. Aufl. Berlin: Medizinisch Wissenschaftliche Verlagsgesellschaft.

Piñeiro-Dieguez B, Balanzá-Martínez V, García-García P et al. (2016) Psychiatric Comorbidity at the Time of Diagnosis in Adults With ADHD: The CAT Study. J Atten Disord. 20: 1066–1075.

Robertson MM, Banerjee S, Hiley PJ et al. (1997) Personality disorder and psychopathology in Tourette's syndrome: a controlled study. Br J Psychiatry 171: 283–286.

Sokolova E, Oerlemans AM, Rommelse NN et al. (2017) A Causal and Mediation Analysis of the Comorbidity Between Attention Deficit Hyperactivity Disorder (ADHD) and Autism Spectrum Disorder (ASD). J Autism Dev Disord 47: 1595–1604.

Strålin P, Hetta J (2019) First episode psychosis and comorbid ADHD, autism and intellectual disability. Eur Psychiatry 55: 18–22.

Tebartz van Elst L (Hrsg.) (2016) Das Asperger-Syndrom im Erwachsenenalter und andere hochfunktionale Autismus-Spektrum-Störungen. Berlin: Medizinisch Wissenschaftliche Verlagsgesellschaft.

Tebartz van Elst L (2018) Autismus und ADHS. Zwischen Normvariante, Persönlichkeitsstörung und neuropsychiatrischer Krankheit. 2. Aufl. Stuttgart: Kohlhammer Verlag.

Tebartz van Elst L (2021) Vom Anfang und Ende der Schizophrenie. Eine neuropsychiatrische Perspektive. 2. erw. und überarbeitete Aufl. Stuttgart: Kohlhammer Verlag.

Tebartz van Elst L, Pick A, Biscaldi M et al. (2013) High functioning autism spectrum disorder as a basic disorder in adult psychiatry and psychotherapy: psychopathological presentation, clinical relevance and therapeutic concepts. Eur Arch Psychiat Clin Neurosci 263(2): 189–196.

Thapar A, Cooper M, Rutter M (2017) Neurodevelopmental disorders. Lancet Psychiatry 4: 339–346.

Weltgesundheitsorganisation (WHO) (2021) International Classification of Diseases: https://icd.who.int/browse11/l-m/en.

Williams ED, Reimherr FW, Marchant BK et al. (2010) Personality disorder in ADHD Part 1: Assessment of personality disorder in adult ADHD using data from a clinical trial of OROS methylphenidate. Ann Clin Psychiatry 22: 84–93.

Zalsman G, Shilton T (2016) Adult ADHD: A new disease? Int J Psychiatry Clin Pract 20:70–76.

7 Entwicklungsstörungen in der Psychosomatik

Carl Eduard Scheidt, Claas Lahmann, Almut Zeeck

7.1 Unterschiedliche Begriffe von Entwicklung und Entwicklungsstörung in der Psychosomatik

Das Konzept der neuronalen Entwicklungsstörungen, so wie es 2013 im DSM-5 gefasst wurde, spielt in den Theorien zur Entstehung und Behandlung psychosomatischer Erkrankungen bisher noch keine wesentliche Rolle. Dies hängt auch u. a. damit zusammen, dass die Konzepte von Entwicklung und Entwicklungsstörung in Psychiatrie und Psychosomatik nicht ganz kongruent sind. Während im Konzept der neuronalen Entwicklungsstörungen eine genetisch begründete neuronale Basisstörung (▸ Kap. 25 in diesem Band) angenommen wird, die sich bereits in der ersten Lebensdekade klinisch manifestiert (Tebartz van Elst et al. 2014), fokussieren die entwicklungspsychologischen Theorien psychosomatischer Erkrankungen stärker auf die psychosozialen Umweltbedingungen, die eine gesunde oder pathologische Entwicklung über den Lebensverlauf begünstigen (Strauß 2008). Es ist also etwas anderes gemeint, wenn von *Entwicklungsstörung* gesprochen wird. Den Interaktionserfahrungen mit den primären Bindungspersonen wird in der Bindungstheorie für die Entwicklung des Selbst, der Emotionsregulation und die soziale Bindungs- und Beziehungsfähigkeit eine zentrale Bedeutung beigemessen (▸ Kap. 3). Ferner wurden in den letzten Jahren auch die Zusammenhänge zwischen genetischen Faktoren und dem Bindungsverhalten, untersucht (Bakermans-Kranenburg und van IJzendoorn 2007; Golds et al. 2020; Long et al. 2020).

Entwicklung wird in der Psychosomatik also vielmehr als transdiagnostische Perspektive auf die Längsschnittdimension körperlicher und seelischer Erkrankungen verstanden. Störungen der psychosozialen Entwicklung spielen bei unterschiedlichen Krankheitsbildern eine Rolle. Die Pathogenese der Anorexia nervosa beispielsweise wird mit dem Scheitern an altersspezifischen Entwicklungsaufgaben in der Adoleszenz in Verbindung gebracht, die die weibliche Identitätsentwicklung und die Integration des Körperbildes betreffen. Kumulative Traumatisierung durch Misshandlung und eine Störung der Affektwahrnehmung ist in retrospektiven Studien als Belastungsfaktor für die Entstehung somatoformer Schmerzsyndrome identifiziert worden – um nur zwei Beispiele für *Entwicklungsstörungen* bei psychosomatischen Erkrankungen zu nennen. Die transdiagnostischen Entwicklungskonzepte in der Psychosomatik stellen Bausteine eines Vulnerabilitätsmodells dar, in der Regel ohne den Anspruch, die Phänomenologie und Symptomatik eines klinischen Querschnittsbildes vollständig zu erklären. Zwei Beispiele für theoretischen *Brückenkonzepte*, die zwischen Entwicklungspsychologie und Entwicklungspsychopathologie angesiedelt sind, sind das (ältere) Konzept der *Alexithymie* (Grabe und Rufer 2009), eine spezifische Störung der Affektwahrnehmung und der Affektregulation, und das (neuere) Konzept der *Mentalisierung* (Allen & Fonagy, 2006; Allen et al. 2008), das auf Konzepten der kognitiven Psychologie, der Psychoanalyse und der Theory of Mind basiert und auch für die neuronalen Entwicklungsstörungen von Belang ist.

7.2 Neuronale Entwicklungsstörungen und psychosomatische Erkrankungen

Trotz der dargestellten Unterschiede der Begriffe von Entwicklung und Entwicklungsstörung ist die Frage interessant, ob und inwiefern die Symptomatik der neuronalen Entwicklungsstörungen sich auch bei anderen psychischen und insbesondere psychosomatischen Erkrankungen manifestiert und welche Bedeutung sie für die Entstehung, den Verlauf und die Behandlung psychosomatischer Störungen haben. Wir werden die entsprechenden Befunde im Folgenden zusammenfassend skizzieren.

Recht umfassend untersucht wurde die Prävalenz von ADHS und ASS bei anderen psychischen Erkrankungen. Eine hohe Überlappung zeigte sich insbesondere für affektive Störungen, Angst- und Suchterkrankungen (Kittel-Schneider und Reif 2020). Die diesbezüglichen Ergebnisse stützen sich auf die Auswertung großer Kohorten, die nationalen Registern entnommen sind und können als gut belegt gelten. Unklar bleibt dabei zunächst, ob die Überlappung der Symptomspektren auf das gleichzeitige Vorliegen *ätiopathogenetisch unabhängiger Erkrankungen* zurückzuführen ist, d. h. eine echte Komorbidität darstellt, oder ob es sich um eine *Überlappung auch in Bezug auf die Ätiopathogenese* handelt. Letzteres würde bedeuten, dass die neuropsychiatrische Basisstörung eine Rolle im Bedingungsgefüge der Entstehung einer relativ großen Zahl weiterer Erkrankungen spielt (▶ Kap. 25).

Für die psychosomatische Medizin liegen zur Komorbidität mit den neuronalen Entwicklungsstörungen erst verstreute und noch nicht befriedigend systematisierte Befunde vor. Linden et al. (2018) berichten aufgrund der Befragung von 1.453 Patienten einer psychosomatischen Reha-Klinik mit einem ADHS-Selbstbeurteilungsbogen, dass 49,5 % der Patienten sich selbst als ADHS verdächtig einstufen und 14,6 % in der Selbstbeurteilung eine mittlere bis schwere Itemintensität angeben. Die Autoren schlussfolgern, dass ADHS-Symptome und Teilleistungsstörungen bei Patienten in psychosomatischen Rehakliniken häufig seien, weisen aber gleichzeitig auf die Unsicherheiten und Probleme der Diagnostik hin.

Aussagekräftiger ist in diesem Zusammenhang eine Literaturübersicht von Instanes et al. (2018) zur Häufigkeit von adulter ADHS-Symptomatik bei Patienten mit körperlichen Erkrankungen. In diese Übersicht wurden 126 Studien eingeschlossen, die sich mit einem breiten Spektrum unterschiedlicher körperlicher Erkrankungen befassten, zu denen die Evidenzlage allerdings stark differiert. Die Autoren unterscheiden in ihrer zusammenfassenden Bewertung drei Kategorien:

Kategorie 1 umfasst Erkrankungen, für die die Zusammenhänge zwischen ADHS und körperlicher Erkrankung gut belegt sind, etwa durch eine Metaanalyse oder ein systematisches Review.

In *Kategorie 2* werden Erkrankungen zusammengefasst, bei denen sich deutliche Belege für einen Zusammenhang zwischen ADHS und körperlicher Erkrankung finden. Als solche Belege gelten Befunde aus Kohorten oder Fall-Kontrollstudien, bei denen die ADHS-Symptomatik klinisch (also nicht ausschließlich durch Fragebögen zur Selbsteinschätzung) diagnostiziert wurde und die körperliche Erkrankung durch klinische Diagnostik und nicht nur durch eine Selbsteinschätzung gesichert worden war. In dieser Kategorie wurden auch bevölkerungsbasierte Studien eingeschlossen, bei denen die Diagnosen aus nationalen Diagnose-Registern entnommen worden waren.

In der *Kategorie 3* schließlich wurden Erkrankungen zusammengefasst, für die die Evidenz eines entsprechenden Zusammenhanges zu schwach erschien. Hierzu werden beispielsweise Studien gerechnet, bei denen die ADHS ausschließlich durch Selbsteinschätzungsfragebögen erhoben wurde. Im Ergebnis zeigt sich, dass die Komorbidität mit ADHS für drei Erkrankungen als sehr gut belegt gelten kann (Kategorie 1). Diese drei Erkrankungen sind *Übergewicht* (22 Studien), *Schlafstörungen* (25 Studien) und *Asthma* (7 Studien). In die Kategorie 2 mit tentativer Evidenz fallen die *Migräne* (2 Studien) und die *Zöliakie* (3 Studien).

Die Zusammensetzung dieser Erkrankungen, für die sich eine Evidenz hinsichtlich der Komorbidität mit ADHS aufweisen lässt, zeigt eine klare Tendenz zugunsten psychosomatisch relevanter Störungen.

Für die *Assoziation zwischen neuronalen Entwicklungsstörungen und körperlichen Erkrankungen* im *Kindes- und Jugendalter* kommen Muskens et al. (2017) in ihrem systematischen Review zu vergleichbaren Ergebnissen. Die Autoren schlossen in ihrer Auswertung nach einer sorgfältigen Vorauswahl und Bewertung aufgrund der Cochrane-Kriterien insgesamt 31 Studien ein, davon 14, die sich mit der körperlichen Komorbidität bei Autismus befassen, und 17, die die körperliche Komorbidität bei ADHS behandeln. Die untersuchten körperlichen Erkrankungen lassen sich drei Gruppen zuordnen, nämlich immunologischen, gastroenterologischen und neurologischen Erkrankungen.

Ein weiteres systematisches Review befasst sich mit der *Prävalenz von ADHS und ASS bei Essstörungen* (Nickel et al. 2019). Die Befunde zu den Essstörungen werden in diesem Band in einem eigenen Kapitel behandelt (▶ Kap. 27).

Zusammenfassend ist festzustellen, dass die Bedeutung komorbider Symptome neuronaler Entwicklungsstörungen für einzelne psychosomatische Erkrankungen wie die Essstörungen und die Übergewichtigkeit inzwischen recht gut belegt ist. Weitere Erkrankungen aus dem psychosomatischen Spektrum wie Migräne, Schlafstörungen oder Asthma sind aussichtsreiche Kandidaten für einen solchen Zusammenhang, bedürfen jedoch weiterer Untersuchung.

7.3 Neuronale Entwicklungsstörungen aus der Perspektive der Entwicklungspsychopathologie

Wir wollen abschließend noch einen Blick auf die neuronalen Entwicklungsstörungen aus der Perspektive der Bindungsforschung werfen, die eine wichtige Grundlage des Pathogeneseverständnisses psychosomatischer Erkrankungen ist (▶ Kap. 7). Dabei sind vor allem die ASS von Interesse, weil sie darüber Aufschluss geben können, ob und in welchem Ausmaß die Störung interaktiver und kommunikativer Kompetenzen im Gefolge der genetischen Belastung durch Einflüsse der frühen Bindungserfahrungen moduliert werden.

Es liegt hierzu inzwischen eine recht umfangreiche Literatur vor, die in zwei Metaanalysen (Rutgers et al. 2004; Teague et al. 2017) zusammenfassend dargestellt ist. Die Ergebnisse sind interessant und weichen durchaus von den Erwartungen ab, die aufgrund der qualitativen Beeinträchtigung der sozialen Interaktion und der Kommunikation, die die Kernsymptomatik der ASS bilden (Tebartz van Elst et al. 2014), vermutet werden könnten.

Schon in der Metaanalyse von Rutgers et al. (2004), in die 20 Studien eingingen, von denen vier Studien die Fremde-Situation zur Untersuchung der Bindungssicherheit verwendeten, wird berichtet, dass etwa 50 % der autistischen Kinder ein sicheres Bindungsverhalten in der Fremde-Situation zeigten. Dies bedeutet, dass sie auf die Trennung von der Mutter mit Kummer und Suchverhalten reagierten und in ihrem Verhalten klar zwischen Mutter und fremder Untersuchungsperson differenzierten. Zwar zeigte sich im Vergleich zu Kindern der nicht autistischen Kontrollgruppen, dass die autistischen Kinder insgesamt weniger sicher gebunden waren, dieser Unterschied war jedoch moderat.

Diese Ergebnisse wurden durch eine neue Publikation (Teague et al. 2017) im Wesentlichen bestätigt. Die Autoren schlossen 40 Studien in ihr systematisches Review ein, davon sieben Studien, in denen zur Erfassung der Bindungssicherheit die Fremde-Situation eingesetzt wurde. Im Mittel wurden 47 % der Kinder mit ASS als sicher gebunden klassifiziert (n = 186), gegenüber 63 % sicher gebundener Kinder in nicht-klinischen Kontrollstichproben. Dies belegt, dass auch Kinder mit ASS ähnliche Bindungsverhaltensstrategien entwickeln wie nicht autistische Kinder, zwar mit einem geringeren, aber immer noch substanziellen Anteil sicherer Bindung.

Unter den prädiktiven Faktoren, die die Entwicklung der Bindungssicherheit bei den Kindern mit ASS beeinflussen, spielt die Schwere der autistischen Symptome und die Entwicklungsverzögerung eine besondere Rolle (Teague et al. 2017). Diese beiden Faktoren scheinen unabhängig voneinander wirksam zu sein, denn der Einfluss der autistischen Symptomatik auf die Bindungssicherheit blieb auch dann erhalten, wenn die Entwicklungsverzögerung als Moderatorvariable kontrolliert wurde.

In vielen Studien wird jedoch auch über Unterschiede des Bindungsverhaltens autistischer Kinder berichtet. Autistische Kinder zeigen weniger kontaktsuchendes, weniger prosoziales Verhalten und mehr Defizite in der sozialen Interaktion. Auch der Anteil an Bindungsdesorganisation ist bei autistischen Kindern größer.

Interessant sind auch Studien zur *Psychobiologie der Bindung* bei autistischen Kindern. Feldman et al. (2014) berichten, dass Kinder mit ASS im Vergleich zu alters- und entwicklungsparallelisierten Vergleichsgruppen geringere Baseline-Level an Oxytocin zeigen. Im Verlauf der Interaktion mit den Eltern nahm der Oxytocinspiegel bei den autistischen Kindern auf ein ähnliches Niveau zu wie bei der nicht autistischen Vergleichsgruppe, fiel nach Beendigung der Interaktion jedoch rascher wieder ab.

In einer neueren Untersuchung (Martin et al. 2020) wurde erstmals auch die Bindung bei autistischen Kindern in einem *prospektiven Studiendesign* untersucht. Da die Ausprägung der autistischen Symptomatik mit der Bindungsentwicklung interferiert, ist es schwierig, die beiden Variablenbereiche im Querschnittsbild zu entzerren.

Kinder, die ein an Autismus erkranktes Geschwister haben (Hochrisikokinder) zeigen z. T. im Alter von ca. einem Jahr bereits vor der Etablierung der Diagnose einer ASS Auffälligkeiten in der sozialen Interaktion. Diese betreffen Schwierigkeiten der gestischen Kommunikation, der Vokalisation, der kommunikativen Integration von Gesten und Vokalisation, einen geringeren Blickkontakt mit den Bindungspersonen während des Spiels und weniger positiven Affekt. Martin et al. (2020) untersuchten in einer großen prospektiv angelegten Verlaufsstudie die Entwicklung von Kindern, die ein älteres, an ASS erkranktes Geschwister hatten (Hochrisiko-

Kinder). Ein Kollektiv von 56 Mutter-Kind-Dyaden aus der Hochrisikogruppe wurde mit 39 Dyaden einer nicht klinischen Kontrollgruppe (geringes Risiko an ASS zu erkranken) verglichen. Bei allen Kindern wurde im Alter von 15 Monaten die Fremde-Situation zur Bestimmung des Bindungsverhaltens und im Alter von 36 Monaten die ASS-Diagnostik durchgeführt. Bei dieser Diagnostik im Alter von drei Jahren wurde bei 16 Kindern der Hochrisikogruppe die Diagnose einer ASS gestellt, während 40 Kinder dieser Gruppe keine ASS entwickelt hatten. Der durchgeführte Vergleich bezieht sich nun auf die Unterschiede zwischen den 16 Kindern der Hochrisikogruppe, die die Diagnose einer ASS erhielten mit den 40 Kindern der Hochrisiko-Gruppe, die keine ASS-Diagnose erhielten, und den 39 Kindern der Kontrollgruppe, die ein geringes Risiko hatten und keine Diagnose erhielten. Im Ergebnis zeigt sich, dass Kinder der Hochrisikogruppe mit ASS Diagnose *insgesamt häufiger* als *unsicher gebunden* eingestuft wurden als Kinder der Risiko-Gruppe ohne ASS Diagnose. Hochrisikokinder mit unsicher-ambivalenter (insecure resistant) Bindung zeigen zudem ein 9,7-*fach erhöhtes Risiko* später eine ASS Diagnose zu erhalten als Hochrisikokinder mit sicherer Bindung. Die Autoren schlussfolgern, dass speziell dieses Bindungsmuster bei Kindern mit familiärer Belastung im Mittelpunkt früher Interventionen stehen sollte.

Zusammenfassend ergeben sich aus der aktuell verfügbaren Datenlage klare Hinweise darauf, dass Kinder mit Autismus-Spektrum-Störung organisierte Bindungsverhaltensweisen entwickeln und in einem substanziellen Prozentsatz auch eine sichere Bindung aufweisen (ca. 50 % vs. 65 % in nicht klinischen Populationen). Untersuchungen der elterlichen Feinfühligkeit, einer der stärksten Prädiktoren der Bindungssicherheit im Entwicklungsverlauf, zeigen, dass sich diese bei Eltern von Kindern mit ASS nicht wesentlich von der bei Eltern nicht klinischer Gruppen unterscheidet (Teague et al. 2017). Neuere prospektive Untersuchungen weisen aber darauf hin, dass unsicher-ambivalente Bindung in Verbindung mit einem familiären Risiko die Wahrscheinlichkeit, an einer ASS zu erkranken, deutlich erhöhen kann. Hieraus könnten sich für die Zukunft möglicherweise Ansätze einer Intervention ableiten lassen.

7.4 Zusammenfassung

Die Konzepte Entwicklung und Entwicklungsstörung werden in der Psychiatrie und Psychosomatik in unterschiedlicher Bedeutung gebraucht. Dies dürfte einer der Gründe sein, weshalb zur Prävalenz der neuronalen Entwicklungsstörung im Sinne der neurobiologisch begründeten Basisstörungen in der Psychosomatik bisher nur wenige Untersuchungen vorliegen. Übergewicht, Schlafstörungen und Asthma sind nach der vorliegenden Evidenz häufiger mit ADHS assoziiert, während die Anorexia nervosa eine Überschneidung mit ASS aufzuweisen scheint. Untersuchungen zur Bindungsorganisation bei ASS zeigen interessanterweise einen relativ hohen Prozentsatz von sicher gebundenen Kindern. Die Interaktion zwischen genetischer Belastung und psychosozialen Umweltfaktoren wie der frühen Bindungsentwicklung könnte ein vielversprechendes Feld der zukünftigen Forschung bei ASS darstellen.

Literatur

Allen, JG, Fonagy P (2006) Preface. In: Allen JG, Fonagy P (Hrsg.) Handbook of Mentalization-Based Treatment. Chichester, UK: Wiley. S. ix–xxi.

Allen JG, Fonagy P, Bateman AW (2008) Mentalizing in Clinical Practice. Washington, DC, London: American Psychiatric Publishing.

Bakermans-Kranenburg MJ, van Ijzendoorn MH (2007) Research Review: Genetic vulnerability or differential susceptibility in child development: the case of attachment. Journal of Child Psychology and Psychiatry, and Allied Disciplines 48(12): 1160–1173. https://doi.org/10.1111/j.1469-7610.2007.01801.x.

Feldman R, Golan O, Hirschler-Guttenberg Y et al. (2014) Parent-child interaction and oxytocin production in pre-schoolers with autism spectrum disorder. British Journal of Psychiatry 205 (2): 107–112.

Golds L, de Kruiff K, MacBeth A (2020) Disentangling genes, attachment, and environment: A systematic review of the developmental psychopathology literature on gene-environment interactions and attachment. Development and Psychopathology 32(1): 357–381. https://doi.org/10.1017/S0954579419000142

Grabe HJ, Rufer M (Hrsg.) (2009) Alexithymie: Eine Störung der Affektregulation. Konzepte, Klinik und Therapie. Bern: Hans Huber Verlag.

Instanes, JT, Klungsøyr K, Halmøy A et al. (2018) Adult ADHD and Comorbid Somatic Disease: A Systematic Literature Review. Journal of Attention Disorders 22(3): 203–228.

Kittel-Schneider S, Reif A (2020) Adulte Aufmerksamkeitsdefizit-/Hyperaktivitätsstörung und Komorbidität: Neue Befunde zu epidemiologischen und genetischen Faktoren. Nervenarzt 91: 575–582.

Linden M, Noack N, Köllner V (2018) Spektrum und Häufigkeit von ADHS-Syndromen und Teilleistungsstörungen bei Patienten in der psychosomatischen Rehabilitation. In: Rehabilitation 57(6): 355–363.

Long M, Verbeke W, Ein-Dor T, Vrtička P (2020) A functional neuro-anatomical model of human attachment (NAMA): Insights from first- and second-person social neuroscience. Cortex; a Journal Devoted to the Study of the Nervous System and Behavior 126: 281–321. https://doi.org/10.1016/j.cortex.2020.01.010.

Martin KB, Haltigan JD, Ekas N et al. (2020) Attachment security differs by later autism spectrum disorder: A prospective study. Dev Sci. 23(5): e12953.

Muskens JB, Velders FP, Staal WG (2017) Medical comorbidities in children and adolescents with autism spectrum disorders and attention deficit hyperactivity disorders: a systematic review. Eur Child Adolesc Psychiatry 26(9): 1093–1103.

Nickel K, Maier S, Endres D et al. (2019) Systematic Review: Overlap Between Eating, Autism Spectrum, and Attention-Deficit/Hyperactivity Disorder. Frontiers in Psychiatry 10. doi.org/10.3389/fpsyt.2019.00708.

Rutgers A, Bakermans-Kranenburg MJ, van Ijzendoorn MH et al. (2004) Autism and attachment: a meta-analytic review. Journal of Child Psychology and Psychiatry 45(6): 1123–1134.

Strauß, Bernhard (Hrsg.) (2008) Bindung und Psychopathologie. Stuttgart: Klett Cotta.

Teague S, Gray KM, Tonge BJ et al. (2017) Attachment in children with autism spectrum disorder: A systematic review. Research in Autism Spectrum Disorders 35: 35–50.

Tebartz van Elst L, Biscaldi M, Riedel A (2014): Autismus-Spektrum-Störungen im DSM-5. Autismus als neuropsychiatrische Entwicklungs- und psychiatrische Basisstörung. InFo Neurologie & Psychiatrie 16(4): 50–59.

II Klinische Phänotypen

8 Die Autismus-Spektrum-Störung

Monica Biscaldi-Schäfer, Andreas Riedel, Ludger Tebartz van Elst

8.1 Einleitung

Autismus wird seit der Einführung der ICD-10 Mitte der 1990er Jahre als tiefgreifende Entwicklungsstörung mit qualitativen Beeinträchtigungen sozialer Interaktionen und Kommunikationsmuster sowie eingeschränkten, stereotypen, sich wiederholenden Interessen und Aktivitäten klassifiziert (WHO 1992). Die Beeinträchtigungen führen zu erheblichen qualitativen Abweichungen im Verhalten, die sich bereits in den ersten Lebensjahren manifestieren und (oft schwere) Einschränkungen in der sozialen und schulischen Integration bewirken. Später im Leben, je nach Schweregrad der Symptomatik und begleitenden Probleme ist eine selbstständige und erfolgreiche Lebensführung ohne Unterstützung oft gar nicht möglich. Die Entwicklung in den genannten Bereichen ist per Definition abweichend und nicht nur verzögert, so dass die Kernsymptome über die Lebensspanne als stabil angesehen werden. Es besteht einen Konsens darüber, dass die Schwere der Symptomatik individuell sehr unterschiedlich sein kann, dadurch variiert der Phänotyp erheblich. Der Phänotyp wird außerdem maßgeblich vom Vorliegen einer Intelligenzminderung (die häufig mit Autismus assoziiert ist) und/oder einer Beeinträchtigung der Sprachproduktion beeinflusst. Unabhängig davon gibt es bei Autismus Veränderungen in Kognition und Wahrnehmung, die seit einigen Jahrzehnten intensiv untersucht werden. Durch die Entwicklung von validen diagnostischen Instrumenten zu standardisierter Beobachtung und Erhebung der komplexen autistischen Symptomatik kann die Diagnose zumindest im Kindesalter zuverlässig gestellt werden. Allerdings wird die diagnostische Sicherheit bei subklinischen Symptomen an den Grenzen zu Normalität (Kinder und Erwachsenen mit gutem Funktionsniveau) oder bei der Definition von Subtypen (▶ Kap. 8.3.1) bzw. bei Konfundierung mit intellektuellen und sprachlichen Defiziten kritisch. Die neuen Klassifikationen DSM-5 (APA 2013) und ICD-11 (WHO 2021) haben den Begriff »Autismus-Spektrum-Störung« (ASS) eingeführt, um die Vielfalt und Dimensionalität der Phänotypen besser abzubilden als in der kategorialen Beschreibung der ICD-10. Beim Verlassen eher kategorialer diagnostischen Kriterien wird allerdings die Entscheidung bzgl. Cut-off Kriterien für die Diagnose in der Zukunft vermutlich nicht unbedingt einfacher (▶ Kap. 8.3). Die sukzessive Erweiterung der diagnostischen Kriterien auf verschiedene Phänotypen hat auf jeden Fall seit der Jahrtausendwende zu deutlich steigenden Prävalenzzahlen beigetragen (AWMF 2016). Vor allem in Europa geht man mittlerweile von einer Prävalenz der ASS um 1 % aus (Baird et al. 2006; Brugha et al. 2011).

Über diese Entwicklung hinaus stellen sich aktuell folgende Herausforderungen für die Zukunft dar:

- Die Erkennung unterschiedlicher Autismus-Subtypen oder -phänotypen, die homogene(re) strukturelle (genetische, neuronale) Charakteristika aufweisen, welche zu (mess-

baren) funktionellen Abweichungen im Sinne neurophysiologischer und neuropsychologischer Veränderungen führen, um daraus gezielte und spezifische Interventionen zu entwickeln.
- Die Definition eines weiblichen Phänotyps, der ggf. klinische und therapeutische Relevanz besitzt.
- Die Bedeutung von Autismus als s.g. Basisstruktur (broader autism phenotype oder autistische Züge) für die Psychiatrie und deren Link zu Persönlichkeitsvarianten und -störungen (▶ Kap. 25).
- Die Bezeichnung autistischer Verhaltensweise eher als »condition« (ohne unmittelbaren Krankheitswert) in Abgrenzung zu »neurotypischem« Verhalten. In diesem Zusammenhang wird von Menschen mit Autismus vielfach die Frage aufgeworfen, was die Ziele von Interventionen sein sollten und inwiefern es überhaupt sinnvoll sein kann, Autismus »heilen« zu wollen.

Dieses Kapitel beschäftigt sich zuerst mit dem klinischen Erscheinungsbild des Autismus mit einer Beschreibung der vielfältigen Besonderheiten, die den Autoren als charakteristisch für die ASS erscheinen. Weiterhin wird die Darstellung der Autismus-Phänotypen im Licht der verschiedenen Klassifikationssysteme diskutiert. Anschließend wird die Vielfalt der Phänotypen in Bezug auf sprachlichen, geschlechtsspezifischen und altersbezogenen Faktoren erläutert. Die ASS als Basisstruktur sowie Möglichkeiten und Ziele der Interventionen werden hier nur gestreift und in anderen spezifischen Kapiteln (▶ Kap. 4; ▶ Kap. 25) ausführlicher besprochen.

8.2 Autistischer Phänotyp

Bei einer Erstdiagnose im Kindesalter und deutlicher Symptomausprägung fällt als eine der ersten klinischen Beobachtungen eine unzureichende Zuwendung zu Personen auf zugunsten einer Zuwendung zu Gegenständen im Raum und zu Objekten, die oft außergewöhnlich intensiv exploriert werden. Eine unzureichende Modulation der sozialen Interaktion durch nonverbale Signale (Blickkontakt, mimischer Ausdruck, beschreibende und emotionale Gestik) ist charakteristisch, allerdings ist deren Ausprägung sehr unterschiedlich, und sie kann im Laufe der Zeit, vor allem bei Individuen mit höherem Funktionsniveau, teilweise kompensiert werden (Biscaldi-Schäfer und Brehm 2021). Sozialisierung und Integration in die Gruppe der Gleichaltrigen sind beeinträchtigt, die soziale Motivation ist dabei jedoch individuell sehr unterschiedlich. Das autistische Kind erzeugt typischerweise den Eindruck einer unzureichenden sozio-emotionalen Gegenseitigkeit bei seinem Ansprechpartner, begleitet von einem reduziert wirkenden Einfühlungsvermögen. Auf der phänotypischen Ebene stellt man z. B bei autistischen Kindern, Jugendlichen und Erwachsenen mit normalem Intelligenzniveau fest, dass sie sich im Gespräch oft nur auf den Sachverhalt und weniger auf emotionale Aspekte von Situationen konzentrieren. Aspekte des Appells, die Beziehungsebene und Selbstoffenbarungsaspekte werden im Gespräch nur in sehr geringem Maße eingebracht und meist auch beim Gegenüber nicht wahrgenommen. Dabei kommt es häufig zu Aussagen und zu Verhaltensweisen, die vom Gegenüber als verletzend oder beleidigend wahrgenommen werden, auch wenn dies gar nicht intendiert ist und das Gegenüber in enger Beziehung zum Betroffenen steht (wie z. B. bei Familienmitgliedern). Auch sind autistische Kinder oft nicht dazu in der Lage zu merken, was scherzhaft gemeint ist, wann ein scherzhaft oder spielerisch gemeinter Streich zu Ende ist und ob er eher inkludierend oder exkludierend aufzufassen ist. Oft verärgern betroffene Kinder durch unangepasste Reaktionen die Gruppe der Gleichaltrigen. Autistische Erwachsene mit normaler Intelligenz zeigen oft ausgeklügelte kognitive Kompensationsstrategien, um diese Defizite auszugleichen, beklagen aber nichtsdestotrotz meist ähnlich gelagerte Schwierigkeiten in komplexeren und insbesondere schnell ablaufenden sozialen Situationen. Die Bedeutung dieser Schwierigkeiten wird seit zwei Jahrzehnten intensiv erforscht. Klar ist, dass autistische Menschen Schwierigkeiten haben, soziale und emotionale Signale bei anderen korrekt und rechtzeitig wahrzunehmen (Schaller & Rauh 2017). Von einigen Autoren wurden dabei Defizite der sogenannten kognitiven Empathie (die Fähigkeit, sich in Andere automatisch hineindenken können, was ihre Gedanken, Gefühle, Intentionen und ihr Vorwissen angeht) bei intakter emotionaler Empathie (die Fähigkeit, mit Anderen mitzufühlen, z. B. Mitleid zu empfinden) diskutiert (Bird et al. 2010). Eine aktuelle Meta-Analyse zeigt dabei eher komplexe und differenzierte Zusammenhänge in Bezug auf die verschiedenen Empathie-Komponenten (Song et al. 2019).

Die Spannbreite in der sprachlichen Entwicklung und Verwendung der Sprache ist bei autistischen Menschen beeindruckend weit und unterschiedlich ausgeprägt: vom fließenden, manchmal eigentümlichen sprachlichen Ausdruck (s. u.) über einen reduzierten Sprachaustausch bis hin zu einer komplett fehlenden Sprachproduktion. Bei Kindern mit frühkindlichem Autismus ist die Sprachentwicklung in der Regel zumindest verzögert. Es können im Verlauf auch der Tausch der Personalpronomina (ich – du) sowie Echolalie und Wortneubildungen beobachtet werden.

Wenn die Sprachentwicklung und die Kommunikation nicht so offensichtlich auffällig sind wie beim frühkindlichen Autismus, fallen andere v. a. qualitative Auffälligkeiten der Sprache auf, die kaum die *Semantik*, aber deutlich die *Pragmatik* betreffen: Bei Kindern zeigt sich oft eine auffällige Prosodie, eine außergewöhnliche Stimmhöhe oder Betonung und eine situations-inadäquate Lautstärke (Biscaldi-Schäfer und Brehm 2021). Außerdem ist meist die *informelle* Konversation beeinträchtigt (z. B. fehlende Fähigkeit zum freien »Small Talk«). Auch Erwachsene mit ASS zeigen neben Auffälligkeiten in der Produktion paraverbaler Kommunikation (Mimik, Gestik, Nicken, M-hm-Sagen, sinnhafter Einsatz von Stimmhöhe, Lautstärke, Sprechgeschwindigkeit, Pausen, Betonungen etc.) auch klare Defizite im Verstehen ebendieser paraverbalen Signale.

Solche Besonderheiten der Sprache werden weder in ICD-10 noch im DSM-5 operationalisiert, sind allerdings für den erfahrenen Kliniker ein sehr wichtiger diagnostischer Indikator (Riedel 2021) und wurden bereits in den Schriften von Hans Asperger (1944) beschrieben. Eine treffende Beschreibung lautet, seine Patienten würden »wie kleine Professoren« (ebd.) sprechen, also einen übergenauen, erwachsen anmutenden sprachlichen Ausdruck aufweisen (Biscaldi-Schäfer und Brehm 2021). Im Kap. 8.5 wird ein ausführlicher Überblick über das Thema gegeben.

Die Charakteristiken der Spielentwicklung hängen natürlich stark mit den kognitiven und sprachlichen Fähigkeiten zusammen. Kinder mit ASS und normalem Intelligenzniveau können durchaus Fantasiespiele zeigen (die beim Vorliegen einer kognitiven Beeinträchtigung in der Regel fehlen), sie sind jedoch eher von der Beobachtung anderer abhängig und wirken oft steif, unnatürlich, stereotyp oder übertrieben, wenn sie Handlungen von Gleichaltrigen oder Erwachsenen imitieren (Biscaldi-Schäfer und Brehm 2021). Kreativität und Variantenreichtum können dabei stark eingeschränkt sein. Bei Kindern mit ASS und hoher Intelligenz beobachtet man nicht selten beim Spielen ein ausgeprägt dominantes Verhalten, dabei versuchen sie eigene Spielregeln aufzustellen und durchzusetzen. Dadurch fällt die dem zugrundeliegende Unflexibilität und Rigidität oft weniger auf.

Ein wichtiger und pathognomonischer Komplex von Auffälligkeiten betrifft den sog. Bereich der *begrenzten, repetitiven und stereotypen Verhaltensmuster, Interessen und Aktivitäten*. Dabei treten intensive Interessen u. a. in Abhängigkeit vom kognitiven Funktionsniveau auf (z. B. Fahrzeuge, Fahrpläne, elektrische Geräte, Sanitäranlagen, Türme, Dinosaurier, Wetter, Planeten usw.). Auch das Sammeln ungewöhnlicher Gegenstände und intensive, sehr fixierte Interessen an naturwissenschaftlichem, mathematischem oder lexikalischem Wissen zählen dazu (Biscaldi-Schäfer und Brehm 2021). Da diese zeitweise auch bei neurotypischen Jungen auftreten können, sind wegweisend für die Diagnose eher der abnorme Charakter (ungewöhnliche, spezifische, sehr umschriebene bzw. nicht-funktionale Interessen) und das Fehlen von Variationen bzw. von Interessen, die mit Anderen geteilt werden und die damit auch zur Sozialisierung beitragen. Der Begriff eines ungewöhnlichen Ausmaßes dieser Interessen bleibt dabei natürlich etwas schwammig. Vor allem seit dem starken Anstieg an Mediennutzung im Kindesalter ist es oft schwierig, einen Cut-off zum normalen Verhalten zu ziehen. Autistische Kinder und Jugendliche scheinen von dieser allgemeinen gesellschaftlichen Entwicklung zu profitieren und können, durch ausdauernde, sehr fokussierte Nutzung von Medien, eine hohe Spielkompetenz für computerbasierte Spiele entwickeln. Besonders beliebt scheinen komplexe Spielwelten zu sein, wie z. B. »Minecraft«. Nicht wenige Jugendliche träumen davon, professionelle Computerspiel-Tester oder -Spieler zu werden.

Stereotypien, ungewöhnliche Bewegungen sowie die Beschäftigung mit Teilobjekten und ihren sensorischen Qualitäten (zum Beispiel, wie sie riechen oder sich anfühlen) sind eher bei Individuen mit kognitiven Einschränkungen anzutreffen. Allerdings können motorische Manierismen, wie zum Beispiel das Flattern mit den Händen bei Freude oder die Vorliebe für rhythmische Schaukelbewegungen bei jedem Intelligenzniveau auftreten – werden von gut kompensierten Jugendlichen und Erwachsenen aber oft bewusst zur sozialen Anpassung unterdrückt. Zu Autismus gehört auch eine besondere Neigung zu festen Ritualen und nicht (auf den ersten Blick) funktionalen sich wiederholenden Handlungen. Es besteht eine Vorliebe für strikte Ordnungen und feste Tagesabläufe. Kleinste Abweichungen können dabei als bedrohlich erlebt werden und zu Stress, Anspannungszuständen und Wut führen (Biscaldi-Schäfer und Brehm 2021). In den letzten Jahren wird zunehmend diskutiert, dass der häufig ausgeprägte Wunsch nach einer gleichförmigen Umwelt sowie die sensorischen Interessen wesentliche Merkmale von Autismus sein könnten (Uljarević et al. 2017; DuBois et al. 2017).

8.3 Diagnostische Kriterien nach ICD-10

Die ICD-10 verlangt streng kategoriale Diagnosen. Eine Autismus-Diagnose im Kindesalter ist Ausschlusskriterium für andere Störungen der Entwicklung sowie verschiedene Verhaltens- und emotionalen Störungen (z. B. ADHS, reaktive Bindungsstörung, Störungen der Sprachentwicklung, Selektiver Mutismus). Für die Diagnosestellung wird eine festgelegte Anzahl von Mindestmerkmalen aus den verschiedenen Bereichen des Kriteriums B benötigt.

Das *Kriterium A* der ICD-10 gibt eine generelle Beschreibung von auffälliger Entwicklung bei der rezeptiven und/oder expressiven Sprache sowie bei der reziproken sozialen Interaktion und beim Spielverhalten.

Bei *Kriterium B* werden dann die Auffälligkeiten spezifiziert und quantifiziert. Der *erste Bereich der gegenseitigen sozialen Interaktion* ist für die Diagnostik nach ICD-10 zentral. Hierzu werden folgende Beeinträchtigungen gezählt: Defizite, soziale Interaktionen durch nichtverbales Verhalten (z. B. Blickkontakt oder soziales Lächeln) zu regulieren; Schwierigkeiten, Beziehungen zu Gleichaltrigen aufzunehmen und aufrechtzuerhalten; Mangel an geteilter Aufmerksamkeit und/oder der Fähigkeit, Freude mit anderen zu teilen, und Mangel an sozio-emotionaler Gegenseitigkeit.

Der *zweite* Bereich umfasst *Qualitative Auffälligkeiten der Kommunikation*, insbesondere der Sprache. Bei Kindern mit frühkindlichem Autismus ist die Sprache in der Regel stark verzögert, manchmal wird der Rückstand nie aufgeholt. Außerdem ist die sprachliche Kommunikation auffällig. Außer der fehlenden Kompensation durch andere, nicht verbale Mittel wie Mimik und Gestik fällt oft eine Floskel-Sprache mit stereotypem, repetitivem oder idiosynkratischem Charakter auf. Unter den zweiten Bereich (Auffälligkeiten der Kommunikation) fallen auch die Besonderheiten im Spielverhalten, im Sinne eines Mangels an (oder zumindest einer starken Verzögerung von) spontanen Imitations- und »So tun als ob«- Spielen.

Im *dritten Bereich werden begrenzte, repetitive und stereotype Verhaltensmuster, Interessen und Aktivitäten* beschrieben (▶ Kap. 8.2): Es können eng begrenzte Spezialinteressen vorhanden sein, die im Inhalt, in der Ausprägung und der Abnormität stark variieren. Zu diesem Bereich zählen auch die motorischen Manierismen, die Beschäftigung mit Teilobjekten von Gegenständen und eine gewisse Rigidität mit Anpassungsschwierigkeiten an veränderten Umweltbedingungen sowie zwanghaftem Festhalten an ritualisierten Tagesabläufen.

Die diagnostischen Kriterien des Autismus in der ICD-10 sind stark deskriptiv und knüpfen an die ersten Beschreibungen Mitte der 1940 Jahre an. In Anlehnung an die klinischen Beobachtungen von Kanner (1943) und Asperger (1944) wurden die Kategorien des Frühkindlichen Autismus (ICD-10: F84.0) und des Asperger-Syndroms (ICD-10: F84.5) gebildet. Für die diagnostische Einschätzung nach ICD-10 und Multiaxialen Klassifikationsschema (MAS) (Remschmidt et al. 2017) werden Symptome nicht nur qualitativ sondern auch quantitativ definiert. Dabei ist die Kategorie des *Frühkindlichen Autismus* mit insgesamt mind. 6 Symptomen (je 2 aus den qualitativen Auffälligkeiten der sozialen Interaktion und Kommunikation und mind. 1 aus dem dritten Bereich) die schwerste Autismus-Form. Beim *Asperger-Syndrom* sind Beeinträchtigungen der Kommunikation nicht erforderlich und es fehlen die Verzögerungen im kognitiven und sprachlichen Bereich. Sehr unscharf ist die Definition der Kategorie *Atypischer Autismus*. Die Entwicklung soll dabei auffällig gewesen sein, die diagnostischen Merkmale im Kriterium B sind aber nicht in allen drei Bereichen erfüllt. Die Diagnose sollte vergeben werden, wenn die Kriterien für den frühkindlichem Autismus und das Asperger-Syndrom, trotz bestehender autismustypischer Auffälligkeiten in der sozialen Interaktion, nicht erfüllt sind und die Abgrenzung zu anderen Entwicklungsstörungen (z. B. Intelligenzminderung, Sprachentwicklungsstörungen) schwierig ist. In der Praxis wird die Diagnose oft vergeben, wenn – z. B. beim weiblichen Phänotyp – die Symptomatik nicht vollständig erscheint sowie wenn gleichzeitig Symptome einer Aufmerksamkeitsdefizit-/Hyperaktivitätsstörung (ADHS) vorliegen.

Bei dieser Kategorisierung in Autismus-Formen, die stark an »a priori«-Definitionen orientiert ist und an rein deskriptiven klinischen Beobachtungen haftet, tauchen in der Praxis mehrere Probleme auf: u. a. die erhebliche Überlappung und Vermischung der drei klinischen Phänotypen im Verlauf der Lebensspanne, die eine valide Diagnose innerhalb der Subtypen nicht zuverlässig ermöglichen, sowie die praktisch-klinisch sehr unterschiedliche Anwendung der Kategorie Atypischer Autismus, die zu einer Verzerrung in Richtung Unter- bzw. Überdiagnostizierung führt. Außerdem hat u. E. die bereits genannte Unschärfe in der Definition von sprachlichen/kommunikativen Problemen beim Asperger-Syndrom zu der oft späten Diagnosestellung (manchmal nicht vor 12 Jahren) in dieser Kategorie beigetragen. Erwähnenswert ist, dass das DSM-IV keine dem Asperger-Syndrom entsprechende Kategorie führte. Letztendlich ist weder eine klinische noch eine wissenschaftliche noch eine prognostische Validierung der in der ICD-10 aufgeführten Autismus-Subkategorien gelungen (Volkmar et al 2009; Wing et al. 2011; Rutter 2011).

8.4 Subtypisierung nach DSM-5 und ICD-11

Die Eingruppierung aller Autismus-Formen in einem gemeinsamen Spektrum gehört zu den stärksten innovativen Konzepten im Rahmen der neuen Klassifikationen. Auch die Entscheidung, durch das neu geformte Cluster der »Neurodevelopmental disorders« (▶ Kap. 5) im DSM-5 Autistische Störungen näher zu den spezifischen Lernstörungen, zum Tourette-Syndrom und vor allem zur ADHS zu platzieren, bedeutet fast eine Revolution (und war einer der Motivatoren zum Schreiben dieses Buches). Der Begriff »tiefgreifend« oder »pervasiv« ist verschwunden. In den neuen Klassifikationen werden genetische Syndrome (z. B. das Rett-Syndrom), die mit autistischen Verhalten einhergehen können, in entsprechenden Kapiteln somatischer Erkrankungen dargestellt. Wenn die autistischen Symptome klar vorherrschend sind, werden beide Kodierungen verwendet (siehe auch unten). Zentral ist die Idee eines Kontinuums zwischen Normvariante und Störung sowie zwischen verschiedenen Erscheinungsformen, die in Abhängigkeit von Alter, Geschlecht, intellektuellen und sprachlichen Fähigkeiten variieren können. Dadurch wird der Vielfalt dieser komplexen Wirklichkeit Rechnung getragen (Reed et al. 2019).

Die Dimensionalität psychischer Störungen, ein zentraler Begriff der neuen Klassifikationen, findet somit in der Autismus-Spektrum-Störung eine bemerkenswerte Entfaltung, birgt allerdings sowohl Chancen als auch Risiken. Insbesondere die Zusammenfassung sehr unterschiedlicher Fallkonstellationen unter einem Dach (vom rund um die Uhr betreuungsbedürftigen, nicht-sprechenden bis zum »fast-normalen«, höchstfunktionalen Autisten) birgt das Risiko einer gewissen Beliebigkeit und führt zu deutlich größeren Schwierigkeiten in der Selbst-Identifizierung als die ICD-10-Kategorien. Darüber hinaus ist in der klinischen Praxis eine kategoriale Diagnosestellung weiterhin notwendig und diese sollte zuverlässig und konsistent über Zentren hinweg möglich sein (Constantino und Charman 2016; Riedel et al. 2016). Die Kriterien dafür sollten in der ICD-11 operationalisiert und implementiert werden. In der ersten endgültigen offiziellen englischsprachigen Version der ICD-11 fand man zuerst nur die Darstellung der betroffenen Bereiche ohne konkrete Beschreibung der dazugehörigen Symptome bzw. ohne Aufzählung der Mindestkriterien für die Diagnosestellung (Freitag 2020). Mittlerweile stellen sowohl das DSM-5 als auch die letzte englische online-Version der ICD-11 von 02/2022 (DIMDI: https://icd.who.int/browse11/l-m/en) einen ausführlichen Katalog von autistischen Merkmalen zusammen, die durch klinische Erfahrung und teilweise auch Forschungsergebnisse bestätigt und validiert wurden. Diese Merkmale entsprechen im Großen und Ganzen den Beschreibungen wie oben im ▶ Kap. 8.2. ausführlich dargestellt. Allerdings gibt es auch Veränderungen, die dem aktuellen Forschungstand widerspiegeln (APA 2013):

Die Defizite und *Beeinträchtigungen der sozialen Kommunikation und Interaktion* werden in einer einzigen *Domäne (A)* zusammengefasst, die drei Hauptbereiche umfasst: (1) Defizite in der sozial-emotionalen Gegenseitigkeit (wie oben beschrieben, inklusive auch dem Fehlen einer normalen wechselseitigen Konversation); (2) Defizite im nonverbalen Kommunikationsverhalten in sozialen Interaktionen; (3) Defizite in der Aufnahme, Aufrechthaltung und im Verständnis von Beziehungen, die von Schwierigkeiten in der Anpassung von Verhalten an verschiedenen sozialen Kontexte bis zur Unfähigkeit in der Spielgestaltung mit Gleichaltrigen reichen.

Die zweite *Domäne (B)* der eingeschränkten, repetitiven Verhaltensmuster deckt sich zum Teil mit dem dritten Bereich der ICD-10, wird allerdings diagnostisch deutlich wichtiger und beinhaltet ihrerseits sogar vier Bereiche, wovon der vierte in den bisherigen Klassifikationssystemen keinen Eingang gefunden hatte: (1) Stereotype, repetitive Bewegungsabläufe und/oder stereotyper Gebrauch von Objekten und der Sprache; (2) Festhalten an Gleichbleibendem (»insistence on sameness«) als unflexibles Festhalten an Routinen oder an ritualisierten sowohl verbalen als auch nonverbalen Mustern; (3) hochgradig begrenzte, fixierte Interessen, die in Intensität oder Inhalt abnorm sein sollen (siehe unten Bestimmung des Schweregrades); (4) Hyper- oder Hyporeaktivität auf sensorische Reize oder ungewöhnliches Interesse an Umweltreizen.

Für alle Merkmale werden einige konkrete Verhaltensbeispiele gegeben, außerdem wird eine 3-stufige Schweregradeinteilung für jede Domäne festgelegt, die eine diagnostische Einschätzung erleichtern sowie auch ein Kriterium für die Einleitung von sozialpsychiatrischen und Fördermaßnahmen bilden soll.

Pathognomonisch für Autismus wird vor allem Domäne B mit Merkmalen, die kaum bei anderen psychischen Störungen zu finden sind (abgesehen teilweise von intellektuellen Beeinträchtigungen). Die Einführung sensorischer Besonderheiten trägt dem aktuellen Stand der Forschung Rechnung, wobei sensorische Besonderheiten bei ASS fast regelhaft vorhanden (Ben-Sasson et al. 2019), nicht aber als autismusspezifisch zu betrachten sind: Sie treten nach klinischer Erfahrung auch bei der ADHS auf und finden sich im erwachsenenpsychiatrischen Bereich auch bei Schizophrenien, Epilepsien und anderen psychoorganischen Zuständen. Bei Autismus wird sowohl eine Verstärkung der Sensorik (Markram und Markram 2010) als Ausdruck eines Ungleichgewichts zwischen exzitatorischen und inhibitorischen neuralen Bahnen diskutiert (Rubenstein und Merzenich 2003; Tebartz van Elst et al. 2014) als auch eine Veränderung in der sensorischen Wahrnehmung infolge von verändertem (oder zu unflexiblem) »predictive coding« (Vorhersagefähigkeit) postuliert (Pellicano und Burr 2012). Besonderheiten der Sensorik sind im Bereich von Interventionen und Therapien bei autistischen Kindern und Erwachsenen gut bekannt, einige Fragebögen wurden im englischen Sprachraum dafür entwickelt (Baranek et al. 2006; DuBois et al. 2017). Die genaue Spezifität, Art und Ursprung dieser Besonderheiten sind allerdings noch unklar, auch die Diagnostik in dieser Richtung ist noch »work in progress« (Uljarević et al. 2017).

Im DSM-5 werden an zusätzlichen Kriterien für eine ASS-Diagnose benannt: in Domäne C der frühe Beginn; in Domäne D die Notwendigkeit, dass die Symptome in klinisch bedeutsamer Weise eine psychosoziale Beeinträchtigung darstellen, und in Domäne E eine deutliche (signifikante) Diskrepanz zwischen der sozialen Kommunikationsfähigkeit und dem sonstigen allgemeinen (kognitiven) Entwicklungsniveau.

Das häufige gemeinsame Auftreten von Autismus und intellektueller und/oder sprachlicher Beeinträchtigung wird als (quasi) Subtypisierung innerhalb des Spektrums operationalisiert. Weitere Subtypisierungen betreffen die Verbindung mit bekannten körperlichen Erkrankungen und genetischen oder Umweltbedingungen (zumindest im DSM-5) sowie mit anderen komorbiden Konditionen aus dem Cluster der »neurodevelopmental disorders« oder mit anderen psychischen Störungen (▶ Kap. 8.6). In diesen Fällen werden zusätzliche Kodierungen generiert.

Die Relevanz von Domäne B für die Autismusdiagnose wird zusätzlich durch die Einführung der neuen Diagnose der sozialen (pragmatischen) Kommunikationsstörung unterstrichen, die im DSM-5 zur Gruppe der Kommunikationsstörungen (ebenfalls im Cluster der Entwicklungsstörungen) gehört und als letzte dieser Gruppe, direkt vor der ASS, genannt wird. Die soziale (pragmatische) Kommunikationsstörung (▶ Kap. 12) wird durch Schwierigkeiten im sozialen Gebrauch verbaler und nonverbaler Kommunikation definiert, die ätiologisch im Zusammenhang mit ausgeprägten Sprachbeeinträchtigungen in den ersten Lebensjahren stehen und dadurch zu einer Beeinträchtigung in der Entwicklung von sprachlichen und kommunikativen/interaktionalen Kompetenzen führen können. Die Beschreibung der Symptomatik reicht von Defiziten in einer angemessenen, kontextabhängigen Verwendung von Sprache über Schwierigkeiten, Regeln der wechselseitigen Konversation zu beachten, bis hin zu Schwierigkeiten, verbale und nonverbale Signale zur Regulation von Interaktionen einzusetzen und mehrdeutige Sprache sowie Metaphern zu verstehen. Die Ähnlichkeiten zu Kommunikationsschwierigkeiten, wie sie auch bei Autismus zu finden sind (siehe oben), sind offenkundig. In der Kinder- und Jugendpsychiatrie sind durchaus Beispiele von einer reinen Störung der Sprachpragmatik ohne (oder mit wenigen) Besonderheiten in Domäne B zu finden. Aktuell wird in solchen Fällen nach ICD-10 die Diagnose einer Sprachentwicklungsstörung (in der Regel rezeptiv), ADHS (bei gleichzeitigem Vorhandensein von Impulsivität) oder atypischem Autismus vergeben. Allerdings bleibt dabei die Frage offen, inwieweit der im DSM-5 beschriebenen Phänotyp der sozialen (pragmatischen) Kommunikationsstörung nicht einen Subtyp der ASS darstellt, im Sinne des Kontinuums innerhalb des Spektrums (Constantino & Charman 2016). Klinisch scheint der Übergang zwischen den beiden Entitäten eher fließend zu sein mit zumindest im Erwachsenenbereich einer hohen Varianz an Ausprägungsgraden von B-Domänen-Symptomatik bei führend vorliegender sprachpragmatischer Störung (Tebartz van Elst et al. 2021). Diese Bedenken wurden anscheinend in der ICD-11 aufgegriffen (Baird und Norbury 2016), so dass diese Diagnose lediglich als Subgruppe der Sprachstörungen mit der Bezeichnung »pragmatische Sprachentwicklungsstörung« aufgeführt wird, was deren Eigenständigkeit und Relevanz etwas mildert (First et al. 2021).

8.4.1 Autismus mit/ohne Intelligenz- und Sprachbeeinträchtigung: Bedeutung für Schweregrad und Funktionsniveau

In den neuen Klassifikationen wird durch die explizit notwendige Benennung der Spezifikation einer Störung der intellektuellen und/oder sprachlichen Entwicklung hervorgehoben, dass Autismus mit einem erheblich variablen Niveau kommunikativer und kognitiver Funktionen auftreten kann (in ICD-10 gibt es die Möglichkeit der Benennung auf der zweiten bzw. dritten Achse, wenn man das MAS [Remschmidt et al. 2017] anwendet). Intellektuelle Beeinträchtigungen allgemein werden nicht länger als reine Behinderung, im Sinne einer defizitär aufgefassten »Intelligenzminderung« definiert, sondern werden nun als eigene Gruppe im Rahmen der Entwicklungsstörungen« viel stärker als komplexes, differenziertes Cluster von kognitiven, ätiologischen und adaptiven Eigenschaften angesehen (First et al. 2021). Dies wird sicherlich, u. a. mit der Bildung von homogeneren Stichproben für wissenschaftliche Untersuchungen, einen positiven Einfluss auf Forschungs- und Interventionsansätze haben. Der Zusammenhang zwischen intellektuellen Fähigkeiten und anderen neuropsychiatrischen Entwicklungsstörungen, v. a. ASS ist komplex und wechselseitig und trägt zur Vielfalt der Phänotypen bei. Außerdem prägt das Vorhandensein einer intellektuellen oder Sprachbehinderung in hohen Maßen die Art der Fördermaßnahmen und der Versorgung sowie in deutlicher Weise die Prognose einer ASS. Eine spezifische und ausgeprägte Beeinträchtigung der sozialen Kommunikation, die auch die sprachliche Produktion betrifft, kann z. B. mit ausgeprägtem herausforderndem Verhalten einhergehen. Starke emotionale Krisen mit Selbstverletzungen und Fremdaggressivität können insbesondere entstehen, wenn die betroffene Person aufgrund von autistisch-unflexiblem Festhalten an Routinen und Ritualen mit ausgeprägtem Unbehagen bei geringen Veränderungen nicht dazu in der Lage ist, eigene Bedürfnisse verbal oder nonverbal mitzuteilen. In der ICD-11 findet man genaue Spezifikationen hinsichtlich kognitiver und sprachlicher Fertigkeiten, die Subtypen der ASS darstellen sollen.

Die Bezeichnung »Asperger-Syndrom« für Individuen, die über normal entwickelte kognitive und sprachliche Kompetenzen verfügen, wird in den neuen Klassifikationen nicht mehr verwendet. Auch der Begriff »hochfunktional« ist für den Bereich der ASS umstritten. Einige Autoren plädieren gar für seine Abschaffung (Alvares et al. 2020), weil dieser Begriff in der Regel auf Intelligenz- und Sprachniveau bezogen wird. Bei der Einführung der Sprachbehinderung als zusätzliches Spezifikationsmerkmal im DSM-5 und in der ICD-11 ist außerdem zu erwähnen, dass der Autismus-Phänotyp sich an die Entwicklungen und Kompensationen in der Lebensspanne anpasst: Ein Kleinkind mit ASS und einer Einschränkung der funktionellen Sprache kann bereits als Jugendliche eine normale Sprachproduktion und wechselseitige Konversation zeigen, so dass das Spezifikationsmerkmal nicht mehr benannt zu werden braucht (und der – aus der Not heraus entwickelte – Begriff des »hochfunktionalen frühkindlichen Autismus« eventuell zukünftig überflüssig wird) (siehe auch hierzu Tebartz van Elst et al. 2021).

Sprache und Intelligenz sind ohnehin nicht die einzigen Faktoren, die in Zusammenhang mit guten adaptiven Fähigkeiten zu einer günstigen Prognose und, später im Leben, einer selbständigen Lebensführung führen (Howlin und Magiati 2017). Unter den vielen verschiedenen Faktoren, die prognostisch relevant sein können, wird nach einer umfassenden Studie des europäischen Konsortiums EU-AIMS LEAP vor allem der Schweregrad der sozialen Kommunikationsdefizite, auch bei Individuen mit normalem Intelligenzniveau, betont (Tillmann et al. 2019). Weiter werden autistische Symptome von Umwelt- und Umfeld-Faktoren sowie anderen Komorbiditäten beeinflusst (Mandy und Lai 2016), die ihrerseits erhebliche Auswirkungen auf die Prognose haben können (Constantino & Charman 2016). Beispielsweise kann bei Menschen (vor allem weiblichen, ▶ Kap. 8.4), die bei hohem IQ oft zu erfolgreichem »camouflaging« (Tarnung) der autistischen Symptomatik neigen, das Risiko einer Komorbidität mit affektiven und Angsterkrankungen höher liegen, mit daraus folgenden Einschränkungen der Gesundheit und der Lebensqualität (Cage et al. 2018; Riedel et al. 2016).

Unabhängig davon, ob ein Subtyp Autismus mit oder ohne Sprachbehinderung vorliegt, zeigen die allermeisten Personen mit ASS sprachnahe Kommunikationsprobleme, die eng an Sprachproduktion und Sprachverständnis gekoppelt sind. Hierbei werden Besonderheiten in der Sprache auch in der Edition des DSM-5 kaum differenziert beschrieben. Eher bei den sozialen (pragmatischen) Kommunikationsstörungen finden sich konkret beschriebene Defizite, die auf viele Personen mit ASS ebenfalls zutreffen (▶ Kap. 8.4). In der Online-Version von 02/2022 der ICD-11 findet man hingegen folgende Aussage:

> This qualifier (…impairment in functional language) is intended to reflect primarily the verbal and non-verbal expressive language deficits present in some individuals with Autism Spectrum Disorder and not the pragmatic language deficits that are a core feature of Autism Spectrum Disorder. (DIMDI: https://icd.who.int/browse11/l-m/en)

Allgemein ausgedrückt zeigen Menschen mit ASS einen sehr »speziellen« Umgang mit Sprache, der sprachlich zu beschreiben oft gar nicht leichtfällt: Auf der einen Seite findet sich eine geradezu kristalline Klarheit der Semantik (zum Beispiel Wort- und Satzdeutungen) und eine überdurchschnittliche verbale Differenzierungsfähigkeit; auf der anderen Seite bereiten der Gesprächsfluss, die paraverbale Kommunikation (Kommunikation bzw. durch Auslassungen, Mimik, Gestik, Sprachmelodie, Variation der Sprechgeschwindigkeit und Lautstärke) und das Verstehen von indirekt-verbal ausgedrückten Botschaften (»durch die Blume« Gesagtes, Metaphern, Ironie etc. u. a.) oft ganz erstaunliche Schwierigkeiten. Erwachsenen mit ASS bereitet die Mehrdeutigkeit von Sätzen oftmals Schwierigkeiten, weil der Kontext nicht in ausreichendem Maße zur Disambiguierung herangezogen werden kann. Menschen mit ASS nehmen dabei vor allem sachliche Aussageanteile wahr, weniger Beziehungsaussagen oder Appelle. Beispielsweise kann die scheinbar rein sachliche Aussage »Ich habe keine Eile« bei Betonung auf »Ich« in bestimmten Situationen ein Ausdruck dessen sein, dass der Sprecher von der Eile des Gegenübers gestört ist. In einer anderen Situation kann der gleiche Satz ausdrücken: »Ich nehme mir gerne Zeit für Dich.« Oder: Die Frage »Haben Sie eine Uhr an?« kann beim Sicherheits-Check am Flughafen den Appell bedeuten: »Nehmen Sie die Uhr ab«, auf der Straße hingegen: »Bitte sagen Sie mir die Uhrzeit«. Diese Form automatischer Einbettung sprachlicher Aussagen in ihren Kontext ist bei Menschen mit ASS deutlich erschwert.

8.4.2 Komorbidität und Phänotyp

Wie bereits im ▶ Kap. 8.2 erwähnt, wird der Vielfalt der Phänotypen bei den Entwicklungsstörungen in den neuen Klassifikationen u. a. durch die Benennung von Komorbiditäten Raum gegeben (▶ Kap. 5). Die Bedeutung von Intelligenz, Sprachstörungen und Besonderheiten in der sprachlichen Kommunikation wurde bereits oben diskutiert. Die Neuerungen im DSM-5 (die online Veröffentlichung der ICD-11 deutet in dieselbe Richtung) entstehen durch ein dimensionales Konzept im Zusammenspiel von Diagnosen aus dem Cluster der ES, das den hierarchischen Aufbau des MAS nach ICD-10 (Achse 2 und 3) auflöst. Eine weitere grundsätzliche Neuerung im DSM-5 ist die Aufnahme der Diagnosen Aufmerksamkeitsdefizit-/Hyperaktivitätsstörung (ADHS) und Tic-Störungen in das Cluster der ES und damit die Betonung der häufigen Komorbiditäten, z. B. mit ASS. Für die ADHS, die früher ein Ausschlusskriterium für Autismus bildete, ist das eine diagnostisch hochgradige wichtige Veränderung, die die breite klinische Erfahrung einer häufigen Überlappung der Symptome sinnvoll abbildet. Für die Tic-Störungen bedeutet dies die Bestätigung der klinischen Bedeutung (und Herausforderung) der Besonderheiten vom Mischphänotyp ASS + Tourette (Auftreten je nach Studie 2,9 bis 20 % nach Huisman-van Dijk et al. 2016). Der Mischtyp stellt ein erhöhtes Risiko für das Auftreten weiterer Komorbiditäten dar und führt dadurch oft zu einer Verschlechterung von Schweregrad und Prognose (Cravedi et al. 2017). In der ICD-11 werden die Tic-Störungen allerdings ganz aus dem Kapitel der psychischen Störungen herausgenommen, was auf deren noch bestehende nosologische Unsicherheit hindeutet.

Das DMS-5 benennt außerdem bei den diagnostischen Kriterien das häufige Auftreten weiterer komorbiden psychiatrischen Störungen (bestimme ob…) aus den Bereichen Angst-, Zwangs- und affektiven Störungen sowie Störungen der Impulskontrolle und oppositionelles, trotziges Verhalten. Bereits vor einer Dekade wurden in einer Arbeit von Simonoff et al. (2008) bei 70 % der Kinder mit ASS mindestens eine Komorbidität und bei ca. 40 % sogar zwei oder mehr komorbiden Störungen festgestellt. Ein aktueller Überblick über Komorbidität in der gesamten autistischen Population wird in einer Meta-Analyse von Lai et al. (2019) gegeben. Der Zusammenhang zwischen ASS und Schizophrenien ist komplex und wird in einem gesonderten Kapitel behandelt (▶ Kap. 32).

Dabei versteht sich von selbst, dass »Komorbidität« nicht immer gleich »Komorbidität« ist. Neben einem gemeinsamen Auftreten im Sinne einer bloßen Addition von Symptomen zeigt die klinische Erfahrung auch Mischtypen insbesondere innerhalb des Clusters der ES, wobei aufgrund einer genetischen, pathogenetischen oder symptomatischen Verwandtschaft verschiedene Erkrankungen – z. B. ADHS und ASS, oder die juvenile Zwangsstörung und das Tourette-Syndrom – »benachbart« zu liegen scheinen, sodass sie gehäuft gemeinsam auftreten und häufig »Zwischenformen« anzutreffen sind. Dabei können Symptome der einen oder anderen ES interindividuell natürlich sehr unterschiedlich ausgeprägt sein. Auch die Frage welche Erkrankung »führend« in der Symptomatik und für den Leidensdruck ist, unterliegt einer großen Variationsbreite. Der jeweilige individuelle Phänotyp kann sich aufgrund der »Zumischung« von Symptomen anderer ES vom »puren« Erscheinungsbild erheblich unterscheiden. Ein Beispiel dafür sind die Impulsivität bzw. das disruptive Verhalten bei Mischformen der ASS mit ADHS und/oder Tourette, die viele negative soziale Interaktionen erzeugen und sich von dem üblichen »melt-« oder »shutdown« bei Autisten unterscheiden. Mögliche neurobiologische/genetische Grundlagen dieser Komorbidität zwischen ES werden gerade diskutiert (Constantino 2018). Auch Komorbidität im Sinne einer erhöhten Wahrscheinlichkeit z. B. einer Depression bei Vorliegen einer ASS ist zu benennen (▶ Kap. 30).

8.5 Die Rolle der Kompensationsleistungen: Autismus in der Lebenspanne

Letztlich wird niemand ernsthaft daran zweifeln, dass ASS ins Erwachsenenalter andauern und nicht im Laufe der Pubertät »verschwinden«. Gleichwohl existierte bis in die 2000er hinein kaum ein Hilfenetz für Erwachsene mit ASS. Weder gab es auf Erwachsene zugeschnittene diagnostische oder therapeutische Angebote, noch fühlten sich die Experten der KJPP für Erwachsene zuständig. Bis heute ist das Hilfenetz für Erwachsene mit ASS rudimentär.

Dabei präsentieren sich ASS im Erwachsenenalter anders als im Kindesalter. Die Kernsymptomatik ist meist von einer Lern- und

Beziehungsgeschichte überlagert, die es schwer macht, den eigentlichen Entwicklungsstörungsanteil von den darüber gelagerten Anpassungsleistungen – und Fehlanpassungen – zu unterscheiden. Insbesondere Menschen, deren ASS in der Kindheit nicht diagnostiziert wurde, entwickeln häufig ausgeklügelte Kompensationsstrategien für ihre autistischen Eigenheiten, sodass Symptome, die den Diagnostiker bei Kindern leiten, beim Erwachsenen gar nicht mehr sichtbar sind (Hull et al. 2017). Z. B. unterdrücken Erwachsene mit ASS häufig stereotype Bewegungen, Echolalie, Wortwiederholungen, laute Selbstgespräche und die eigene Routineorientierung (z. B. das Tragen immergleicher Kleidung oder das Essen immergleicher Lebensmittel), um sozial nicht aufzufallen. Durch bewusstes Erlernen sozialer Regeln (z. B. Lesen von Benimmratgebern, soziales Kompetenztraining, Schauspielunterricht) und bewusste Zurückhaltung in sozial komplexen Situationen entwickeln manche Menschen mit ASS ein auf den ersten Blick unauffälliges Erscheinungsbild, sodass die im Kindesalter noch auffällige soziale Ungeschicktheit durch z. B. perfekte Manieren kompensiert wird. Das algorithmische Erlernen von Gesichtscharakteristika (Narben, Augenbrauenform, Haaransatz etc.) und Gesichtsbewegungen hilft über Probleme des Mimiklesens und Gesichtererkennens hinweg. Auch Blickkontakt kann bewusst erlernt werden: Häufig blicken Menschen mit ASS dem Gegenüber bewusst und nach bestimmten Regeln (z. B. drei Sekunden) zwischen die Augen, was in der psychiatrischen Untersuchung nicht auffällt. Ebenso kann der in der Kindheit noch auffällige Konkretismus im Sprachverständnis durch das Erlernen von Sprichworten und Redewendungen nach Wörterbuchprinzip kompensiert werden. Nicht selten rücken dann komorbide Symptome (Angst, Depression, »Burn-out«, Somatisierungsstörungen) in das Zentrum des Leidens, und die Aufgabe des Behandlers besteht zuerst einmal darin, die »Symptome hinter den Symptomen« klar zu erkennen.

»Tarnung« von autistischen Symptomen (»Camouflaging«) (Hull et al. 2017) ist dabei natürlich nicht den Erwachsenen vorbehalten und kann sowohl bei (noch) nicht diagnostizierten als auch bereits diagnostizierten älteren Kindern und vor allem Jugendlichen, die über sehr gute intellektuelle Fähigkeiten und eine hohe soziale Motivation verfügen, auftreten. Diese jungen Menschen wünschen sich oft, »normal« zu sein und zur Peer-Group zu gehören. Gerade in der Adoleszenz (▶ Kap. 5) beobachtet man nicht selten Phänomene der Camouflage, die mit einer erhöhten Anspannung und Erwartung an die eigene soziale Performance einhergehen und zu psychischen Dekompensationen und Erkrankungen, teilweise verbunden mit Schulverweigerung oder Suizidalität, führen können.

8.5.1 Bedeutung der Autismus als Basisstruktur (broader autism phenotype oder autistische Züge) für die Psychiatrie

Wie bereits hier häufig betont, besteht eine deutliche Evidenz dafür, dass der Übergang von hochfunktionalen Formen des Autismus zu »autistischen Zügen ohne Krankheitswert« fließend ist (Constantino 2011; Tebartz van Elst 2016, 2022). Symptome einer ASS können bei manchen Individuen lange Zeit (auch bis zum Erwachsenenalter) unerkannt und nicht diagnostiziert bleiben, weil sie unterschwellig sind (bei Anwendung von goldstandard diagnostischen Verfahren gibt es nur unzureichende Hinweise für das Vorliegen einer Störung). Diese subklinischen autistischen Züge können jedoch im Verlauf des Lebens zu Leidensdruck oder Einschränkungen bei der Bewältigung von entwicklungstypischen Lebensaufgaben führen (Riedel et al. 2016). Bei diesen subliminalen Störungen (»subtreshold disorders« oder »broader autism phenotype«) sind, trotz ihrer für die Diagnostik unterschwelligen Bedeutung, häufig z. B. komorbide Störungen vor allem mit affektiven und Angsterkrankungen zu verzeichnen, die »in klinisch bedeutsamer Weise Leiden und Beeinträchtigungen in mehreren Funktionsbereichen« verursachen. Eine ausführliche Darstellung dazu findet sich in ▶ Kap. 25.

8.6 Autismus und Geschlecht

Autismus wurde historisch überwiegend als Störung verstanden, die signifikant häufiger beim männlichen Geschlecht auftritt. Nur drei von 11 Kindern, die Leo Kanner in seinem Buch über autistische Kontaktstörung illustriert, sind Mädchen, und alle vier Fallbeschreibungen in der Habilitationsschrift von Hans Asperger (1944) sind Knaben. Populationsbasierte Studien in den letzten Jahren zeigten mehrfach, dass autistische Merkmale in der Allgemeinbevölkerung viel häufiger auch bei Mädchen vorkommen als früher gedacht, mit einem Verhältnis von Jungen zu Mädchen von 2:1 oder 3:1 (z. B. Kim et al. 2011). Dabei wurde auch deutlich, dass Mädchen mit ASS häufig in der Kindheit zu stillerem und damit unauffälligerem Verhalten neigen und in der Jugend zu besseren Kompensations- und Anpassungsleistungen in der Lage sind. Dies führt bei den derzeit verwendeten, sehr auf Jungen zugeschnittenen, diagnostischen Algorithmen zu einer deutlichen Unterdiagnostizierung der Mädchen in der KJPP. Auch nach unserer Erfahrung werden Frauen mit (nicht-diagnostizierter) ASS oft erst im Erwachsenenalter beim Psychiater oder Psychotherapeuten vorstellig, meist infolge komorbider Erkrankungen im Zusammenhang mit Erschöpfung der kompensatorischen Fähigkeiten. Die gängigste Hypothese geht dabei sowohl von einer höheren Rate von Hyperkompensation der Symptomatik bei Frauen (»Camouflage« oder »Tarnung«, wie oben beschrieben) aus, als auch vom Vorhandensein eines spezifisch weiblichen Phänotyps des Autismus (Bargiela et al. 2016).

8.7 Zusammenfassung

Die Prävalenz von autistischen Störungen wurde Anfang des 21. Jahrhunderts noch als ca. 4 pro 1000 angegeben; das Verhältnis Jungen zu Mädchen wurde auf 3:1 für den Frühkindlichen Autismus und auf 9:1 für das Asperger-Syndrom geschätzt (Remschmidt und Martin 2002). Ein Grund für den Anstieg der Prävalenz in den letzten zwei Jahrzehnten (die heute weltweit auf 0,6 - 0,7 % und in Europa auf über 1 % geschätzt wird) ist die Verbesserung der diagnostischen Kriterien und vor allem die Tatsache, dass autistische Traits und Entwicklungsdefizite eine dimensionale, kontinuierliche Verteilung in der Population aufweisen (Constantino 2011). Letzteres hat zur Folge, dass es keinen von der Natur vorgegebenen Cut-off gibt und per Konsens definiert werden muss, wo die Grenze zwischen Normalität und »Störung« liegen soll. Das Konzept der ASS als Basisstruktur, die das Auftreten von komorbiden psychiatrischen Erkrankungen begünstigt, sollte in der nahen Zukunft hinsichtlich der Vor- und Nachteile einer Diagnose bei sog. Grenzfällen kritisch diskutiert werden. Die neuen Klassifikationen unterstreichen die Vielfalt der Phänotypen in Bezug auf sprachlichen, geschlechtsspezifischen und altersbezogenen Faktoren. Der dimensionale Aspekt psychischer Störungen wird in der Eingruppierung autistischer Phänotypen in einem gemeinsamen Spektrum auf einer besonderen Art und Weise dargestellt. Diese Erkenntnisse sowie die zunehmende Erkenntnis und Definition des weiblichen Autismus-Phänotyps wird möglicherweise zu einem weiteren Anstieg der Diagnosen führen und eine der großen Herausforderungen der näheren Zukunft darstellen, auch in Bezug auf Intervention, Versorgung und Begleitung von Menschen mit einer ASS.

Literatur

Alvares GA, Bebbington K, Cleary D (2020) The misnomer of ›high functioning autism‹: Intelligence is an imprecise predictor of functional abilities at diagnosis. Autism 24(1):221–232.

American Psychiatric Association (APA) (2013) Diagnostic and Statistical Manual of Mental Disorders DSM-5. Arlington: APA.

American Psychiatric Association (2015) Diagnostisches und Statistisches Manual Psychischer Störungen DSM-5®. Deutsche Ausgabe: Falkai P, Wittchen H-U et al. (2015) Göttingen: Hogrefe.

Asperger H (1944) Die »Autistischen Psychopathen« im Kindesalter. Aus der Wiener Universitäts-Kinderklinik (Vorstand: Prof. Franz Hamburger).

AWMF (2016) Autismus-Spektrum-Störungen im Kindes-, Jugend- und Erwachsenenalter Teil 1: Diagnostik. (http://www.awmf.org/uploads/tx_szleitlinien/028-018l_S3_Autismus-Spektrum-Stoerungen_ASS-Diagnostik_2016-05.pdf, Zugriff am17.07.2020).

Baird G, Norbury CF (2016) Social (pragmatic) communication disorders and autism spectrum disorder. Arch Dis Child 101: 745–751.

Baird G, Simonoff E, Pickles A et al. (2006) Prevalence of disorders of the autism spectrum in a population cohort of children in South Thames: the Special Needs and Autism Project (SNAP). Lancet 368(9531): 210–215.

Baranek GT, David FJ, Poe MD et al. (2006) Sensory Experiences Questionnaire: discriminating sensory features in young children with autism, developmental delays, and typical development. J Child Psychol Psychiatry 47(6): 591–601.

Bargiela S, Steward R, Mandy W (2016) The Experiences of Late-diagnosed Women with Autism Spectrum Conditions: An Investigation of the Female Autism Phenotype. J Autism Dev Disord. 46(10): 3281–3294.

Ben-Sasson A, Gal E, Fluss R et al. (2019) Update of a Meta-analysis of Sensory Symptoms in ASD: A New Decade of Research Autism Dev Disord 49 (12):4974–4996.

Bird G, Silani G, Brindley, R et al. (2010). Empathic brain responses in insula are modulated by levels of alexithymia but not autism. Brain: a journal of neurology 133: 1515–1525.

Biscaldi-Schäfer M, Brehm B (2021) Symptomatik und Klassifikation von Autismus-Spektrum-Störungen in der Kinder- und Jugendpsychiatrie. In: Tebartz van Elst (Hrsg.) Autismus-Spektrum-Störungen im Erwachsenenalter. 3. Aufl. Berlin: MWV. S. 17-27.

Brugha TS, McManus S, Bankart J et al. (2011) Epidemiology of Autism Spectrum Disorders in Adults in the Community in England. Arch Gen Psychiatry 68(5): 459–465.

Cage E, Di Monaco J, Newell V (2018) Experiences of Autism Acceptance and Mental Health in Autistic Adults. J Autism Dev Disord 48(2): 473–484.

Constantino JN (2011) The quantitative nature of autistic social impairment. Pediatric Research 69 (5; 2): 55R–62R.

Constantino JN (2018) Deconstructing autism: from unitary syndrome to contributory developmental endophenotypes. Int Rev Psychiatry 30(1): 18–24.

Constantino JN, Charman T (2016) Diagnosis of autism spectrum disorder: Reconciling the syndrome, its diverse origins, and variation in expression. Lancet Neurology 15(3): 279–291.

Cravedi E, Deniau E, Giannitelli M et al. (2017) Tourette syndrome and other neurodevelopmental disorders: a comprehensive review. Child Adolesc Psychiatry Ment Health 11:59. doi: 10.1186/s13034-017-0196-x. PMID: 29225671; PMCID: PMC5715991.

DuBois D, Lymer E, Gibson BE et al. (2017) Assessing Sensory Processing Dysfunction in Adults and Adolescents with Autism Spectrum Disorder: A Scoping Review. Brain Sci 7(8): 108.

First MB, Gaebel W, Maj M et al. (2021) An organization- and category-level comparison of diagnostic requirements for mental disorders in ICD-11 and DSM-5. World Psychiatry 20(1): 34–51.

Howlin, Magiati (2017) Autism spectrum disorder outcomes in adulthood. Current Opinion in Psychiatry 30(2): 69–76.

Huisman-van Dijk HM, van de Schoot R, Rijkeboer MM et al. (2016) The relationship between tics, OC, ADHD and autism symptoms: a cross-disorder symptom analysis in Gilles de la Tourette syndrome patients and family members. Psychiatry Res 237:138–146.

Hull L, Petrides KV, Allison C et al. (2017) »Putting on My Best Normal«: Social Camouflaging in Adults with Autism Spectrum Conditions. J Autism Dev Disord 47(8): 2519–2534.

Kanner L (1943) Autistic disturbances of affective contact. Nervous Child 2: 217–250.

Kim YS, Leventhal BL, Koh YJ et al. (2011) Prevalence of autism spectrum disorders in a total population sample. Am J Psychiatry 168 (9): 904–912.

Lai MC, Kassee C, Besney R et al. (2019) Prevalence of co-occurring mental health diagnoses in the autism population: a systematic review and meta-analysis. Lancet Psychiatry 6(10): 819–829.

Markram K, Markram H (2010) The intense world theory - a unifying theory of the neurobiology of autism. Front Hum Neurosci. 4(224): 1–29.

Mandy W, Lai MC (2016) Annual Research Review: The role of the environment in the developmental psychopathology of autism spectrum condition. J Child Psychol Psychiatry 57 (3):271–292.

Pellicano E, Burr D (2012) When the world becomes ›too real‹: a Bayesian explanation of autistic perception. Trends Cogn Sci 16(10): 504–510.

Reed GM, First MB, Kogan CS et al. (2019) Innovations and changes in the ICD-11 classification of mental, behavioural and neurodevelopmental disorders. World Psychiatry 18(1): 3–19.

Remschmidt H, Martin M (2002) Autistische Syndrome. In: Esser G (Hrsg.) Lehrbuch der klinischen Psychologie und Psychotherapie des Kindes- und Jugendalters. Stuttgart: Thieme. S. 152–171.

Remschmidt H, Schmidt M, Poustka F (Hrsg.) (2017) Multiaxiales Klassifikationsschema. Mit einem synoptischen Vergleich von ICD-10 und DSM-5. 7. Aufl. Bern: Hogrefe.

Riedel A (2021) Klinische Diagnostik. In: Tebartz van Elst (Hrsg.) Das Asperger-Syndrom im Erwachsenenalter. 3. Aufl. Berlin: MWV, S. 192–152.

Riedel A, Biscaldi M, Tebartz van Elst L (2016) Autismus-Spektrum-Störungen und ihre Bedeutung in der Erwachsenen Psychiatrie und Psychotherapie. Zeitschrift für Psychiatrie, Psychologie und Psychotherapie. 64(4): 233–245.

Rubenstein JL, Merzenich MM (2003) Model of autism: increased ratio of excitation/inhibition in key neural systems. Genes Brain Behav 2(5): 255–267.

Schaller UM, Rauh R (2017) What Difference Does It Make? Implicit, Explicit and Complex Social Cognition in Autism Spectrum Disorders. Journal of Autism and Developmental Disorders 47 (4): 961–979.

Simonoff E, Pickles A, Charman T et al. (2008) Psychiatric disorders in children with autism spectrum disorders: prevalence, comorbidity, and associated factors in a population-derived sample. J Am Acad Child Adolesc Psychiatry 47 (8): 921–929.

Song Y, Nie T, Shi W et al. (2019) Empathy Impairment in Individuals With Autism Spectrum Conditions From a Multidimensional Perspective: A Meta-Analysis. Front Psycho. 10: 1902. doi: 10.3389/fpsyg.2019.01902. PMID: 31649570; PMCID: PMC6794557.

Tebartz van Elst L (2016) Autismus und ADHS: Zwischen Normvariante, Persönlichkeitsstörung und neuropsychiatrischer Krankheit. Stuttgart: Kohlhammer.

Tebartz van Elst L. (2022) Autismus, ADHS und Tics. Zwischen Normvariante, Persönlichkeitsstörung und neuropsychiatrischer Krankheit. 3. Aufl. Stuttgart: Kohlhammer.

Tebartz van Elst L, Biscaldi-Schäfer M, Riedel A. (2021) Asperger-Syndrom, Autismus-Spektrum-Störungen und Autismusbegriff: historische Entwicklung und moderne Nosologie. In: Tebartz van Elst L (Hrsg.) Autismus-Spektrum-Störungen im Erwachsenenalter. 3. Aufl. Berlin: Medizinisch Wissenschaftliche Verlagsgesellschaft.

Tebartz van Elst, L, Maier S, Fangmeier T et al. (2014) Disturbed cingulate glutamate metabolism in adults with high-functioning autism spectrum disorder: evidence in support of the excitatory/inhibitory imbalance hypothesis. Mol. Psychiatry 19: 1314–1325.

Tillmann J, San José Cáceres A, Chatham CH et al. (EU-AIMS LEAP group) (2019) Investigating the factors underlying adaptive functioning in autism in the EU-AIMS Longitudinal European Autism Project. Autism Res 12(4): 645–657.

Uljarević M, Baranek G, Vivanti G et al. (2017) Heterogeneity of sensory features in autism spectrum disorder: challenges and perspectives for future research. Autism Res. 10(5): 703–710.

Volkmar FR, State M, Klin A (2009) Autism and autism spectrum disorders: diagnostic issues for the coming decade. J Child Psychol Psychiatry 50(1-2):108–115.

Weltgesundheitsorganisation (WHO) (1992) Internationale Klassifikation psychischer Störungen: ICD-10. Bern: Huber.

Weltgesundheitsorganisation (WHO) (2021) International Classification of Diseases: ICD-11 https://icd.who.int/browse11/l-m/en.

Wing L, Gould J, Gillberg C (2011) Autism spectrum disorders in the DSM-V: better or worse than the DSM-IV? Res Dev Disabil 32(2): 768–773.

9 Die Aufmerksamkeitsdefizit-Hyperaktivitätsstörung

Swantje Matthies, Monica Biscaldi-Schäfer

Unter der Aufmerksamkeitsdefizit-Hyperaktivitätsstörung werden klinische Bilder verstanden, die als gemeinsame Leitsymptome Unaufmerksamkeit, Impulsivität und Hyperaktivität aufweisen. Mit welchen Beschwerden präsentieren sich Patienten mit Aufmerksamkeitsdefizit-/Hyperaktivitätsstörung (ADHS)?

Unaufmerksamkeit kann sich in Form von Konzentrationsstörungen, Ablenkbarkeit, Desorganisiertheit oder »geistiger Abwesenheit« und Tagträumen äußern. Die Betroffenen machen im Gespräch einen zerstreuten Eindruck und neigen zu Vergesslichkeit. Sie wirken oft sprunghaft, sprudeln vor neuen Ideen oder lassen sich leicht ablenken. Tätigkeiten, die eine längere Aufmerksamkeitsspanne oder monotone Aktivitäten erfordern, oder »langweilige« Routinetätigkeiten können die Betroffenen schwer durchhalten. Sie übersehen dann häufig Details und fallen durch Ungenauigkeiten und Flüchtigkeitsfehler auf. Oft werden Tätigkeiten nicht zu Ende gebracht oder unvollständig abgegeben. Eine ausgeprägte Neigung zu Tagträumereien kann beobachtet werden: Die Betreffenden verlieren sich dabei teils für Augenblicke, teils über längere Zeitspannen hinweg in eigenen Gedanken und Assoziationen, Bildern oder Fantasiewelten und wirken auf die Umgebung abwesend und nicht ansprechbar. »Organisatorisches Chaos« bei der Erledigung von Alltagsaktivitäten oder anfallenden schulischen/beruflichen Aufgaben ist ein häufiges Problem und behindert die Beendigung von Arbeiten. Die Betroffenen wirken umständlich, manchmal verwirrt und zerstreut oder unfähig, Strukturierungen von Arbeitsschritten vorzunehmen oder zeitliche Abläufe im Voraus zu planen.

Die häufig nach außen gerichtete, beobachtbare motorische *Hyperaktivität* des Kindesalters ist oftmals deutlich sichtbar und äußert sich in beständigem Bewegungsdrang und Unruhe. Bei Jugendlichen und Erwachsenen mit ADHS findet sich weniger nach außen sichtbare, motorische Aktivität. Oftmals finden sich auch weiterhin leichtere Formen von Hyperaktivität, z. B. in Form von Wippen mit den Beinen oder Nesteln. Solche jugendlichen oder erwachsenen Patienten berichten sehr häufig auch über ein ständiges Gefühl innerer Unruhe oder Anspannung, den Eindruck, ständig auf dem Sprung oder getrieben zu sein, und davon, nicht gut abschalten zu können. Man spricht daher auch von einem phänomenologischen Wandel des Symptombereichs Hyperaktivität von der nach außen gerichteten Hyperaktivität hin zu einer inneren Unruhe in der Entwicklung zum Erwachsenenalter . Nicht selten regulieren Betroffene Unruhe und Anspannung durch regelmäßige sportliche Aktivitäten. Darüber hinaus besteht häufig eine Abneigung gegen oder Vermeidung von Situationen, in denen Warten oder Stillsitzen notwendig sind (z. B. sich in einer Schlange anstellen, auf öffentliche Verkehrsmittel warten, im Kino/Theater sitzen u. a.). Sich ruhig zu beschäftigen, fällt vielen Betroffenen schwer. Es kommt immer wieder vor, dass sie andere durch ihre Unruhe stören. Typisch bei Kindern ist das Stören im Unterricht mit Zwischenrufen und/oder Ablenken der Klassenkameraden mit ständigem Reden und Herumalbern.

Dem Symptombereich der *Impulsivität* wird das viele Reden und Herausplatzen mit Redebeiträgen und Unterbrechen von anderen sowie das Nicht-Abwarten-Können, die Abneigung gegen Verzögerungen (delay aversion), zugerechnet. Typisch bei Kindern ist eine herabgesetzte Frustrationstoleranz, die schon früh in der kindlichen Entwicklung viel erzieherischen Aufwand erfordert, um eine bessere Selbststeuerung zu erreichen. Im weiteren Verlauf zeigt sich die Symptomdomäne *Impulsivität* in raschen, unbedachten Entscheidungen oder Aktivitäten aus spontanen Impulsen heraus, die oft kurzfristig sinnvoll erscheinen oder eine kurzfristige Spannungsreduktion oder Befriedigung mit sich bringen und langfristig zu negativen Folgen führen, wie z. B. riskante Handlungen, plötzliche Partnerwechseln, unüberlegte Arbeitsplatzwechsel, waghalsige sportliche Unternehmungen oder riskantes Sexualverhalten, Drogenkonsum, impulsives (Über-)Essen. Viele Menschen mit ADHS haben aufgrund der Bevorzugung kurzfristig belohnender Aktivitäten Probleme mit der langfristigen Handlungsplanung und dem Priorisieren, sodass sie beim Verfolgen von mittel- und längerfristigen Zielen immer wieder vom Weg abkommen.

Zusätzlich zu diesen Kernsymptombereichen fallen häufig *Desorganisiertheit* und *Strukturlosigkeit* (als Folge der Aufmerksamkeitsstörung und Impulsivität) und eine *emotionale Dysregulation* auf. Unter Letztgenannter versteht man ein affektives Erleben, das durch rasche reaktive Stimmungswechsel zwischen Euphorie und Deprimiertheit und durch Probleme der Affektkontrolle sowie Stressempfindlichkeit geprägt ist. Bereits im Kindesalter kann die oben beschriebene herabgesetzte Frustrationstoleranz zu häufigen Temperamentsausbrüchen führen, die sich in expansivem/aggressivem Verhalten oder in Unzufriedenheit bzw. gereizter Stimmungslage manifestieren. Betroffene im Erwachsenenalter beschreiben neben der Tendenz zu schnell aufwallenden aggressiven Regungen und Wutanfällen auch Zustände von Langeweile, innerer Leere, allgemeiner Unzufriedenheit und Dysphorie. Ab dem Jugendalter kann man eine Tendenz zu Alkohol- und Drogenkonsum als »Selbstmedikation« bei innerer Anspannung, Unruhe, Dysphorie sowie bei intensivem emotionalen und Spannungs-Erleben beobachten.

9.1 Klassifikatorische Einordnung im ICD-10

Die ICD-10 kennt die Einteilung nach Subtypen oder vorherrschender Symptomatik nicht. Die Kardinalsymptome der hyperkinetischen Störungen sind Überaktivität und wenig moduliertes Verhalten mit deutlicher Unaufmerksamkeit und Mangel an Ausdauer bei Tätigkeiten, die einen kognitiven Einsatz erfordern. Diese Verhaltensweisen treten situationsunabhängig auf. Diagnostiziert werden kann eine einfache Aktivitäts- und Aufmerksamkeitsstörung, die durch Probleme in der Aufmerksamkeitssteuerung und überschießende Aktivität gekennzeichnet ist.

Unterschieden wird die einfache Aktivitäts- und Aufmerksamkeitsstörung vor allem von der hyperkinetischen Störung des Sozialverhaltens, die diagnostiziert wird, wenn die Kriterien für eine hyperkinetische Störung *und* die Kriterien für eine Störung des Sozialverhaltens erfüllt sind. Die kombinierte Diagnose wird überwiegend im Kindes- und Jugendalter vergeben mit der Gefahr – wie oft in der ICD-10 –, zu stark kategorial zu definieren. Die Kinder werden schnell als »Unruhestifter und unerzogen« abgestempelt und man wird damit dem dynamischen Aspekt der Symptomveränderungen, u. a. durch therapeutische und erzieherische/pädagogische Intervention, nicht gerecht. Im DSM-5 wird die Variante der ADHS mit Symptomen einer Störung des Sozialverhaltens als Komorbidität kodiert, sodass eine Unterscheidung zwischen der »quasi« Lifetime-Diagnose ADHS und den aktuellen komorbiden Problemen in der sozialen Interaktion mit den Peers, in der Anpassung an gesellschaftlichen Regeln und in der Impulskontrolle möglich ist.

9.2 ADHS-Subtypen und -Symptomdomänen nach DSM

Im DSM ist die Diagnosestellung einer ADHS an das Vorhandensein von vier Kriterien gebunden, die Domänen A-D. In Kriterium A wird das Vorliegen eines durchgehenden Musters von Unaufmerksamkeit und/oder Hyperaktivität-Impulsivität beschrieben, welches das Funktionsniveau oder die Entwicklung beeinträchtigt und mindestens seit sechs Monaten vorliegt. Diagnostische Kriterien für die Subdomänen Unaufmerksamkeit und Hyperaktivität/Impulsivität werden aufgeführt. Kriterium B fordert das frühe Auftreten der Symptome. Kriterium C beschreibt, dass die Symptome in verschiedenen Lebensbereichen bestehen und nicht nur in einem Kontext auftreten. Kriterium D beschreibt die Auswirkungen der Symptomatik auf das Funktionsniveau und Kriterium E schließt aus, dass die Symptome nicht durch eine andere psychische Störung erklärt werden können.

Das klinische Erscheinungsbild der ADHS ist insgesamt sehr heterogen in Bezug auf die phänotypische Ausprägung und die durch die ADHS bedingten Beeinträchtigungen. Nach den Diagnosekriterien des DSM-5 können drei klinische Erscheinungsbilder, die in DSM-IV Subtypen genannt wurden, unterschieden werden. Da bislang unklar geblieben ist, ob es sich bei dem Konzept der Subtypen um ein fehlerhaftes Konzept handelt oder ob die Methoden zum Nachweis der verschiedenen Subtypen nicht ausreichend genau sind, wurde das Konzept im DSM-5 wieder verlassen zugunsten der Formulierung »predominant presentation«, also vorherrschendes »Erscheinungsbild«. Unterschieden werden das vorwiegend hyperaktiv-impulsive Erscheinungsbild, das vorwiegend unaufmerksame und das kombinierte Erscheinungsbild. Die terminologische Veränderung des DSM-5 – aus Subtypen werden vorherrschende Erscheinungsbilder – trägt der Tatsache Rechnung, dass sich die Symptomatik der ADHS über die Entwicklung und Lebensspanne hinweg verändern kann und nicht stabilen trait-artigen Merkmalen abbildet. Insbesondere nehmen hyperaktiv-impulsive Symptome über die Lebensspanne ab, während Symptome aus dem Bereich Unaufmerksamkeit bestehen bleiben (Biederman et al. 2000; Gibbins et al. 2010). Viele Kinder mit kombinierter Symptomatik behalten im Erwachsenenalter vorwiegend Symptome aus dem Bereich der Unaufmerksamkeit (Epstein und Loren 2013). Der Begriff »vorherrschendes Erscheinungsbild« entspricht der Idee einer in der Gegenwart relevanten Symptomatik, die in der Vergangenheit anders ausgesehen haben kann. Die Begrifflichkeit »Subtyp« schien eher eine über die Zeit stabile Symptomatik anzuzeigen, die sich so empirisch nicht nachweisen ließ.

9.2.1 Vorwiegend Hyperaktiv-Impulsives Erscheinungsbild der ADHS

Das Erscheinungsbild des vorwiegend hyperaktiv-impulsiven Subtyps wurde zuerst im

Jahr 1994 in der DSM-IV Klassifikation definiert. Denn ein kleinerer Teil der ADHS-Betroffenen zeigt zwar Symptome, die für ADHS typisch sind; diese kommen jedoch vorwiegend aus dem Bereich Hyperaktivität und Impulsivität. Die Betroffenen scheinen weniger Schwierigkeiten mit dem Aufrechterhalten der Aufmerksamkeit zu haben, sondern werden vor allem durch Unruhe, Hyperaktivität und Impulsivität auffällig. Manche Autoren nehmen als Bild für dieses Erscheinungsbild den »Zappelphilipp« aus dem Struwwelpeter (Seidler 2004).

9.2.2 Vorwiegend Unaufmerksames Erscheinungsbild der ADHS

Die Definition dieses Erscheinungsbildes oder Subtyps findet sich, wie auch die des hyperaktiv-impulsiven Subtyps, zuerst im DSM-IV. Der Subtyp wird häufig mit der Abkürzung ADS (für Aufmerksamkeitsdefizit-Syndrom - ohne Hyperaktivität) benannt. Betroffene mit Vorwiegen der Symptomatik aus dem Bereich Unaufmerksamkeit fallen zumeist durch ihre geistige Abwesenheit und Zurückhaltung auf.

Insbesondere wenn Lehrer von Schülern berichten, die im Unterricht lange Zeit aus dem Fenster starren, dem Unterricht nicht folgen, auf ihren Unterlagen malen oder träumen, besteht die Möglichkeit, dass es sich um den vorwiegend unaufmerksamen ADHS-Subtypen, den »Träumertyp« oder »Hans guck in die Luft« handelt. Auffällig ist auch, dass die Betroffenen bei Arbeitsvorgängen – auch bei solchen, die weniger Konzentration erfordern – im Vergleich zu anderen erheblich langsamer arbeiten. Studien berichten, dass Betroffene dieses Subtyps vergleichsweise seltener durch externalisierende komorbide Symptome auffallen (etwa Aggressionen, oppositionelles Trotzverhalten). Dieser Typ scheint besonders häufig beim weiblichen Geschlecht vorzukommen (▶ Kap. 9.5).

9.2.3 Gemischtes Erscheinungsbild der ADHS

Die meisten ADHS-Betroffenen haben sowohl Symptome aus dem Bereich Unaufmerksamkeit als auch Impulsivität und Überaktivität. Sie werden vom DSM in die Gruppe *Gemischtes Erscheinungsbild* eingeordnet.

9.3 Die Neuerungen des DSM-5 und der ICD-11

Die Änderungen der diagnostischen Kriterien der ADHS im DSM-5 sind, wie im vorigen Kapitel beschrieben wurde, teils subtil, teils deutlich. Die Kernsymptombereiche Unaufmerksamkeit sowie Hyperaktivität und Impulsivität bleiben gleich. Zum ersten Mal sind im DSM-5 die für das Kindesalter formulierten 18 diagnostischen Kriterien für die ADHS um Beispiele für erwachsenenspezifische Ausprägungen der Symptomatik und Beispiele für Manifestationsformen im Jugendalter ergänzt worden. Die Formulierungen der diagnostischen Kriterien, die für das Kindesalter konzipiert sind, sind unverändert. Die diagnostische Schwelle für die Diagnose im Erwachsenenalter wurde gesenkt. Im älteren Jugend- und im Erwachsenenalter reichen fünf erfüllte diagnostische Kriterien aus, um die Diagnose zu stellen. Aufgrund dieser niedrigeren diagnostischen Schwelle werden die Patienten ab 17 Jahren besser identifiziert, die trotz niedrigerer Symptomlast über deutliche ADHS-bedingte Beeinträchtigungen berichten und die einer Behandlung bedürfen (Kooij et al. 2005). Im Kindesalter müssen weiterhin mindestens sechs Kriterien als erfüllt nachgewiesen werden, um die Diagnose zu stellen.

Auch das sogenannte »age-of-onset«-Kriterium wurde verändert, da in wissenschaftlichen Untersuchungen das siebte Lebensjahr als *age of onset* beliebig erschien (Barkley & Biederman 1997). Der Beginn der Symptomatik musste bislang vor dem siebten Lebensjahr nachgewiesen sein. Nach den neuen Kriterien des DSM-5 muss ein Beginn vor dem zwölften Lebensjahr nachgewiesen werden, was auch der Tatsache Rechnung trägt, dass einige ADHS-Patientengruppen (z. B. diejenigen mit höherer Intelligenz oder diejenigen mit vorwiegend Unaufmerksamkeit) erst dann deutlichere Beeinträchtigungen erleben, wenn die Anforderungen an Selbstmanagement und eigenständige Strukturierung in der weiterführenden Schule steigen. Hier kommt insbesondere das dimensionale Konzept des DSM-5 zum Tragen, denn dieses ermöglicht eine weniger statische Sicht auf die ADHS-Symptomatik. Da im Laufe des Lebens verschiedene Gleichgewichte zwischen Kompensationen und Belastungsfaktoren auftreten, kann es zu Veränderungen in der Symptomatik über die Lebensspanne kommen.

Das Kriterium C, das sogenannte »pervasiveness«-Kriterium, wurde verändert. Es muss nicht mehr das *Vorliegen von Beeinträchtigungen* durch die ADHS-Symptomatik in zwei oder mehr Lebensbereichen nachgewiesen sein, sondern lediglich das *Vorliegen von ADHS-Symptomen* in zwei oder mehr Lebensbereichen.

Kriterium D wurde angepasst: Es soll nun nachgewiesen sein, dass die funktionellen Beeinträchtigungen durch die ADHS-Symptomatik zur Reduktion der Qualität von sozialen, schulischen und beruflichen Tätigkeiten führen. Die Formulierung der *klinischen Signifikanz* der Beeinträchtigungen wurde gestrichen.

Autismus-Spektrum-Störungen können im DSM-5 gleichzeitig zu einer ADHS diagnostiziert werden, was vorher ausgeschlossen war. Die Formulierung »Subtypen« wurde – wie im vorigen Abschnitt beschrieben – geändert in vorherrschendes »Erscheinungsbild«. Darüber hinaus besteht die Möglichkeit, Schweregrade der Symptomatik zu diagnostizieren und auch eine partielle Remission der Symptome festzustellen.

Es wurden einige Anstrengungen unternommen, um DSM-5 und ICD-11 (https://icd.who.int/browse11/l-m/en) zu harmonisieren. Die Einordnung und Beschreibung der Entwicklungsstörungen und der ADHS in beiden Klassifikationssystemen sind weitgehend ähnlich. Die ICD-11 enthält keine allgemeingültig vorgesehenen Vorgaben zur Erfüllung einer bestimmten Anzahl von diagnostischen Kriterien wie es das DSM-5-System erfordert. Die ICD-11 enthält zwei große Gruppen von Symptomen (für Unaufmerksamkeit und für Hyperaktivität/Impulsivität), von denen einige in mindestens einer Symptomgruppe für die Diagnosestellung erfüllt sein müssen. Das Vorhandensein von Symptomen soll wie in DSM-5 vor dem zwölften Lebensjahr nachgewiesen werden, allerdings verlangt die ICD-11 das Vorhandensein *signifikanter* Unaufmerksamkeit oder Hyperaktivität/Impulsivität. Die ICD-11 enthält eine Symptombeschreibung für Hyperaktivität/Impulsivität, die so im DSM-5 nicht enthalten ist, nämlich die Tendenz spontan auf immediate Stimuli zu reagieren, ohne Überlegung oder ohne die Konsequenzen und Risiken zu bedenken. Diese Beschreibung wurde gewählt, um die Impulsivität des Erwachsenenalters besser zu beschreiben (First et al. 2021).

9.4 Entwicklung der Symptomatik über die Lebensspanne

9.4.1 Kindheit

Im Kleinkindalter ist das Auftreten einer ADHS durch ein hohes motorisches Aktivitätsniveau, die Suche nach stimulierenden Aktivitäten sowie nicht selten ein »schwieriges Temperament« mit Regulationsstörungen (Schlaf-, Essprobleme) charakterisiert. Im sogenannten »Schreikind« kann sich früh die niedrige Frustrationstoleranz zeigen bzw. eine Empfindlichkeit gegenüber dem nicht sofortigen Stillen von Bedürfnissen (Hunger, Wünsche). Die Trotzphase verläuft in der Regel deutlich akzentuiert und verlängert. Bereits im Kindergartenalter zeigt sich eine Tendenz zu zielloser Aktivität (sprunghaftes Verhalten, Tätigkeiten werden nicht zu Ende gebracht) und (bei den Mischformen) oppositionelles/verweigerndes Verhalten, das häufig den Eltern zurückgemeldet wird. Es können Entwicklungsdefizite, wie z. B. komorbide Entwicklungsstörungen der sprachlichen und motorischen Funktionen sowie Teilleistungsstörungen, hinzukommen. Zentral in diesem Alter ist das Problem der niedrigen Frustrationstoleranz – bereits oben als »delay aversion« erwähnt –, was auch zu Konflikten mit Erwachsenen und in der Peergroup führen kann. Bevor an eine medikamentöse Therapie gedacht wird, sind in diesem Alter verhaltenstherapeutischen Interventionen, ggf. in Format eines Elterntrainings, unabdingbar, um die Symptomentwicklung positiv zu beeinflussen (Sonuga-Barke et al. 2018; Sanders 1999, ▶ Kap. 44).

Die Symptomatik wird durch das Heranwachsen in einem problematischen Umfeld mit belastenden psychosozialen Faktoren (Keilow et al. 2020) oft verstärkt (niedriges Einkommen, inkonsistente und inkonsequente Erziehung, alleinstehende Eltern bzw. Scheidungen mit hohem Streitfaktor usw.). Da nicht selten auch die Eltern von ADHS betroffen sind und selbst mit ADHS-bedingten Beeinträchtigungen zu kämpfen haben, sind solche Konstellationen mit ungünstigen psychosozialen Bedingungen häufig als komplizierende Bedingungen für das Aufwachsen mit einer Entwicklungsproblematik zu finden. Eine Diagnose erfolgt meistens im Schulalter, auch bei weniger schweren Formen, wenn das Aufmerksamkeitsdefizit mit Konzentrationsschwierigkeiten, Ablenkbarkeit und hoher Leistungsfluktuation sichtbar wird. Bei gleichzeitigem Vorliegen der oft komorbiden Schwierigkeiten im Erlernen der basalen schulischen Fertigkeiten (Lese- und Rechtschreibschwäche sowie Dyskalkulie, ▶ Kap. 12) entsteht eine *Leistungsunsicherheit*, die zu sekundären emotionalen Störungen mit Unsicherheit des Selbstgefühls und auch Schulverweigerung führen kann.

Maßgebend für den weiteren Verlauf und die Entwicklung einer Störung des Sozialverhaltens ist das Vorliegen einer Impulskontrollstörung, die im Kindesalter zuerst als verweigerndes/oppositionelles Verhalten imponiert.

9.4.2 Jugend

Im Jugendalter trifft die ADHS auf die typischen Herausforderungen der Pubertät. Die schon ohnehin vorhandene Emotionsdysregulation dieser Lebensphase wird von der ADHS Symptomatik erheblich verstärkt. Die Verminderung der Hyperaktivität kann von einer quälenden inneren Unruhe (Rastlosigkeit, »Chaos im Kopf«) abgelöst werden. Die Aufmerksamkeitsstörung und die Leistungsunsicherheit können zu Schulunlust und erneuter Schulverweigerung führen. Die schulische Laufbahn ist nicht selten beeinträchtigt, auch weil sich die Heranwachsenden oft dem erzieherischen Einfluss ihrer Eltern nach und nach entziehen. Schulabbrüche aufgrund von Unlust, oppositionellem

Trotzverhalten und Autonomiebestrebungen können Folge der ADHS-Symptomatik sein. Zusätzlich setzen viele Betroffene im Jugendalter eine medikamentöse Behandlung aufgrund von damit verbundenen negativen Gefühlen von Stigmatisierung und Anderssein ab.

Bei einer Impulskontrollstörung mit niedriger Frustrationstoleranz und Emotionsdysregulation droht zusätzlich Substanzmissbrauch. Cannabis wird nicht selten zur Impulsregulation und gegen die innere Unruhe, auch zum »Runterkommen« und Einschlafen eingesetzt. Das positive Gefühl einer vorübergehenden Beruhigung kann im Sinne eines Verstärkungsmechanismus zu Konsumsteigerung führen und die betroffenen Jugendlichen in eine negative Spirale, evtl. auch mit Delinquenzentwicklung, bringen.

9.4.3 Erwachsenenalter

Dass die ADHS bei ca. 50–60 % der Betroffenen bis ins Erwachsenenalter hinein persistieren kann, ist seit den 1980er Jahren Gegenstand von wissenschaftlichen Diskussionen. Insbesondere in den letzten Jahren wird ADHS zunehmend als eine chronische Erkrankung der gesamten Lebensspanne betrachtet. Zwar entwachsen manche Betroffene den diagnostischen Kriterien, haben jedoch weiterhin Symptome der ADHS, Begleiterkrankungen und Folgen der ADHS zu tragen.

Bei Erwachsenen geht gemeinhin die nach außen gerichtete hyperaktive Symptomatik zurück. Bestehen bleibt oft eine innere und leichte motorische Unruhe. Auch die Impulsivität nimmt ins Erwachsenenalter hinein ab und die Kontrolle über spontane Impulse und die Fähigkeit zum Vorausplanen verbessern sich. Emotionale Dysregulation und Stressempfindlichkeit scheinen im Erwachsenenalter hingegen mehr in Erscheinung zu treten und auch die reduzierte Affektkontrolle und teils ausgeprägte Stressempfindlichkeit wird im Erwachsenenalter deutlicher wahrgenommen.

Paul Wender, der als einer der Pioniere der Beschreibung der ADHS-Symptomatik im Erwachsenenalter gilt, hat für das Erwachsenenalter spezifische diagnostische Kriterien formuliert, die bislang nicht Eingang in die offiziellen Kriterienkataloge gefunden haben. Nach den Wender-Utah-Kriterien gehen zusätzlich zu den Symptomen der Aufmerksamkeitsstörung und motorischen Hyperaktivität die Symptome *desorganisiertes Verhalten, Affektlabilität, beeinträchtigte Affektkontrolle, emotionale Überreagibilität* und *Impulsivität* ein (Wender 1995). Affektlabilität beschreibt dabei rasche Stimmungswechsel. Reizbarkeit, Wutausbrüche und geringe Frustrationstoleranz sind Ausdruck der reduzierten Affektkontrolle und emotionale Überreagibilität beschreibt Stressempfindlichkeit und überschießende emotionale Reaktionen.

Auch Russell A. Barkley hat im Vorfeld der Neuordnung des DSM-5 Studien zu den im Erwachsenenalter spezifischen und diagnoseweisenden Symptomen durchgeführt. Insbesondere filterte er auf der Basis von Beschwerdelisten seiner erwachsenen Patienten mit ADHS die Symptombereiche Inhibition und Selbstregulation sowie exekutive Funktionen als erwachsenenspezifische ADHS-Symptombereiche heraus (Barkley et al. 2008). Die Ergebnisse seiner Studien wiesen darauf hin, dass Ablenkbarkeit, Impulsivität, Probleme mit Daueraufmerksamkeit und Zielverfolgung sowie Beeinträchtigungen des Arbeitsgedächtnisses, der Organisationsfähigkeit und Planung die besten klinischen Hinweise auf das Vorliegen einer ADHS im Erwachsenenalter waren, während Beschwerden über Hyperaktivität im Erwachsenenalter weniger diagnostische Vorhersagekraft zu haben scheinen (Barkley et al. 2008).

Im Vordergrund der klinischen Symptomatik der ADHS im Erwachsenenalter stehen daher häufig die Beeinträchtigungen der Aufmerksamkeit und Selbstorganisation, des Zeitmanagements und der Stressregulation sowie Impulsivität. Einhergehend sind dann die daraus folgenden Beeinträchtigungen des Alltagslebens, da Erwachsene mit ADHS oft die an sie gestellten Anforderungen im partnerschaftlichen, familiären, beruflichen und Freizeitbereich als überfordernd erleben und ihnen nicht gerecht werden können. Psychosoziale Beeinträchtigungen finden sich im Erwachsenenalter oft im schulisch-akademischen oder Ausbildungs-Bereich, im Beruf, in sozialen Beziehungen zu Partnern, Freunden, Arbeitskollegen, in der Elternrolle, bei der Teilnahme am Straßenverkehr. Die Lebensqualität ist oft beeinträchtigt (Agarwal et al. 2012).

Nicht selten geht die Umwelt implizit davon aus, dass die gezeigten Verhaltensweisen bei entsprechender Anstrengung willentlich beeinflussbar seien. Beeinträchtigungen der sozialen Interaktionen in Form von enttäuschten Erwartungen, Missverständnissen, Konflikten, Vorwürfen etc. sind die Folge.

Darüber hinaus werden Verhaltensweisen von Erwachsenen mit ADHS von der Umwelt auch oft als widersprüchlich erlebt. So fühlen sich beispielsweise viele Erwachsenen mit ADHS durch an sie gestellte Anforderungen und Verpflichtungen schnell überfordert, neigen aber gleichzeitig aufgrund von Impulsivität dazu, immer neue oder vermeintlich spannende Aufgaben schnell und unüberlegt zu übernehmen, die dann nicht zu Ende geführt werden. Oder sie sagen Verabredungen zu, ohne zu überlegen, legen sexuell-promiskuitive Verhaltensweisen an den Tag und gefährden dadurch ihre Partnerschaften. Auch auf der Suche nach abenteuerlichen oder spannenden Aktivitäten werden die Bedürfnisse von Angehörigen oft impulsiv »vergessen«. Diese Tendenz, Risiko und Spannung zu suchen, und die Bereitschaft, neue Reize und Erfahrungen zu suchen, werden mit dem Begriff *sensation seeking* beschrieben und finden sich häufig im Temperamentsprofil von Individuen mit ADHS (Purper-Ouakil et al. 2010), ebenso wie eine höhere Tendenz zu Langeweile (Golubchik et al. 2020), welche mit der Fähigkeit zur Aufmerksamkeitsregulation in komplexer Weise verbunden zu sein scheint (Malkovsky et al. 2012).

9.4.4 Alter

Die meisten Untersuchungen, die über ADHS im Erwachsenenalter durchgeführt wurden, berücksichtigten junge Erwachsene (< 40 Jahre). Über die Altersgruppe der über 60-Jährigen ist bislang nur wenig bekannt hinsichtlich des Auftretens der Ausprägung und Präsentation von ADHS im höheren Lebensalter. ADHS wird bei Senioren nur selten diagnostiziert.

Negative psychosoziale Auswirkungen von ADHS in den Bereichen Beruf, Finanzen, Organisation, Beziehungen, Gesundheit und Wohlbefinden sind auch bei älteren Erwachsenen und Senioren mit ADHS belegt (Philipp-Wiegmann et al. 2016).

9.5 Geschlechtsspezifische Unterschiede

Das Geschlechterverhältnis der von ADHS Betroffenen verschiebt sich im Verlauf der Entwicklung ins Erwachsenenalter. Insgesamt erhalten mehr Jungen und Männer ADHS-Diagnosen als Mädchen und Frauen. Das Geschlechterverhältnis wird mit 2:1 bis 10:1 zugunsten der Jungen, im Mittel von 2–3:1 angegeben (Willcutt 2012). Im Erwachsenenalter scheint sich das Geschlechterverhältnis 1:1 anzunähern (Williamson und Johnston 2015). Woran das liegt, ist unklar. Verschiedene Gründe sind angeführt worden, unter anderem auch diagnostische Verzerrungen.

Es wird nämlich angenommen, dass Mädchen mit ADHS eher übersehen oder später diagnostiziert werden, weil sie weniger expansiv-externalisierende Verhaltensweisen aufweisen, mehr Symptome aus der Symptomdomäne Unaufmerksamkeit zeigen und sich eher zu späteren Zeitpunkten selbst in Behandlung begeben (Gaub und Carlson 1997). Dann nämlich, wenn ihnen selbst die Beeinträchtigungen z. B. im schulischen Rahmen auffallen. Manche Autoren sprechen in Bezug auf die Mädchen mit ADHS auch von einer »stillen Minderheit« (Gershon 2002). Auch wird angenommen, dass Jungen, die mehr hyperaktiv-impulsive Symptome haben, im Verlauf der Entwicklung die diagnostischen Kriterien nicht mehr voll erfüllen, weil diese für das Erwachsenenalter nicht gut angepasst sind. Betroffene, die vor allem Symptome aus dem Bereich Hyperaktivät/Impulsivität haben, erfüllen aufgrund der Unangemessenheit der diagnostischen Kriterien für das Erwachsenenalter die diagnostischen Kriterien im Verlauf der Entwicklung oft nicht mehr, obgleich sie weiter z. B. innere Unruhe berichten. Da die Kriterien für Unaufmerksamkeit auch über die Entwicklungsspanne angemessener formuliert sind und die Symptomatik möglicherweise auch stabiler zu sein scheinen, bleiben die diagnostischen Kriterien im Bereich der Domäne »Unaufmerksamkeit« auch im Erwachsenenalter angemessen und geeignet und es zeigt sich in diesem Bereich mehr Persistenz der Symptomatik bis ins Erwachsenenalter hinein.

Gegen diese Annahme sprechen Studien, die keine Geschlechterunterschiede in der Persistenz der Symptomatik gefunden haben (Ebejer et al. 2012; Kessler et al. 2005) und Befunde, die über einen späteren Beginn der Symptomatik bei Mädchen berichten (Agnew-Blais et al. 2016). Eine dritte Annahme geht davon aus, dass Geschlechterunterschiede in der Symptomverteilung bestehen, woraus sich in Interaktion mit den zu verschiedenen Zeitpunkten unterschiedlichen Umweltanforderungen andere Diagnosehäufigkeiten für die beiden Geschlechter ergeben.

Männliche Individuen sind von allen Entwicklungsstörungen häufiger betroffen als weibliche. Daher wurden auch biologische Faktoren als mögliche Gründe für dieses Ungleichgewicht in Betracht gezogen (May et al. 2019). Unter anderem wurden genetische und hormonelle Faktoren, aber auch (pränatale) Stress- und Bleiexposition mit in die Überlegungen einbezogen. Die Verteilung der Geschlechtschromosomen wird in manchen Theorien (u. a. ist vom *female protective effect* die Rede) als Ursache der Unterschiede in der Betroffenheit der Geschlechter angenommen. So wurde angenommen, dass Männer durch die beiden unterschiedlichen Geschlechtschromosomen eine höhere Variabilität der Symptomausprägungen aufweisen, mit einerseits höherer Inzidenz und andererseits niedrigeren Schweregraden, im Gegensatz zu Frauen, die durch die beiden gleichen Geschlechtschromosomen weniger Variabilität aufweisen. Im Rahmen der sogenannten Schwellen-(threshold)-Theorie wird angenommen, dass Frauen durch die beiden gleichen Geschlechtschromosomen eine Art Ersatz haben und daher bei Schädigungen des Erbgutes besser geschützt sind als männliche Individuen, die nur ein X-Chromosom haben, die Schwelle für Schädigungen des genetischen Materials also höher ist.

In einer ersten Metaanalyse zu Geschlechtsunterschieden bei ADHS im Kindesalter fanden Gaub und Carlson (1997) keine Geschlechtsunterschiede für Impulsivität, akademische Leistungen, soziales Funktionieren, motorische Funktionen und elterliche Faktoren wie z. B. Depressionen oder elterliches Bildungsniveau. Mädchen mit ADHS hatten im Vergleich zu Jungen mit ADHS häufiger intellektuelle Beeinträchtigungen, weniger hyperaktive und weniger externalisierende Verhaltensweisen. In populationsbasierten Stichproben findet man bei Jungen ausgeprägtere ADHS-Symptome als bei Mädchen, während sich bei klinisch-diagnostizierten Stichproben mit ADHS ähnliche Symptomausprägungen fanden (Mowlem et al. 2019). Eine Untersuchung bei College-Studierenden zeigte eine höhere Symptomlast und auch stärkere Beeinträchtigungen durch die Symptomatik bei Studentinnen (Fedele et al. 2012). Während sich bei Jungen mit ADHS häufig schon von früher Kindheit an eine hohe Symptomlast insbesondere mit Hyperaktivität und Impulsivität finden lässt, zeigt sich ein Anstieg der Symptomlast bei Mädchen im Verlauf der Entwicklung vor allem in der frühen Adoleszenz (Murray et al. 2019). Eine zweite Metaanalyse zu Geschlechtsunterschieden, die auch Adoleszente und Erwachsene mit ADHS einschloss, fand wiederum geringer ausgeprägte Symptomatik in den Bereichen Hyperaktivität, Unaufmerksamkeit und Impulsivität sowie externalisierenden Problemen bei Mädchen und Frauen mit ADHS. Bei Mädchen wurden erneut ausgeprägtere intellektuelle Beeinträchtigungen und mehr internalisierende Probleme gefunden (Gershon 2002).

9.6 Bedeutung der ADHS als Normvariante und Basisstörung

Ätiologisch können neuropsychologische Befunde bzgl. herabgesetzter exekutiver Funktionen (Rubia 2018) und v. a. erhöhter Reaktionsvariabilität (Castellanos et al. 2005; Kuntsi und Klein 2012), (▶ Kap. 24) auf der neurobiologischen Ebene die ADHS-Symptomatik gut erklären. Demnach soll das zentrale Problem bei ADHS eine abnorme/unregelmäßige Funktion von »regulatorischen« Systemen sein, im Sinne eines unzureichenden Monitorings über die Ausführung von Handlungen sowie eine erhöhte Fluktuation (Instabilität) im Vigilanz-System. Allgemein handelt es sich bei solchen Funktionen um dimensionale Eigenschaften, die oft auch bei Verwandten von Betroffenen zu finden und auch deswegen als Endophänotyp-Kandidaten geeignet sind. Sie stellen somit eine Verbindung zwischen Genotyp und Phänotyp dar. Auf der neuronalen funktionellen Ebene findet sich z. B. eine abnorme Konnektivität in fronto-cingulo-striato-thalamischen und fronto-parieto-zerebellaren Netzwerken (Rubia 2018). Die Dimensionalität dieser Faktoren ist Beleg für den dimensionalen diagnostischen Ansatz des DSM-5. Wie auch der Autismus stellt die ADHS in vielen eher subklinischen Fällen eine Basisstruktur oder Normvariante dar, die je nach individuellen und/oder Umfeld-Ressourcen bzw. Belastungsfaktoren früher oder später zu Beeinträchtigung von Funktionsniveau und psychosozialer Anpassung führen kann. Dabei spielen vor allem die häufigen Komorbiditäten und psychosoziale ungünstige Faktoren im Umfeld (geringer sozioökonomischer Status, »broken-home«-Familien, negative Eltern-Kind-Interaktion) eine wichtige Rolle.

Protektiver Faktor ist wie bei anderen Entwicklungsstörungen das Intelligenzniveau. Bei guten kognitiven Ressourcen und milderen Problemen in den exekutiven Funktionen (Arbeitsgedächtnis, Inhibitionsleistungen, Planungsfähigkeiten) können ein hohes Aktivitätsmuster und Explorationsverhalten bei Kindern durchaus sehr positive Aspekte beinhalten. Diese Kinder haben viel Energie (obwohl auch das Energieniveau starken Schwankungen unterliegen kann und Selbstregulation und Selbstmanagement erlernt werden müssen) und können, bei guter Förderung durch das Umfeld, erhebliche Fähigkeiten entwickeln: sportliche Leistungen, Kreativität, Gerechtigkeitssinn, Ideenreichtum, Risikobereitschaft, Begeisterung. Ungünstig wirken dagegen schwierige Temperamentsfaktoren wie starkes oppositionell-verweigerndes Verhalten und die Affektregulationsstörung, wenn diese sich zu den entsprechenden komorbiden psychischen Störungen entwickeln. Auch die häufige Kombination mit spezifischen Lernstörungen trägt zum Auftreten sekundärer emotionaler Störungen mit herabgesetztem Selbstwertgefühl und Angstsymptomen bei. Die häufige Überlappung von autistischen und ADHS-Symptomen, vor allem im Kindesalter, wird im ▶ Kap. 8 behandelt. Letztendlich wird die durch die ADHS verursachte Beeinträchtigung noch stärker als bei anderen Entwicklungsstörungen von belastenden psychosozialen Faktoren mit beeinflusst. Deswegen wird die ADHS in der ICD-10 noch im Kapitel der Emotionalen und Verhaltensstörungen abgehandelt, und die »Migration« dieser Diagnose in die Gruppe der *Neurodevelopmental Disorders* im DSM-5 hat im Vorfeld zur Publikation des Manuals einige Diskussionen und Kontroversen hervorgerufen (Andrews et al. 2009).

Zuletzt sollte die potenzielle Entwicklung von affektiven Störungen, Substanzkonsum- und Persönlichkeitsstörungen sowie delinquentem Verhalten in Verbindung mit ADHS oder auf dem Boden einer Entwicklung, die durch ADHS-Eigenschaften erschwert oder verkompliziert wird, erwähnt werden. Eine Reduktion von psychiatrischen Problemen und eine bessere Prognose können durch eine intensive Psychoedukation über die Eigenschaften und Symptome der ADHS sowie durch ein Coaching bzgl. eines *lifetime managements* erreicht werden, um die Risiken zu minimieren und Stärken und Ressourcen zu nutzen (Tebartz van Elst 2016).

9.7 Zusammenfassung

Die Aufmerksamkeitsdefizit-Hyperaktivitätsstörung kommt im Kindes- und Erwachsenenalter häufig vor. Die Prävalenz im Kindesalter liegt bei etwa 5 % (4–8 %). ADHS ist die am häufigsten diagnostizierte psychische Erkrankung überhaupt. Es werden mindestens zwei- bis dreimal so viele Jungen mit ADHS diagnostiziert wie Mädchen. Im Erwachsenenalter sind 2–4 % von ADHS betroffen. Das Geschlechterverhältnis der von ADHS Betroffenen gleicht sich im Verlauf der Entwicklung ins Erwachsenenalter an.

Leitsymptome der ADHS sind Unaufmerksamkeit, Impulsivität und Hyperaktivität, die sich im Kindes-, Jugend- und Erwachsenenalter in Ausprägung und charakteristischer Manifestation unterscheiden.

Für die diagnostische Einordnung nach ICD-11 ist eine Harmonisierung mit den Festlegungen von DSM 5 geplant. Insbesondere die Einordung nach dem vorherrschenden klinischen Erscheinungsbild mit der Möglichkeit klinische Erscheinungsmuster (vorwiegend unaufmerksam, vorwiegend hyperaktiv und kombiniert) zu diagnostizieren, zeichnet das System von DSM-5 aus. Darüber hinaus wurde neben anderen Änderungen die diagnostische Schwelle der zu erfüllenden diagnostischen Kriterien für das Erwachsenenalter gesenkt.

Wie auch der Autismus stellt die ADHS in vielen eher subklinischen Fällen eine Basisstruktur oder Normvariante dar, die je nach individuellen und/oder Umfeld-Ressourcen bzw. Belastungsfaktoren zu Beeinträchtigung von Funktionsniveau und psychosozialer Anpassung führen kann und häufig psychische Komorbiditäten nach sich zieht, die die Lebensqualität der Betroffenen deutlich einschränken können.

Literatur

Agarwal R, Goldenberg M, Perry R et al. (2012) The quality of life of adults with attention deficit hyperactivity disorder: a systematic review. Innov Clin Neurosci 9(5–6): 10–21.

Agnew-Blais JC, Polanczyk GV, Danese A et al. (2016) Evaluation of the Persistence, Remission, and Emergence of Attention-Deficit/Hyperactivity Disorder in Young Adulthood. JAMA Psychiatry 73(7): 713–720.

Andrews G, Pine DS, Hobbs MJ et al. (2009) *Neurodevelopmental disorders: cluster 2 of the proposed meta-structure for DSM-V and ICD-11* Psychol Med 39(12): 2013–2023.

AWMF (2018) Langfassung der interdisziplinären evidenz- und konsensbasierten S3-Leitlinie »Aufmerksamkeitsdefizit-/Hyperaktivitätsstörung (ADHS) im Kindes-, Jugend- und Erwachsenenalter«. (https://www.awmf.org/uploads/tx_szleitlinien/028-045l_S3_ADHS_2018-06.pdf, Zugriff am 17. Juli 2020).

Barkley RA, Biederman J (1997) Toward a broader definition of the age-of-onset criterion for attention-deficit hyperactivity disorder. J Am Acad Child Adolesc Psychiatry 36(9): 1204–10.

Barkley RA, Murphy KR, Fischer M (2008). ADHD in Adults. What the science says. New York, NY: Guilford Press.

Biederman J, Mick E, Faraone SV (2000) Age-dependent decline of symptoms of attention deficit hyperactivity disorder: impact of remission definition and symptom type. Am J Psychiatry 157(5): 816–818.

Castellanos FX, Sonuga-Barke EJ, Scheres A et al. (2005) Varieties of ADHD-Related Intra-Individual Variability. Biol Psychiatry 57: 1416–1423.

Ebejer JL, Medland SE, van der Werf J et al. (2012) Attention deficit hyperactivity disorder in Australian adults: prevalence, persistence, conduct problems and disadvantage. PLoS One 7(10): e47404.

Epstein JN, Loren R (2013) Changes in the definition of ADHD in DSM-5: subtle but important. Neuropsychiatry 3(5): 455–458.

Fedele DA, Lefler EK, Hartung CM et al. (2012) Sex differences in the manifestation of ADHD in emerging adults. J Atten Disord 16(2):109–117.

First MB, Gaebel W, Mai M et al. (2021) *An organization- and category-level comparison of diagnostic requirements for mental disorders in ICD-11 and DSM-5.* World Psychiatry 20(1): 34-51.

Gaub M, Carlson CL (1997) Gender differences in ADHD: A meta-analysis and critical review. Journal of the American Academy of Child and Adolescent Pschiatry 36 (8): 1036–1045.

Gershon J (2002) A meta-analytic review of gender differences in ADHD. J Atten Disord 5(3): 143–154.

Gibbins C, Weiss MD, Goodman DW et al. (2010) ADHD-hyperactive/impulsive subtype in adults. Ment Illn 2(1): e9.

Golubchik P, Manor I, Shoval G et al. (2020) Levels of Proneness to Boredom in Children with Attention-Deficit/Hyperactivity Disorder On and Off Methylphenidate Treatment. J Child Adolesc Psychopharmacol 30(3): 173–176.

Keilow M, Chunsen W, Obel C (2020) Cumulative social disadvantage and risk of attention deficit hyperactivity disorder: Results from a nationwide cohort study. SSM - Population Health 10: 100548.

Kessler RC, Adler LA, Barkley R et al. (2005) Patterns and predictors of attention-deficit/hyperactivity disorder persistence into adulthood: results from the national comorbidity survey replication. Biol Psychiatry 57(11): 1442–51.

Kooij S, Buitelaar JK, van den Oord EJ et al. (2005) Internal and external validity of attention-deficit hyperactivity disorder in a population-based sample of adults. Psychol Med 35(6): 817-827.

Kuntsi J, Klein C (2012) Intraindividual Variability in ADHD and Its Implications for Research of Causal Links. Current topics in Behavioral Neurosciences 9: 67–91.

Malkovsky E, Merrifield C, Goldberg Y et al. (2012) Exploring the relationship between boredom and sustained attention. Experimental Brain Research 221: 59–67.

May T, Adesina I, McGillivray J et al. (2019) Sex differences in neurodevelopmental disorders. Curr Opin Neurol 32: 622–626.

Mowlem FD, Rosenqvist MA, Martin J et al. (2019) Sex differences in predicting ADHD clinical diagnosis and pharmacological treatment. Eur Child Adolesc Psychiatry 28(4): 481–489.

Murray AL, Booth T, Eisner M et al. (2019) Sex differences in ADHD trajectories across childhood and adolescence. Dev Sci. 22(1): e12721.

Philipp-Wiegmann F, Retz-Junginger P et al. (2016) The intraindividual impact of ADHD on the transition of adulthood to old age. Eur Arch Psychiatry Clin Neurosci 266(4): 367–371.

Purper-Ouakil D, Cortese S, Wohl M et al. (2010) Temperament and character dimensions associated with clinical characteristics and treatment outcome in attention-deficit/hyperactivity disorder boys. Compr Psychiatry 51(3): 286–292.

Rubia K (2018) Cognitive Neuroscience of Attention Deficit Hyperactivity Disorder (ADHD) and Its Clinical Translation. Front Hum Neurosci. 29(12): 100.

Sanders MR (1999) The Triple P-Positive parenting program: Towards an empirically validated multilevel parenting and family support strategy for the prevention of behavior and emotional problems in children. Clinical Child and Family Psychology Review 2(2): 71–90.

Seidler E (2004) »Zappelphilipp« und ADHS: Von der Unart zur Krankheit. Dtsch Arztebl 101(5): 239–243.

Sonuga-Barke EJS, Barton J, Daley D et al. (2018) A comparison of the clinical effectiveness and cost of specialised individually delivered parent training for preschool attention-deficit/hyperactivity disorder and a generic, group-based programme: a multi-centre, randomised controlled trial of the New Forest Parenting Programme versus Incredible Years. Eur Child Adolesc Psychiatry 27(6): 797–809.

Tebartz van Elst L (2016) Autismus und ADHS. Zwischen Normvariante, Persönlichkeitsstörung und neuropsychiatrischer Krankheit. Stuttgart: Kohlhammer.

Wender PH (1995) Attention-deficit hyperactivity disorder in a adults. New York, NY; Oxford: Oxford University Press.

Willcutt EG (2012) The prevalence of DSM-IV attention-deficit/hyperactivity disorder: a meta-analytic review. Neurotherapeutics 9(3): 490–499.

Williamson D, Johnston C (2015) Gender differences in adults with attention-deficit/hyperactivity disorder: A narrative review. Clin Psychol Rev 40: 15–27.

10 Tic-Störungen und Tourette-Syndrom

Kirsten R. Müller-Vahl

10.1 Einleitung

Tic-Störungen werden unterteilt in vorläufige (auch vorübergehende oder transiente), chronische (auch persistierende) motorische, vokale oder kombinierte vokale und motorische (= Tourette-Syndrom) Tic-Störungen. Aus klinischen (Sambrani et al. 2016) und genetischen (Yu et al. 2019) Studien mehren sich allerdings Hinweise darauf, dass nicht von verschiedenen Störungen, sondern vielmehr von einem *Spektrum* derselben Erkrankung mit lediglich unterschiedlicher Art, Dauer und Schwere der Symptome auszugehen ist. Das Tourette-Syndrom stellt die schwerwiegendste Verlaufsform dar. Allerdings ist die Ausprägung der Tics auch bei diesen Patienten mehrheitlich gering bis moderat.

Im DSM-5 werden Tic-Störungen den *neuronalen Entwicklungsstörungen* und im ICD-10 den *Verhaltens- und emotionalen Störungen* mit Beginn in der Kindheit und Jugend zugeordnet. Hingegen werden sie im ICD-11 fortan als Bewegungsstörungen den neurologischen Erkrankungen zugerechnet. Diese unterschiedlichen Klassifikationen verdeutlichen, dass die Ätiologie der Tic-Störungen weiterhin ungeklärt ist.

Die Behandlung von Tics ist nach wie vor unbefriedigend, auch wenn sich die Therapiemöglichkeiten in den letzten Jahren verbessert haben. In jüngster Zeit wurden verschiedene neue Medikamente zur Behandlung von Tics in großen kontrollierten Studien untersucht.

10.2 Definitionen

10.2.1 Tourette-Syndrom

Das Tourette-Syndrom (*Gilles-de-la-Tourette-Syndrom*, kombinierte vokale und multiple motorische Tic-Störung, ICD 10 F95.2, DSM-5 307.23) ist eine chronisch verlaufende Tic-Störung, die durch das Bestehen von motorischen und vokalen Tics gekennzeichnet ist, die aber nicht gleichzeitig bestehen müssen. Die Diagnose kann erst ein Jahr nach dem Auftreten des ersten Tics gestellt werden. Der Erkrankungsbeginn muss vor dem 18. Lebensjahr liegen. Eine besondere Schwere der Tics muss für die Diagnose hingegen nicht vorliegen.

10.2.2 Chronische motorische oder vokale Tic-Störung

Bestehen für eine Dauer von mindestens einem Jahr ausschließlich motorische oder – selten – vokale Tics, dann ist die Diagnose einer chronischen motorischen (oder vokalen) Tic-Störung (ICD F95.1, DSM-5 307.22) zu stellen. Die chronische motorische Tic-Störung stellt vermutlich eine milde Verlaufsvariante des Tourette-Syndroms dar, da die Schwere der motorischen Tics sowie die Häufigkeit und Schwere der psychiatrischen Komorbiditäten meist geringer ist (Müller-Vahl et al. 2019). Bei der Mehrzahl der Patienten ist wegen der geringen Symptomausprägung keine Behandlung erforderlich.

10.2.3 Vorübergehende Tic-Störung

Während im ICD-10 von einer transienten bzw. vorübergehenden Tic-Störung (ICD F95.0) gesprochen wird, wurde im DSM-5 (DSM-5 307.21) der Begriff vorläufige (*provisional*) Tic-Störung eingeführt. Damit soll verdeutlicht werden, dass zum Zeitpunkt der Diagnose noch keine Vorhersage zum weiteren Verlauf möglich ist. Die Diagnose der vorübergehenden Tic-Störung soll immer dann vergeben werden, wenn die Dauer der Tics kürzer als ein Jahr ist. Mehrheitlich bestehen bei dieser Verlaufsvariante gering ausgeprägte einfache, meist ausschließlich motorische Tics (oft im Gesicht und am Kopf), die wegen der geringen Symptomschwere und des selbstlimitierenden Verlaufs kaum je behandlungsbedürftig sind.

10.3 Epidemiologie

Primäre Tic-Störungen sind häufig. Für die vorübergehende Tic-Störung wird eine Prävalenz von 10–15 % angenommen, für die chronische motorische Tic-Störung von 1,3–5 % (Ueda und Black 2021). Die Häufigkeit des Tourette-Syndroms wird auf 0,7–1 % bei Kindern und 0,4–0,7 % bei Erwachsenen geschätzt. Tic-Störungen treten weltweit in gleicher Häufigkeit auf. Aus nach wie vor nicht bekannten Gründen treten Tic-Störungen bei Jungen/Männern etwa drei- bis viermal häufiger auf als bei Mädchen/Frauen.

10.4 Tics

Die Einteilung von Tics erfolgt nach der Qualität in motorische und vokale und dem Grad der Komplexität in einfache und komplexe Tics. Tics können einzeln oder in Serien auftreten. Um Tics eindeutiger von Bewegungsstereotypien abzugrenzen, wurde im DSM-5 darauf verzichtet, Tics als *stereotyp* zu charakterisieren. Stattdessen werden Tics definiert als plötzliche, rasche, nicht-rhythmische, wiederkehrende Bewegungen oder Vokalisationen.

10.4.1 Motorische Tics

Mehrheitlich treten motorische Tics als einfache motorische Tics auf, das heißt, als plötzlich einschließende, kurze und umschriebene Bewegungen an nur einem Körperteil oder nur wenige Muskelgruppen betreffend (▶ Tab. 10.1). Am häufigsten finden sich einfache motorische Tics an den Augen, im Gesicht oder am Kopf etwa Augen blinzeln, Augen verdrehen, grimassieren und Kopf rucken. Theoretisch können einfache motorische Tics – meist mit zunehmender Schwere der Tics – am gesamten Körper auftreten.

Komplexe motorische Tics sind deutlich seltener und treten meist nur bei stärkerer Ausprägung der Erkrankung auf. Unter komplexen motorischen Tics werden Bewegungen zusammengefasst, die durch eine Beteiligung verschiedener Muskelgruppen oder sogar Körperteile gekennzeichnet sind oder scheinbar absichtsvolle Bewegungen beinhalten. Eine Differenzierung zwischen einfachen und komplexen Tics ist meist nur im Rahmen klinischer Studien von Bedeutung.

Zu den komplexen motorischen Tics wird auch die *Kopropraxie* (das Zeigen obszöner Gesten) gerechnet sowie die *Echopraxie* (das Imitieren von Bewegungen anderer Personen) und die *Palipraxie* (das Wiederholen von eigenen Bewegungen). Unklar ist, ob autoaggressive Handlungen ebenfalls eine Sonderform komplexer motorischer Tics darstellen.

Tab. 10.1: Beispiele für einfache und komplexe motorische Tics

Einfache motorische Tics	Komplexe motorische Tics
Augen zwinkern, blinzeln, rollen	Scheinbar absichtsvolle Bewegungen und Gesten
Augenbrauen hochziehen	Hüpfen, Springen
Nase rümpfen, verziehen	Klatschen, Klopfen
Backen aufblasen	Im Kreis drehen
Mund öffnen, verziehen	Verdrehende, beugende Rumpfbewegungen
Lippenbewegungen	Ausfahrende Armbewegungen
Zunge hervorstrecken	Aufstampfen
Kieferbewegungen	Dystone Tics
Stirn runzeln	Schreibtics
Grimassieren	Echopraxie
Zähneklappern	Kopropraxie
Kopf rucken, drehen, zucken, schütteln, nicken	Palipraxie
Schulter zucken, drehen, hochziehen	(autoaggressive Handlungen)
Arm-/ Handbewegungen	
Bauchbewegungen	
Rumpfbewegungen	
Bein-/Fußbewegungen	

10.4.2 Vokale Tics

Unwillkürliche Lautäußerungen aus Mund und Nase werden als vokale Tics bezeichnet. Sie reichen vom leisen Räuspern bis hin zum lauten Schreien und Ausrufen von Wörtern (▶ Tab. 10.2). Einfache vokale Tics treten deutlich häufiger auf als komplexe vokale Tics.

Typische vokale Tics sind Räuspern, Schniefen, Hüsteln oder das Aussprechen von einzelnen Silben (»Ah«, »Oh«).

Unter komplexen vokalen Tics werden zusammengefasst die *Koprolalie* (das Aussprechen von obszönen Wörtern), die *Echolalie* (das Wiederholen des Gesprochenen anderer Menschen) und die *Palilalie* (das Wiederholen eigener Wörter oder Silben). Eine ausgeprägte Palilalie kann auch mit Sprechblockaden einhergehen und wie ein Stottern anmuten. Als weitere Sonderform der komplexen vokalen Tics wird das Ausrufen von sozial unangemessenen Wörtern (*non-obscene socially inappropriate behaviour*, NOSI) angesehen. Eine Koprolalie tritt fast ausschließlich bei stärkerer Ausprägung der Tic-Störung auf. Anders als in den Medien oft dargestellt, bestehen Koprophänomene (Koprolalie: 18 –32 %, Kopropraxie: 10–25 %) nur bei der Minderzahl der Patienten und sind keinesfalls ein obligates Kriterium für die Diagnose des Tourette-Syndroms.

Tab. 10.2: Beispiele für einfache und komplexe vokale Tics

Einfache vokale Tics	Komplexe vokale Tics
Räuspern	Echolalie
Schniefen	Koprolalie
Hüsteln	Palilalie
Nase hochziehen	Sprechblockaden
Prusten	Atypische Sprachwendungen
Geräuschvolles Ein- oder Ausatmen	Ausrufen von Sprachfragmenten
Quieken, Quietschen, Grunzen Pfeifen, Summen	Ausrufen anderer sozial unangemessener Wörter (non-obscene socially inappropriate behaviour, NOSI)
Ausrufen von Silben (»Hm«, »Eh«, »Ah«, »Ha«)	
Ausstoßen von Schreien	
Ausstoßen von Tier- oder anderen Lauten	
Spucken	

10.4.3 Klinische Charakteristika von Tics

Beginn

Tic-Störungen zeigen einen typischen altersabhängigen Verlauf. Der Beginn liegt typischerweise zwischen dem sechsten und achten Lebensjahr. Ein Beginn vor dem dritten Lebensjahr ist selten. Bei 99 % der Betroffenen treten die Tics bis zum 15. Lebensjahr auf (Freemann et al. 2000). Im ICD wurde das 18. Lebensjahr als spätester Erkrankungsbeginn definiert. Nur sehr selten berichten Patienten über einen Beginn im Erwachsenenalter. In diesen Fällen sollte eine sehr sorgfältige differentialdiagnostische Abklärung erfolgen und die Diagnose einer primären Tic-Störung nur bei ansonsten typischer Symptomatik gestellt werden (Bloch und Leckman 2009).

Der Beginn ist typischerweise langsam und schleichend mit gering ausgeprägten einfachen motorischen Tics im Gesicht oder am Kopf (etwa Augen blinzeln oder Kopf schütteln). Einfache vokale Tics (typischerweise räuspern, schniefen oder hochziehen) treten im Mittel zwei bis drei Jahre später auf. Gerade im Kindesalter sind die spontanen Fluktuationen der Tics meist besonders stark ausgeprägt, sodass es zu Beginn der Erkrankung nicht selten für Wochen oder wenige Monate zu einem vollständigen Rückgang der Tics kommt.

Altersgipfel und Verlauf

Statistisch ist die stärkste Ausprägung der Tics im Alter von zehn bis zwölf Jahren zu erwarten. Mit zunehmendem Alter kommt es nachfolgend bei der Mehrzahl der Patienten zu einer langsamen spontanen Reduktion der Tics, sodass die langfristige Prognose überwiegend günstig ist (Bloch et al. 2006).

Spontane Fluktuationen

Spontane Fluktuationen hinsichtlich Art, Anzahl, Frequenz, Intensität und Komplexität sind ein typisches Merkmal von Tics. Eine Vorhersage über die Dauer der Phasen mit stärkeren oder geringeren Tics ist nicht möglich. Wird in der Anamnese nicht über derartige Schwankungen berichtet, sollte die Diagnose einer primären Tic-Störung (▶ Kap. 10.6) in Zweifel gezogen werden.

Situative Einflussfaktoren

Alle Patienten können Faktoren benennen, die zu einer Zu- oder Abnahme ihrer Tics führen. Am häufigsten werden von Patienten Stress, aber auch Aufregung, Angst, Anspannung und Freude als Tic-verschlechternde Faktoren genannt. Hingegen kommt es typischerweise zu einer Verminderung der Tics bei Ruhe und Entspannung, aber auch bei Konzentration oder körperlicher Anspannung.

Willentliche Unterdrückung

Ein weiteres typisches Merkmal von Tics ist die willentliche Unterdrückbarkeit. Die Mehrzahl der Patienten gibt an, die Tics kurzzeitig für wenige Minuten unterdrücken zu können. Diese Fähigkeit unterliegt einer Altersabhängigkeit: Während mehr als 90 % der erwachsenen Patienten ihre Tics vorübergehend willentlich unterdrücken kann, berichten dies nur etwa 60 % der Kinder im Alter von unter acht Jahren (Sambrani et al. 2016).

Patienten geben mehrheitlich an, dass die Unterdrückung der Tics anstrengend und unangenehm sei, zu einer Zunahme des Vorgefühls und nachfolgend zu einer überschießenden Verschlechterung der Tics führe. In zahlreichen Studien – sowohl bei Kindern als auch bei Erwachsenen – konnte mittlerweile aber nachgewiesen werden, dass die willentliche Tic-Unterdrückung nicht zu einem derartigen Tic-Rebound führt (Müller-Vahl et al. 2014). Dies ist für die verhaltenstherapeutische Behandlung von Tics mittels *Habit Reversal Training* und *Exposure and Response Prevention* (▶ Kap. 10.9.2) von Relevanz.

Das Vorgefühl

Schließlich ist für Tics ein unmittelbar vorangehendes Vorgefühl charakteristisch. Bei keiner anderen Bewegungsstörung wird von den Patienten ein derartiges Vorgefühl angegeben. Vergleichbar der Unterdrückbarkeit unterliegt auch das Vorgefühl einer Altersabhängigkeit: Fast 90 % der erwachsenen Patienten mit Tourette-Syndrom berichten über ein Vorgefühl, hingegen nur etwa 35 % der Kinder unter acht Jahren (Sambrani et al. 2016). Mehrheitlich wird das Vorgefühl am Ort des nachfolgend eintretenden Tics wahrgenommen. Typischerweise wird dies als Kribbeln,

Druck oder Spannungsgefühl beschrieben. Die Dauer beträgt nur wenige Sekundenbruchteile, niemals mehrere Sekunden oder gar Minuten.

10.5 Komorbiditäten

Das Tourette-Syndrom ist eine Spektrum-Erkrankung. Dabei stellen gering ausgeprägte vorübergehende Tics das eine Ende und chronische Verläufe mit stark ausgeprägten – auch komplexen – Tics und zahlreichen psychiatrischen Begleiterkrankungen das andere Ende des Spektrums dar. In Klinikpopulationen finden sich bei 80–90 % der Patienten psychiatrische Komorbiditäten. Oft bestehen nicht nur eine, sondern mehrere derartige Begleitsymptome. Im Kindes- und Jugendalter stellt die Aufmerksamkeitsdefizit-/Hyperaktivitätsstörung (ADHS) in ca. 50 % der Fälle die bei weitem häufigste Komorbidität dar. Im Erwachsenenalter sind Zwänge (50–80 %) das häufigste Begleitsymptom, wobei nicht in allen Fällen die Diagnosekriterien einer Zwangsstörung erfüllt sind. Weitere typische Komorbiditäten sind Depressionen, Angststörungen, Wutanfälle, Impulskontrollstörungen, autoaggressive Handlungen und Schlafstörungen, bei Kindern auch eine emotionale Dysregulation, Störungen des Sozialverhaltens, Teilleistungsstörungen und Lernstörungen und seltener eine Autismus-Spektrum-Störung oder andere tiefgreifende Entwicklungsstörungen (Freeman et al. 2000; Sambrani et al. 2016).

Nach Umfrageergebnissen aus den USA (TAA 2018) und Italien (Benatti et al. 2020) sowie Registerdaten aus Schweden (Fernández de la Cruz et al. 2017) bestehen bei Patienten mit Tourette-Syndrom nicht nur häufig Suizidgedanken, sondern auch eine erhöhte Rate an Suizidversuchen und vollendeten Suiziden.

Aus Studien zur Lebensqualität von Patienten mit Tourette-Syndrom ist bekannt, dass sowohl bei Kindern und Jugendlichen als auch bei Erwachsenen die Komorbiditäten häufiger zu einer stärkeren Beeinträchtigung führen als die Tics (Pringsheim et al. 2009; Müller-Vahl et al. 2010). Dabei stehen im Jungendalter die ADHS gefolgt von Zwängen im Vordergrund, während bei Erwachsenen eine Depression gefolgt von Zwängen die Lebensqualität am stärksten beeinträchtigt. Daher ist es wichtig, in jedem Einzelfall eine Exploration im Hinblick auf psychiatrische Begleitsymptome vorzunehmen und dies in die therapeutischen Überlegungen einzubeziehen.

10.6 Diagnose und Differenzialdiagnose

Bei typischem klinischem Bild ist die Diagnose einer Tic-Störung einfach zu stellen. Die Abgrenzung zu anderen hyperkinetischen Bewegungsstörungen bereitet in aller Regel keine Schwierigkeiten. Sind nicht nur die formalen Diagnosekriterien einer Tic-Störung erfüllt und der übrige neurologische Befund regelrecht, sondern auch alle weiteren typischen Kennzeichen von Tics nachweisbar, so kann auf die Durchführung zusätzlicher Untersuchungen verzichtet werden.

Es sollte bedacht werden, dass Tics nicht ausschließlich in Zusammenhang mit primären Tic-Störungen auftreten, sondern auch bei zahlreichen anderen – meist selteneren – Erkrankungen auftreten können, etwa Chorea Huntington, Morbus Wilson, Phenylketonurie, Lesch-Nyhan-Syndrom, Neuroakanthozytose, Fragiles X-Syndrom und Chorea Sydenham. Bei diesen Erkrankungen stellen die Tics aber nie die einzige Bewegungsstörung dar. Zudem fehlen die oben beschriebenen typischen Merkmale primärer Tics (z. B. Altersabhängigkeit, Vorgefühl, Unterdrückbarkeit, spontane Fluktuationen).

Tics treten nicht selten auch im Rahmen anderer Entwicklungsstörungen auf, etwa bei ADHS, Autismus-Spektrum-Störung und Zwangserkrankung. Nur sehr selten werden im klinischen Alltag Tics beobachtet infolge von Intoxikationen (etwa mit Kokain) oder nach medikamentösen Behandlungen, z. B. mit Lamotrigin und Carbamazepin. In Einzelfällen wurde das Auftreten von Tics nach Koffeinkonsum beschrieben. Auch wenn Stimulanzien wie Methylphenidat zu einer – meist nur vorübergehenden – Verschlechterung der Tics führen können, so sind sie nie alleinige Ursache.

Bei jüngeren Kindern vor dem sechsten Lebensjahr stellen gutartige Bewegungsstereotypien eine wichtige Differentialdiagnose dar. Meist treten diese Bewegungen bereits im ersten oder zweiten Lebensjahr ein. Mehrheitlich handelt es sich um sehr stereotyp ablaufende, komplexe Armbewegungen mit Anheben und Anwinkeln der Arme und einem Drehen oder Schütteln der Hände. Zum Teil treten zusätzlich Bewegungen der unteren Extremitäten auf, etwa Hüpfen und Springen, selten kommt es zusätzlich auch zu Vokalisationen. Kennzeichnend ist weiterhin ein ausschließliches Auftreten – oder eine Provokation – bei emotionaler Anspannung und Freude. Die Prognose dieser Bewegungsstereotypien ist überwiegend günstig mit spontaner Remission im Grundschulalter.

Gelegentlich treten Bewegungsstereotypien auch bei Kindern im Kindergarten- und Grundschulalter während der Imagination von Traumwelten auf. Wenn Kinder während des Ausführens der Bewegungen wie abwesend wirken, sollte aktiv nach derartigen Traumwelten gefragt werden. Zuweilen wird berichtet, dass das Erleben der als angenehm empfundenen Traumwelten durch die Ausführung der Bewegungen weiter intensiviert werden kann.

10.6.1 PANDAS

Seit Jahren wird diskutiert, ob Tics (und Zwänge) durch (bakterielle) Infektionen hervorgerufen oder verstärkt werden können. Diese Hypothese fand sogar Eingang ins ICD-11: Dort werden unter den sekundären Tic-Störungen separat »Infectious or postinfectious tics« (ICD-11 8A05.10) aufgeführt. Für Patienten mit Tics und/oder Zwängen, bei denen zuvor in engem zeitlichem Zusammenhang ein durch beta-hämolysierende Streptokokken der Gruppe A (GAS) ausgelöster Infekt nachgewiesen wurde, wurde 1998 der Begriff *PANDAS* (Pediatric Autoimmune Neuropsychiatric Disorders Associated with Streptococcal Infections) eingeführt (Swedo et al. 1998). In der jüngst abgeschlossenen großen, von der EU geförderten, europaweiten Studie *EMTICS* fanden sich allerdings keine Hinweise darauf, dass Infekte mit Streptokokken der Gruppe A zu einer Tic-Verschlechterung führen (n = 715 Kinder und Jugendliche) oder das erstmalige Auftreten von Tics verursachen (n = 260 Kinder und Jugendliche) (Schrag et al. 2022). Tics sollten daher weder mit Antibiotika noch mit immunmodulierenden Medikamenten behandelt werden.

10.6.2 Funktionelle Tic-ähnliche Bewegungen

Funktionelle Tic-ähnliche Bewegungen bzw. dem Tourette-Syndrom ähnliche Symptome stellen zweifelsohne die schwierigste Differenzialdiagnose dar. Seit 2019 hat die Zahl dieser Patienten – überwiegend Jugendliche und junge Erwachsene – deutlich zugenommen (Amorelli et al. 2022). Frauen sind häufiger betroffen als Männer. Oft finden sich vorbestehende psychiatrische Erkrankungen, insbesondere Angststörungen, Depressionen und/oder eine Autismus-Spektrum-Störung. Es kann vermutet werden, dass die zunehmende Bekanntheit der Erkrankung und die mediale Darstellung zur Zunahme funktioneller Tic-ähnlicher Bewegungen beiträgt (Müller-Vahl et al. 2020).

An eine funktionelle Tic-/Tourette-ähnliche Bewegungsstörung sollte immer dann gedacht werden, wenn erste Symptome deutlich nach dem zehnten Lebensjahr auftreten, der Beginn abrupt ist, von Beginn an sehr komplexe Bewegungen besonders an den Armen und am Oberkörper bestehen und laute Vokalisationen vorherrschen, eventuell auch mit zahlreichen verschiedenen Schimpfwörtern oder sozial unpassenden Sätzen. Darüber hinaus werden von den Betroffenen für Tic-Störungen völlig untypische Angaben zu Vorgefühl, Unterdrückbarkeit und situativen Einflussfaktoren gegeben. Die korrekte Diagnose ist umso wichtiger, damit inadäquate Behandlungen oder sogar die Diagnose eines *Therapieresistenten Tourette-Syndroms* vermieden werden.

Beachtet werden sollte, dass funktionelle Tic-ähnliche Bewegungen nicht selten *zusätzlich* bei Patienten mit Tourette-Syndrom auftreten. Die Diagnose ist meist schwierig zu stellen. Wegweisend sind dramatische Veränderungen der Symptome im Verlauf, etwa wenn bei einem Patienten nach Jahren mit nur geringen Tics abrupt starke und zuvor nie vorhandene Symptome hinzutreten. Auf Nachfrage gelingt es der Mehrzahl dieser Patienten, die Tics von den funktionellen Bewegungen und Lautäußerungen zu differenzieren. Typischerweise werden jeweils völlig unterschiedliche Angaben zu Vorgefühl, Unterdrückbarkeit und situativen Einflussfaktoren gemacht. Die Differenzierung ist klinisch von großer Relevanz, da unterschiedliche Behandlungen indiziert sind.

10.7 Genetik und epigenetische Faktoren

Tic-Störungen sind polygene Erkrankungen. Auch große genomweite Assoziationsstudien (GWAS) mit mehreren tausend Patienten konnten bisher keine klinisch relevanten Ergebnisse erzielen. Die bisher bekannten Risiko-Gene für das Tourette-Syndrom (CNTN6, NRXN1, HDC, CELSR3, SLITRK1, IMMP2L, CNTNAP2, NLGN4) sind für weniger als 2 % der Erkrankungsfälle verantwortlich. Bis heute ist eine genetische Diagnostik nicht möglich.

Neben genetischen Veränderungen sind auch nicht genetische Faktoren für die Manifestation einer Tic-Störung relevant. Allerdings konnte bis heute kein einzelner Umweltfaktor als eindeutig krankheitsauslösend identifiziert werden. Es liegen aber gut begründete Hinweise darauf vor, dass starkes Rauchen und psychosozialer Stress während der Schwangerschaft das Risiko für das Auftreten eines Tourette-Syndroms erhöhen und Geburtskomplikationen, ein niedriger Apgar-Index und ein geringes Geburtsgewicht häufiger mit einem schweren Verlauf der Tic-Störung einhergehen.

Im klinischen Alltag ist wichtig zu wissen, dass für Angehörige ersten Grades das Risiko, an einem Tourette-Syndrom zu erkranken, auf 5–15 %, für Tics allgemein auf 10–20 % geschätzt wird (Übersicht bei (Qi et al. 2017).

10.8 Pathogenese

Die Ursache der primären Tic-Störungen ist weiterhin unbekannt. Zahlreiche Befunde – insbesondere aus bildgebenden Studien – weisen auf eine Dysfunktion in kortiko-striato-thalamo-kortikalen Regelkreisen (insbesondere in dem fronto-striatalen und limbischen Regelkreis) hin. Allerdings gibt es darüber hinaus auch Hinweise auf eine Beteiligung anderer Hirnareale inklusive kortikaler Regionen (im Sinne eines *cortical thinning*), des Corpus callosum, des Cerebellums und der Amygdala. Es wurde spekuliert, ob Tics Folge einer funktionellen Unreife kortikaler Kontrollnetzwerke sind (Martino et al. 2018; Singer und Augustine 2019).

Auf neurochemischer Ebene wird eine Störung im dopaminergen System (sowohl innerhalb der Basalganglien als auch im präfrontalen Kortex) angenommen. Als wichtigster Beleg für diese Hypothese gilt nach wie vor die Tic-reduzierende Wirkung durch Dopaminrezeptor-Antagonisten. Ungeklärt ist allerdings bis heute, wo genau innerhalb des dopaminergen Systems eine Dysfunktion besteht und ob diese tatsächlich die primäre Ursache der Erkrankung darstellt, sodass verschiedene »Dopamin-Hypothesen« aufgestellt wurden. Die Mehrzahl der Befunde weist auf eine präsynaptisch gelegene, funktionell und phasisch auftretende Überfunktion der dopaminergen Transmission hin (Singer und Augustine 2019).

Allerdings wurde – auch wegen der Komplexität der Erkrankung – immer wieder über eine Beteiligung anderer Neurotransmittersysteme spekuliert. Dies umfasst sowohl das serotonerge, aber auch das glutamaterge, GABA-erge und histaminerge System. Wegen der positiven Wirkungen cannabisbasierter Medikamente auf Tics wurde auch eine Beteiligung des Endocannabinoid-Systems vorgeschlagen (Übersicht bei Albin 2018).

Bis heute ist kein Biomarker bekannt, der zur Diagnose einer Tic-Störung genutzt werden könnte. Mit Hilfe bildgebender Untersuchungen können allenfalls sekundäre Ursachen ausgeschlossen werden, nicht aber die Diagnose einer primären Tic-Störung im konkreten Einzelfall primär gestellt werden (Szejko et al. 2022a).

10.9 Therapie

Auch wenn sich die Therapiemöglichkeiten in den letzten Jahren verbessert haben, so ist die Behandlung von Tics nach wie vor als unbefriedigend zu bezeichnen. Nicht unterschätzt werden sollte, wie hilfreich es für den einzelnen Patienten ist, die korrekte Diagnose zu erfahren. Häufig führt dies bereits zu einer Entlastung, sodass keine weitere Behandlung mehr notwendig ist. Bevor eine Therapie eingeleitet wird, sollte das gesamte Symptomspektrum erfasst werden, inklusive möglicher psychiatrischer Komorbiditäten. Eine Behandlung sollte dann zunächst für das klinisch im Vordergrund stehende Symptom eingeleitet werden. Bei schwer ausgeprägtem komplexem Tourette-Syndrom ist eine Mehrfachtherapie meist unvermeidlich.

Die Behandlung der Tics erfolgt weitestgehend unabhängig von der Art der Tics oder der Tic-Störung. Die Behandlung von Kindern unterscheidet sich nicht grundsätzlich von der bei Erwachsenen. Es gibt keine Hinweise darauf, dass die Nichtbehandlung von Tics nachteilige Auswirkungen auf die Ursache oder den Verlauf haben. Allerdings sollten mögliche psychosoziale Folgen bedacht werden. Daher ist der Wunsch des Patienten (bzw. der Eltern) entscheidend hinsichtlich der Frage einer Behandlung der Tics. Ärztlicherseits sollte eine Therapie dann empfohlen werden, wenn die Tics stark ausgeprägt sind oder zu einer relevanten psychosozialen Beeinträchtigung führen.

Um übertriebene Erwartungen an die Therapie zu dämpfen, sollten Patienten vor Einleitung der Therapie über die Behandlungsziele informiert werden: Während eine Verhaltenstherapie im Mittel zu einer Tic-Reduktion um ca. 30–40 % führt, ist durch eine medikamentöse Behandlung durchschnittlich eine Tic-Reduktion von ca. 50 % zu erwarten. Im Einzelfall kann aber auch eine deutlich stärkere Verminderung der Tics eintreten. Eine Symptomfreiheit wird nicht erreicht. Bei einer kleinen Gruppe von Patienten besteht eine Therapieresistenz.

Um den Behandlungseffekt beurteilen zu können, sollte eine Therapie für zwei bis drei Monate fortgeführt werden, da spontane Fluktuationen der Tics und situative Einflussfaktoren ansonsten zu Fehleinschätzungen führen können (Müller-Vahl 2022).

10.9.1 Psychoedukation

Am Beginn jeder Therapie wollte eine Psychoedukation stehen. Besonders bei Kindern und Jugendlichen ist die Aufklärung des unmittelbaren sozialen Umfeldes hilfreich. Schüler und Studierende können ggf. Nachteilsausgleiche erhalten. Auch besteht die Möglichkeit, einen Antrag auf (Schwer-)Behinderung zu stellen. Ein offener Umgang mit der Erkrankung fördert die Krankheitsakzeptanz und erleichtert den Umgang mit der Tic-Störung.

10.9.2 Psychotherapie

Obwohl die Verhaltenstherapie erst seit etwa zehn Jahren in der Therapie von Tics etabliert ist, ist sie mittlerweile die am besten untersuchte Behandlungsform für Tics und laut der *Amerikanischen Akademie für Neurologie* (AAN) die einzige Therapie, die sowohl bei Kindern als auch bei Erwachsenen als zweifelsfrei wirksam einzustufen ist (Pringsheim et al. 2019). Eine Verhaltenstherapie sollte allen Patienten als primäre Therapie angeboten werden. Allerdings tritt der Therapieeffekt erst verzögert nach einigen Wochen ein. Zudem erfordert die Behandlung entsprechende Therapiemotivation und Zeitaufwand. Stärker ausgeprägte Tics können meist nicht befriedigend mit Verhaltenstherapie behandelt werden. Als größtes Problem erweist sich in Deutschland aber, dass nach wie vor nur wenige Therapeuten eine Verhaltenstherapie für Tics anbieten.

Habit Reversal Training (HRT)/ Comprehensive Behavioral Intervention for Tics (CBIT)

Auch wenn in der Tic-Behandlung meist vom *Habit Reversal Training* (HRT; Deutsch: Gewohnheitsumkehrtraining) gesprochen wird, so wird mehrheitlich ein etwas umfassenderen Therapieprogramm durchgeführt, die sogenannte *Comprehensive Behavioral Intervention for Tics* (CBIT). Es mehren sich Hinweise, dass HRT/CBIT auch als Gruppentherapie oder via Internet/Video wirksam angewandt werden können. Dies ist wegen des allgemeinen Mangels an Therapeuten von besonderer klinischer Relevanz. Eine Behandlung mit HRT/CBIT wird ab einem Alter von etwa neun Jahren für sinnvoll gehalten. Mittlerweile stehen verschiedene Manuale zur Verfügung: in Englisch (Woods et al. 2008) und Deutsch für Kinder (Woitecki und Döpfner 2015) und Erwachsene (Müller-Vahl et al. 2018).

CBIT setzt sich aus verschiedenen Therapieelementen zusammen. Das Hauptelement des HRT bildet das *Competing Response Training* (CRT), d. h. das Identifizieren und Erlernen einer Alternativ- bzw. Gegenbewegung *(competing response)*. Im Rahmen von CBIT/HRT muss für jeden einzelnen zu behandelnden Tic eine entsprechende Alternativbewegung eingeübt werden. Im Idealfall ist diese mit dem gleichzeitigen Ausführen des Tics inkompatibel. Theoretisch kann aber auch eine ganz andere Bewegung genutzt werden, sofern sie bei der Tic-Unterdrückung hilft. Ein weiterer wesentlicher Bestandteil der Therapie ist das *Wahrnehmungstraining*. Hierbei werden nicht nur alle aktuell bestehenden Tics identifiziert, sondern auch das den Tics vorangehende Vorgefühl. Allerdings ist die Wahrnehmung des Vorgefühls keine zwingende Voraussetzung für eine erfolgreiche Behandlung.

Exposure and Response Prevention Training (ERP)

Eine weitere, in Deutschland aber weniger gebräuchliche Verhaltenstherapie zur Behandlung von Tics ist das *Exposure and Response Prevention Training* (ERP; Deutsch: Exposition mit Reaktionsverhinderung). Auch wenn die Studienlage für das ERP im Vergleich zum HRT/CBIT schlechter ist, so gilt diese Technik als vergleichbar gut wirksam (Verdellen et al. 2011). Im Gegensatz zum HRT/CBIT wird beim ERP keine Alternativbewegung ausgeführt. Stattdessen basiert das ERP auf einer willentlichen Unterdrückung aller Tics gleichzeitig. Es wird vermutet, dass dadurch eine zunehmende Gewöhnung an das Vorgefühl eintritt und es nachfolgend – durch eine Unterbrechung des Automatismus, dass einem Vorgefühl immer ein Tic folgt – eine Verminderung der Tics eintritt.

10.9.3 Medikamentöse Therapie

Dopaminrezeptor-Antagonisten

Dopaminrezeptor-Antagonisten gelten als wirksamste medikamentöse Therapie für Tics. Trotz des jahrzehntelangen Gebrauchs einer Vielzahl verschiedener Substanzen ist die Studienlage schlechter als für die Verhaltenstherapie. Die Evidenz für ihre Wirksamkeit wird daher lediglich als *moderat* eingestuft (Pringsheim et al. 2019). Bis heute ist *Haloperidol* das einzige in Deutschland zugelassene Medikament für die Behandlung von Tics. Da es aber zu stärkeren Nebenwirkungen führt als verschiedene atypische Antipsychotika, wird es nicht mehr für die Behandlung von Tics empfohlen. Auch andere früher gebräuchliche klassische Antipsychotika wie etwa *Pimozid* gelten heute wegen der erhöhten Nebenwirkungsrate allenfalls noch als Reservemedikamente.

Als Therapie der ersten Wahl gilt heute *Aripiprazol*, das in den USA auch für die Behandlung des Tourette-Syndroms zugelassen ist. *Risperidon* und *Sulpirid* werden als vergleichbar gut wirksam eingestuft, sind aber oft mit stärkeren Nebenwirkungen verbunden. Trotz unzureichender Studienlage gilt bei Kindern neben Aripiprazol auch *Tiaprid* als Medikament der ersten Wahl.

Unabhängig von der Wahl der Substanz sollte die Behandlung langsam einschleichend dosiert werden. Die Dosis sollte gesteigert werden bis zum Eintritt einer klinisch relevanten Tic-Reduktion oder von nicht tolerablen Nebenwirkungen. Realistisches Behandlungsziel ist eine Tic-Reduktion um etwa 50 %. Im Verlauf sollte ggf. eine Dosisanpassung in Abhängigkeit von den spontanen Fluktuationen der Tics erfolgen und bei Kindern bei zunehmendem Körpergewicht. Typische Dosierungen sind in ▶ Tab. 10.3 dargestellt.

Als häufigste Nebenwirkung tritt Müdigkeit ein, gefolgt von Antriebsminderung, Gewichtszunahme und Sexualfunktionsstörungen. Hingegen wird eine tardive Dyskinesie kaum je beobachtet und stellt daher keinen Hinderungsgrund für eine ansonsten indizierte Therapie dar. Eine Hyperprolaktinämie sollte nur bei gleichzeitig bestehenden klinischen Symptomen (etwa Gynäkomastie, Galaktorrhö, Amenorrhö) zu einer Umstellung der Behandlung führen. Das Auftreten von Nebenwirkungen ist ein die Therapie häufig limitierender Faktor und führt nicht selten zum Behandlungsabbruch.

Tab. 10.3: Medikamentöse Therapie von Tics

Substanz	Dosierung				Empfehlung
	Beginn	Steigerung	mittlere Dosis	Höchstdosis	
Aripiprazol	1 x 2,5 mg/d	alle 3–7 Tage um 2,5 mg	7,5–15 mg/d	30 mg/d	Medikament der ersten Wahl mit günstigstem Nebenwirkungsprofil; bei Müdigkeit Einnahme abends
Tiaprid	1–2 x 50 mg/d	alle 3–7 Tage um 50–100 mg	3 x 100 mg/d	3 x 200 mg/d	neben Aripiprazol bei Kindern Substanz der ersten Wahl
Risperidon	0,5–1 mg/d	alle 3–7 Tage um 0,5 mg	selten werden Dosierungen > 2 x 1–2 mg/d vertragen		nebenwirkungsreicher als Aripiprazol; gleichzeitige Wirkung auf impulsives und aggressives Verhalten
Sulpirid	1–2 x 50 mg/d	alle 3–7 Tage um 50–100 mg	2 x 200 mg/d	2 x 400 mg/d	nebenwirkungsreicher als Aripiprazol; vermutlich auch auf komorbide Zwänge wirksam
Pimozid	0,5 mg/d	Steigerung alle 7 Tage um 0,5 mg	2 mg abends	4 mg abends, selten höher	Reservemedikament; Verlängerung der QTc-Strecke vermutlich häufiger als bei anderen Dopaminrezeptor-Antagonisten

Weitere Substanzen

Führen weder eine Verhaltenstherapie noch ein oder mehrere Antipsychotika – bei gleichzeitig guter Verträglichkeit – zu einer klinisch relevanten Verminderung der Tics, so stehen nur wenige Behandlungsalternativen zur Verfügung. Klare Empfehlungen können kaum gegeben werden, da die Datenlage für alle weiteren Substanzen schlecht ist. Oft richtet sich die Behandlung dann nach klinischen Erfahrungen.

Die noradrenerg wirksamen Substanzen *Clonidin* und *Guanfacin* führen nur dann zu einer – moderaten – Unterdrückung der Tics, wenn komorbid eine ADHS besteht. Lokale *Botulinumtoxin*-Injektionen gelten ebenfalls als wirksam zur Behandlung von Tics. Eine Behandlung ist aber nur für Patienten mit wenigen umschrieben Tics sinnvoll, die durch gut identifizierbare und zugängliche Muskeln hervorgerufen werden. Auch wenn einer kleinen kontrollierten Studie zufolge *Topiramat* zu einer Tic-Reduktion führt, so konnte sich diese Substanz klinisch nie durchsetzen. Nachdem seit Jahren der Hemmer des vesikulären Monoamintransporters (VMAT) *Tetrabenazin* als Reservemedikament in der Behandlung von Tics galt, verlief eine Phase-3-Studie bei Kindern und Jugendlichen mit deuteriertem Tetrabenazin (Deutetrabenazin) negativ (Coffey et al., 2021). Auch der VMAT-Hemmer Valbenazin war nach einen großen Phase-3-Studie nicht wirksam in der Reduzierung von Tics (Farber et al. 2021). Positiv verlief hingegen eine erste Phase-3-Studie mit dem selektiven Dopamin-D1-Rezeptorantagonisten Ecopipam, sodass Ecopipam eine vielversprechende und möglicherweise besser verträgliche neue Therapie für Tics darstellt. Auch wenn in China durchgeführte Studien mit dem Ningdong- und dem 5-Ling-Granulat positive Ergebnisse erbrachte, spielen diese traditionellen chinesischen Medikamente in Europa keine Rolle (Roessner et al. 2022; Pringsheim et al. 2019).

Cannabisbasierte Medikamente

Seit Jahrzehnten ist bekannt, dass Patienten mit Tourette-Syndrom sich selbst mit Cannabis therapieren. In den vergangenen Jahren veröffentlichte Fallberichte, Fallserien und kleine kontrollierte Studien weisen darauf hin, dass Cannabisbasierte Medikamente (etwa Delta-9-Tetrahydrocannabinol [THC, Dronabinol],

Cannabisextrakte wie Nabiximols und Medizinalcannabisblüten) nicht nur zu einer Verminderung der Tics, sondern auch zu zahlreichen psychiatrischen Komorbiditäten führen. Die Ergebnisse einer großen kontrollierten Studie mit *Nabiximols* werden für 2022 erwartet (Übersicht bei Szejko et al. 2022b).

10.9.4 Chirurgische Therapie

Patienten mit schwerem und therapieresistentem Tourette-Syndrom kann eine operative Therapie mittels *tiefer Hirnstimulation* (THS) angeboten werden. Allerdings ist die Datenlage bis heute schlecht und eine abschließende Bewertung der Wirksamkeit nicht möglich. Bis heute wurden lediglich fünf kontrollierten Studien durchgeführt mit jeweils nur kleinen Fallzahlen, deren Ergebnisse überwiegend negativ ausfielen (Übersicht bei Szejko et al. 2022c).

Deutlich positiver sind hingegen die Ergebnisse einer internationalen Datenbank mit 185 Patienten aus 31 Zentren. Danach führt eine THS nach zwölfmonatiger Behandlung unabhängig vom Zielpunkt im Mittel zu einer Tic-Reduktion von 45 % (Martinez-Ramirez et al. 2018). Zu ähnlichen Ergebnissen kommt eine Metaanalyse basierend auf 57 Studien mit 156 erwachsenen Patienten. Hier fand sich eine Verminderung der Tics um im Mittel 53 % (Baldermann et al. 2016). Auch bei Kindern und Jugendlichen führt die THS einer Metaanalyse zufolge – basierend auf 58 Fällen – zu einer mittleren Tic-Reduktion von 59 % (Coulombe et al. 2018). Zu berücksichtigen ist allerdings bei diesen Analysen, dass die Mehrzahl der Ergebnisse auf Daten aus unkontrollierten Studien oder gar Einzelfallberichten basiert, sodass neben Placeboeffekten auch ein Publikationsbias wahrscheinlich ist.

Unklar ist bis heute, ob eine THS auch zu einer Verbesserung psychiatrischer Komorbiditäten führt. Ebenso ist strittig, welches der geeignetste Zielpunkt ist. Am häufigsten werden die mittelliniennahen Thalamuskerne sowie der anteriore und posteriore Teil des Globus pallidus internus als Zielpunkt gewählt. Zahlreiche andere Zielpunkte führten zu vergleichbaren Ergebnissen.

10.9.5 Andere Verfahren

Seit langem wird diskutiert, ob *Neurofeedback* in der Behandlung von Tics wirksam ist. In einer ersten kleinen kontrollierten Studie konnte eine signifikante Reduktion der Tics nachgewiesen werden (Sukhodolsky et al. 2019). Eine abschließende Bewertung ist aufgrund der geringen Datenbasis noch nicht möglich.

Hingegen liegen keine Hinweise darauf vor, dass die *transkranielle Magnetstimulation* oder eine *Elektrokrampftherapie* in der Behandlung von Tics wirksam sind.

10.10 Behandlung psychiatrischer Komorbiditäten

Die Behandlung psychiatrischer Komorbiditäten weicht nicht von den Empfehlungen für diese Erkrankungen ab, unabhängig vom Tourette-Syndrom. Wegen des häufig gleichzeitigen Bestehens von Zwängen, Depression und Ängsten eignen sich selektive Serotonin-Wiederaufnahmehemmer besonders gut zur Behandlung dieser Symptome.

Die frühere Annahme, dass *Methylphenidat* zu einer Provokation oder anhaltenden Verschlechterung der Tics führe und daher nicht zur Therapie einer komorbiden ADHS eingesetzt werden solle, gilt als überholt. Methylphenidat führt nur selten und dann in aller Regel vorübergehend für etwa sechs bis acht Wochen zu einer Zunahme der Tics. Daher gilt Methylphenidat heute als Medikament der ersten Wahl in der Behandlung einer komorbiden ADHS. Nach aktueller Studienlage wird die stärkste Wirkung durch eine Kombination von Methylphenidat und *Clonidin* erzielt (Bloch et al. 2009).

10.11 Selbsthilfegruppen

Für viele Patienten stellen die Selbsthilfegruppe eine wichtige Unterstützung dar zum Austausch und für weitere Informationen: *Tourette-Gesellschaft Deutschland e. V.* (www.tourette-gesellschaft.de), Interessenverband *Tic & Tourette-Syndrom e. V.* (www.iv-ts.de) und *LifeTiccer* (www.lifeticcer.de).

10.12 Zusammenfassung

Die Diagnose einer Tic-Störung ist einfach zu stellen. Ausschlaggebend sind eine typische Anamnese und Symptompräsentation. Sowohl im Rahmen der Erstvorstellung als auch im Verlauf sollte eine Exploration im Hinblick auf psychiatrische Komorbiditäten erfolgen, da diese die Lebensqualität der Patienten oft stärker beeinträchtigen als die Tics. Die Behandlung der Tics ist nach wie vor unbefriedigend. Neben einer Psychoedukation können eine Verhaltenstherapie und eine medikamentöse Therapie angeboten werden. Aripiprazol gilt – trotz fehlender Zulassung in dieser Indikation in Deutschland – als Substanz der ersten Wahl.

Literatur

Ackermans L, Duits A, Linden C van der, Tijssen M, Schruers K, Temel Y, Kleijer M, Nederveen P, Bruggeman R, Tromp S, Kranen-Mastenbroek V van, Kingma H, et al. (2011) Double-blind clinical trial of thalamic stimulation in patients with Tourette syndrome. Brain 134(Pt 3): 832–844.

Albin RL (2018) Tourette syndrome: a disorder of the social decision-making network. Brain 141 (2): 332–347.

Amorelli G, Martino D, Pringsheim T (2022) Rapid Onset Functional Tic-Like Disorder Outbreak: A Challenging Differential Diagnosis in the COVID-19 Pandemic. J Can Acad Child Adolesc Psychiatry 31(3): 144–151.

Andrén P, Jakubovski E, Murphy TL, Woitecki K, Tarnok Z, Zimmerman-Brenner S, van de Griendt J, Debes NM, Viefhaus P, Robinson S, Roessner V, Ganos C, Szejko N, Müller-Vahl KR, Cath D, Hartmann A, Verdellen C (2022) European clinical guidelines for Tourette syndrome and other tic disorders-version 2.0. Part II: psychological interventions. Eur Child Adolesc Psychiatry. Mar;31(3):403-423.

Baldermann JC, Schüller T, Huys D, Becker I, Timmermann L, Jessen F, Visser-Vandewalle V, Kuhn J (2016) Deep Brain Stimulation for Tourette-Syndrome: A Systematic Review and Meta-Analysis. Brain Stimul 9(2): 296–304.

Benatti B, Ferrari S, Grancini B, Girone N, Briguglio M, Marazziti D, Mucci F, Dell'Osso L, Gambini O, Demartini B, Tundo A, Necci R, et al. (2020) Suicidal ideation and suicidal attempts in patients with obsessive-compulsive tic-related disorder vs obsessive-compulsive disorder: results of a multicenter Italian study. CNS Spectr : 1–8.

Bloch MH, Leckman JF (2009) Clinical course of Tourette syndrome. J Psychosom Res 67(6): 497–501.

Bloch MH, Panza KE, Landeros-Weisenberger A, Leckman JF (2009) Meta-analysis: treatment of attention-deficit/hyperactivity disorder in children with comorbid tic disorders. J Am Acad Child Adolesc Psychiatry 48(9): 884–893.

Bloch MH, Peterson BS, Scahill L, Otka J, Katsovich L, Zhang H, Leckman JF (2006) Adulthood outcome of tic and obsessive-compulsive symptom severity in children with Tourette syndrome. Arch Pediatr Adolesc Med 160(1): 65–69.

Coffey B, Jankovic J, Claassen DO, Jimenez-Shahed J, Gertz BJ, Garofalo EA, Stamler DA, Wieman M, Savola J-M, Gordon MF, Alexander JK, Barkay H, et al. (2021) Efficacy and Safety of Fixed-Dose Deutetrabenazine in Children and Adolescents for Tics Associated With Tourette Syndrome: A Randomized Clinical Trial. JAMA Netw Open 4(10): e2129397.

Coulombe M-A, Elkaim LM, Alotaibi NM, Gorman DA, Weil AG, Fallah A, Kalia SK, Lipsman N, Lozano AM, Ibrahim GM (2018) Deep brain stimulation for Gilles de la Tourette syndrome in children and youth: a meta-analysis with individual participant data. J Neurosurg Pediatr 23(2): 236–246.

Farber RH, Angelov A, Kim K, Carmack T, Thai-Cuarto D, Roberts E (2021) Clinical development of valbenazine for tics associated with Tourette syndrome. Expert Rev Neurother. Apr;21(4):393-404

Fernández de la Cruz L, Rydell M, Runeson B, Brander G, Rück C, D'Onofrio BM, Larsson

H, Lichtenstein P, Mataix-Cols D (2017) Suicide in Tourette's and Chronic Tic Disorders. Biol Psychiatry 82(2): 111–118.

Freeman RD, Fast DK, Burd L, Kerbeshian J, Robertson MM, Sandor P (2000) An international perspective on Tourette syndrome: selected findings from 3,500 individuals in 22 countries. Dev Med Child Neurol 42(7): 436–447.

Martinez-Ramirez D, Jimenez-Shahed J, Leckman JF, Porta M, Servello D, Meng F-G, Kuhn J, Huys D, Baldermann JC, Foltynie T, Hariz MI, Joyce EM, et al. (2018) Efficacy and Safety of Deep Brain Stimulation in Tourette Syndrome: The International Tourette Syndrome Deep Brain Stimulation Public Database and Registry. JAMA Neurol 75(3): 353–359.

Martino D, Ganos C, Worbe Y (2018) Neuroimaging Applications in Tourette's Syndrome. Int Rev Neurobiol 143: 65–108.

Müller-Vahl K, Brandt V, Jakubovski E, Münchau A (2018) Tourette-Syndrom Und Tic-Störungen. Verlag W. Kohlhammer, Stuttgart.

Müller-Vahl K, Dodel I, Müller N, Münchau A, Reese JP, Balzer-Geldsetzer M, Dodel R, Oertel WH (2010) Health-related quality of life in patients with Gilles de la Tourette's syndrome. Mov Disord 25(3): 309–314.

Müller-Vahl KR, Riemann L, Bokemeyer S (2014) Tourette patients' misbelief of a tic rebound is due to overall difficulties in reliable tic rating. J Psychosom Res 76(6): 472–476.

Müller-Vahl KR, Roessner V, Münchau A (2020) Tourette-Syndrom: Häufig eine Fehldiagnose. Dtsch Arztebl 117(7): A-332 / B-294 / C-282.

Müller-Vahl KR, Sambrani T, Jakubovski E (2019) Tic disorders revisited: introduction of the term »tic spectrum disorders.« Eur Child Adolesc Psychiatry 28(8): 1129–1135.

Müller-Vahl KR, Szejko N, Verdellen C, Roessner V, Hoekstra PJ, Hartmann A, Cath DC (2022) European clinical guidelines for Tourette syndrome and other tic disorders: summary statement. Eur Child Adolesc Psychiatry. Mar;31(3):377-382.

Pringsheim T, Holler-Managan Y, Okun MS, Jankovic J, Piacentini J, Cavanna AE, Martino D, Müller-Vahl K, Woods DW, Robinson M, Jarvie E, Roessner V, et al. (2019) Comprehensive systematic review summary: Treatment of tics in people with Tourette syndrome and chronic tic disorders. Neurology 92(19): 907–915.

Pringsheim T, Lang A, Kurlan R, Pearce M, Sandor P (2009) Understanding disability in Tourette syndrome. Dev Med Child Neurol 51(6): 468–472.

Qi Y, Zheng Y, Li Z, Xiong L (2017) Progress in Genetic Studies of Tourette's Syndrome. Brain Sci 7(10): 134.

Roessner V, Eichele H, Stern JS, Skov L, Rizzo R, Debes NM, Nagy P, Cavanna AE, Termine C, Ganos C, Münchau A, Szejko N, Cath D, Müller-Vahl KR, Verdellen C, Hartmann A, Rothenberger A, Hoekstra PJ, Plessen KJ (2022) European clinical guidelines for Tourette syndrome and other tic disorders-version 2.0. Part III: pharmacological treatment. Eur Child Adolesc Psychiatry. Mar;31(3):425-441.

Sambrani T, Jakubovski E, Müller-Vahl KR (2016) New Insights into Clinical Characteristics of Gilles de la Tourette Syndrome: Findings in 1032 Patients from a Single German Center. Front Neurosci 10: 415.

Schrag A-E, Martino D, Wang H, Ambler G, Benaroya-Milstein N, Buttiglione M, Cardona F, Creti R, Efstratiou A, Hedderly T, Heyman I, Huyser C, et al. (2022) Lack of Association of Group A Streptococcal Infections and Onset of Tics: European Multicenter Tics in Children Study. Neurology 98(11): e1175–e1183.

Singer HS, Augustine F (2019) Controversies Surrounding the Pathophysiology of Tics. J Child Neurol 34(13): 851–862.

Sukhodolsky DG, Walsh C, Koller WN, Eilbott J, Rance M, Fulbright RK, Zhao Z, Bloch MH, King R, Leckman JF, Scheinost D, Pittman B, et al. (2019) Randomized, Sham-Controlled Trial of Real-Time Functional Magnetic Resonance Imaging Neurofeedback for Tics in Adolescents With Tourette Syndrome. Biological Psychiatry 87(12): 1063–1070.

Swedo SE, Leonard HL, Garvey M, Mittleman B, Allen AJ, Perlmutter S, Lougee L, Dow S, Zamkoff J, Dubbert BK (1998) Pediatric autoimmune neuropsychiatric disorders associated with streptococcal infections: clinical description of the first 50 cases. Am J Psychiatry 155(2): 264–271.

Szejko N, Robinson S, Hartmann A, Ganos C, Debes NM, Skov L, Haas M, Rizzo R, Stern J, Münchau A, Czernecki V, Dietrich A, Murphy TL, Martino D, Tarnok Z, Hedderly T, Müller-Vahl KR, Cath DC (2022a) European clinical guidelines for Tourette syndrome and other tic disorders-version 2.0. Part I: assessment. Eur Child Adolesc Psychiatry. Mar;31(3):383-402.

Szejko N, Saramak K, Lombroso A, Müller-Vahl K (2022b) Cannabis-based medicine in treatment of patients with Gilles de la Tourette syndrome. Neurol Neurochir Pol. 2022;56(1):28-38.

Szejko N, Worbe Y, Hartmann A, Visser-Vandewalle V, Ackermans L, Ganos C, Porta M, Leentjens AFG, Mehrkens JH, Huys D, Baldermann JC, Kuhn J, Karachi C, Delorme C, Foltynie T, Cavanna AE, Cath D, Müller-Vahl K (2022c) European clinical guidelines for Tourette syndrome and other tic disorders-version 2.0. Part IV: deep brain stimulation. Eur Child Adolesc Psychiatry. 2022 Mar;31(3):443-461.

Tourette Association of America (TAA) (2018) 2018 Impact Survey. (Online unter. https://tourette.org/wp-content/uploads/TAA-Impact-Survey-Results-2018_Final-Jan2018_FINAL.pdf, Zugriff am 26.10.2022).

Ueda K, Black KJ (2021) A Comprehensive Review of Tic Disorders in Children. J Clin Med 10(11): 2479. doi: 10.3390/jcm10112479.

Welter M-L, Houeto J-L, Thobois S, Bataille B, Guenot M, Worbe Y, Hartmann A, Czernecki V, Bardinet E, Yelnik J, Montcel ST du, Agid Y, et al. (2017) Anterior pallidal deep brain stimulation for Tourette's syndrome: a randomised, double-blind, controlled trial. Lancet Neurol 16(8): 610–619.

Woitecki K, Döpfner M (2015) Therapieprogramm Für Kinder Und Jugendliche Mit Tic-Störungen (THICS). Hogrefe, Göttingen; Bern; Wien; Paris; Oxford; Prag; Toronto; Boston; Amsterdam; Kopenhagen; Stockholm; Florenz; Helsinke.

Woods DW, Piacentini J, Chang S, Deckersbach T, Ginsburg G, Peterson A, Scahill L, Walkup J, Wilhelm S (2008) Managing Tourette Syndrome: A Behavioral Intervention for Children and Adults. Oxford University Press, New York; Oxford.

Yu D, Sul JH, Tsetsos F, Nawaz MS, Huang AY, Zelaya I, Illmann C, Osiecki L, Darrow SM, Hirschtritt ME, Greenberg E, Muller-Vahl KR, et al. (2019) Interrogating the Genetic Determinants of Tourette's Syndrome and Other Tic Disorders Through Genome-Wide Association Studies. Am J Psychiatry 176(3): 217–227.

11 Entwicklungsstörungen der frühen Kindheit und des Vorschulalters aus pädiatrischer Sicht

Thorsten Langer

11.1 Einleitung

Dieses Kapitel beschäftigt sich mit Entwicklungsstörungen in der frühen Phase des Lebens aus pädiatrischer Sicht. Es sei darauf hingewiesen, dass die Begriffe von *Entwicklung* und *Entwicklungsstörung* in einem nicht vollständig deckungsgleichen Sinne wie in den kinder- und jugendpsychiatrischen Kapiteln verwendet werden.

Das zugleich Faszinierende und Herausfordernde in dieser Lebensphase ist die Dynamik, Variabilität und Komplexität, in der Entwicklung beim Kind stattfindet. Kinder entwickeln sich körperlich, kognitiv, emotional und sozial, wobei sich die verschiedenen Entwicklungsbereiche zusätzlich gegenseitig beeinflussen.

Entwicklung findet über die gesamte Lebensspanne statt und betrifft damit alle medizinischen Disziplinen. Im Gegensatz zu den Disziplinen der Erwachsenenmedizin stehen Kinder- und Jugendärzte vor der Herausforderung Auffälligkeiten der Entwicklung festzustellen, während sich die Entwicklung in einer sehr dynamischen Phase befindet. Orientierung geben hier Normen, wie z. B. das Konzept der *Grenzsteine der Entwicklung*, das sich daran orientiert, wann bestimmte Entwicklungsschritte statistisch erreicht werden. Das bedeutet, dass Abweichungen, z. B. bezogen auf das sichere freie Gehen, dann als normabweichend oder auffällig eingeordnet werden, wenn sie jenseits der 90. Perzentile liegen (Michaelis et al. 2017). Gleichzeitig ist zu bedenken, dass gerade in der frühen Kindheit die Entwicklung einer großen Variabilität unterliegt. Daher ist es häufig schwierig, aufgrund einzelner auffälliger Entwicklungsparameter gute prognostische Aussagen zu treffen. Je älter ein Kind ist, desto besser sind hier Vorhersagen möglich. Nichtsdestotrotz ist es wichtig, möglichst früh zu einer validen Einschätzung des Entwicklungsstandes eines Kindes zu kommen, um entsprechende vertiefende diagnostische Maßnahmen sowie Förder- und Therapiemaßnahmen rechtzeitig einzuleiten. Dieses Kapitel beschäftigt sich damit, welche Modelle und Methoden zur Diagnostik bei Entwicklungsstörungen und -auffälligkeiten in der pädiatrischen Praxis zur Anwendung kommen.

11.2 Interaktionsmodell der frühkindlichen Entwicklung

Die frühkindliche Entwicklung ist das Ergebnis des Zusammenspiels zwischen der Hirnentwicklung und äußeren Einflussfaktoren. Dabei handelt es sich um ein Wechselspiel, bei dem die Umwelt das Kind sowie seine Entwicklung beeinflusst und das Kind gleichzeitig gestaltend auf seine Umwelt einwirkt. Beispielsweise sind bereits in der Säuglingsperiode klare Unterschiede erkennbar, wie Kinder Kontakt aufnehmen und ihre Umgebung explorieren, was wiederum einen Einfluss auf die Qualität der Erfahrungen hat, die Kinder machen. Ein weiteres wichtiges Konzept in der frühen Kindheit sind sogenannte *Entwicklungsfenster*. Das bedeutet, dass die Möglichkeit zur Entwicklung bestimmter Fähigkeiten an zeitliche begrenzte Reifungszustände des Gehirns gebunden ist (Thompson und Nelson 2001) (▶ Abb. 11.1). Das zeigt sich beispielsweise beim Hörscreening im Neugeborenenalter. Durch eine frühzeitige Erkennung einer Hörminderung und nachfolgender Behandlung kann die sprachliche und kognitive Entwicklung wesentlich positiv beeinflusst werden. Wird demgegenüber eine Hörminderung zu spät behandelt, lässt sich der Entwicklungsrückstand u. U. nicht mehr aufholen (Fitzpatrick et al. 2007).

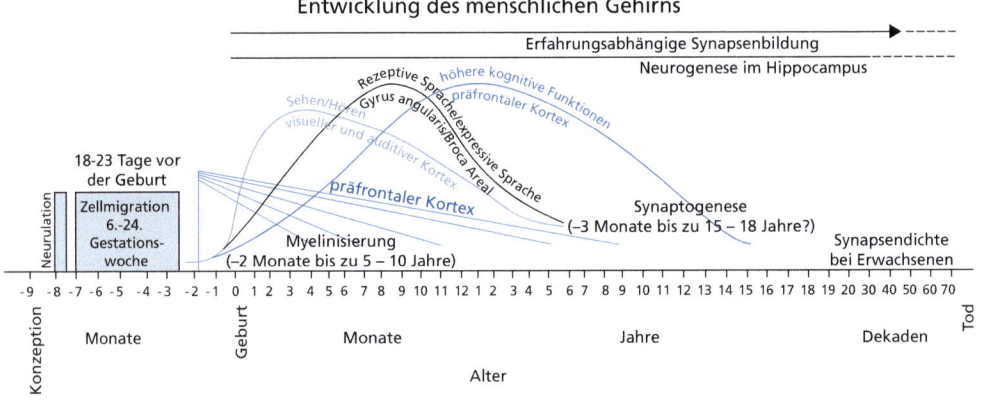

Abb. 11.1: Kognitive Entwicklung

In der frühen Kindheit sind es vor allem Faktoren, die sich in der unmittelbaren Umgebung des Kindes befinden, die nachhaltig negative Auswirkungen haben können, wie bspw.:

- Krankheit des Kindes
- Unzureichende Ernährung
- Nicht ausreichend responsives, elterliches Verhalten (*parenting*)
- Psychische Erkrankungen der Eltern, wie z. B. Depression
- Armut

11.3 Entwicklungsbereiche

Im Kinder- und Jugendbereich werden verschiedene Entwicklungsbereiche unterschieden, die alleine oder in Kombination auffällig sein können (Schlack und Esser 2009). Dazu gehören u. a. die biologische Entwicklung, die Motorik, die Kognition, die emotionale Entwicklung. Ihre Betrachtung im zeitlichen Verlauf sowie im Kontext der anderen Entwicklungsbereiche ist Grundlage für die diagnostische Einschätzung der Entwicklung.

Zunächst sind die Parameter der *biologischen Entwicklung* zu nennen. Gewicht, Länge und Kopfumfang werden bei Geburt und im Rahmen der Vorsorgeuntersuchungen regelmäßig gemessen und entsprechend der Perzentilenwerte interpretiert. Aufgrund der hohen Entwicklungsdynamik und der größeren Vulnerabilität im Säuglingsalter ist die Frequenz der U-Untersuchung im ersten Lebensjahr am höchsten (U2: 1. Lebenswoche, U3: 4.–5. Lebenswoche, U4: 3.–4. Lebensmonat, U5: Ende 6.–7. Lebensmonat, U6: 10.–12. Lebensmonat, U7: 21.–24. Lebensmonat.). Darüber hinaus werden die Organfunktionen überprüft, um Erkrankungen, wie bspw. in ▶ Kap. 14 beschrieben, frühzeitig zu erkennen.

Auch die *motorische Entwicklung* ist gerade im ersten Lebensjahr sehr dynamisch. Die Grenzsteine für das erste Lebensjahr sind in ▶ Tab. 11.1 dargestellt.

Tab. 11.1: Grenzsteine der motorischen Entwicklung während der ersten 18. Lebensmonate

Entwicklungsschritt	Zeitpunkt
In Bauchlage den Kopf für mindestens drei Sekunden anheben	4. Lebenswoche
Sicheres Kopfheben in Bauchlage	12. Lebenswoche
Drehen vom Rücken auf den Bauch, vorwärts oder rückwärts robben	9. Lebensmonat
Kriechen bzw. Krabbeln, Stehen mit Festhalten	12. Lebensmonat
Freies und sicheres Gehen	18. Lebensmonat

Am Beispiel der frühen motorischen Entwicklung lässt sich die Interpretation des Befundes in Kenntnis der biologischen und psychosozialen Faktoren gut illustrieren. Verfehlt ein Kind den Grenzstein des selbstständigen Drehens im neunten Lebensmonat, kann dies die Folge einer Muskelschwäche und damit Symptom einer neuromuskulären Erkrankung, wie z. B. einer Spinalen Muskelatrophie sein. Gleichzeitig ist diese Auffälligkeit als Folge einer Vernachlässigung durch die Eltern denkbar, aufgrund derer das Kind keine Gelegenheit zur Entwicklung seiner motorischen Möglichkeiten hat. Differenzieren lassen sich die ursächlichen Zusammenhänge ohne allzu großen Aufwand durch eine differenzierte Anamnese und klinische Untersuchung, die ggf. durch weiterführende Untersuchungen ergänzt werden kann.

In der weiteren motorischen Entwicklung ist zudem die Unterscheidung zwischen *Grobmotorik* einerseits und *Fein- und Graphomotorik* andererseits von Bedeutung.

Die Entwicklung der *emotionalen Regulation* hat in den vergangenen Jahren zunehmende Aufmerksamkeit erfahren. Unter Regulation wird in diesem Zusammenhang die Fähigkeit des Kindes verstanden, auf emotionale Erregungszustände regulierend zu reagieren. Je nach Entwicklungsphase äußern sich Regulationsstörungen typischerweise als exzessives Schreien, Schlaf- oder Fütterstörungen. Die Entwicklung der Regulationsfähigkeit ist in besonderem Maße von dem Verhalten der Eltern bzw. enger Bezugspersonen abhängig. Regulationsstörungen treten daher häufig aufgrund einer Kombination von Faktoren auf: Säuglinge unterscheiden sich in ihrem Temperament und ihrer Reaktivität auf ihre Umwelt einerseits und ihrer Fähigkeit, sich selbst zu regulieren, andererseits. Zusätzlich können elterliche Belastungen dazu führen, dass die Eltern ihre Rolle als *Regulationshilfe* nicht ausreichend ausfüllen können und sich damit die Fähigkeit zur Selbstregulation beim Kind nur unzureichend entwickelt. Dies kann beispielsweise die Folge von Erschöpfung oder psychischen Belastungen bzw. Erkrankungen (z. B. postpartale Depression) sein. In der Praxis sind exzessives Schreien und Fütterprobleme häufige Vorstellungsgründe. Auch hier ist ein mehrdimensionaler diagnostischer Blick notwendig. So können beide Symptome beispielsweise organische Ursache haben. Beim Vorliegen einer Zöliakie könnte z. B. eine auffällige, perzentilenschneidende Gewichtsentwicklung einen wichtigen diagnostischen Hinweis geben. Eine hohe Reaktivität auf die Umwelt kann auch das frühe Symptom einer ADHS (▶ Kap. 9) sein.

11.4 Entwicklungsstörung und Entwicklungsverzögerung

Wie bereits erwähnt, lassen sich im Säuglings- und frühen Kleinkindalter aufgrund von Normabweichung nur mit Vorsicht Vorhersagen zur weiteren Entwicklung treffen. Der Begriff der Entwicklungsverzögerung ist in Hinblick auf die weitere Entwicklungsprognose offener. Er impliziert, dass die Entwicklung im weiteren Verlauf noch aufgeholt werden kann. Demgegenüber geht man bei der Entwicklungsstörung davon aus, dass die Auffälligkeiten auch zukünftig noch bestehen werden bzw. sich das Kind unter dem Einfluss der Störung weiterentwickeln wird. So zeigen Kinder, die als Frühgeborene geboren wurden, im Alter von zwei Jahren häufig Entwicklungsverzögerungen, die sie in den folgenden Jahren noch aufholen (Taylor et al. 2021). Dies gilt insbesondere für Kinder, die keine Komplikationen, die das zentrale Nervensystem betreffen, hatten. Demgegenüber haben Kinder mit einer strukturellen Schädigung des Gehirns ein erhöhtes Risiko für eine anhaltende Entwicklungsproblematik, wie z. B. bei der infantilen Cerebralparese (ICP).

Die ICD-10 unterscheidet zwischen umschriebenen und kombinierten Entwicklungsstörungen. Umschriebene Entwicklungsstörungen können die Bereiche Sprache (F80.-), Motorik (F82.-) und schulische Fertigkeiten (Rechnen, Lesen, Rechtschreibung, F81.-) betreffen (▶ Kap. 12).

Im Sinne dieser Begriffsdefinition haben die Entwicklungsstörungen folgende Gemeinsamkeiten:

- Sie beginnen ausnahmslos im Kleinkindalter bzw. der Kindheit.
- Die Entwicklungsauffälligkeit, -störung, oder -verzögerung ist eng mit der biologischen Reifung des Zentralen Nervensystems verbunden.
- Ihr Verlauf ist stetig und weist keine Rezidive auf.

Neben primären Entwicklungsstörungen gibt es Entwicklungsstörungen als sekundäre Folgen anderer Erkrankungen, wie sie beispielsweise im ▶ Kap. 19 (Korinthenberg) ausführlich dargestellt sind. Beispielsweise kann eine kognitive Entwicklungsstörung auch im Zusammenhang mit einer therapieschwierigen Epilepsie auftreten.

Um die Diagnose einer umschriebenen Entwicklungsstörung stellen zu können, ist gefordert, dass der Testwert im betreffenden Entwicklungsbereich 1,5 Standardabweichungen unter dem Mittelwert der Leistungen gleichaltriger Kinder liegt.

11.5 Mehrdimensionales Diagnostikschema

In der Diagnostik von Entwicklungsstörungen bei Kindern spielen Kinder- und Jugendärzte in der Praxis eine wesentliche Rolle. Sie sehen Kinder regelmäßig im Rahmen der U-Untersuchungen und verfügen zumeist über eine gute Kenntnis des familiären Systems und der sozioökonomischen Verhältnisse. Wenn in diesem Rahmen Auffälligkeiten in der Entwicklung auftreten, kann eine differenzierte entwicklungsdiagnostische Abklärung in *Sozialpädiatrischen Zentren* (SPZ) erfolgen. SPZ sind bieten nach § 119 SGB V eine interdisziplinäre, ambulante sozialpädiatrische Behandlung an. Diese schließt zumeist eine kinderneurologische, psychologische, heilpädagogische, logopädische und physiotherapeutische Zusammenarbeit ein. Um der Komplexität der kindlichen Entwicklung und der Vielfalt möglicher Einflussfaktoren gerecht zu werden, wird in der sozialpädiatrischen Praxis das Schema der *Mehrbereichsdiagnostik* (MBS) verwendet (DGSPJ Online). Es beinhaltet folgende Ebenen:

- **E**ntwicklung und Intelligenz
- **K**örperlich-neurologischer Befund
- **P**sychischer Befund und Verhalten
- **S**oziale Begleitumstände und Umweltfaktoren
- **A**bklärung der Ätiologie
- **T**eilhabe –wesentliche Aspekte zum Zeitpunkt der Vorstellung

Das MBS-Schema (▶ Tab. 11.2) erlaubt es, einerseits ätiologische Zuordnungen und Krankheitsdefinitionen gemäß der ICD zu verwenden. Andererseits können Inhalte, die dem Ansatz der Internationalen Klassifikation der Funktionsfähigkeit, Behinderung und Gesundheit bei Kindern und Jugendlichen (ICF-CY) entsprechen und das Funktionsniveau beschreiben, abgebildet werden. Im Folgenden wird das Beispiel eines 2-jährigen Kindes nach Frühgeburtlichkeit mit multiplen Komplikationen und belastetem familiären Umfeld veranschaulicht.

Tab. 11.2: MBS-Schema

MBS-Ebene	Befund
Entwicklung	• Kombinierte Entwicklungsstörungen mit den Schwerpunkten Motorik und Sprache
Körperlich-neurologische Befunde	• Hydrocephaulus malresorptivus nach intracranieller Blutung, Ventrikuloperitonealer Shunt (im vierten Lebensmonat) • Beginnende beinbetonte spastische Bewegungsstörung (GMFCS 1–2)
Psychisch	• Aktuell keine relevanten Auffälligkeiten
Sozial	• Belastete familiäre Situation nach langem Klinikaufenthalt, v. a. postpartale Depression bei der Mutter
Ätiologie	• Frühgeburtlichkeit (25. + 6. Schwangerschaftswoche) mit mehreren Komplikationen
Teilhabe	• Aktuell im häuslichen Umfeld nicht eingeschränkt, Kita-Besuch erfordert abgestimmte Vorbereitung aller Beteiligten.

11.6 Zusammenfassung

Die frühe Kindheit und das Vorschulalter sind gemessen an der durchschnittlichen Lebenserwartung eine kurze Lebensphase. Dennoch können Ereignisse und Einflüsse auf die Entwicklung in dieser Lebensphase lebenslange Auswirkungen haben. Adipositas, kardiovaskuläre Erkrankungen und psychische Erkrankungen sind Beispiele für Erkrankungen, die häufig durch Einflüsse aus dieser frühen Lebensphase verursacht oder zumindest stark geprägt sind. Vor diesem Hintergrund hat die frühe Entwicklung in den vergangenen Jahren zunehmend auch politisch an Bedeutung gewonnen. Das unmittelbare soziale Umfeld und – damit einhergehend – Themen wie Armut und benachteiligende Lebensbedingungen sowie Krankheit der Eltern sind neben den biologisch-genetischen Faktoren von direkter Bedeutung für die Entwicklungschancen für Kinder und Jugendliche. In der pädiatrischen Praxis und Forschung ist der Beobachtungshorizont häufig auf die ersten 18 Lebensjahre begrenzt. Ein übergreifender Blick, der die ganze Lebensspanne der Entwicklung in den Blick nimmt, ist auch aus pädiatrischer Perspektive zu begrüßen.

Literatur

Michaelis R, Niemann GW, Berger, R. (Hrsg.) (2017) Entwicklungsneurologie und Neuropädiatrie: Grundlagen, diagnostische Strategien, Entwicklungstherapien und Entwicklungsförderung. 5. Auflage. Stuttgart: Thieme.

Thompson RA, Nelson CA (2001) Developmental science and the media. Early brain development. Am Psychol 56(1): 5–15. doi: 10.1037/0003-066x.56.1.5.

Fitzpatrick E, Durieux-Smith A, Eriks-Brophy A et al. (2007) The impact of newborn hearing screening on communication development. J Med Screen 14(3):123–131. doi: 10.1258/096914107782066248.

Schlack HG, Esser G (2009) Umschriebene Entwicklungsstörungen. In: Schlack HG, Kries R (Hrsg.). Sozialpädiatrie. Berlin: Springer. S. 157–187.

Taylor GL, Joseph RM, Kuban KCK et al. (2021) Changes in Neurodevelopmental Outcomes From Age 2 to 10 Years for Children Born Extremely Preterm. Pediatrics 147(5): e2020001040.

Die Deutsche Gesellschaft für Sozialpädiatrie und Jugendmedizin e.V. (DGSPJ): Papiere der Qualitätszirkel: https://www.dgspj.de/qualitaetssicherung/papiere-der-qualitaetszirkel/.Zuletzt abgerufen am 12.12.21.

12 Die Störungen der Sprachentwicklung und die Lernentwicklungsstörungen[1]

Bettina Brehm, Barbara Haack-Dees, Monica Biscaldi-Schäfer

12.1 Einleitung

In der ICD-10 werden bisher die Sprachentwicklungsstörungen, die Störungen schulischer Fertigkeiten sowie die motorischen Entwicklungsstörungen (F80–F83) als *umschriebene Entwicklungsstörungen* (F8, außer F84) kategorisiert. Einschränkungen in diesen Bereichen sind dabei definitionsgemäß nicht besser durch eine allgemeine kognitive Entwicklungsstörung im Sinne einer weit unterdurchschnittlichen Intelligenz (IQ < 70) erklärbar. Die Fertigkeiten in den umschriebenen Bereichen werden in der ICD-10 als vom allgemeinen kognitiven Niveau des Kindes abweichend beschrieben (ICD-10; Dilling et al. 2015). Weitere allgemeine Merkmale der umschriebenen Entwicklungsstörungen sind ein Beginn im Kleinkindalter oder in der Kindheit sowie eine Verzögerung in der Entwicklung von Funktionen, die eng mit der biologischen Reifung des Zentralen Nervensystems zusammenhängen (ICD-10, Dilling et al. 2015). Die umschriebenen Entwicklungsstörungen sind charakterisiert durch einen stetigen Verlauf, ohne ein Auftreten der für psychische Störungen typischen Rezidive oder Remissionen (Dilling, et. al 2015).

Die Klassifikation und die Zuordnung der umschriebenen Entwicklungsstörungen (F80–F83) wurde im DSM-5 (APA 2013; Falkai und Wittchen 2018, deutsche Fassung) im Vergleich zur ICD-10 (1992; 2015) strukturell leicht verändert. Die deutsche Entwurfsfassung der ICD-11 (DIMDI: https://icd.who.int/browse11/l-m/en, Stand Oktober 2022) lehnt sich nun an die Einteilung des DSM-5 an (▶ Tab. 12.1).

Der Begriff der Störungen der Sprech- oder Sprachentwicklung wird nun *in der ICD-11 als Übergriff* eingeführt. Sie umfassen dabei die expressive und rezeptive Sprachentwicklungsstörung, die Entwicklungsstörung der Lautbildung, die Entwicklungsstörung des Sprechflusses sowie die Pragmatische Sprachentwicklungsstörung.

Die *Lernentwicklungsstörungen* beschreiben Entwicklungsstörungen in sehr eng umschriebenen schulbezogenen Bereichen. Sie umfassen die Lernentwicklungsstörung mit Lesebeeinträchtigung, mit Beeinträchtigung im schriftlichen Ausdruck und mit Beeinträchtigung in Mathematik. Die motorischen Entwicklungsstörungen werden im DSM-5 und in der ICD-11 unter einer eigenen Kategorie der neuronalen Entwicklungsstörungen verortet.

---

[1] Bei den in diesem Kapitel verwendeten Begrifflichkeiten haben wir uns nicht auf *ein* Klassifikationssystem festgelegt, sondern wir verwenden auch Begrifflichkeiten, die im klinischen Alltag Anwendung finden und geläufig sind.

Tab. 12.1: Gegenüberstellung der Klassifikation umschriebener Entwicklungsstörungen von ICD-10, DSM-5 und ICD-11 (aktuelle Entwurfsfassung, bfArM)

	ICD-10		DSM-5		ICD-11
F80	umschriebene Entwicklungsstörungen des Sprechens und der Sprache	315.3x	Kommunikationsstörungen	6A01	Störungen der Sprech- oder Sprachentwicklung
F81	umschriebene Entwicklungsstörungen schulischer Fertigkeiten	315.0x	Spezifische Lernstörungen	6A03	Lernentwicklungsstörungen
F82	umschriebene Entwicklungsstörung der motorischen Funktionen	315.4	Entwicklungsbezogene Koordinations-störung	6A04	Entwicklungsstörungen der motorischen Koordination
F83	kombinierte umschriebene Entwicklungsstörungen		Entfällt in dieser Form		Entfällt in dieser Form

12.2 Phänotyp der Störungen der Sprachentwicklung

12.2.1 Rezeptive und Expressive Sprachentwicklungsstörung

Bei einer Sprachstörung bestehen anhaltende Defizite in Sprachproduktion oder -verständnis über verschiedene Modalitäten hinweg (gesprochene oder geschriebene Sprache). Es besteht ein begrenzter Wortschatz in Bezug auf Kenntnis oder Verwendung bestimmter Worte sowie Einschränkungen im grammatikalischen Satzbau (z. B. Einschränkungen, Worte und Wortendungen auf Grundlage von grammatikalischen morphologischen Regeln zu Sätzen zusammenzusetzen). Weiterhin bestehen Beeinträchtigungen in der Gesprächsführung, d. h. Einschränkungen in der Fähigkeit, Sätze zu verbinden und eine Abfolge von Ereignissen zu beschreiben oder eine Unterhaltung zu führen (Kriterium A, DSM-5 2018, S. 53). Sprachexpression und -verstehen werden dabei als zwei unterschiedliche Modalitäten unabhängig voneinander erfasst, da sie unterschiedlich betroffen sein können.

Im Gegensatz zur ICD-10 werden die rezeptive und expressive Sprachstörung im DSM-5 in *einer* Kategorie zusammengefasst (▶ Tab. 12.2). Die expressiven *oder* rezeptiven Sprachfertigkeiten liegen dabei *erheblich und quantifizierbar* unter den altersgemäßen Fertigkeiten (Kriterium B, DSM-5 2018). Dies behindert eine effektive Kommunikation und die soziale sowie die schulische/berufliche Teilhabe (Kriterium B, DSM-5 2018). Der Beginn liegt in der frühen Entwicklungsphase (Kriterium C). Die Einschränkungen sollten sich nicht auf auditive, sensorische, motorische, medizinische oder neurologische Krankheitsfaktoren zurückführen lassen und können auch nicht besser durch eine intellektuelle oder allgemeine Entwicklungsstörung erklärt werden (Kriterium D, DSM-5 2018).

12.2.2 Entwicklungsstörung der Lautbildung

Bei der Artikulationsstörung bestehen anhaltende Schwierigkeiten in der Lautbildung. Dies führt zu einer Beeinträchtigung der Verständlichkeit der Sprache oder verhindert einen verbalen Austausch von Mitteilungen (Kriterium A, DSM-5 2018). »Kinder mit Artikulationsstörung verwenden unreife phonologische Vereinfachungen (…)« (DSM-5 2018, S. 57). Weiterhin können Auslassungen, Verzerrungen oder Ersetzungen von Lauten und inkonsistente Lautfolgen bestehen (Dilling et al. 2015). Es können aufgrund von Einschränkungen in der schnellen Koordinationsfähigkeit der Sprechmuskulatur auch andere motorische Fähigkeiten beeinträchtigt sein (z. B. Mund geschlossen halten, Kauen…). Die Artikulationsprobleme sollten allerdings nicht durch angeborene oder erworbene Krankheitsfaktoren, wie z. B. eine Zerebralparese oder eine Gaumenspalte, bedingt sein.

12.2.3 Redeflussstörung

Das Hauptmerkmal der Redeflussstörung mit Beginn in der Kindheit (Stottern) ist eine Störung im normalen Redefluss, die für das Alter der Person unangemessen ist. Die Kennzeichen der Redeflussstörung sind häufige Wiederholungen oder Dehnungen von Lauten oder Silben. Weiterhin können Wortunterbrechungen (z. B. Pausen innerhalb eines Wortes), ausgefüllte oder unausgefüllte Sprechpausen (Blockieren), Umschreibungen (d. h. Wortsubstitutionen, um problematische Wörter zu umgehen) oder auch unter starker physischer Anspannung geäußerte Worte sowie Wiederholungen einsilbiger Worte (z. B. »Ich ich ich ich bleibe hier.«) vorkommen. Die Betroffenen stehen oft unter hoher Erwartungsangst, so dass das Ausmaß der Störung dementsprechend je nach Situation variieren kann. Die Beeinträchtigung ist z. B. oftmals stärker ausgeprägt, wenn der Betroffene unter einem besonderen Druck steht (z. B. bei einem Vortrag in der Schule). Beim lauten Lesen, beim Singen oder beim Sprechen mit unbelebten Gegenständen oder Haustieren bleibt das Stottern oftmals eher aus. Die Redeflussstörung kann auch von ruckartigen Kopf- oder ticartigen Bewegungen im Gesicht (z. B. Augenzwinkern o. ä.) begleitet sein. Typischerweise beginnt die Störung schrittweise mit der Wiederholung von Anfangskonsonanten, von Wörtern am Satzanfang oder von langen Wörtern. Sobald sich die Betroffenen über die Sprachschwierigkeiten bewusstwerden, können häufig Vermeidungsverhaltensweisen, wie zum Beispiel die Verwendung kurzer Sätze oder das Vermeiden von Sprechen in der Öffentlichkeit, auftreten.

12.2.4 Pragmatische Sprachentwicklungsstörung bzw. Kommunikationsstörung – eine neue Diagnose

Diese im DSM- 5 und ICD-11 neu eingeführte Diagnose umfasst anhaltende Schwierigkeiten im sozialen Gebrauch verbaler und nonverbaler Kommunikation, obwohl Sprache vorhanden ist. Somit können Defizite im Gebrauch von Kommunikation für soziale Zwecke, beispielsweise beim Grüßen oder beim Austausch von Informationen, in einer dem sozialen Kontext angemessenen Weise beschrieben werden. Außerdem zeigt das betroffene Kind eine Beeinträchtigung der Fähigkeit, den Kommunikationsstil an den Kontext oder die Bedürfnisse des Zuhörers anzupassen (z. B. in unterschiedlicher Weise im Klassenzimmer oder auf dem Spielplatz zu sprechen, auf eine andere Art mit einem Kind als mit einem Erwachsenen zu reden oder das Sprechen in übermäßig formaler Sprache). Merkmale sind weiterhin Schwierigkeiten, Regeln für Konversationen und beim Erzählen zu beachten, bei Missverständnissen eine andere Formulierung zu wählen oder auch verbale und nonverbale Signale zur Regulation von Interaktionen einzusetzen. Es zeigen sich Schwierigkeiten im Verständnis von nicht- expliziten Botschaften (z. B. Schlussfolgerungen zu ziehen) und von nicht- wörtlicher oder mehrdeutiger Sprache (z. B. bei Redewendungen, Humor, Metaphern) (Kriterium A, DSM-5 2018). Bei der pragmatischen Sprachentwicklungsstörung finden sich im Unterschied zur Autismus Spektrum Störung zu keinem Zeitpunkt der Entwicklungsgeschichte Hinweise auf eingeschränkte und sich wiederholende Muster des Verhaltens, der Interessen oder der Aktivitäten. Das häufigste mit der Störung assoziierte Merkmal sind Sprachbeeinträchtigungen und das verzögerte Erreichen der sprachlichen Meilensteine oder auch anamnestisch in der Entwicklung auftretende strukturelle sprachliche Probleme (DSM-5 2018, S. 62).

12.2.5 Die Einteilung der Sprachentwicklungsstörungen im DSM-5 und in der ICD-11

Obwohl sich die ICD-11 konzeptuell am DSM-5 anlehnt, gibt es z. B. in der verwendeten Begrifflichkeit leichte Unterschiede. Die ICD-11 verwendet z. B. nun den Begriff der »Störungen der Sprech- oder Sprachentwicklung« (▶ Tab. 12.2) statt wie im DSM-5 den Oberbegriff der »Kommunikationsstörungen« zu übernehmen.

Die Artikulationsstörung und die Redeflussstörung bilden nun im DSM-5 und in der ICD-11 eigene Unterkategorien.

Die neue Diagnose der pragmatischen Sprachentwicklungsstörung wird in der ICD-11 ebenfalls als Subgruppe im Rahmen der Sprachentwicklungsstörungen eingeordnet. Die inhaltliche Definition scheint sich dabei im Vergleich zum DSM-5 kaum zu unterscheiden (▶ Kap. 12.2.4.). Die anderen Subgruppen lehnen sich an das DSM-5 an, werden aber als eigene unterschiedliche Subgruppen behandelt (6A01.20 Rezeptive und expressive Sprachentwicklungsstörung; 6A01.21 Expressive Sprachentwicklungsstörung) (▶ Tab. 12.2).

Tab. 12.2: Gegenüberstellung der Klassifikation der Sprachentwicklungsstörungen bzw. Kommunikationsstörungen von ICD- 10, DSM- 5 und ICD- 11 (aktuelle Entwurfsfassung, bfArM)

ICD-10		DSM-5		ICD-11	
Umschriebene Entwicklungsstörungen des Sprechens und der Sprache		Kommunikationsstörung		Störungen der Sprech- oder Sprachentwicklung	
F80.0	Artikulationsstörung	315.39	Artikulationsstörung	6A01.0	Entwicklungsstörung der Lautbildung
F80.1	Expressive Sprachstörung	315.39	Sprachstörung	6A01.21	Expressive Sprachentwicklungs-störung
F80.2	Rezeptive Sprachstörung	315.39	Sprachstörung	6A01.20	Rezeptive und expressive Sprachentwicklungsstörung

Tab. 12.2: Gegenüberstellung der Klassifikation der Sprachentwicklungsstörungen bzw. Kommunikationsstörungen von ICD-10, DSM-5 und ICD-11 (aktuelle Entwurfsfassung, bfArM) – Fortsetzung

ICD-10		DSM-5		ICD-11	
Umschriebene Entwicklungsstörungen des Sprechens und der Sprache		**Kommunikationsstörung**		**Störungen der Sprech- oder Sprachentwicklung**	
F80.3	Erworbene Aphasie mit Epilepsie (Landau-Kleffner-Syndrom		entfällt	(8A62.2)	Erworbene epileptische Aphasie
F80.8	sonstige Sprachentwicklungsstörungen		entfällt	6A01.Y 6A01.Z	Sonstige näher bezeichnete Störungen der Sprech- oder Sprachentwicklung Störungen der Sprech- oder Sprachentwicklung, nicht näher bezeichnet
F98.5	Stottern	315.35	Redeflussstörung mit Beginn in der Kindheit (Stottern)	6A01.1	Entwicklungsstörung des Sprechflusses
F98.6	Poltern		entfällt		entfällt
	noch nicht vorhanden	315.39	Soziale (Pragmatische) Kommunikationsstörung	6A01.22	Pragmatische Sprachentwicklungsstörung

12.3 Phänotyp der Lernentwicklungsstörungen (Lese-Rechtschreibstörung und Rechenstörung)

Die Lernentwicklungsstörung in den Bereichen Lesen, schriftlicher Ausdruck und Mathematik äußert sich in einer Einschränkung der Entwicklung bezüglich des Erwerbs von Lese- und/oder Rechtschreib- oder Rechenfähigkeiten und wird naturgemäß erstmals im Grundschulalter diagnostiziert. Das Lesen ist vor allem gekennzeichnet durch ein verlangsamtes Lesetempo, das Auslassen, Ersetzen, Verdrehen oder Hinzufügen von Worten oder Wortteilen. Weiterhin können sich Startschwierigkeiten beim Vorlesen, ein stockendes, mühsames Lesen, ein Verlieren der Zeile im Text oder ein nicht-sinnhaftes Betonen zeigen. Es können darüber hinaus Vertauschungen von Wörtern im Satz oder von Buchstaben in den Wörtern beobachtet werden. Teilweise werden Wörter auch einfach erraten. Es können sich ebenfalls Schwierigkeiten im Leseverständnis zeigen, z. B. in der Form, dass Gelesenes nicht wiedergegeben werden kann oder dass aus dem Gelesenen keine Zusammenhänge erkannt oder Schlüsse gezogen werden können.

Bezüglich der Rechtschreibung ist charakteristisch, dass viele Rechtschreibfehler gemacht werden. Es finden sich Verdrehungen von Buchstaben (z. B. b/d, p/q, u/n), Vertauschungen der Buchstabenfolge im Wort, oder Auslassungen (z. B. warnen/waren). Weiterhin zeigen sich Einfügungen von Buchstaben in das jeweilige Wort (z. B. Sturtz statt Sturz). Typischerweise unterlaufen den Betroffenen Dehnungs- (z. B. »ihm« statt »im«) und Dopplungsfehler (z. B. Robe statt Robbe) sowie Regelfehler in der Groß- und Kleinschreibung. Häufig können auch Verwechslungen von »ä« und »e« (sähen/sehen) vorkommen. Ein- und dasselbe Wort kann mitunter auch immer wieder unterschiedlich geschrieben werden.

Bei der Lernentwicklungsstörung im Bereich Rechnen sind zumeist die Bereiche der Basiskompetenzen, der Grundrechenarten sowie der Textaufgaben betroffen (vgl. AWMF 2018, S3-Leitlinien zu Rechenstörungen). Kinder mit Rechenstörung machen mehr Fehler und benötigen mehr Zeit als Kinder ohne Rechenstörung. Es zeigen sich häufig zudem insbesondere Schwierigkeiten in der Mengenvorstellung, z. B. zählen die betroffenen Kinder Mengen immer wieder von Neuem ab anstatt sie zusammenzufassen. Durch Einschränkungen im Verständnis von Zahlen kann es sein, dass Kinder die Zahlen wortgetreu aufschreiben (z. B. »vierhundertdreißig« als »40030«) oder die Zehner- oder Einerstelle entweder vertauschen oder überhaupt nicht beachten. Weiterhin bestehen Einschränkungen beim genauen mathematischen Schlussfolgern. Beispielsweise werden ähnliche Aufgaben nicht als solche erkannt (z. B., wenn 6+5= 11 ist, was ist dann 7+5?) und werden erneut »von vorne« berechnet anstatt Vorwissen auf neue Aufgaben anzuwenden. Die Rechenstörung ist oftmals von Einschränkungen im Bereich des visuell-räumlichen Arbeitsgedächtnisses und/oder durch Minderleistungen (benötigte Zeit) im Bereich der Exekutiven Funktionen (Inhibition) begleitet (vgl. S3-Leitlinien zu Rechenstörungen, S. 15). Es kann zum Beispiel vorkommen, dass das Kind dazu neigt, wichtige Zwischenergebnisse zu vergessen und aus diesem Grund immer wieder von vorne beginnt zu rechnen.

Die oben beschriebenen Schwierigkeiten in den spezifischen Lernbereichen sind überdauernder Art und bleiben trotz gezielter Interventionen oftmals bis ins Erwachsenenalter bestehen. Typischerweise werden die jeweiligen Aufgaben von Kindern und betroffenen Erwachsenen vermieden, so dass wenig Lernzuwachs erfolgt. Aufgrund der Misserfolgserlebnisse können psychische Folgeprobleme wie Angst- oder depressive Störungen etc. entstehen.

12.3.1 Die Einteilung der Lernentwicklungsstörungen in DSM-5 und der ICD-11

Bei den Lernentwicklungsstörungen stimmen die neuen Einteilungen in DSM- 5 und ICD-11 weitgehend überein (▶ Tab. 12.3). Es gibt in beiden Klassifikationssystemen die Möglichkeit einzeln zu spezifizieren, welche Bereiche (Lesen, Rechtschreibung/schriftlicher Ausdruck, Mathematik) betroffen sind. Die aus der ICD- 10 bekannte kombinierte Störung schulischer Fertigkeiten wird in Zukunft offensichtlich entfallen. Interessant ist, dass in der deutschen ICD-11- Entwurfsfassung die Begrifflichkeit einer »Lernentwicklungsstörung« verwendet wird (deutsche Entwurfsfassung der ICD-11: https://www.bfarm. de/DE/Kodiersysteme/Klassifikationen/ICD/ ICD-11/uebersetzung/_node.html) und nicht wie in der Übersetzung des DSM-5 der Begriff der »Spezifischen Lernstörung«. Wichtigste Neuerung der ICD-11 im Vergleich zu ICD-10 ist dabei, dass die Lesestörung einzeln klassifiziert werden kann und die Rechtschreibstörung auch auf die Störung des schriftlichen Ausdrucks erweitert wird.

Eine wichtige Neuerung im DSM-5 ist, dass die Diskrepanz zwischen Grundintelligenz und der Lese- oder Rechtschreib- oder Rechenleistung als Kriterium aufgegeben wird und allein Alters- oder Klassennormdiskrepanzen für eine Diagnosestellung herangezogen werden.

Von der Entwicklung im DSM-5 abweichend wird in der deutschen Entwurfsfassung der ICD-11 allerdings weiterhin das IQ-Diskrepanzkriterium für die Lese-Rechtschreibstörung beschrieben (allerdings ohne genaue Operationalisierung (Vgl. Schulte-Körne (2021). Für die Rechenstörung wird in der ICD-11 ebenfalls weiterhin eine Diskrepanz zwischen Rechenfertigkeiten, dem chronologischen Alter *oder* dem Entwicklungsalter und der intellektuellen Leistungsfähigkeit gefordert.

Tab. 12.3: Gegenüberstellung der Klassifikation der Lernentwicklungsstörung von ICD-10, DSM-5 und ICD-11 (aktuelle Entwurfsfassung, bfArM)

ICD-10		DSM-5		ICD-11	
Umschriebene Entwicklungsstörungen schulischer Fertigkeiten		Spezifische Lernstörungen		Lernentwicklungsstörung	
F81.0	Lese- und Rechtschreibstörung	315.00 F81.0	Spezifische Lernstörung mit Beeinträchtigung beim Lesen	6A03.0	Lernentwicklungsstörung mit Lesebeeinträchtigung
F81.1	Isolierte Rechtschreibstörung	315.2 F81.1	Spezifische Lernstörung mit Beeinträchtigung beim schriftlichen Ausdruck	6A03.1	Lernentwicklungsstörung mit Beeinträchtigung im schriftlichen Ausdruck
F81.2	Rechenstörung	315.1 F81.2	Spezifische Lernstörung mit Beeinträchtigung beim Rechnen	6A03.2	Lernentwicklungsstörung mit Beeinträchtigung in Mathematik
F81.3	Kombinierte Störung schulischer Fertigkeiten		entfällt		entfällt

Im DSM-5 besteht die Möglichkeit, den Schweregrad der spezifischen Lernstörung zu bestimmen. Es werden die Einteilungen leicht, mittel und schwer unterschieden. Die Schweregradstufen unterscheiden sich darin, wie viele (einzelne oder mehrere) und in welchem Ausmaß die Lernbereiche mit leichten, deutlichen oder stark ausgeprägten Schwierigkeiten betroffen sind. Dies erscheint äußerst hilfreich, z. B., um den Umfang der Fördermaßnahmen und des schulischen Nachteilsausgleichs an den jeweiligen individuellen Schweregrad anzupassen. Dies ermöglicht auch ein individualisiertes Vorgehen bei der Therapie der spezifischen Lernstörungen. Ob dies in der ICD-11 ebenfalls möglich sein wird, ist in der aktuellen Browser-Version (ICD-11: https://www.bfarm.de/DE/Kodiersysteme/Klassifikationen/ICD/ICD-11/uebersetzung/_node.html, Stand Oktober 2022) nicht ersichtlich.

12.4 Bedeutung der Störungen der Sprachentwicklung und Lernentwicklung für die Lebensspanne und deren Komorbiditäten

Die in diesem Kapitel behandelten Entwicklungsstörungen betreffen typischerweise jüngere Kinder und werden – in Bezug auf die gesamte Lebensspanne – in einem frühen Entwicklungsalter diagnostiziert. Erwachsenenpsychiater kommen dagegen in ihrem klinischen Alltag weniger diesen Entwicklungsstörungen in Berührung. Diese werden zwar anamnestisch erfasst, aber häufig in ihren Auswirkungen auf die spätere Lebensgestaltung unterschätzt. Diese Entwicklungsstörungen scheinen demnach auf dem Weg ins Erwachsenenalter sozusagen zu »verschwinden«. Wahrscheinlicher ist in diesem Zusammenhang hingegen, dass im klinischen Alltag der Erwachsenenpsychiatrie womöglich vielmehr die gesamte Bandbreite psychischer *Folgeerscheinungen* von Entwicklungsstörungen (z. B. berufliches Scheitern und damit verbundene depressive Erkrankungen, geringerer Selbstwert) im Fokus der Aufmerksamkeit stehen als die Entwicklungsstörungen selbst, da diese bereits entweder chronifiziert sind oder weitgehend kompensiert wurden.

Im klinischen Alltag der Kinderpsychiatrie wird allerdings deutlich, dass Defizite in der sprachlichen Kommunikation und im Erwerb der schulischen Fertigkeiten bei Kindern durchaus einerseits zu erheblichen emotionalen und sozialen Beeinträchtigungen führen und andererseits bis ins Erwachsenenalter persistieren können, so dass u. a. auch der berufliche und akademische Werdegang gefährdet ist. Sprache und Kommunikation sowie auch der Erwerb der Kulturtechniken im schulischen Kontext sind unabdingbar für die Entwicklung von Selbstwertgefühl, Selbstwirksamkeit und letztendlich für die gesamte Sozialisierung bis ins Erwachsenenalter hinein. Gerade Kinder mit z. B. spezifischen Lernstörungen erleben bereits zu Beginn ihrer schulischen Laufbahn Misserfolge, wohingegen Gleichaltrigen mühelos Erfolge sammeln können. Mögliche langfristige Folgen können soziale Ausgrenzung, schulische Desintegration sowie die Entwicklung komorbider emotionaler Störungen, z. B. Angststörungen oder Depressionen sein (z. B. Maag und Reid 2006; Visser et al. 2018, Visser et al. 2020). Die Entwicklungsstörungen »verschwinden« demnach nicht »einfach«, sondern können »Nährboden« für die Entwicklung psychischer Erkrankungen darstellen. Mögliche Komorbiditäten im Bereich der Sprachentwicklungsstörungen und Lernentwicklungsstörungen sind deswegen in der Diagnostik und in Fallkonzeptualisierungen verstärkt zu berücksichtigen (Schulte-Körne und Galuschka 2019), um entsprechende Maßnahmen einleiten zu können.

Wichtig ist zu beachten, dass Störungen der Sprachentwicklung und Lernentwicklungsstörungen oft in Kombination mit anderen Diagnosen aus dem Cluster der neuronalen Entwicklungsstörungen vorkommen. An erster Stelle stehen vor allem Kombinationen der Lese- Rechtschreibstörung mit einer Rechen- oder einer Sprachentwicklungsstörung (Schulte-Körne und Galuschka 2018). Weiterhin kommt die Lese-Rechtschreibstörung gehäuft in Kombination mit einer Hyperkinetischen Störung bzw. Einfachen Konzentrations- und Aufmerksamkeitsstörung vor. Deswegen sollte stets das Vorhandensein einer Aktivitäts- und Aufmerksamkeitsstörung im Rahmen der Diagnostik einer spezifischen Lernstörung überprüft werden (Schulte-Körne und Galuschka 2018). Weiterhin ist die Kombination aus einer Autismus-Spektrum-Störung mit Kommunikationsstörung, im Sinne einer Störung in der Entwicklung expressiver oder rezeptiver Sprachfertigkeiten sehr häufig zu beschreiben (für die Häufigkeit ▶ Kap. 8 und ▶ Kap. 9).

12.5 Zusammenfassung und wichtigste Neuerungen in DSM-5 und ICD-11

Zusammenfassend können Sprachentwicklungsstörungen sowie Lernentwicklungsstörungen häufig einen relevanten »Nährboden« für die Entwicklung von psychischen Erkrankungen auch im Hinblick auf die gesamte Lebensspanne darstellen. Der Verlauf dieser Entwicklungsstörungen sollte auch im Erwachsenenalter, z. B. bei bestehenden Depressionen nicht außer Acht gelassen werden. Sie treten häufig als komorbide Entwicklungsstörungen auf und dürfen in der kinder- und jugendpsychiatrischen (Differential-)Diagnostik nicht übersehen werden.

Hauptneuerungen im DSM-5 und ICD-11 im Vergleich zu ICD-10 bezüglich umschriebener Entwicklungsstörungen liegen in einer veränderten Einteilung der Diagnosen und der Einführung einer neuen Diagnose: der Sozialen (pragmatischen) Kommunikationsstörung bzw. pragmatischen Sprachentwicklungsstörung. Diese ist differentialdiagnostisch von der Autismus-Spektrum-Störung abzugrenzen. Es bestehen hierbei durchgehende Einschränkungen in der sozialen Kommunikation, ohne dass allerdings die für das Autismusspektrum typischen stereotypen und ritualisierten Verhaltensweisen vorhanden sind. Bisher wurden derartige Beeinträchtigungen in der klinischen Praxis am ehesten dem Atypischen Autismus (ICD-10: F84.1) zugeordnet. Es ist anzunehmen, dass diese Diagnose die aktuelle ICD-10- Kategorie des »Atypischen Autismus« (ICD-10: F84.1) zum Teil ersetzen wird (Freitag 2014; Freitag 2020). Ob diese Diagnose eine sinnvolle Ergänzung darstellt oder die Abgrenzung eher artifiziell ist und subklinische autistische Symptome außer Acht lässt (Tebartz van Elst 2016), muss wohl in der Zukunft durch die klinische Erfahrung bestätigt oder widerlegt werden. Dafür ist eine sorgfältige Betrachtung und systematische Untersuchung von Langzeitverläufen von Relevanz. Hierbei könnten erhebliche Konsequenzen für Therapie und Versorgung entstehen.

Eine elementare Neuerung im DSM-5 in Bezug auf die spezifischen Lernstörungen ist, dass die Abweichung der Lese-, Rechtschreib- und Rechenleistung von der Grundintelligenz als diagnostisches Kriterium aufgegeben wird. Allerdings scheint in der ICD-11 bezüglich der Lernentwicklungsstörung (Lesen/schriftlicher Ausdruck) das doppelte Diskrepanzkriterium (IQ und Alter) offensichtlich weiterhin beibehalten zu werden. Bei der Lernentwicklungsstörung mit Beeinträchtigung in Mathematik wird ebenfalls eine Diskrepanz zwischen Rechenfertigkeiten und dem chronologischem *oder* Entwicklungsalter und der Intelligenz gefordert. Die Diagnose der kombinierten Störung schulischer Fertigkeiten wird in Zukunft in der ICD-11 offensichtlich entfallen.

Literatur

American Psychiatric Association (2013) Diagnostic and statistical manual of mental disorders: DSM-5. Arlington, VA: American Psychiatric Association.

Arbeitsgemeinschaft der Wissenschaftlichen Medizinischen Fachgesellschaften e. V. (AWMF) (2018) AWMF S3-Leitlinie: Diagnostik und Behandlung der Rechenstörung: Retrieved from https://www.awmf.org/uploads/tx_szleitlinien/028-046l_S3_Rechenst%C3%B6rung-2018-03_1.pdf (Zugriff: 2.2.2021)

Dilling H, Mombour W, Schmidt M H et al. (Hrsg.) (2015) Internationale Klassifikation psychischer Störungen. ICD-10 Kapitel V (F) – Klinisch-diagnostische Leitlinien. Göttingen: Hogrefe.

Falkai P, Döpfner M (Hrsg.) (2018) Diagnostisches und Statistisches Manual psychischer Störungen DSM-5. American Psychiatric Association. 2., korr. Auflage. Göttingen: Hogrefe

Freitag, CM (2014) Autismus Spektrum Störung nach DSM-5. Zeitschrift für Kinder- und Jugendpsychiatrie und Psychotherapie, 42: 185-192.

Freitag, CM (2020) Von den tiefgreifenden Entwicklungsstörungen in ICD-10 zur Autismus-Spektrum-Störung in ICD-11. Zeitschrift für Kinder- und Jugendpsychiatrie und Psychotherapie, 49: 437-441

Maag JW, Reid R (2006) Depression among students with learning disabilities: assessing the risk. *J* Learn Disabil 39: 3-10.

Schulte-Körne G, Galuschka K (2019) Lese-/Rechtschreibstörung (LRS). Göttingen: Hogrefe

Schulte-Körne G (2021) Verpasste Chancen: Die neuen diagnostischen Leitlinien zur Lese-Rechtschreib- und Rechenstörung der ICD-11. Zeitschrift für Kinder – und Jugendpsychiatrie und Psychotherapie (2021), 49 (6), 463-467

Tebartz van Elst L (2016) Das Asperger-Syndrom im Erwachsenenalter. Berlin: Medizinisch wissenschaftliche Verlagsgesellschaft

Visser L, Büttner G, Hasselhorn M (2018) Komorbidität spezifischer Lernstörungen und psychischer Auffälligkeiten: ein Literaturüberblick. Lernen Lernstörungen 8: 7–20

Visser L, Kalmar J, Linkersdörfer J et al. (2020) Comorbidities Between Specific Learning Disorders and Psychopathology in Elementary School Children in Germany. Frontiers in Psychiatry. https://doi.org/10.3389/fpsyt.2020.00292.

World Health Organization (1992) Internationale Klassifikation psychischer Störungen: ICD-10. Bern: Huber

World Health Organization (WHO) (2019) International classification of diseases (ICD-11). https://icd.who.int/browse11/l-m/en (Zugriff am 15. Oktober 2022)

13 Die Störungen der Intelligenzentwicklung

Tanja Sappok

13.1 Einleitung

Die Störungen der Intelligenzentwicklung werden im ICD-11 unter den neuronalen Entwicklungsstörungen aufgeführt. Der Schweregrad wird an der 5. Stelle (6A00.x) kodiert, wobei eine *leichtgradige* (6A00.**0**), eine *mittelgradige* (6A00.**1**), eine *schwergradige* (6A00.**2**), eine *tiefgreifende* (6A00.**3**) und eine *vorläufige* (6A00.**4**) Verlaufsform unterschieden werden. ▶ Tab. 13.1 zeigt die unterschiedlichen Schweregrade und damit verbundenen Unterstützungsbedarfe.

Tab. 13.1: Schweregrade der Störungen der Intelligenzentwicklung nach ICD-11. * Da standardisierte Intelligenztests unterhalb der 0,003 ten Perzentile nicht valide und reliabel angewandt werden können, müssen die schwere und die tiefgreifende Störung der Intelligenzentwicklung auf der Basis des adaptiven Verhaltens differenziert werden.

Schweregrad der Störungen der Intelligenzentwicklung	ICD-11 Code	Standardabweichung unter dem Mittelwert (Perzentile)	Akademische und motorische Fertigkeiten	Aktivitäten des täglichen Lebens	Unterstützungsgrad
Leichtgradig	6A00.0	2-3 (0,1-2,3)	Schwierigkeiten beim Erwerb und Verstehen komplexer sprachlicher Konzepte und akademischer Fähigkeiten	Beherrschen grundlegender Aktivitäten zur Selbstversorgung sowie häuslicher und praktischer Tätigkeiten	relativ unabhängige Lebensführung und Nachgehen einer Erwerbstätigkeit; möglicherweise angemessene Unterstützung nötig
Mittelgradig	6A00.1	3-4 (0,003-0,1)	Die Sprache und die Fähigkeit zum Erwerb akademischer Fähigkeiten sind unterschiedlich, beschränken sich jedoch im Allgemeinen auf Grundfertigkeiten	Einige beherrschen grundlegende Selbstversorgungs-, Haushalts- und praktische Tätigkeiten.	Meistens erhebliche und konsequente Unterstützung nötig, um im Erwachsenenalter ein unabhängiges Leben und eine Beschäftigung zu erreichen

Standardisierte Testverfahren sollen angewandt werden, um die intellektuellen und adaptiven Fähigkeiten standardisiert zu erfassen. Falls Tests nicht verfügbar sind, kann der

Schweregrad anhand von Verhaltensindikatoren eingeschätzt werden, die detailliert tabellarisch je nach Altersgruppe aufgeführt werden. Dadurch beruht auch das rein klinische Urteil auf gewissen Standards.

Unterschiedliche Ursachen können die Hirnentwicklung und die damit verbundenen kognitiven, emotionalen und adaptiven Fähigkeiten beeinflussen. Durch die Fortschritte in der genetischen Diagnostik, insbesondere in der Sequenzierung des gesamten Exoms, zeigt sich, dass etwa die Hälfte angeborener kognitiver Behinderungen genetisch bedingt sind, insbesondere monogenetisch (ca. 30–40 %), aber auch durch *copy number variations* (Zweier 2018; Vissers et al. 2016). Daneben können exogene Faktoren wie z. B. Alkoholkonsum während der Schwangerschaft (FASD), intrauterine oder perinatale Infektionen, Geburtskomplikationen, Stoffwechselstörungen wie z. B. eine Hypothyreose oder extreme Mangelernährung die Hirnentwicklung beeinträchtigen. Auch soziokulturelle Ursachen im unmittelbaren Lebensumfeld können – insbesondere bei leichteren Behinderungsformen – relevant sein.

Prävalenz

Nach Angaben der *Global Health Metrics* der Weltgesundheitsorganisation liegt die weltweite Prävalenz von Störungen der Intelligenzentwicklung bei 100 Millionen Menschen (GDB 2018). Die Häufigkeit der Diagnose stieg in den letzten Jahren von 0,9 % auf 1,2 %, was u. a. auch auf eine bessere Erfassung und Diagnostik zurückzuführen ist (Zablotsky et al. 2019). Bezogen auf Deutschland sind somit ca. eine Million Menschen betroffen.

Komorbiditäten

Personen mit einer Störung der Intelligenzentwicklung haben ein erhöhtes Risiko für körperliche und psychische Krankheitsbilder (Schützwohl und Sappok 2020; Sappok et al. 2019). Die Lebenserwartung ist auch in aktuellen Untersuchungen um ca. 20 Jahre reduziert und die Mortalität erhöht (O'Leary et al. 2018). Insbesondere chronische und sekundäre Gesundheitszustände (*conditions*) führen zu vorzeitigem Tod infolge von Infektionskrankheiten, Verschlucken, Herzversagen, zerebrovaskulären oder urogenitalen Erkrankungen, Neoplasien oder Diabetes (Reppermund et al. 2020). 30–50 % der Todesfälle sind potenziell vermeidbar (Hosking et al. 2016).

Eine aktuelle Metanalyse von Mazza et al. (2020) beschreibt eine Verdopplung der Prävalenzen von psychischen Krankheitsbildern (inklusive Verhaltensstörungen) (ca. 34 % gegenüber 17 % in der Allgemeinbevölkerung). Populationsbasierte Untersuchungen aus Großbritannien ergaben eine Punktprävalenz für psychische Störungen im engeren Sinne (ohne Verhaltensstörungen) von ca. 20–25 % (Cooper et al. 2007; Sheehan et al. 2015). Grundsätzlich zeigen sich dieselben Störungsbilder wie bei Menschen ohne Behinderungen, allerdings unterscheiden sich teilweise die Häufigkeiten (affektive Störungen [7–11 %], psychotische Störungen [ca. 4 %], Angststörungen [4–6 %], ADHS [ca. 1,5 %], Demenzen [ca. 1 %], Substanzabhängigkeiten [ca. 1 %], Zwangsstörungen [ca. 0,7 %], Persönlichkeitsstörungen [ca. 1 %]). Autismus-Spektrum-Störungen (7,5–15 %) und – häufig übersehen – Traumafolgestörung treten vermehrt auf (Sappok et al. 2019).

Neben psychischen Erkrankungen im engeren Sinne finden sich häufig behandlungsbedürftige, schwerwiegende Verhaltensstörungen (23–25 %; Cooper et al. 2007; Sheehan et al. 2015). Das *Royal College of Psychiatrists* definiert Verhalten als herausfordernd, wenn es von einer solchen Intensität, Häufigkeit oder Dauer ist, dass es die Lebensqualität und/oder die physische Sicherheit der betroffenen oder anderen Personen bedroht und wahrscheinlich zu Reaktionen führt, die restriktiv oder aversiv sind oder zur Ausgrenzung führen (Royal College of Psychiatrists 2007).

Diese Verhaltensstörungen beeinträchtigen die Lebensqualität und Teilhabefähigkeit von Betroffenen erheblich. Besonders problematisch sind die damit verbundenen freiheitsentziehenden und psychopharmakologischen Maßnahmen ohne langfristig angelegte pädagogisch-psychosoziale-psychiatrische Behandlungspläne. Dies führt zu einer häufig vermeidbaren Fortführung von Zwang und Gewalt gegen eine historisch besonders vorbelastete Bevölkerungsgruppe.

Auch körperliche Erkrankungen wie z. B. Epilepsien, Osteoporose, Bewegungsstörungen (insbesondere Zerebralparesen), Übergewicht, gastrointestinale Störungen und Darmmotilitätsstörungen treten vermehrt auf (Tyler et al. 2010; Traci et al. 2002; Franke et al. 2017). Die Prävalenzen von Epilepsien steigen von ca. 0,5 % in der Allgemeinbevölkerung bei leichter bis mittelgradiger Intelligenzminderung auf ca. 15 % und bei schwer bis schwerster Intelligenzminderung auf bis zu ca. 30–50 % an (Robertson et al. 2015). Viele Menschen mit Störungen der Intelligenzentwicklung leiden auch an unzureichend abgeklärten und behandelten Schmerzzuständen, dies ist z. B. für Zerebralparesen oder das Rett-Syndrom nachgewiesen (Walsh et al. 2011; Engel und Kartin 2006; Martin 2017). Schmerzen können zu Verhaltensauffälligkeiten führen, die wiederum einen für den Personenkreis ungünstigen Kreislauf initiieren (s. o.) und reduzieren den Schlaf und die Lebensqualität erheblich (Carr und Owen-Deschryver 2007; Walsh et al. 2011). Eine umfassende Schmerzdiagnostik inklusive einer probatorischen, analgetischen Behandlung sollte daher zum Standard in der medizinischen Behandlung ätiologisch unklarer Beschwerden oder Verhaltensweisen von Menschen mit Behinderungen gehören (Walter-Fränkel 2018).

Diagnostik

Entsprechend der nationalen und internationalen Leitlinien sollten bei der differentialdiagnostischen Abklärung von psychischen Erkrankungen bzw. schweren Verhaltensauffälligkeiten körperliche, psychische, soziale und entwicklungsbezogene Aspekte berücksichtigt werden (Deb et al. 2021; Gardner et al. 2006; Canadian Consensus Guidelines 2011; AWMF Leitlinie 2021; NICE 2016; 2015). Die Anamnese- und Befunderhebungen sind erschwert durch die reduzierten kognitiven und kommunikativen Fähigkeiten. Daher ist die Fremdanamnese mit Bezugspersonen aus diversen Lebensbereichen (Wohnen, Arbeiten, Familie, Freizeit) von besonderer Bedeutung. Spezifisch für diesen Personenkreis entwickelte Untersuchungsinstrumente und Kommunikationsmittel können klinisch arbeitende Personen in der medizinischen Abklärung unterstützen, z. B. Methoden der *Unterstützten Kommunikation* oder der *Leichten Sprache* (Sappok et al. 2020). Die Symptomatik wird entsprechend dem bio-psycho-sozialen Krankheitsmodell je nach Ursache den körperlichen Krankheiten, psychischen Störungen und Verhaltensstörungen zugeordnet.

Körperliche Krankheiten sollten aufgrund der oft andersartigen Symptompräsentation immer mitgedacht werden. Hierbei sind insbesondere auch Schmerzen (Zähne, Ohren, Verdauung) oder mit genetischen Syndromen assoziierte Krankheitsbilder (z. B. Reflux bei Cornelia-de-Lange-Syndrom) zu berücksichtigen.

Die *Diagnostik psychischer Störungen* ist herausfordernd, da sich die Krankheitsbilder oft andersartig präsentieren oder als behinderungsassoziiert im Sinne eines *diagnostic overshadowing* fehlinterpretiert werden. Die in der Allgemeinpsychiatrie üblichen operationalisierten Klassifikationssysteme (DSM-5, ICD-10) können teilweise nur eingeschränkt eingesetzt werden. Spezifische Manuale mit adaptierten Diagnosekriterien wie z. B. das *Diagnostic Manual – Intellectual Disability* (DM-ID 2; Fletcher et al. 2017; DSM-5) oder die *Diagnostic criteria for psychiatric disorders for use with adults with learning disabilities/mental retardation* (DC-LD; Royal College of Psychiatrists 2001, ICD-10) können hierbei Orientierungshilfen geben.

Weitere spezifische Diagnostikinstrumente werden in speziellen Lehrbüchern und Übersichtsartikel detailliert beschrieben (Sappok 2018; Sappok et al. 2019).

Neben körperlichen bzw. psychischen Erkrankungen können *Verhaltensstörung* zur ärztlichen Vorstellung führen. Diese kann vielfältigste Ursachen haben, insbesondere:

- *Umfeldassoziierte Faktoren* (z. B. Betreuerwechsel, belastende Konflikte, Verluste).
- *Entwicklungsaspekte* (Details s. unten)
- *Genetisch bedingten Verhaltensphänotypen* (Darunter versteht man mit einem bestimmten Syndrom assoziierte Verhaltensweisen wie z. B. der reduzierte Blickkontakt beim Fragilen-X-Syndrom).

Da die Art der Interaktion mit der Person für die Entstehung, Verstärkung oder Aufrechterhaltung von Verhaltensproblemen zentral ist, ist ein umfassendes, multiprofessionell angelegten Assessment aller potenzieller Einflussfaktoren vor Ort erforderlich.

Behandlung

Körperliche und psychische Krankheitsbilder sind entsprechend den geltenden medizinischen Leitlinien zu behandeln, wobei die Methoden dem kognitiven und emotionalen Entwicklungsstand anzupassen sind und die Regeln der Leichten Sprache zu beachten sind. Bei Verhaltensstörungen sind in erster Linie *systemische, heilpädagogische* oder *psychotherapeutische Methoden* einzusetzen, sie sollten nur in besonders schweren Fällen und nur vorübergehend psychopharmakologisch behandelt werden (NICE Guidelines 2015). Das unmittelbare Lebensumfeld und die Art der Interaktion mit der Person sind hierbei von besonderer Bedeutung, wobei diese an den kognitiven und sozio-emotionalen Entwicklungsstand der Person anzupassen sind (▶ Kap. 13.2). Die ganzheitlich und inter- wie multiprofessionell angelegte Behandlungsplanung ist langfristig anzulegen und sollte die eigenen Anliegen und Vorlieben der Person mit einbeziehen.

13.2 Der emotionale Entwicklungsansatz

Da im Rahmen der Störungen der Intelligenzentwicklung nicht nur rein kognitive, sondern häufig auch emotionale, soziale oder körperliche Fähigkeiten beeinträchtigt sind, ist ein ganzheitliches, interdisziplinäres und systemisch ansetzendes Vorgehen notwendig. Diese sozio-emotionalen Kompetenzen sind für das adaptive Verhalten und die Entstehung psychischer Störungen wichtig. Die Kenntnis der neurobiologischen Grundlagen des sich entwickelnden Gehirns und der damit verbundenen Hirnfunktionen kann zu einem besseren Verständnis von psychischer Gesundheit bei Personen mit Lernbehinderung beitragen. Dazu wird die Entwicklung der verschiedenen Anteile des limbischen Systems mit den sich entwickelnden mentalen und (sozio-)emotionalen Hirnfunktionen in Beziehung gesetzt. Dabei bauen übergeordnete Netzwerke bzw. Hirnfunktionen auf Netzwerken auf, die früher im Entwicklungsprozess entstanden sind. Die jeweiligen Grundbedürfnisse, Entwicklungsaufgaben und Möglichkeiten, die Welt wahrzunehmen und sich entsprechend zu verhalten, hängen von der Reifung der verschiedenen Komponenten des limbischen Systems ab. Bei Personen mit Störungen der Intelligenzentwicklung können Entwicklungsdefizite in den mentalen und emotionalen Hirnfunktionen zur Entwicklung von Verhaltens- und psychiatrischen Störungen beitragen. Der emotionale Entwicklungsansatz verbindet die neuroanatomische Ebene des entstehenden limbischen Systems (*Struktur*) mit den damit assoziierten mentalen, emotionalen und Verhaltensmöglichkeiten einer Person (*Funktion*). Diese Entwicklungsperspektive von psychischer Gesundheit bei Personen mit Intelligenzminderung kann einen dimensionalen Aspekt in der psychiatrischen Diagnostik, Behandlung und Betreuung dieses Personenkreises hinzufügen.

Psychische Störungen werden anhand definierter Symptome zu Syndromen gruppiert, aus der die jeweilige psychiatrische Diagnose abgeleitet wird. In der *Internationalen statistischen Klassifikation von Krankheiten und verwandter Gesundheitsprobleme*, ICD-11, werden Störungen der intellektuellen Entwicklung der Gruppe der *neurologischen Entwicklungsstörungen (neurodevelopmental disorders)* zugeordnet, die »während der Entwicklungsphase auftreten und erhebliche Schwierigkeiten beim Erwerb und der Ausführung bestimmter intellektueller, motorischer, sprachlicher oder sozialer Funktionen mit sich bringen« (WHO 2018). Als solche sind neben den rein kognitiven auch adaptive Funktionen betroffen, wobei konzeptuelle, soziale und praktische Fähigkeiten unterschieden werden. Konzeptuelle Fähigkeiten beziehen sich auf die Anwendung von Wissen (z. B. Lesen, Schreiben, Rechnen, Problemlösen und Entscheidungsfindung) und Kommunikation. Soziale Fähigkeiten beziehen sich z. B. auf das Gestalten der interpersonellen Interaktionen und Beziehungen, soziale Verantwortung, Befolgen von Regeln und Gesetzen und die Vermeidung von Viktimisierung. Alltagspraktische Fähigkeiten betreffen die Gebiete der Selbstfürsorge, Gesundheit und Sicherheit, berufliche Fähigkeiten, Erholung, Umgang mit Geld, Mobilität und Transport sowie das Nutzen von Haushaltsgeräten und technischen Geräten.

Die intellektuelle Behinderung ist also mehr als eine reine *Lernstörung*, was insbesondere bei Personen mit zusätzlichen psychischen Gesundheitsproblemen berücksichtigt werden muss (Pessoa 2010).

Pioniere wie Antonio Damasio (2012) haben die Reduktion der mentalen Fähigkeit auf rein intellektuelle Kompetenzen in Frage gestellt und die Bedeutung der Emotionen und der sensorischen Körpererfahrungen in die kognitiven Neurowissenschaften integriert. Historisch gesehen reichen die Wurzeln der kognitiven Neurowissenschaften bis ins Jahr 1848 zurück, als John Martyn Harlow im *Bostoner Medical and Surgical Journal* eine Fallstudie über den Eisenbahnvorarbeiter Phineas Gage beschrieb und eine schwere Hirnschädigung mit spezifischen mentalen und affektiven Veränderungen in einen Kausalzusammenhang setzte (Harlow 1848). Später beschrieben Paul Broca die Struktur, *Le Grand Lobe Limbique* (Broca 1878), und 1937 James Papez die beteiligten neuronalen Netzwerke, den *Papez-Kreis* (Papez 1937). Inzwischen hat sich das Wissen über die am »sozialen Gehirn« beteiligten Gehirnstrukturen und -netzwerke erweitert, und die aktuelle Forschung ist vielversprechend im Hinblick auf die komplexen und differenzierten Interaktionen der beteiligten Strukturen (*the human connectome project*).

Die Zytoarchitektur des Gehirns ist bei Personen mit Störungen der Intelligenzentwicklung beeinträchtigt. Neben (epi-)genetischen Aspekte können exogene Noxen, Stoffwechselstörungen, intra- oder perinatale Enzephalitiden oder Hypoxien, aber auch Umweltfaktoren und psychosoziale Unterstimulation eine Rolle spielen. Aufgrund der früh im Entwicklungsverlauf auftretenden Beeinträchtigung ist es notwendig, die *Entwicklung* dieser sozialen Hirnnetzwerke im limbischen System zu untersuchen (Happé und Frith 2014[)]. Im Folgenden sollen daher entwicklungsneurowissenschaftliche Kenntnisse in das Verständnis von psychischer Gesundheit bei Menschen mit einer Lernbehinderung integriert werden. Dazu werden die im limbischen System lokalisierten Anteile des sozialen Gehirns mit den jeweiligen Entwicklungsschritten der mentalen und sozio-emotionalen Hirnfunktionen verknüpft und die Auswirkungen auf das Verhalten und auf die psychische Gesundheit von Personen mit Störungen der Intelligenzentwicklung dargestellt.

13.2.1 Die Struktur: Die Entwicklung des sozialen Gehirns

Die Zytoarchitektur des in den verschiedenen Anteilen des limbischen Systems lokalisierten sozialen Gehirns entwickelt sich in spezifischen, sensiblen Phasen des pränatalen und frühen Heranwachsens (Fox et al. 2010; Knudsen 2004; ▶ Abb. 13.1). Die Entstehung der mentalen und sozio-emotionalen Gehirnfunktionen ist mit der Verknüpfung der jeweiligen neuronalen Netzwerke verbunden (Roth 2018). Die entwicklungsbedingten Veränderungen der strukturellen Konnektivität des Gehirns ergeben sich aus einer Abfolge von (epi-)genetischen Mechanismen in wichtigen Entwicklungsstadien (Tian und Ma 2017). Daneben spielen Umweltfaktoren und frühe Lebenserfahrungen eine entscheidende Rolle bei der Koordination und dem Zeitpunkt der Netzwerkentwicklung (Fox et al. 2010; Diano et al. 2017). Die architektonische Basis wird bereits pränatal und früh im Leben angelegt und im Weiteren durch dendritisches Wachstum und Bildung, Pruning (Aussprossen) und Stabilisierung von Synapsen weiter ausdifferenziert (Fox et al. 2010). Während im Säuglingsalter eher kurze Nervenverknüpfungen vorherrschen, gibt es bei Jugendlichen und Erwachsenen eine Verschiebung hin zu längeren dendritischen Verknüpfungen (Tau und Peterson 2010). Dabei bauen kognitive Netzwerke höherer Ordnung (z. B. Neokortex) auf früher angelegte und tiefer gelegene Schaltkreise (z. B. Hirnstamm) auf (Fox et al. 2010).

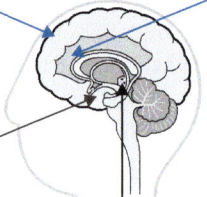

			Präfrontaler Kortex (PFC): **ZIEL** • Impulskontrolle • Mentalisieren/Empathie • Handlungsplanung (Ziel) • Moralisches Denken	**Insulärer Kortex (IC):** **INTEGRATION** • Riechen/Schmecken • Emotionen in Gesichtern/Stimmen	**Ant. zingulärer Kortex (ACC):** **WAHL** • Risiko/Belohnungsabwägung • Emotionales Gedächtnis • Aufmerksamkeitskontrolle • Reaktionsauswahl
Obere limbische Ebene	**Späte Kindheit/Adolsz.**	**Emot.-soz. Lernen (bewusst)**			
Mittlere limbische Ebene	**Pränatal/ erste Mo.**	**Überw. unbewusst** / **(epi-) genetisch und Bindung**	**Bl. Amygdala (AM):** **EMOTION** • Angeborene Emotionen • Emotionsregulation • Erkennen von emotional-kommunikativen Signalen • Emotionale Konditionierung		**Basalganglien (VS; VTA):** **BELOHNUNG** • Belohnung (Opioide) • Erwartung von Belohnung (Dopamin) • Motivation
Untere limbische Ebene	**pränatal**	**unbewusst** / **(epi-) genetisch**	**Hypothalamus/Hirnstamm:** **STRESS/AUTONOME FUNKTIONEN** • Autonomes System und Stressregulationssystem • Füttern, Aggression, Sexualität, Territorialverhalten, Kampf-/Flucht-Reaktionen		

Das Entwicklungskonzept mentaler Funktionen

Abb. 13.1: Die Entwicklung der verschiedenen Teile des limbischen Systems. PFC: Präfrontaler Kortex; IC: Insulärer Kortex; ACC: Anterior zingulärer Kortex; AM: Amygdala; Bl.: Basolateral; VS: Ventrales Striatum; VTA: ventral tegmentales Areal; Mo: Monate; Adolesz.: Adoleszenz; emot.-soz.: emotional-sozial

- *Das tiefe limbische System* entwickelt sich pränatal bzw. während der ersten Lebensmonate und befindet sich innerhalb des zentralen Kerns der Amygdala, des Hypothalamus und Teilen des Hirnstamms einschließlich des periventrikulären Höhlengraus und der vegetativen Kerngebiete (Levitt 2003; Roth 2018). Hier verarbeiten das autonome System und das Stressregulationssystem basale Funktionen für das Überleben, wie Herzfrequenz und Temperaturkontrolle, Essverhalten, Sexualität, Territorialität und Stressreaktionen einschließlich Fight-Flight-Freeze-Reaktionen. Diese meist unbewussten Prozesse sind genetisch-epigenetisch determiniert und durch frühe Lebenserfahrungen beeinflusst (McLaughlin et al. 2015).
- *Das mesolimbische System* umfasst das Bindungssystem, das nonverbale Kommunikationssystem sowie das Belohnungssystem (Opioide) und das Belohnungserwartungssystem (Dopamin). Es befindet sich in der basolateralen Amygdala, dem ventralen tegmentalen Areal und dem Nucleus accumbens/ventralen Striatum (Nelson und Kreitzer 2014). Diese Teile des Gehirns entwickeln sich innerhalb der ersten Lebensmonate und -jahre und arbeiten vorwiegend unbewusst (Fox et al. 2010). Hier werden Basisemotionen wie Angst, Trauer, Ekel, Glück und Wut verschaltet (Diano et al. 2017). Die emotionale Konditionierung wird durch die Interaktion mit frühen Bezugspersonen vermittelt (Kernberg 2012). Das Bindungssystem und das Belohnungssystem sind zentral für die Handlungsmotivation der Person.
- Der präfrontale, der orbitofrontale, der ventromediale, der anteriore cinguläre und der insuläre Kortex bilden das *obere limbische System*, das das Theory-of-Mind-Netzwerk, Anteile der exekutiven Funktionen, die Risikobewertung und das Realitätsbewusstsein umfasst (Bowman et al. 2017). Diese Funktionen sind die Voraussetzung für komplexe emotionale Zustände wie Empathie, Freundschaft, Loyalität und moralisches Denken, die alle im oberen limbischen System verarbeitet werden (Koenigs et al. 2007). Durch die Fähigkeit, die Vor- und Nachteile einer Situation zu bewerten (Risikoabschätzung), können die Folgen des eigenen Verhaltens realistisch eingeschätzt werden (Wang et al. 2019). Impulskontrolle, »delayed gratification« und Frustrationstoleranz sind wichtig für pro-soziales und ethisch-moralisch angemessenes Verhalten (Steinbeis et al. 2012). Das obere limbische System mit eher bewussten Prozessen entwickelt sich in der späten Kindheit und Adoleszenz (Levitt 2003).

Die Reifung des limbischen Systems ist entscheidend für den mentalen und sozio-emotionalen Entwicklungsstand der Person. Entsprechend den Meilensteinen der frühkindlichen Entwicklung werden schrittweise aufeinander aufbauende, kognitive, emotionale und soziale Fähigkeiten erworben. Bei Personen mit Störungen der Intelligenzentwicklung sind auch die im limbischen System lokalisierten Hirnfunktionen verzögert oder unvollständig entwickelt (Sappok et al. 2013). Das Ausmaß der Beeinträchtigung hängt vom Zeitpunkt und vom Schweregrad der Hirnschädigung ab (Bick et al. 2015). Voraussetzung für ein fundiertes Verständnis des inneren Erlebens und Verhaltens von Personen mit Störungen der Intelligenzentwicklung ist die Kenntnis der wichtigsten Entwicklungsschritte der verschiedenen mentalen und emotionalen Hirnfunktionen, die im Folgenden dargestellt werden.

13.2.2 Von der Struktur zur Funktion: Die Entstehung der mentalen und sozio-emotionalen Funktionen

Mentalisierungsfähigkeit

In der frühen Lebensphase wird die *Art zu Denken* durch intensive sensorische Erfahrungen geprägt und ist ziel- und handlungsorientiert (Fonagy 2012). Durch die sensorische Stimulation und Integration in den ersten Lebensmonaten entsteht Schritt für Schritt *Objektpermanenz*, also ein inneres Bild von der äußeren Umgebung, die ersten Schritte zur Mentalisierung sind damit getan (Cerniglia et al. 2019). In diesem Stadium kann jedoch nicht zwischen den eigenen Gedanken und der Realität sowie den Gedanken anderer Personen unterschieden werden – das eigene Denken entspricht somit aus Sicht der Person der Wirklichkeit, der Realität: Wenn die Person denkt, dass ein Monster im Schrank ist, dann ist (aus Sicht der Person) tatsächlich ein Monster im Schrank.

Parallel entwickeln sich die kommunikativen Fähigkeiten weiter: Emotional-kommunikative Signale werden erkannt und nonverbal-kommunikative Fähigkeiten entwickeln sich. Angeregt durch die ständige Interaktion mit den nahen Betreuern ist die Person ab einem mentalen Entwicklungsalter von ca. zwei Jahren in der Lage, zwischen dem Selbst und den anderen zu unterscheiden. Diese Selbst- und Fremdwahrnehmung wird in Rollen- und Fantasiespielen geübt und trainiert, wodurch das »als-ob-Denken« *(pretend mode of thinking, Pseudomentalisieren)* entsteht (Fonagy 2012). Ab einem mentalen Referenzalter von vier Jahren erkennt die Person, dass andere Menschen andere Gefühle, Gedanken, Absichten und Motivationen als sie selbst haben: Das Theory-of-Mind-Netzwerk entwickelt sich und die Person ist in der Lage zu mentalisieren (Girgis et al. 2018).

Schritt 1: SENSORISCH 0-15 Monate
Ziel- und Handlungsorientierte Art zu Denken
Aktion-Reaktion; non-verbal; sensorisch

Schritt 2: OBJEKTPERMANENZ 12-24 Monate
Das Denken ist Realität: unfähig zwischen eigenen Gedanken und äußerer Wirklichkeit zu unterscheiden
Aktion-Reaktion; non-verbal; sensorisch

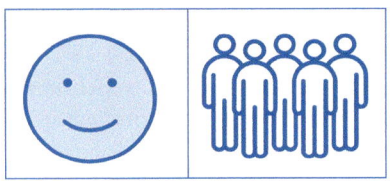

SCHRITT 3: PSEUDOMENTALISIEREN 24-48+ Monate
„als ob" Denken: von Realität abgelöstes Fantasiespiel; Fantasie und Realität strikt getrennt

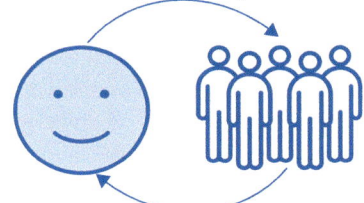

Schritt 4: THEORY OF MIND >48 Monate
Mentalisieren: Integration des Denkens in die Realität und Erfahrungen aus der Realität in die Gedankenwelt

Abb. 13.2: SOP-ToM - Die Entstehung der Mentalisierungsfähigkeit. S: Sensorisch; O: Objektpermanenz; P: Pseudomentalisieren; ToM: Theory of Mind

▶ Abb. 13.2 fasst die zentralen Entwicklungsschritte für die Entstehung der Mentalisierungsfähigkeit zusammen. Dies ist insofern von zentraler Bedeutung, als dass Personen mit Störungen der Intelligenzentwicklung unter Umständen, je nach Entwicklungsstand, noch keine Theory of Mind entwickelt haben. Die Kenntnis der Vorstufen der Mentalisierungsfähigkeit gibt einen Einblick in die innere Gedankenwelt, die Art, die Umwelt wahrzunehmen und über das eigenen Selbst im Kontext der Umwelt reflektieren zu können. Abhängig vom jeweiligen Entwicklungsstand der Mentalisierungsfähigkeit treten unterschiedliche nicht mentalisierende Denkweisen auf:

Schritt 1. Handlungsorientierte Denkweise: Teleologisches Denken

In diesem Stadium können Gefühle und Gedanken nicht mit Worten ausgedrückt werden. Das »Denken« ist ziel- und handlungsorientiert, z. B.: Ich sehe einen Ball, ich krabble auf ihn zu. Ich sehe ein Mobile, ich greife danach. Personen mit einer überwiegend handlungsorientierten »Denkweise« können selbstschädigende oder zerstörerische Verhaltensweisen zeigen.

Schritt 2. Übermäßig konkretes Denken: Das Denken ist Realität

In diesem Stadium gibt es keinen Unterschied zwischen den eigenen Gedanken und Gefühlen und der äußeren Realität: »Die Welt ist so, wie ich sie sehe.« Personen, die *buchstäblich* denken, können in ihrem Denken rigide sein und andere missverstehen, da sie nicht zwischen Fakten und Überzeugungen unterscheiden. Wenn ich denke, dass ein Monster im Schrank ist, dann ist (aus Sicht der Person) ein Monster im Schrank.

Schritt 3. Denken im »als-ob«-Modus: Pseudomentalisieren

In diesem Stadium ist die Innenwelt (Fantasie/Vorstellung) von der Außenwelt abgekoppelt. Die Interpretation einer Situation hat keinen Bezug zur Realität anderer Menschen. Personen mit einer »als-ob«-Denkweise können Probleme damit haben, Emotionen im »Hier und Jetzt« zu empfinden und verwenden Klischees oder leere Worte.

Dies kann zu sinnfreien und oft stereotypen Unterhaltungen bis hin – im Falle eines schweren Traumas – zur Dissoziation führen. Eine Person beginnt z. B. jedes Gespräch mit den Worten »Ich kenn' Dich!«, egal ob das stimmt oder nicht, oder eine Person fragt immer wieder dieselben Fragen, obgleich die Antwort eigentlich bekannt ist.

Die Kenntnis des mentalen Entwicklungsstands ist entscheidend für ein richtiges Verständnis der *Art zu Denken* (»mental framework« oder Mindset) einer Person, insbesondere im Fall der nicht mentalisierenden Denkweisen.

Sozio-emotionale Funktionen

Nicht nur die Fähigkeit zur Mentalisierung auch die sozio-emotionalen Kompetenzen entwickeln sich schrittweise und bauen aufeinander auf – abhängig von der Differenzierung und Aktivierung der jeweiligen neuronalen Schaltkreise im limbischen System (▶ Abb. 13.1).

Es gibt verschiedene Modelle, die die Meilensteine der sozio-emotionale Entwicklung beschreiben. Im Zusammenhang mit Störungen der Intelligenzentwicklung sind insbesondere der *psychodynamische Ansatz* von Pat Frankish (1989), das *Konzept der entwicklungsfreundlichen Beziehungen* von Barbara Senckel (Luxen und Senckel 1999) und der *emotionale Entwicklungsansatz* von Anton Došen (2018) bekannt und werden in der klinischen Praxis verwendet. In diesem Modell der emotionalen Entwicklung werden die Meilensteine entsprechend dem emotionalen Referenzalter von null bis 18 Jahren beschrieben (Sappok et al. 2018; Sappok und Zepperitz 2019):

Adaption (1.–6. Lebensmonat): In diesem Entwicklungsalter werden der eigene Körper und die direkte Umgebung mit den Sinnen erkundet. Wichtigster Schritt in dieser Phase ist die Integration von Sinnesreizen und äußeren Strukturen. Erregung und Entspannung sind die vorherrschenden Emotionen. Das emotionale Grundbedürfnis ist körperliches Wohlbefinden.

Sozialisierung (7.–18. Lebensmonat): In diesem Stadium sind eine geteilte Aufmerksamkeit (»joined attention«) und eine Ausrichtung an den nächsten Bezugspersonen zu beobachten. Urvertrauen, Objektpermanenz und ein grobes Körperschema entwickeln sich. Die Grundemotionen Freude, Wut, Angst und Traurigkeit können beobachtet werden. Die emotionalen Grundbedürfnisse sind Sicherheit und Geborgenheit.

Erste Individuation (19.–36. Lebensmonat): In dieser Phase erkunden die Personen ihren eigenen Willen (Symbiose- versus Autonomiekonflikt). Ausgehend von der Fähigkeit zur Selbst-Fremd-Differenzierung werden wichtige Schritte hin zur Selbstbestimmung und zu einem sicheren Bindungsstil unternommen. Affekte werden weiter ausdifferenziert und z. B. Eifersucht kann beobachtet werden. Es besteht ein Bedürfnis nach Autonomie.

Identifikation (4.–7. Lebensjahr): Die Entwicklung einer Theory of Mind geht einher mit einer weiteren Affektdifferenzierung (Empathie, Scham, Schuld, Stolz). Erste Schritte in Richtung Geschlechtsidentität und In-Group/Out-Group-Differenzierung zusammen mit den sich entwickelnden sozialen Fähigkeiten führen zu einer aktiven Interaktion mit Gleichaltrigen und zur weiteren Identitätsfindung. Affekte können immer erfolgreicher eigenständig reguliert werden. Das emotionale Grundbedürfnis ist Zugehörigkeit (zu einer Gruppe).

Realitätsbewusstsein (8.–12. Lebensjahr): Logisches, rationales Denken und die Einschätzung der eigenen Fähigkeiten gehen einher mit einer weiteren Ich-Differenzierung, logischem und moralischem Denken. Konkurrenz mit Gleichaltrigen, aber auch konstruktive Zusammenarbeit und Loyalität sind zu beobachten. Die eigenen Fähigkeiten werden zunehmend realistisch eingeschätzt und Affekte auch bei Stress erfolgreich selbst reguliert. Das Grundbedürfnis ist ein stabiles Selbstwertgefühl.

Soziale Individuation (13.–17. Lebensjahr): In diesem Referenzalter ermöglichen sexuelle Identität, Reflexion über das (moralische) Selbst und weitere Fortschritte in den exekutiven Funktionen und der Selbstregulation ein immer unabhängigeres und eigenverantwortlicheres Leben. Das Grundbedürfnis ist die Selbstverwirklichung.

Dieses Modell umfasst somit verschiedene Entwicklungsaspekte wie Objektpermanenz, Selbst-Fremd-Differenzierung, Bindung, soziale Interaktion sowie Differenzierung und Regulation von Affekten, die im sozialen Kontext entsprechend den typischen Meilensteinen der sozio-emotionalen Entwicklung erworben werden. Die folgende Abbildung setzt die neuroanatomische Differenzierung des limbischen Systems in Bezug zu den darin jeweils abgebildeten mentalen und sozio-emotionalen Hirnfunktionen (▶ Abb. 13.3).

13.2.3 Von den Entwicklungsneurowissenschaften zu den mentalen und sozio-emotionalen Fähigkeiten

Die Bildung und Aktivierung der innerhalb des limbischen Systems lokalisierten Netzwerke ist mit der Verfügbarkeit der jeweiligen mentalen und sozio-emotionalen Kompetenzen verbunden. In Abhängigkeit von der Funktionalität der jeweiligen Hirnnetzwerke lassen sich unterschiedliche Denkweisen und Entwicklungsaufgaben, Bedürfnisse und Fähigkeiten beobachten. ▶ Abb. 13.4 ist eine Synopsis der neuroanatomischen Strukturen und der damit verbundenen mentalen und sozio-emotionalen Funktionen.

13 Die Störungen der Intelligenzentwicklung

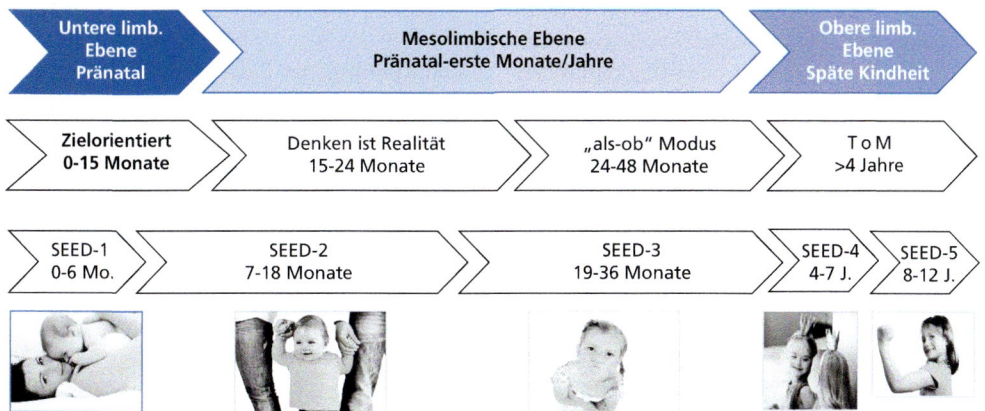

Abb. 13.3: Abstimmung der Zeitskalen für die Gehirn- (1. Zeile), mentale (2. Zeile) und sozio-emotionale (3. Zeile) Entwicklung. SEED: Skala der Emotionalen Entwicklung – Diagnostik; ToM: Theory of Mind; J.: Jahre; Mo.: Monate; limb.: limbische

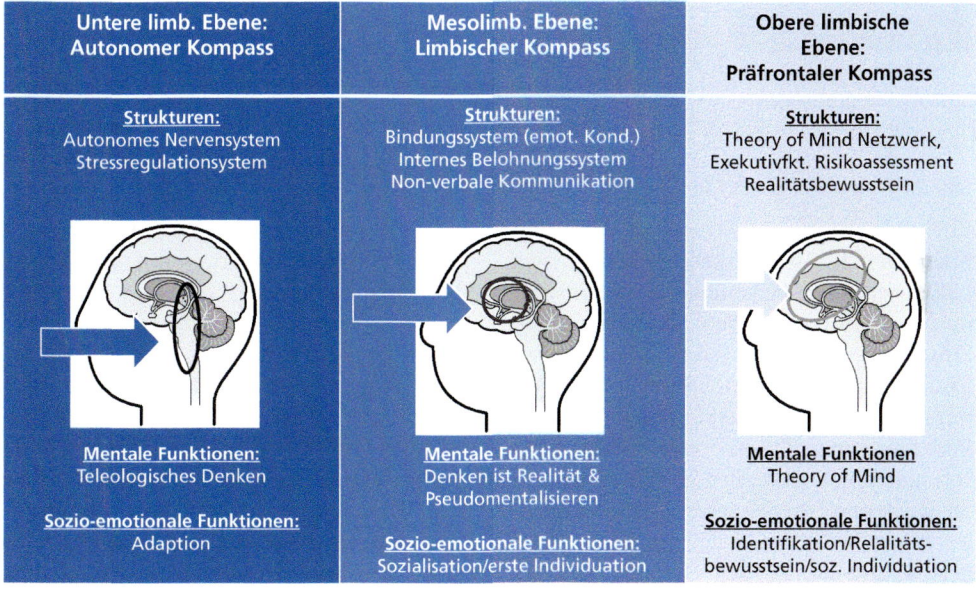

Abb. 13.4: Von der Entwicklungsneurobiologie zu den mentalen und sozio-emotionalen Fähigkeiten. Soz.: soziale; Exekutivfkt.: Exekutivfunktionen; emot. Kond.: emotionale Konditionierung

1) Der autonome Kompass (tiefes limbisches System) ist mit einer *ziel- und handlungsorientierten Denkweise* (teleologische Denkweise) und dem sozio-emotionalen Referenzalter von null bis sechs Monaten (Adaption) verbunden.

2) Der limbische Kompass (mesolimbisches System) ist mit einem *Denken in Realität* bzw. mit *Pseudomentalisieren* assoziiert. Sozioemotional sind die Fähigkeiten entsprechend einem Entwicklungsalter in der ersten Sozialisation bzw. Individuation zu beobachten.
3) Der präfrontale Kompass (oberes limbisches System) wird begleitet von der Fähigkeit zur Mentalisierung und der sozio-emotionalen Referenzierung von Identifikation, Realitätsbewusstsein und sozialer Individuation.

Die Kenntnis der Funktionsfähigkeit des sozialen Gehirns gibt Einblicke in das Innenleben von Menschen, die Schwierigkeiten haben, ihre eigenen Gedanken und Gefühle auszudrücken, und erhöht das Verständnis für die gezeigten (adaptiven bzw. herausfordernden) Verhaltensweisen (▶ Abb. 13.5).

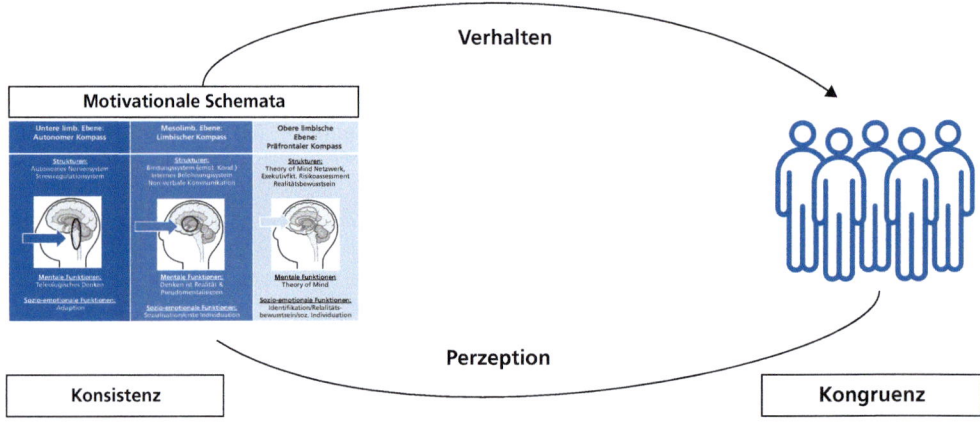

Abb. 13.5: Anpassung der Konsistenztheorie der mentalen Funktionen von Grawe (2004)

Nach der Konsistenztheorie von Grawe (2004) versuchen Personen, in Übereinstimmung mit ihren inneren Überzeugungen, Einstellungen und Werten zu leben und zu handeln und Kongruenz in der Interaktion mit ihrem sozialen Umfeld zu erreichen. Das Verhalten einer Person (oberer Pfeil) wird von deren motivationalen Zielen bestimmt, die wiederum von den jeweiligen emotionalen Grundbedürfnissen abhängen. Die Art der Wahrnehmung der Umwelt (unterer Pfeil) hängt vom Entwicklungsstand der mentalen und sozio-emotionalen Fähigkeiten ab. Das *Entwicklungskonzept der mentalen Funktionen* gibt Einblicke in die ko-regulierenden Prozesse von Affektregulation, Handlungsmotivation und sozialen Interaktionen und kann das innere Erleben und Verhalten von Personen verstehbar werden lassen, die Schwierigkeiten haben, selbst darüber zu berichten.

Inkonsistenz und *Inkongruenz* treten in dissonanten Situationen auf, wenn die Wahrnehmungen im Konflikt mit persönlichen Zielen stehen, die von den jeweiligen emotionalen Grundbedürfnissen abhängen. Diese Bedürfnisse und das Spektrum der verfügbaren Verhaltensweisen unterscheiden sich je nach dem Grad der mentalen Funktionen, die wiederum von der Konnektivität und Aktivierung der neuronalen Netzwerke des limbischen Systems abhängen. Ein Höchstmaß an Konsistenz kann durch die Kenntnis der jeweiligen Grundbedürfnisse erreicht werden, die entscheidend sind für die motivationalen Handlungsschemata. Ein Konflikt zwischen den inneren Systemen und den Erwartungen der sozialen Umwelt führt zu Inkongruenz.

Diese Situationen können eine potenzielle Quelle für psychische Gesundheitsprobleme oder herausfordernde Verhaltensweisen sein (Gilbert 2015).

13.2.4 Das Entwicklungskonzept der mentalen Funktionen und psychische Gesundheit

Zusammenfassend sollten bei Personen mit einer Störung der Intelligenzentwicklung das Verhalten und die Psychopathologie vor dem Hintergrund der sozio-emotionalen Funktionen interpretiert werden sollte. Die Entwicklungsperspektive erweitert das bio-psycho-soziale Modell für psychische Störungen um eine kontinuierliche Dimension, nämlich die Zeit (▶ Abb. 13.6).

Defizite in der Emotionsregulation, die mit Funktionsstörungen im sozialen Gehirn verbunden sind, wurden auch als gemeinsamer Faktor für die Psychopathologie in der Allgemeinbevölkerung vorgeschlagen (Aldao et al. 2010). Möglicherweise kann das Entwicklungskonzept der mentalen Funktionen auch bei Personen ohne intellektuelle Behinderung für bestimmte Krankheitsbilder wie chronische Depression (Visted et al. 2018), Borderline-Persönlichkeitsstörungen (Austin et al. 2007) oder posttraumatische Belastungsstörungen (Fitzgerald et al. 2018) von Wert sein.

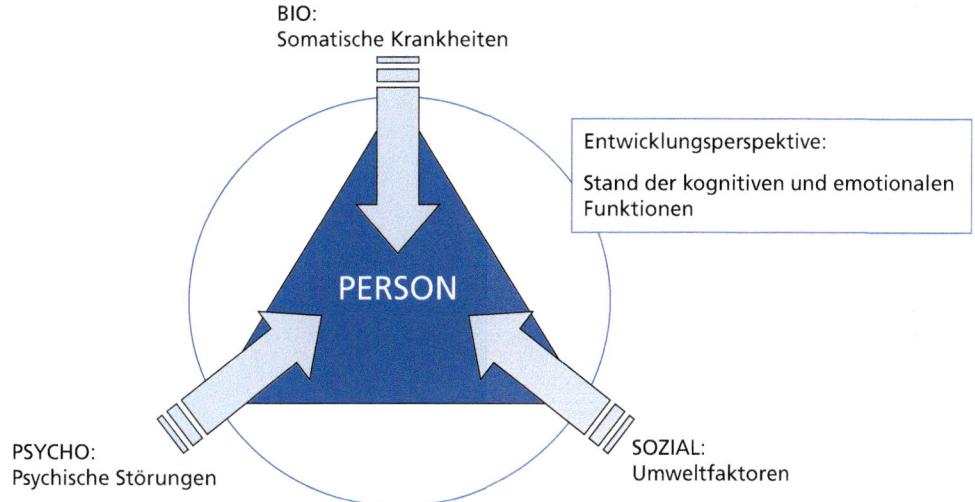

Abb. 13.6: Das bio-psycho-soziale Modell für psychische Störungen wird durch die Entwicklungsperspektive der psychischen Funktionsfähigkeit ergänzt

13.3 Zusammenfassung

Menschen mit einer Störung der Intelligenzentwicklung sind besonders anfällig für körperliche Krankheiten, insbesondere chronische Schmerzzustände, psychische Störungen und Verhaltensstörungen. In der Behandlung von Menschen sollte das biopsychosoziale Krankheitsmodell um die emotionale Entwicklungskomponente erweitert werden, um neben den kognitiven auch die psychosozialen Fähigkeiten zu berücksichtigen. Der emotionale Entwicklungsansatz zeigt die emotionalen Grundbedürfnisse, Handlungsmotivationen und die Möglichkeiten der Anpassung an die Umwelt auf (adaptives Verhalten). Der kognitive und sozio-emotionale Entwicklungsstand einer Person ist zentral für das gezeigte Verhalten und die Entwicklung bestimmter psychischer Störungen. Dies sollte in der Diagnostik aber auch in der Behandlung und Unterstützung berücksichtigt werden. Die Therapie findet nach denselben Grundsätzen wie bei Menschen ohne Behinderung statt, wobei neben medikamentösen und psychotherapeutischen Methoden auch heilpädagogische und körper- bzw. erlebnisbasierte Methoden angewandt und nahe Bezugspersonen einbezogen werden müssen. Die individuellen, behinderungsbedingten Besonderheiten sind in der Praxisorganisation, der Kommunikation und der Behandlung zu berücksichtigen, um eine bestmögliche gesundheitliche Versorgung zu ermöglichen.

Literatur

Aldao A, Nolen-Hoeksema S, Schweizer S (2010) Emotion regulation strategies across psychopathology: A meta-analysis. Clinical Psychology Review 30(2): 217–237.

Austin MA, Riniolob TC, Porges SW (2007) Borderline personality disorder and emotion regulation: Insights from the polyvagal theory. Brain Cognit 65(1): 69–76.

AWMF Leitlinie (2021) S2k: Praxisleitlinie Intelligenzminderung. AWMF-Register Nr. 028-042.

Bowman LC, Thorpe SG, Cannon EN et al. (2017) Action mechanisms for social cognition: behavioral and neural correlates of developing Theory of Mind. Dev. Sci 20(5): e12447.

Bick J, Tong Z, Stamoulis C, Fox NA et al. (2015) A Randomized Clinical Trial of Foster Care as an Intervention for Early Institutionalization: Long Term Improvements in White Matter Microstructure. JAMA Pediatr 169(3): 211–219.

Broca P (1878) Anatomie comparée des circonvolutions cérébrales: le grande lobe limbique et la scissure limbique dans la série des mammifères. Rev D'Anthropol 1: 385–498.

Canadian Consensus Guidelines (2011) Primary care of adults with developmental disabilities. Can Fam Physician 57: 541-553.

Carr EG, Owen-Deschrvyer JS (2007) Physical illness, pain, and problem behavior in minimally verbal people with developmental disabilities. J Autism Dev Disord 37(3): 413–424.

Catani M, Dell'Acqua F, Thiebaut de Schotten M (2013) A revised limbic system model for memory, emotion and behaviour. Neurosci Biobehav Rev 37(8): 1724–1737.

Cerniglia L, Bartolomeo L, Capobianco M et al. (2019) Intersections and Divergences Between Empathizing and Mentalizing: Development, Recent Advancements by Neuroimaging and the Future of Animal Modeling. Front Behav Neurosci 13: 212.

Cooper SA, Smiley E, Morrison J et al. (2007) Mental ill-health in adults with intellectual disabilities: prevalence and associated factors. Br J Psychiatry 190: 27–35.

Damasio A (2012) *Self comes to mind. Constructing the conscious brain.* Vintage Books.

Deb S, Perera B, Krysta K et al. (2021). The European guideline on the assessment and diagnosis of psychiatric disorders in adults with intellectual disabilities. The European Journal of Psychiatry 36(1): 11-25.

Diano M, Tamietto M, Celeghin A et al. (2017) Dynamic Changes in Amygdala Psychophysiological Connectivity Reveal Distinct Neural Networks for Facial Expressions of Basic Emotions. Sci Rep 7: 45260.

Došen A (2018) Psychische Störungen und Verhaltensauffälligkeiten bei Menschen mit intellektueller Beeinträchtigung: Ein integrativer Ansatz für Kinder und Erwachsene. Göttingen: Hogrefe.

Engel JM, Kartin D (2006) Pain in individuals with cerebral palsy. In: Oberlander TF, Symons FJ (Hrsg.) Pain in children & adults with developmental disabilities. Paul H. Brookes Publishing. S 109–119.

Fitzgerald JM, DiGangi JA, Phan KL (2018) Functional Neuroanatomy of Emotion and Its Regulation in PTSD. Harv Rev Psychiatry 26(3):116–128.

Fletcher RJ, Barnhill J, Cooper SA (2017) Diagnostic Manual Intellectual Disability 2 (DM-ID2) A Textbook of Diagnosis of Mental Disorders in Persons with Intellectual Disability. NADD.

Fonagy P, Bateman AW (2012) Handbook of mentalizing in mental health practice. Arlington (VA): American Psychiatric Publishing. S. 617 ff.

Fox SE, Levitt P, Nelson CA 3rd. (2010) How the timing and quality of early experiences influence the development of brain architecture. Child Dev 81(1): 28–40.

Franke ML, Heinrich M, Adam M et al. (2017) Körpergewicht und psychische Erkrankungen - Ergebnisse einer klinisch- psychiatrischen Querschnittsanalyse bei Menschen mit Intelligenzminderung. Nervenarzt 89(5): 552–558.

Frankish P (1989) Meeting the emotional needs of handicapped people: a psycho-dynamic approach. J Ment Defic Res 33(5): 407–414.

Fredrickson BL, Grewen KM, Coffey KA et al. (2013) A functional genomic perspective on human well-being. Proc Natl Acad Sci U S A 110 (33): 13684–13689.

Gardner W, Došen A, Griffiths DM et al. (2006) Practice guidelines for diagnostic, treatment and related support services for people with developmental disabilities and serious behavioral problems. New York: NADD.

GBD 2017 Disease and Injury Incidence and Prevalence Collaborators (2018). Global, regional, and national incidence, prevalence, and years lived with disability for 354 diseases and injuries for 195 countries and territories, 1990-2017: a systematic analysis for the Global Burden of Disease Study 2017. Lancet 392: 1789–1858.

Gilbert P (2015) Affiliative and prosocial motives and emotions in mental health. Dialogues Clin Neurosci 17(4): 381–389.

Girgis F, Lee DJ, Goodarzi A et al. (2018) Toward a Neuroscience of Adult Cognitive Developmental Theory. Front Neurosci 23(12): 4.

Glaser MF, Coalson TS, Robinson EC et al. (2016) A multi-modal parcellation of human cerebral cortex. Nature 536(7615): 171–178.

Grawe K (2004) Neuropsychotherapie. Göttingen: Hogrefe. S. 509 ff.

Happe F, Frith U (2014) Annual Research Review: Towards a developmental neuroscience of atypical social cognition. J Child Psychol Psychiatry 55(6): 553–577.

Harlow, JM (1848) Passage of an Iron Rod Through the Head. Boston Med Surg J 39(20):389–393. http://www.nejm.org/doi/full/10.1056/NEJM18 4812130392001. DOI:10.1056/nejm1848121 303 92001.

Hosking FJ, Carey IM, Shah SM et al. (2016) Mortality Among Adults With Intellectual Disability in England: Comparisons With the General Population. American journal of public health 106(8): 1483–1490.

Kennedy DP, Adolphs R (2012) The social brain in psychiatric and neurological disorders. *Trends Cogn Sci* 16(11): 559–572.

Kernberg O (2012) The inseparable nature of love and aggression. Washington D.C.: American Psychiatric Publishing; S. 420.

Knudsen EI (2004) Sensitive periods in the development of the brain and behavior. J Cogn Neurosci 16(8): 1412–1425.

Koenigs M, Young L, Adolphs R et al. (2007) Damage to the prefrontal cortex increases utilitarian moral judgments. Nature 446(7138): 908–911.

Levitt P (2003) Structural and functional maturation of the developing primate brain. J Pediatr 143(4): 35-45.

Luxen U, Senckel B (1999) Developmentally encouraging relations-transfer of psychotherapeutic concepts and methods to pedagogic healing of learning disabled and mentally handicapped children. Prax Kinderpsychol Kinderpsychiatr 48(1): 37-51.

Martin P (2017) Pain in Rett syndrome: peculiarities in pain processing and expression, liability to pain causing disorders and diseases, and specific aspects of pain assessment. Adv Autism 3 (3): 163–182.

Mazza MG, Rossetti A, Crespi G et al. (2020) Prevalence of co-occurring psychiatric disorders in adults and adolescents with intellectual disability: A systematic review and meta-analysis, Journal of Applied Research in Intellectual Disabilities 33 (2): 126–138.

McLaughlin KA, Sheridan MA, Tibu F et al. (2015) Causal Effects of the Early Caregiving Environment on Development of Stress Response Systems in Children. Proceedings of the National Academy of Sciences 112(18): 5637–5642.

Nelson AB, Kreitzer AC (2014) Reassessing models of basal ganglia function and dysfunction. Annu Rev Neurosci 37: 117–35.

NICE Guideline (2015) Challenging behavior and learning disabilities: prevention and interventions for people with learning disabilities whose behavior challenges. (https://www.nice.org.uk/guidance/ng11, Zugriff am 07.10.22).

NICE Guideline (2016) Mental health problems in people with learning disabilities: prevention, assessment and management. (https://www.nice.org.uk/guidance/ng54, Zugriff am 07.10.22).

O'Leary L, Cooper SA, Hughes-McCormack L (2018) Early death and causes of death of people with intellectual disabilities: a systematic review. J Applied Res Intellect Disabil 31: 325–42.

Papez JW (1937) A proposed mechanism of emotion. Arch Neurology Psych 38(4): 725-743.

Pessoa L (2019) Emergent processes in cognitive-emotional Interactions. Dialogues Clin Neurosci 12(4): 433-448.

Reppermund, Srasuebkul P, Dean K et al. (2020) Factors associated with death in people with intellectual disability. Journal of applied research in intellectual disabilities 33(3): 420–429.

Robertson J, Hatton C, Emerson E et al. (2015) Prevalence of epilepsy among people with intellectual disabilities: a systematic review. Seizure 29: 46–62.

Roth G (2018) Chapter 2: Gehirn und limbisches System. In: Roth G, Strüber N (Hrsg.) Wie das Gehirn die Seele macht. 7 Aufl. Stuttgart: Klett-Cotta. S: 45-94.

Royal College of Psychiatrists (2007) Challenging behaviour: a unified approach. Clinical and service guidelines for supporting people with learning disabilities who are at risk of receiving abusive or restrictive practices. College Report CR144. London. (https://www.rcpsych.ac.uk/improving-care/campaigning-for-better-mental-health-policy/college-reports/2005-07-college-reports?searchTerms=college reports, Zugriff am 07.10.22)

Sappok T, Barrett BF, Vandevelde S et al. (2016) Scale of emotional development-Short. Res Dev Disabil 59: 166–175.

Sappok T (2018) Psychische Gesundheit bei intellektueller Entwicklungsstörung. Ein Lehrbuch für die Praxis. 1. Auflage. Stuttgart: Kohlhammer.

Sappok T, Zepperitz S, Barrett B et al. (2018) Die Skala der emotionalen Entwicklung – Diagnostik. Bern: Hogrefe.

Sappok T, Böhm J, Birkner J et al. (2019) How is your mind set? Proof of concept for the measurement of the level of emotional development. Plos One: e0215474.

Sappok T, Diefenbacher A, Winterholler M (2019) Medizinische Versorgung von Menschen mit Intelligenzminderung. Deutsches Ärzteblatt 116: 809–816.

Sappok T, Zepperitz S (2019) Das Alter der Gefühle – über die Bedeutung der emotionalen Entwicklung bei geistiger Behinderung. 2. Aufl. Bern: Hogrefe.

Sappok T, Burtscher R, Grimmer A (2020) Einfach sprechen über Gesundheit und Krankheit: Medizinische Aufklärungsbögen in Leichter Sprache. Bern: Hogrefe.

Sappok T, Došen A, Zepperitz S et al. (2020) Standardizing the assessment of emotional development in adults with intellectual and developmental disability. J Appl Res Intellect Disabil 33(3): 542–551.

Schützwohl M, Sappok T (2020) Psychische Gesundheit bei Personen mit Intelligenzminderung [Mental health in persons with intellectual disability]. Nervenarzt 91(3): 271–281.

Sheehan R, Hassiotis A, Walters K (2015) Mental illness, challenging behaviour, and psycho-tropic drug prescribing in people with intellectual disability: UK population based cohort study. BMJ 351: h4326.

Steinbeis N, Bernhardt BC, Singer T (2012) Impulse control and underlying functions of the left DLPFC mediate age-related and age-independent individual differences in strategic social behavior. Neuron 73(5): 1040–1051.

Supekar K, Musen M, Menon V (2009) Development of large-scale functional brain networks in children. PLoS Biol 7(7): e1000157.

Tau GZ, Peterson BS (2010) Normal Development of Brain Circuits. Neuropsychopharmacology 35(1): 147–168.

The Royal College of Psychiatrists (2001) DC-LD: diagnostic criteria for psychiatric disorders for use with adults with learning disabilities/mental retardation. Gaskell, London Traci MA, Seekins T, Szali-Petree A, Ravesloot C (2002) Assessing secondary conditions among adults with developmental disabilities: a preliminary study. Ment Retard 40: 119–131.

Tyler CV, Schramm S, Karafa M et al. (2010) Electronic health record analysis of the primary care of adults with intellectual and other developmental disabilities. J Policy Pract Intellect Disabil 3: 204–210.

Vissers LE, Gilissen C, Veltman JA (2016) Genetic studies in intellectual disability and related disorders. Nat Rev Genet 17: 9–18.

Visted E, Vøllestad J, Nielsen MB et al. (2018) Emotion Regulation in Current and Remitted Depression: A Systematic Review and Meta-Analysis. Front Psychol 9: 756.

Walsh M, Morrison TG, McGuire BE (2011) Chronic pain in adults with an intellectual disability: prevalence, impact, and health service use based on caregiver report. Pain 152(9): 1951–1957.

Walter-Fränkel (2018) Schmerzdiagnostik. In: Sappok T (Hrsg.) Co-Production: Ein Lehrbuch zur psychischen Gesundheit bei intellektueller Entwicklungsstörung. Stuttgart: Kohlhammer. S. 265–274.

Wang M, Chen Z, Zhang S et al. (2019) High Self-Control Reduces Risk Preference: The Role of Connectivity Between Right Orbitofrontal Cortex and Right Anterior Cingulate Cortex. Front Neurosci 11(13): 194.

World Health Organisation (WHO) (2018) International Classification of Diseases for Mortality and Morbidity statistics. Eleventh revision.

Zablotsky B, Black LI, Maenner MJ et al. (2019). Prevalence and Trends of Developmental Disabilities among Children in the United States: 2009-2017. Pediatrics 144(4): e20190811.

Zweier C (2018) Genetische Störungen. In: Sappok T (Hrsg.) Psychische Gesundheit bei intellektueller Entwicklungsstörung – Ein Lehrbuch für die Praxis. Stuttgart: Kohlhammer. S. 81–87.

14 Syndromale Autismus-Spektrum-Störungen

Peter Martin

14.1 Einleitung

Unter syndromalem Autismus versteht man eine Störung, die ein klinisch definiertes Muster körperlicher Auffälligkeiten zeigt, und einen Verhaltensphänotyp, der eine Autismus-Spektrum-Störung (ASD) einschließen kann. Dies bedeutet, dass eine ASD bei einem betreffenden Syndrom häufig vorkommt, jedoch nicht bei allen von diesem Syndrom Betroffenen (Fernandez und Scherer 2017). Bei den hier angesprochenen Syndromen handelt es sich überwiegend, jedoch nicht ausschließlich, um genetische Syndrome. Durchaus können auch andere Ursachen, wie maternale Virusinfektionen – das fetale Zytomegalie-Syndrom oder das kongenitale Röteln-Syndrom – zu einer syndromalen ASD führen. Hier wird die nomenklatorische Systematik jedoch etwas unscharf, wenn man auf die zahlreichen externen vorgeburtlichen Faktoren blickt, welche als Ursache von ASD diskutiert werden oder nachgewiesen sind (Ornoy et al. 2016).

Auch auf phänomenologischer Ebene ist eine Unterscheidung zwischen syndromalen und nicht syndromalen (idiopathischen) Formen der ASD nicht immer möglich. Hinweise, auch aus tierexperimentellen Studien und solchen mit induzierten pluripotenten Stammzellen (iPSCs), weisen darauf hin, dass verschiedene monogenetische Ursachen von ASD und Störungen der Intelligenzentwicklung auf subzellulärer Ebene in ihren Auswirkungen – v. a. auf die Synaptogenese – konvergieren und dass beim idiopathischen Autismus zelluläre und molekulare Veränderungen identifizierbar sind, die solchen bei unterschiedlichen Ursachen des syndromalen Autismus entsprechen (Verma et al. 2019; Liu et al. 2017).

Insgesamt sind Fälle von ASD, die auf Enzephalitiden, Schädel-Hirn-Traumen oder auch auf hypoxische Gehirnläsionen zurückgehen, selten (Constantino 2018).

Der Anteil der syndromalen Fälle an der Gesamtpopulation der Personen mit ASD wird in der Literatur in einem Bereich zwischen einem und zehn Prozent angegeben (Muhle et al. 2004; Fernandez und Scherer 2017).

Die Größe dieses Anteils hängt natürlich davon ab, wie gründlich in Bezug auf eine Ursache diagnostiziert wurde, wie sicher ein entsprechender Faktor als verursachend angenommen werden kann, wie zuverlässig die Diagnose einer ASD bei sydromalen Fällen gestellt wurde bzw. werden kann und auch wie sicher sie bei Personen mit nicht syndromalem ASD gestellt wurde.

Im Einzelfall können diese Faktoren erhebliche Konsequenzen haben, einerseits, wenn es darum geht, die Möglichkeit einer gezielten Unterstützung und Förderung im Hinblick auf autismustypische Verhaltenssymptome nicht zu verspielen. Andererseits kann auch Entscheidendes versäumt werden, wenn z. B. bei einer Person mit angeborener kombinierter Seh- und Hörstörung fälschlich eine ASD angenommen wird und eine behinderungsspezifische Kommunikationsförderung vollkommen unterbleibt.

Vermutlich sind es auch vor allem die Aspekte der kommunikativen Fähigkeiten der betroffenen Person und ihrer Förderung, die besonders kritisch sind, wenn es um die korrekte Diagnose eines syndromalen Autismus bzw. einer ASD bei einer Person mit einem definierten Syndrom geht. Neben dem Begriff *syndromaler Autismus* (oder *komplexe ASD*) wird auch der des *sekundären Autismus* verwendet, bei dem ein spezifischer ätiologischer Faktor jeweils identifiziert werden kann und er der idiopathischen (oder primären) ASD gegenübergestellt wird (Thurm et al. 2019; Miles et al. 2005).

Wichtig ist es, hierbei festzuhalten, dass erstens Varianten derselben Gene, die eine isolierte ASD verursachen, auch isoliert eine Störung der Intelligenzentwicklung bedingen können und dass zweitens syndromale Formen der ASD mit ausgeprägter Intelligenzminderung einhergehen und dass drittens Komorbiditäten bei syndromassoziierter ASD zahlreicher sind als bei idiopathischen ASD (Thurm et al. 2019). Im Sinne einer *Pleiotropie* (Synonym *Polyphänie*: Ein Gen ist für unterschiedliche Phänotypen verantwortlich) kann der Defekt eines einzelnen Gens (CNV=*copy number variation*/Kopienzahlvariation; pathogene Sequenzvarianten) zu unterschiedlichen Entwicklungsstörungen, psychischen Erkrankungen/Verhaltensstörungen oder motorisch-koordinativen Störungen sowie zu Epilepsien, einzeln oder in Kombination (ASD, ID, ADHS, Schizophrenie, Ataxie), führen (Geschwind 2011, Guissart et al. 2018; Li et al. 2016). Die Tatsache, dass mit einzelnen Chromosomen- oder Genmutationen, die zur Ausbildung von ASD führen, auch kleinere oder ausgeprägtere körperliche Normabweichungen verbunden sein können, ohne dabei ein definiertes oder definierbares Syndrom zu repräsentieren, stellt das Konzept des syndromalen Autismus in Frage. Dennoch ist es in der Praxis notwendig, bei einer Person mit ASD gegebenenfalls auch das assoziierte genetische Syndrom zu diagnostizieren, um eventuell vorhandene, zu diesem Syndrom gehörende körperliche- und Verhaltenssymptome zu identifizieren. Dies ist besonders dann der Fall, wenn diese Symptome von therapeutischer oder prophylaktischer Relevanz sind.

14.2 Definierte genetische Syndrome und ASD

14.2.1 Rett-Syndrom (RTT)

Das Rett-Syndrom (RTT) wurde noch im DSM-IV und ICD-10 neben den ASD unter den tiefgreifenden Entwicklungsstörungen angeführt. Es ist den ASD jedoch weder im DSM-5 noch in der ICD-11 zugeordnet und ist in der ICD-11 als *Zustände mit Störungen der Intelligenzentwicklung als relevantes klinisches Merkmal* (»syndromic conditions with disorders of development as a relevant clinical feature«) zu finden (World Health Organization1992, 2020; American Psychiatric Association 1994, 2013). Das RTT ist ein X-chromosomal dominantes Syndrom, das in über 99 % der Fälle sporadisch vorkommt (Trappe et al. 2001).

Vom RTT sind nahezu ausschließlich Frauen betroffen (kumulative Inzidenz im Alter von zwölf Jahren: 1,09:10000) und es wird in der überwiegenden Mehrzahl der Fälle durch pathogene Varianten des MECP2-Gens, auf dem X-Chromosom gelegen, verursacht. Nahezu alle von einem typischen RTT Betroffenen weisen eine MECP2-Mutation auf. Dieses Gen kodiert für das Methyl-CpG-bindende Protein 2 (MECP2), das in fast jedem Gewebe vorkommt, in höchster Konzentration in postmigratorischen Neuronen (Ehrhart et al. 2016; Neul et al. 2010; Martin 2017; Laurvick et al. 2006). Seltener, und insbesondere unter den atypischen Fällen, lassen sich pathogene Varianten in den Genen CDKL5 (Variante mit früh auftretenden Anfällen) oder FOXG1 (kongenitale Variante) nachweisen (Neul et al. 2010). MCP2-Mutationen wurden auch bei Frauen mit nicht syndromalem Autismus nachgewiesen (Persico und Napoli 2013).

Typisch für das RTT ist eine plötzlich und rasch auftretende oder auch langsamer verlaufende Regression im Alter von etwa zwei Jahren (1-4 Jahren), bei der es zu einem Verlust erworbener, sinnvoller Handfunktionen, bis dahin erlangter Sprachkompetenz und zu einem sozialen Rückzug kommt (Neul 2012). In einer frühen Untersuchung, in der Kinder mit Störungen der Intelligenzentwicklung und Kinder mit RTT verglichen wurden, stellten die Autoren zusammenfassend fest, dass Kinder mit RTT zwar, wie Kinder mit einem autistischen Syndrom »isoliert« wirkten, ihre soziale Interaktionsfähigkeit jedoch weitgehend ihrem mentalen Entwicklungsniveau entsprach. Die Autoren kamen zu dem Ergebnis, dass die bei Kindern mit RTT beobachteten Verhaltenszüge als *pseudo-autistische Anomalien* anzusehen seien (Olsson und Rett 1987).

Bengt Hagberg, der als erster die zum RTT gehörenden Symptome, auch in der Sequenz ihrer Entwicklung, beschrieben hat, ordnete autistische Merkmale (dysfunktionale Kommunikation, sozialer Rückzug, Verlust von Sprech-/Sprachfunktionen sowie Verlust des aktiven Spiels) dem Stadium 2 des RTT, der Entwicklungsregression, zu, welcher allerdings ein »Come back« in späteren Phasen folge (Hagberg 2002).

In darauffolgenden Studien zeigte sich, dass ältere (> zehn Jahre) vom RTT Betroffene weniger stark von autismustypischen Symptomen betroffen sind als jüngere und ein Viertel der Frauen mit RTT mit zunehmendem Alter seine Autismusdiagnose verlor (Wulffaert et al. 2009). Verglichen mit einer Gruppe von Personen, die von schwerer und schwerster Störung der Intelligenzentwicklung betroffen sind, zeigen sich beim RTT häufiger typische, dieses Syndrom charakterisierende Verhaltenssymptome (uniforme, monotone Handbewegungen, die schwer zu beeinflussen sind, Hyperventilation und Atemanhalten) sowie auch Stimmungsschwankungen, Zeichen von Angst, intensives Schreien während der Nacht und Grimassieren (Mount et al. 2002).

Eine Eye-Tracking-Untersuchung zur Blickerfassung beim Betrachten von Gesichtern und Gegenständen von Personen mit typischer Entwicklung, mit ASD und mit RTT im Vergleich zeigte, dass das Muster der Augenbewegungen bei RTT dem von Personen mit typischer Entwicklung deutlich ähnlicher war als dem von Probanden mit ASD (Schwartzman et al. 2015). Dabei ist festzustellen, dass die Probanden in der RTT-Gruppe wesentlich älter waren als die der Vergleichsgruppen. Somit könnte es sein, dass Personen mit RTT im Verlauf ihrer Entwicklung das Eye-Tracking-Muster wechseln von einer Blickfolge wie bei ASD bis hin zu einer solchen bei typischer Entwicklung. Dem stehen Befunde entgegen, nach denen sozial-visuelle Aktivität streng genetisch kontrolliert und bei ASD pathognomonisch beeinträchtigt ist bzw. schon im frühen Säuglingsalter bei Personen, die später eine ASD-Diagnose erhalten, zunehmend eingeschränkt ist (Constantino 2018; Constantino et al. 2017).

14.2.2 Tuberöse Sklerosekomplex (TSC)

Die Tuberöse Sklerose bzw. der Tuberöse Sklerosekomplex (TSC) ist ein seltenes (weltweit ist eine von 5.000 Personen betroffen) autosomal dominantes Syndrom, das autosomal dominant vererbt wird und eine inkomplette Penetranz sowie eine große interindividuelle Variabilität aufweist (Zöllner et al. 2020). Der TSC betrifft eine Vielzahl von

Organsystemen, wobei Gehirn, Haut und Nieren am häufigsten und in 80–90 % der Personen mit TSC betroffen sind (de Vries et al. 2018; Martin 2013).

Grundlegend für die Pathophysiologie des TSC ist der intrazelluläre mTOR-Komplex 1 (mammalian isoform of the target of rapamycin complex 1, mTORC1), auf den die Genprodukte des TSC1-Gens (auf Chromosom 9q34), das Hamartin, und des TSC2-Gens (auf Chromosom 16p13.3), das Tuberin, inhibitorisch einwirken. Funktionsverlust von TSC1 und TSC2 führen zu zellulären Veränderungen, die letztlich in Texturveränderungen von Gewebe, auch des Gehirns, münden (Feliciano 2020). Hierzu zählen kortikale Tubera und subependymäre Knötchen, bei denen es sich jeweils um hamartomatöse Veränderungen handelt, sowie um subependymäre Riesenzellastrozytome und sog. Migrationsstraßen, neben unterbrochener mikrostruktureller Integrität der weißen Substanz (Prohl et al. 2019; Martin 2013).

Mit den mikro- und makrostrukturellen Gehirnveränderungen sind neurologische und psychiatrische Besonderheiten und Störungen verbunden, die unter dem Akronym *TAND* (Tuberous Sclerosis Complex-Associated Neuropsychiatric Disorders) zusammengefasst sind. Sie reichen auf der Verhaltensebene von Überaktivität, Impulsivität und Schlafproblemen über Angst, depressive Verstimmung, abnormem Blickkontakt oder repetitivem Verhalten bis hin zu verzögerter Sprachentwicklung (de Vries et al. 2018).

Die intellektuellen Funktionen von Personen mit TSC sind sehr unterschiedlich ausgeprägt. Bei ca. 50 % der Betroffenen liegt eine Störung der Intelligenzentwicklung (geistige Behinderung) vor. Letztere ist wiederum mit anderen TAND-Manifestationen häufig verbunden. Es wurde eine bimodale Verteilung der Intelligenz bei TSC postuliert, mit einer Subgruppe, die um einen deutlich niedrigeren IQ-Wert, im Bereich der schweren und schwersten Störung der Intelligenzentwicklung, streut und einer zweiten Subgruppe, deren IQ-Verteilung annähernd der in der Gesamtbevölkerung entspricht (Joinson et al. 2003). Aktuelle Studien haben diese bimodale Verteilung nicht bestätigen können, möglicherweise wegen einer besseren Förderung der Betroffenen oder aufgrund von Messartefakten (de Vries et al. 2018; Kingswood et al. 2017).

Verschiedene Studien fanden auch deutlich unterschiedliche Häufigkeiten von ADS bei Personen mit TSC, mit durchschnittlichen Werten von 40–50 % (Asato und Hardan 2011; Curatolo et al. 2015; de Vries et al. 2018).

Die Frage nach den Risikofaktoren für die Entwicklung einer ASD bei TSC ist immer noch nicht völlig geklärt. In einer älteren Studie wurde der Nachweis von kortikalen Tubera im Temporallappen als wahrscheinlich notwendig, aber nicht hinreichend für die Manifestation einer Epilepsie bei TSC identifiziert sowie eine epilepsietypische EEG-Aktivität im Bereich der Schläfenlappen und früh beginnende, anhaltende BNS-(-artige) Anfälle (Bolton et al. 2002). Eine aktuelle Übersichtsarbeit fand, dass Personen, die von einem TSC betroffen sind, in 84 % eine Epilepsiediagnose haben und dass das Risiko für TSC-Betroffene, eine ASD zu entwickeln, bei früh beginnender Epilepsie, bei initialen Blitz-Nick-Salaam-Anfällen, bei Vorliegen einer Störung der Intelligenzentwicklung erhöht ist. Ebenso war dies bei vermehrter Anzahl und Größe sowie zystischen Veränderungen von kortikalen Tubera der Fall. Zusätzlich fanden sich Mutationen im TSC2-Gen häufiger mit Epilepsie und ASD assoziiert (Specchio et al. 2020). Interessanterweise konnten in einer aktuellen Präventionsstudie bei 80 Säuglingen und Kleinkindern mit TSC keine signifikanten Unterschiede in der Risikorate für ASD in Abhängigkeit von einer präventiven gegenüber einer konventionellen Anfallsbehandlung nachgewiesen werden (Moavero et al. 2020). Dies deutet darauf hin, dass ein wohl komplexerer Zusammenhang zwischen ASD und Epilepsien bei der TSC anzunehmen ist.

14.2.3 Angelman-Syndrom (AS)

Das von Harry Angelman erstmals beschriebene und nach ihm benannte Syndrom kommt mit einer Inzidenz von 1:12.000–20.000 vor und wird durch verschiedene Veränderungen, die die laut Angelman kritische Region auf dem Chromosom 15 betreffen, hervorgerufen (15q11-12-Deletion, UBE3A-Mutation, Imprinting-Defekte oder uniparentale Disomie) (Williams et al. 2006).

In den diagnostischen Kriterien für das AS werden folgende Verhaltenscharakteristika aufgeführt:

- zitternde Bewegungen der Gliedmaßen
- häufiges Lachen/Lächeln
- leicht irritierbare Persönlichkeit
- häufiges Handklatschen oder Winken
- hypermotorisches Verhalten
- häufiges Herausstrecken der Zunge
- exzessives Kauen und Gehen mit angehobenen Händen und im Ellbogengelenk gebeugten Armen (Williams et al. 2006)

In 80–95 % der Fälle treten bei vom AS Betroffenen Epilepsien auf und charakteristisch sind fehlende oder hochgradig eingeschränkte expressive (lautsprachliche) Sprachfunktionen (Thibert et al. 2013). Die Ergebnisse mehrerer Untersuchungen zusammengenommen, wurde bei 42 von 61 Personen mit AS eine ASD diagnostiziert (Bonati et al. 2007; Sahoo et al. 2006; Trillingsgaard et al. 2004).

Zumindest im Erwachsenenalter entspricht der klinische Eindruck in der Kommunikation mit von AS Betroffenen diesen Befunden nicht. Sie zeigen sich sehr gut zu reziprokem Kontakt fähig, scheinen Stimmungen von Personen in ihrer Umgebung mit sehr hoher Empfindlichkeit wahrzunehmen und, insbesondere im Zusammenhang mit Neckereien, zeigt sich bei sehr vielen Personen mit AS ein hohes Maß an Theory-of-Mind-Kompetenz. Augenfällig wird das ausgeprägte Suchen nach reziprokem Kontakt und geteilter Aufmerksamkeit, wenn mit dem Zeigefinger (z. T. verstärkt durch repetitives »ma, ma, ma«-Lautieren) andere auf das die betreffende Person mit AS Interessierende aufmerksam gemacht werden soll. Auf dieses Verhalten hin wurde eine Gruppe von 43 erwachsenen Personen mit AS untersucht und es fand sich bei 35 der Untersuchten. Diejenigen, die dieses Verhaltensmerkmal nicht zeigten, waren zum Teil motorisch sehr stark eingeschränkt (Martin 2019). Zu folgern ist hieraus, dass Förderung bei dieser Personengruppe vor allem auf Unterstützung der Kommunikationsmöglichkeiten zielen sollte und die Diagnose einer ASD bei vom AS Betroffenen in jedem Fall sehr kritisch zu hinterfragen ist.

14.2.4 Cornelia-de-Lange-Syndrom (CdLS)

Das CdLS mit einer Prävalenz von 1: 10.000–30.000 Lebendgeburten ist aufgrund des typischen fazialen Phänotyps und Behaarungstyps schon von Geburt an sehr gut zu erkennen. Es betrifft eine Vielzahl von Organsystemen. Es wird durch pathogene Varianten in verschieden Genen verursacht, die sich sämtlich auf die Funktion des Cohesins auswirken. Am häufigsten (ca. 70 % der Fälle) wird eine Variante des NIPBL-Gens gefunden, wobei die Loss-of-function-Mutationen dieses Gens zu schwereren körperlichen Auswirkungen führen. Diese stehen am Anfang eines Spektrums der CdLS-Phänotypen (Kline et al. 2018). Bei diesem Syndrom werden motorische und kognitive Entwicklungsverzögerungen bzw. Störungen der Intelligenzentwicklung unterschiedlicher Schweregrade, zahlreiche körperliche Fehlbildungen (v. a. Reduktionsfehlbildungen der oberen Extremitäten) sowie Erkrankungen verschiedener Organsysteme gefunden. Epileptische Anfälle und Schlafstörungen werden ebenfalls häufig beim CdLS gefunden (Kline et al. 2018; Boyle et al. 2015; Zambrelli et al. 2016). Im Bereich der psychischen und Verhaltens-Probleme werden beim CdLS gehäuft Angstsymptome (soziale Angst), repetitives und selbstverletzendes Verhalten sowie Hyperaktivität bzw. Aufmerksamkeitsdefizite beschrieben (Grados et al. 2017; Mulder et al. 2017; Parisi et al. 2015). ASD bzw. starke Hinweise auf ASD kommen bei ca. 40–60 % der CdLS Betroffenen vor (Srivastava et al. 2014; Moss et al. 2012). Auch zeigen Personen mit CdLS Störungen in der Entwicklung von sprachlichen und Sprech-Funktionen (Ajmone et al. 2014). Diese mögen dazu geführt haben, dass eine ASD bei CdLS Betroffenen zu häufig diagnostiziert wird und dass gehäuft Verhaltensprobleme bei dieser Personengruppe auftreten. Letzteres wird gestützt durch die Beobachtung, dass eine Unterstützung/Förderung des Sprachverständnisses und der sprachlichen Ausdrucksmöglichkeiten das Risiko für die Entstehung von Verhaltensproblemen reduzieren kann (Ajmone et al. 2014; Goodban 1993). Die Vielzahl von körperlichen Anomalien und Erkrankungen beim CdLS, die häufig bzw. potenziell schmerzhaft sind, sollte immer daran denken lassen, dass selbstverletzendes Verhalten seinen Ursprung in Schmerzzuständen haben kann, welche die betroffene Person z. B. mit Schlagen auf Stellen des eigenen Körpers begegnet. Die positive Erfahrung der daraus resultierenden Schmerzlinderung führt dann dazu, dass selbstverletzendes Schlagen in anderen aversiven Situationen eingesetzt wird und womöglich über die Zeit hinweg generalisiert (Bienstein und Sarimski 2013). Andererseits sollte man auch bestrebt sein, Personen mit CdLS im Rahmen der Kommunikationsunterstützung Möglichkeiten zu eröffnen, damit sie ihr Schmerzerleben anderen mitteilen können (Martin 2016).

14.3 ASD-plus

Wenn es darum geht eine ASD bei Personen, die von definierten insbesondere genetischen Syndromen betroffen sind, zu diagnostizieren, müssen die meist zusätzlich bestehenden Behinderungen und Merkmale im Kontext der ASD-Diagnose bewertet werden. Dabei können einerseits diese zusätzlichen Faktoren ASD-typische Symptome vortäuschen und diese andererseits auch die Diagnostik im Hinblick auf das Vorliegen einer ASD erschweren. Beispiele dafür sind Sinnesstörungen, insbesondere duale Sinnesstörungen des Sehens und des Hörens, aber auch motorische bzw. koordinative Störungen sowie Einschränkungen der intellektuellen Funktionen. In diesem Zusammenhang wird auch das Akronym *PIMD* (profound intellectual and multiple disability), in etwa entsprechend der *schweren mehrfachen Behinderung* gebraucht, um begleitende körperliche und Sinnes-Behinderungen abzubilden (Munde und Vlaskamp 2015).

14.3.1 Störungen der Intelligenzentwicklung

Bei syndromalem Autismus/seltenen genetischen Syndromen, die mit ASD assoziiert sind, kommen schwere und schwerste Ausprägungen einer Störung der Intelligenzentwicklung häufiger vor als in der gesamten Gruppe von Personen mit Störungen der Intelligenzentwicklung (Kurki et al. 2019). Jedoch nicht bei allen genetischen Syndromen, die mit einer Entwicklungsstörung verbunden sind, findet sich unter den Betroffenen eine Störung der Intelligenzentwicklung schwereren Ausmaßes. Bei zahlreichen dieser Syndrome gilt dies nicht einmal für die Mehrzahl der Betroffenen.

Schon im Bereich der mittelschweren und schweren Störung der Intelligenzentwicklung ist es schwer, zu genauen oder nur annähernd genauen Einschätzungen der intellektuellen Fähigkeiten zu gelangen. Dies ist insbesondere dann der Fall, wenn keine aktiven/expressiven bzw. lautsprachlichen Funktionen vorhanden sind (Simon 2007). In etlichen Fällen gelingt es, mit nonverbalen Tests, etwa den CPM (Coloured Progressive Matrices) oder mit Snijders-Oomen Nicht-verbalen Intelligenztests (z. B. SON R 2-8 oder -R 6-40) zu einer Einschätzung des intellektuellen Niveaus zu gelangen (Tellegen et al. 2018; Bulheller und Häcker, 2002). Nicht selten ist jedoch das Vermögen, sich sprachlich ohne Hilfen artikulieren zu können z. B. bei Personen mit schwerer motorischer Beeinträchtigung im Verhältnis deutlich mehr eingeschränkt, als es dem Niveau der intellektuellen Funktionen entspricht. Hier geht es dann darum zu evaluieren, ob im Einzelfall durch Methoden der Unterstützten Kommunikation Defizite in den expressiven Sprach-/Sprechfunktionen kompensiert werden können. Oft sind jedoch die expressiven Sprach- bzw. motorischen Sprechfunktionen nicht allein eingeschränkt, sondern auch Kognition und Sprachrezeption (Hustad et al. 2014).

Die Angaben über die Häufigkeit von Störungen der Intelligenzentwicklung bei ASD schwanken in der Literatur sehr stark, nach Angaben von Catherine Lord zwischen 11 und 65 % (Lord et al. 2018). Dies ist vor dem Hintergrund unterschiedlicher und wechselnder Klassifikationssysteme und unterschiedlicher diagnostischer Strategien zur Erfassung von ASD nicht verwunderlich. Mit zunehmender Prävalenz der ASD hat sich im Verlauf der letzten Jahre der Anteil der ASD-Betroffenen mit Störungen der Intelligenzentwicklung vermindert (Thurm et al. 2019). Daten aus klinischen Populationen zeigen, dass die IQ-Verteilung bei Personen mit ASD nach unten verzerrt ist, sodass die Rate der schwer und schwerst intellektuell Beeinträchtigten bei ASD+ID höher ist als unter allen von einer Störung der Intelligenzentwicklung Betroffenen (Thurm et al. 2019; Rosti et al. 2014; Fombonne 2002).

Insgesamt ist aber die Berücksichtigung der intellektuellen Entwicklung bei Personen mit syndromalem Autismus in der Diagnostik und Förderung von sehr großer Relevanz, jedoch in den entsprechenden Manualen, z. B. im DSM 5, nicht genauer operationalisiert. Unabhängig davon kann es durchaus vorkommen, dass eine Störung der Intelligenzentwicklung so schwer ausgeprägt ist, dass in der diagnostischen Praxis relative Defizite in der sozialen Kommunikation nicht abgeschätzt werden können (Thurm et al. 2019).

Professionelle stehen vor der schwierigen Aufgabe, festzustellen, wann beobachtete soziale Defizite der Störung der Intelligenzentwicklung der betroffenen Person zuzuschreiben sind und wann die zusätzliche Diagnose einer ASD zu stellen ist. Die richtige Einschätzung der intellektuellen Fähigkeiten ist notwendig, um andere Fähigkeiten, deren Ausprägung bei der ASD-Diagnostik zu beurteilen sind, in richtige Beziehung zu setzen.

Im klinischen Kontext ist es entscheidend wichtig, auch noch bei erwachsenen Personen, bei denen es um die Frage geht, ob ein syndromaler Autismus vorliegt, detailliert, am besten im Interview von nahen Angehörigen, aber auch aus ärztlichen oder pädagogischen Befundberichten aus der Kindheit, exakte Entwicklungsdaten zu rekonstruieren. Hierbei können strukturierte Interviews helfen (z. B. Autism Diagnostic Interview – Revidiert ADI-R). Von Bedeutung ist die Familienanamnese, im Hinblick auf Entwicklungsstörungen, psychische Erkrankungen und auch neurologische Erkrankungen, insbesondere Epilepsien. Die Schwangerschaftsanamnese sollte sehr sorgfältig erhoben werden (einschließlich Apgar-Werte) sowie die Anamnese im Hinblick auf somatische und psychische Erkrankungen seit der frühen Kindheit und Therapien bzw. Fördermaßnahmen im Kindesalter und im weiteren Verlauf. Es sollte auch versucht werden, sich einen Überblick über mögliche Untersuchungen in Bezug auf Sinnesfunktionen in der Kindheit zu verschaffen, im Rahmen einer sorgfältigen und lückenlosen Erfassung der Vorgeschichte.

Die klinische Untersuchung schließt eine systematische Verhaltensbeobachtung, idealerweise in unterschiedlichen Situationen und durch unterschiedliche BeobachterInnen ein.

Es stehen insgesamt wenige, für diese Personengruppe validierte Diagnostikinstrumente zur Verfügung. Es existieren auch keine empirischen Daten darüber, welche Verhaltensmerkmale am besten eine ASD bei gleichzeitig vorliegender schwerer oder schwerster Störung der Intelligenzentwicklung abgrenzen lassen (Thurm et al. 2019).

Als Screening-Instrumente, bei denen die Informationen strukturiert durch Befragung oder über den nahestehenden Personen ausgehändigte Fragebögen eingeholt werden, können die *ACL* (spezifizierte ICD-10-basierte Screening-Skala) oder der revidierte *Diagnostische Beobachtungsbogen für Autismus-Spektrum-Störungen* (DiBAS-R) oder der *PDD-MRS* (Scale for Pervasive Developmental Disorder in Mentally Retarded Persons) zum Einsatz kommen (AWMF 2016; Kraijer und de Bildt 2005; Mutsaerts et al. 2016; Sappok et al. 2014).

An dieser Stelle soll auch die Untersuchung von Fombonne aus den Jahr 1992 Erwähnung finden, in der Jugendliche (10–18 Jahre), die von einer schweren Entwicklungsstörung betroffen waren, mit Gleichaltrigen, bei denen eine ASD diagnostiziert worden war, verglichen wurden und in der sich zeigte, dass Items aus dem Bereich der reziproken sozialen Interaktion am besten zwischen den Gruppen mit und ohne ASD trennten (Fombonne 1992).

In einer Studie zu ASD-Symptomen beim *Phelan–McDermid-Syndrom* (22q13-Deletionssyndrom) kamen die Instrumente *ADI-R* und *ADOS-2* (Autism Diagnosis Observation Schedule-2) und elektrophysiologische Untersuchungen zum Einsatz. Die Autoren kamen letztlich zu der Annahme, dass Einschränkungen in den sprachlichen und kognitiven Funktionen zur (fälschlichen) Bewertung von Verhaltenssymptomen als autismustypisch führen und dass frühe Sprachförderung bei dieser Patientengruppe angebrachter sei als die Aufnahme in Autismusprogramme (Ponson et al. 2018).

Auch aufgrund unterschiedlicher Anwendung standardisierter Instrumente zur Erfassung von ASD kann es also zu erheblichen Fehleinschätzungen kommen. In einer aktuellen Untersuchung zeigte sich, dass in der Anwendung des ADOS und ADOS-2 starke Abweichungen in den Kodierungen durch Kliniker von denen, die Experten vornahmen, festgestellt werden mussten und dass die Qualität der Anwendung dieser Instrumente abhängig ist von der Erfahrung der Auswerter mit dem ADOS, den Fallcharakteristiken und der Qualität der Anwendung des ADOS (Kamp-Becker et al. 2018). Eine Version des ADOS zur Anwendung bei Jugendlichen und Erwachsenen mit minimalen Sprachfunktionen (A-ADOS, Adapted ADOS) wurde erst vor kurzem entwickelt (Bal et al. 2020).

In vielen Fällen ist es sinnvoll, eine Bestimmung des Entwicklungsstandes der Betroffenen bezüglich deren adaptiven Kompetenzen mit einem standardisierten Instrument vorzunehmen. Hier eignen sich in erster Linie die *Vineland Adaptive Behavior Scales* (VABS-3) (Sparrow et al. 2016), für die jedoch keine validierte deutsche Übersetzung existiert.

In jedem Fall ist es im Hinblick auf eine adäquate Förderung sehr wichtig, die Diagnostik im Hinblick auf Möglichkeiten der unterstützten Kommunikation zu nützen und auch das emotionale Entwicklungsniveau einzuschätzen und hierfür systematisch zu erfassen. Dies kann mit der *Skala der Emotionalen Entwicklung – Diagnostik* (SEED) erfolgen (Sappok et al. 2018).

14.3.2 Zusätzliche sensorische und motorische Beeinträchtigungen

Bei Personen mit angeborenen oder sehr früh erworbenen, schwerwiegenden Sehstörungen bzw. einer Erblindung können autismustypische Symptome häufiger beobachtet werden, insbesondere mimische Ausdruckbewegungen, stereotype Bewegungen und die pragmatische Sprache (auch die Prosodie) betreffend (Fazzi et al. 1999; Tadić et al. 2010; Valente et al. 2018). Diese Symptome müssen aber nicht die Diagnose einer ASD rechtfertigen. Sie reflektieren in vielen Fällen für erblindete Menschen typische Entwicklungsprobleme mit Relevanz auch für sozial-kognitive Fähigkeiten. Gleiche Symptome können somit unterschiedliche Ursachen (ASD vs. Entwicklungsbesonderheiten bei Erblindung) haben. Insbesondere bei genetischen Syndromen und auch bei Gehirnentwicklungsstörungen bzw. früh eingetretenen Gehirnschädigungen können gemeinsame Ursachen für eine ASD und eine Sehstörung bzw. Erblindung vorhanden sein, ohne dass die Erblindung ursächlich für die zusätzlich vorhandene ASD ist. Letzteres kann jedoch der Fall sein, wenn nur eine Störung des Sehens und nicht eine zusätzliche Gehirnschädigung vorliegt (Molinaro et al. 2020). In der Differenzierung kann dabei hilfreich sein, dass erblindete Personen ohne gleichzeitige ASD großes Interesse an geteilten Objekten zeigen sowie dass eine gute Sprachentwicklung die soziale Partizipation und geteilte Aktivität ermöglicht (Molinaro et al. 2020).

In noch viel stärkerem Maße kommt es zu scheinbaren Überschneidungen mit ASD-typischer Symptomatik bei Personen, die von einer Taubblindheit/Hörsehbehinderung betroffen sind. Während für ASD eine veränderte Wahrnehmungsverarbeitung, schwache zentrale Kohärenz, vermindertes soziales Interesse, verminderte Fähigkeit zur geteilten Aufmerksamkeit und eingeschränktes Verständnis sowie eingeschränkte Entwicklung von Gesten charakterisierend sind, fehlen bei Taubblindheit die Fernsinne. Versuche zu kommunizieren werden von der Umgebung nicht erkannt/beantwortet. Dies hat Rückzug zur Folge. Oft bilden sich auch idiosynkratische Kommunikationsweisen aus. Bei Taubblindheit ist die Fähigkeit zur geteilten Aufmerksamkeit nicht eingeschränkt; Nahsinne, v. a. der Tastsinn, werden zum sinnlichen Erfassen der Welt und zur Kommunikation eingesetzt. Menschen mit dualer Sinnesstörung können auch die Fähigkeit zu symbolischer Kommunikation entwickeln (Rose 2011). Ein in diesem Zusammenhang beispielhaftes genetisches Syndrom ist das *CHARGE-Syndrom* (Van Ravenswaaij-Arts und Martin 2017). Auch hier ist es im Hinblick auf eine geeignete Förderung ganz wesentlich, die Abgrenzung zu einer ASD anhand von Kriterien sehr sorgfältig zu treffen, die sich v. a. auf die soziale Kommunikation unter den Aspekten der Interaktion und geteilten Aufmerksamkeit beziehen. Diese Fähigkeiten kompetent zu beurteilen, wird jedoch in den meisten Fällen nur in Zusammenarbeit mit Fachpädagogen, die Kompetenz bzw. Erfahrung in Bezug auf Menschen mit dualen Sinnesbehinderungen/Taubblindheit besitzen, möglich sein (Wanka 2015).

Nicht nur infolge von Sinnesstörungen, sondern auch aufgrund okulomotorischer Störungen oder von Bewegungsstörungen wie einer Spastik und noch deutlicher bei dyston-dyskinetischer Symptomatik kann es zu erheblichen Fehleinschätzungen der zentralen Verhaltensmerkmale wie reziproker sozialer Interaktion und geteilter Aufmerksamkeit bzw. des wechselseitigen Blickkontaktes und des gemeinsamen Betrachtens/visuellen Verfolgens eines Objektes kommen, auch für die Diagnostik von entscheidend wichtigen Verhaltenssymptomen (Charman 2003; Fombonne 1992).

14.3.3 Epilepsien

Die Punktprävalenz von aktiven Epilepsien beträgt weltweit 6,4 pro 1.000 Personen und die Lebenszeitprävalenz 7,6 pro 1.000 Personen; die Inzidenzrate konnte bei 61,4 pro 100 000 Patientenjahre bestimmt werden. Epilepsien kommen in ärmeren Ländern häufiger vor als in reichen (Fiest et al. 2017). Demgegenüber kommen Epilepsien deutlich häufiger bei ASD vor (etwa 20 %). Umgekehrt sind ASD bei Epilepsien mit ebenfalls ca. 20 % gleichfalls gehäuft anzutreffen (Besag 2018).

Eine Metaanalyse von Janet Robertson und Mitarbeitern zeigte 2015, dass bei Störungen der Intelligenzentwicklung aller Schweregrade Epilepsien in 22 % vorkommen, bei leichter Störung der Intelligenzentwicklung in 10 %, bei mittelschwerer Störung der Intelligenzentwicklung in 17 %, bei schwerer Störung der Intelligenzentwicklung in 27 % und bei schwerster Störung der Intelligenzentwicklung in 51 % (Robertson et al. 2015). Zumindest bei 10 % der Personen mit ASD und Epilepsie treten erste Anfälle nach dem 18. Lebensjahr auf. Grundsätzlich können alle Anfallstypen bei Personen mit ASD und Epilepsie auftreten (Danielsson et al. 2005). Mehrere Untersuchungen weisen darauf hin, dass bei ASD, jedoch vorwiegend im Kindes- und Jugendalter, epilepsietypische Abläufe im EEG nachzuweisen sind, auch ohne Anfälle in der Vorgeschichte. Teilweise sah man dabei eine positive Korrelation der epilepsietypischen Potenziale mit der Ausprägung von stereotypem und aggressivem Verhalten (Spence und Schneider 2009; Mulligan und Trauner 2014).

Eine schlechte Anfallssituation/erhöhte Anfallsfrequenz und auch die antikonvulsive Medikation (insbesondere Phenobarbital und Benzodiazepine aber auch andere Substanzen) können zu einer reversiblen Verschlechterung kognitiv-intellektueller Funktionen bei Kindern und Erwachsenen führen (Kim und Ko 2016). Umgekehrt können sich Epilepsie- bzw. anfallsbezogene Verhaltensauffälligkeiten und kognitive Einschränkungen unter einer wirksamen antikonvulsiven Medikation und auch nach epilepsiechirurgischen Eingriffen verbessern (Ng et al. 2006).

Die im Zusammenhang mit der Frage nach dem Zusammenhang zwischen ASD und Epilepsien immer wieder thematisierte »erworbene epileptische Aphasie« (*Landau-Kleffner-Syndrom*) ist zum einen insgesamt wahrscheinlich selten und nur in Einzelfällen mit einer autistischen Regression assoziiert, jedoch mit Verhaltensauffälligkeiten wie Hyperaktivität oder Impulsivität, aber meist nicht mit langfristiger Einschränkung der intellektuellen Funktionen (Caraballo et al. 2014; Spence und Schneider 2009). Die Beziehung von ASD, Epilepsien (und Störungen der Intelligenzentwicklung), hinsichtlich möglicher gegenseitiger Verursachung oder pathophysiologischer Gemeinsamkeiten, lässt sich noch nicht vollständig beschreiben. Eine derzeit plausible Erklärung wäre, dass genetische Faktoren, die ASD, Epilepsien und Störungen der Intelligenzentwicklung gemeinsam sind, zu Veränderungen auf zellulärer Ebene führen (möglicherweise v. a. Interneurone betreffend), deren klinische Entsprechung dann autismustypische Symptomatik, verminderte Intelligenzfunktionen und epileptische Anfälle sind (Velišková et al. 2018).

14.4 Zusammenfassung

Bei Störungen des autistischen Spektrums (ASD), die im Rahmen eines klinisch und/oder genetisch definierten Syndroms vorkommen, spricht man von syndromalem Autismus. In dieser Übersicht wurden epidemiologische, genetische und neurobiologische Daten und Befunde bei ASD dargestellt. Von diesen können Besonderheiten bei syndromalem Autismus abgeleitet und verständlich gemacht werden.

Probleme in der klinischen Erfassung von ASD bei von definierten genetischen Syndromen Betroffenen ergeben sich insbesondere aus zusätzlich vorhandenen kognitiven, motorischen und Sinnesstörungen sowie aus psychiatrischen Komorbiditäten. Auf die Notwendigkeit einer sorgfältigen Diagnostik, welche auch auf umfangreicher klinischer Erfahrung basieren muss, wird hingewiesen. Dies gilt es insbesondere im Hinblick auf mögliche Konsequenzen der fälschlichen Zuweisung einer ASD-Diagnose auf Aspekte der Therapie und Förderung zu beachten.

Literatur

Ajmone PF, Rigamonti C, Dall`Ara FA et al. (2014) Communication, cognitive development and behavior in children with Cornelia de Lange Syndrome (CdLS): Preliminary results. Am J Med Genet Part A 47A: 1059–1063.

American Psychiatric Association (APA) (2013) Diagnostic and Statistical Manual of Mental Disorders. Fifth Edition. Washington, DC: American Psychiatric Publishing.

American Psychiatric Association (1994) Diagnostic and Statistical Manual of Mental Disorders, Fourth Edition. DSM-IV. Washington, DC: American Psychiatric Association.

Arbeitsgemeinschaft der wissenschaftlichen medizinischen Fachgesellschaften (2016) Interdisziplinäre S3-Leitlinie der DGKJP und der DGPPN. Autismus-Spektrum-Störungen im Kindes-, Jugend- und Erwachsenenalter. Teil 1: Diagnostik (https://www.awmf.org/uploads/tx_szleitlinien/028-018l_S3_Autismus-Spektrum-Stoerungen_ASS-Diagnostik_2016-05.pdf, Zugriff am 20.09.2020)

Asato MR, Hardan AY (2004) Neuropsychiatric problems in tuberous sclerosis complex. J Child Neurol 19: 241–249.

Bal VH, Maye M, Salzman E (2020) The Adapted ADOS: an new module set for the assessment of minimally verbal adolescents and adults. J Autism Dev Disord 50: 719–729.

Besag FMC (2018) Epilepsy in patients with autism: links, risk and treatment challenges. Neuropsychiatr Dis Treat 14. doi: 10.2147/NDT.S120509.

Bienstein P, Sarimski K (2013) Multimodale Diagnostik und therapiebegleitende Evaluation. In: Bienstein P (Hrsg.) Selbstverletzendes Verhalten bei Menschen mit geistiger Behinderung. Grundlagen, Diagnostik und Evaluation. Göttingen: Hogrefe. S. 93–129.

Bolton PF, Park RJ, Higgins NP et al. (2002) Neuroepileptic determinants of autism spectrum disorders in tuberous sclerosis complex. Brain 125: 1247–1255.

Bonati MT, Russo S, Finelli P et al. (2007) Evaluation of autism traits in Angelman syndrome: a resource to unfold autism genes. Neurogenetics 8: 169–178.

Boyle MI, Jespersgaard C, Brondum-Nielsen K et al. (2015) Cornelia de Lange syndrome. Clin Genet 88: 1–12.

Bulheller S, Häcker HO (2002) Coloured Progressive Matrices (CPM). Deutsche Bearbeitung und Normierung nach J. C. Raven. Frankfurt am Main: Pearson Assessment.

Caraballo RH, Cejas N, Chamorro N et al. (2014) Landau-Kleffner syndrome: a study of 29 patients. Seizure 23: 98–104.

Charman T (2003) Why is joint attention a pivotal skill in autism? Phil Trans R Soc Lond B 358: 315–324.

Constantino JN (2018) Deconstructing autism: from unitary syndrome to contributory develop-

mental endophenotypes. Int Rev Psychiatry 30: 18–24.
Constantino JN, Kennon-McGill S, Weichselbaum C et al. (2017) Infant viewing of social scenes is under genetic control and is atypical in autism. Nature 547: 340–344.
Danielsson S, Gillberg C, Billstedt E, Gillberg C, Olsson I (2005) Epilepsy in young adults with autism: a prospective population-based follow-up study of 120 individuals diagnosed in childhood. Epilepsia 46: 918–923.
de Vries P, Wilde L, de Vries MC et al. (2018) A clinical update on tuberous sclerosis complex-associated neuropsychiatric disorders (TAND). Am J Med Genet 178C: 309–320.
Ehrhart F, Coort SLM, Cinillo E et al. (2016) Rett Syndrome – biological pathways leading from MECP2 to disorder phenotypes. Orphanet J Rare Dis 11: 158. doi: 10.1186/s13023-016-0545-5.
Fazzi E, Lanners J, Danova S et al. (1999) Stereotyped Behaviours in Blind Children. Brain Dev 25: 22–52.
Feliciano DM (2020) The neurodevelopmental pathogenesis of tuberous sclerosis complex (TSC). Front Neuroanat 14: 39. doi:10.3389/fnana.2020.00039.
Fernandez BA, Scherer SW (2017) Syndromic autism spectrum disorders: moving from a clinically defined to a molecularly defined approach. Dialogues Clin Neurosci 19: 353–371.
Fiest KM, Sauro KM, Wiebe S (2017) Prevalence and incidence of epilepsy A systematic review and meta-analysis of international studies. Neurology 88: 296–303.
Fombonne E (2002) Epidemiological trends in rates of autism. Mol Psychiatry 7 (Suppl 2): 4–6.
Fombonne E (1992) Diagnostic assessment in a sample of autistic and developmentally impaired adolescents. J Autism Dev Disord 22: 563–581.
Geschwind DH (2011) Genetics of autism spectrum disorders. Trends Cogn Sci 15: 409–416.
Goodban MT (1993) Survey of speech and language skills with prognostic indicators in 116 patients with Cornelia de Lange syndrome. Am J Med Genet Part A 47A: 1059–1063.
Grados MA, Alvi MH, Srivastava S (2017) Behavioral and psychiatric manifestations in Cornelia de Lange syndrome. Curr Opin Psychiatry 30: 92–96.
Guissart C, Latypova X, Rollier P et al. (2018) Dual molecular effects of dominant RORA mutations cause two variants of syndromic intellectual disability with either autism or cerebellar ataxia. Am J Hum Genet 102: 744–759.

Hagberg B (2002) Clinical manifestations and stages of Rett syndrome. Ment Retard Dev Disabil Rev 8: 61–65.
Hustad KC, Allison K, McFadd E et al. (2014) Speech and Language Development in 2 Year Old Children with Cerebral Palsy. Dev Neurorehabil 17: 167–175.
Joinson C, O`Callaghan FJ, Osborne JP et al. (2003) Learning disability and epilepsy in an epidemiological sample of individuals with tuberous sclerosis comples. Psych Med 33: 335–344.
Jones W, Klin A (2013) Attention to eyes is present but in decline in 2-6-month-old infants later diagnosed with autism. Nature 504: 427–431.
Kamp-Becker I, Albertowski IK, Becker J et al. (2018) Diagnostic accuracy of the ADOS and ADOS-2 in clinical practice. Eur Child Adolesc Psychiatry 27: 1193–1207.
Kim E-H, MD1, Ko TS (2016) Cognitive impairment in childhood onset epilepsy: up-to-date information about its causes. Korean J Pediatr 59: 155–164.
Kingswood JC, d`Augères GB, Belousova E et al. (2017) TuberOus SClerosis registry to increase disease Awareness (TOSCA)-baseline data on 2093 patients. Orphanet J Rare Dis 12: 2. doi: 10.1186/s13023-016-0553-5.
Kline AD, Moss JF, Selicorni A et al. (2018) Diagnosis and management of cornelia de Lange syndrome: first international consensus statement. Nat Rev Genet19: 649–666.
Kraijer D, de Bildt A (2005) The PDD-MRS: An Instrument for identification of autism spectrum disorders in persons with mental retardation. J Autism Dev Disord 35: 499–513.
Kurki MI, Saarentaus E, Pietilaien O et al. (2019) Contributions of rare and common variants to intellectual disability in a subisolate of Northern Finland. Nat Commun 10: 410.doi:10.1101/332023.
Laurvick H, Thomason MR, Glasson EJ et al. (2006) J Pediatr 148: 347–352.
Li J, Cai T, Jiang Yi et al. (2016) Genes with de novo mutations are shared by four neuropsychiatric disorders discovered from NPdenovo database. Mol Psychiatry 21: 290–297.
Liu X, Campanac E, Cheung H-H et al. (2017) Idiopathic autism: Cellular and molecular phenotypes in pluripotent stem cell derived-neurons. Mol Neurobiol 54: 4507–4523. doi:10.1007/s12035-016-9961-8.
Lord C, Elsabbagh M, Baird G et al. (2018) Autism spectrum disorder. Lancet 392: 508–520.
Lord C, Shulman C, DiLavore P (2004) Regression and Word Loss in Autism Spectrum Disorder. J Child Psychol and Psychiatry 45: 936–955.

Martin P (2019) Outstretched index finger- apointer is peculiar behavior characteristic of Angelman Syndrome in Adults – A case series study. Intellect. Disabl Diagn J 7: 227–230.

Martin P (2017) Pain in Rett syndrome: peculiarities in pain processing and expression, liability to pain causing disorders and diseases, and specific aspects of pain assessment. Adv Autism 3: 163–182.

Martin P (2013) Befunddynamik und Behandlung im Erwachsenenalter. In: Hertzberg C, Martin P (Hrsg.) Tuberöse Sklerose. Bremen: Uni-Med Verlag. S. 102–113.

Martin P (2016) Schmerzverhalten bei Menschen mit Störungen des autistischen Spektrums. Inkl Med 13: 25–37.

Miles J, Takahashi T, Bagby S et al. (2005) Essential versus complex autism: definition of fundamental prognostic subtypes. Am J Me Genet 135: 171–180.

Moavero R, Kotulska K, Lagae L et al. (2020) Is autism driven by epilepsy in infants with tuberous sclerosis complex? Ann Clin Transl Neurol 7: 1371–1381. doi: 10.1002/acn3.51128.

Molarino A, Micheletti S, Rossi A et al. (2020) Autistic-like features in visually impaired children: a review of literature and directions for future research. Brain Sci 10: 507. doi: 10.3390/brainsci10080507.

Moss J, Howlin P, Magiati I et al. (2012) Characteristics of autism spectrum disorder in Cornelia de Lange syndrome. J Child Psychol Psychiatry 53: 883–891.

Mount RH, Charman T, Hastings RP et al. (2002) The Rett syndrome Behaviour Questionnaire (RSBQ): refining the behavioural phenotype of Rett syndrome. J Child Psychol and Psychiatry 43: 1099–1110.

Muhle R, Trentacoste SV, Rapin I (2004) The genetics of autism. Pediatrics 113: e472–e486.

Mulder PA, Huisman SA, Hennekam RC et al. (2017) Behaviour in Cornelia de Lange syndrome: a systematic review. Dev Med Child Neurol 59: 361–366.

Mulligan CK, Trauner DA (2014) Incidence and behavioral correlates of epileptiform abnormalities in autism spectrum disorders. J Autism Dev Disord 44: 452–458.

Munde V, Vlaskamp C (2015) Initiation of activities and alertness in individuals with profound intellectual and multiple disabilities. J Intellect Disabil Res, 59: 284–292.

Mutsaerts CG, Heinrich M, Sterkenburg PS et al. (2016) Screening for ASD in adults with ID – moving toward a standard using the DiBAS-R and the ACI. J Intellect Disabil Res 60: 512–522.

Neul JL (2012) The relationship of Rett syndrome and MECP2 disorders in autism. Dialogues Clin Neurosci 14: 253–262.

Neul JL, Fang P, Barrish J et al. (2010) Rett syndrome: revised diagnostic criteria and nomenclature. Ann Neurol 68: 944–950.

Ng Y, Rekate HL, Prenger EC (2006) Transcallosal resection of hypothalamic hamartoma for intractable Epilepsy. Epilepsia, 47: 1192–1202.

Olsson B, Rett A (1987) Autism and Rett syndrome: behavioral investigations and differential diagnosis. Dev Med Child Neurol 29: 429–441.

Ornoy A, Weinstein-Fudim L, Ergaz Z (2016) Genetic sydromes, maternal diseases and antenatal factors associated with autism spectrum disorders (ASD). Front Neurosci 10: 316.doi: 10.3389/fnins.2016.00316.

Parisi L, Di Filippo T, Roccella M (2015) Behavioral phenotype and autism spectrum disorder in Cornelia de Lange syndrome. Ment Illness 7: 5988.

Ponson L, Gomot M, Blanc R et al. (2018) 22q13 deletion syndrome: communication disorder or autism? Evidence from specific clinical and neurophysiological phenotype. Transl Psychiatry 8: 146. doi: 10.1038/s41398-018-0212-9.

Prohl AK, Scherrer B, Tomas-Fernandez X et al. (2019) Early white matter development is abnormal in tuberous sclerosis complex patients who develop autism spectrum disorder. J Neurodev Disord 11: 36. doi: 10.1186/s11689-019-9293-x.

Persico AM, Napolioni V (2013) Autism genetics. Behav Brain Res 251: 95–112.

Robertson J, Hatton C, Emerson E et al. (2015) Prevalence of epilepsy among people with intellectual disabilities: A systematic review. Seizure 29: 46–62.

Rose SM (2011) Differences and similarities between autism and deafblindness. Dissertation, School of Education, The University of Birmingham.

Rosti RO, Sadek AA, Vaux KK et al. (2014) The genetic landscape of autism spectrum disorder. Dev Med Child Neurol 56: 12–18.

Sahoo T, Peters S, Finelli P et al. (2006) Microarray based comparative genomic hybridization testing in deletion bearing patients with Angelman syndrome: genotype-phenotype correlations. J Med Genet 43: 512–516.

Sappok S, Zepperitz S, Barrett BF et al. (2018) SEED: Skala der Emotionalen Entwicklung – Diagnostik. Göttingen: Hogrefe.

Sappok T, Heinrich M, Diefenbacher A (2014) Psychometrische Eigenschaften der Autismus-

Checkliste (ACL) für erwachsene Menschen mit Intelligenzminderung. Psychiatr Prax 41: 37–44.

Schwartzman J, de Lima Velloso R, D`Antonio MEF et al. (2015) The eye -tracking of social stimuli in patients with Rett syndrome and autim spectrum disorders: a pilot study. Arq Neuropsiquiatr 73: 402–407.

Simon TJ (2007) Cognitive Characteristics of Children with Genetic Syndromes. Child Adolesc Psychiatr Clin N Am 16: 599–616.

Soorya I, Leon J, Trelles MP et al. (2018) Framework for assessing individuals with rare genetic disorders associated with profound intellectual and multiple disabilities (PIMD): the example of Phelan McDermid Syndrome. Clin Neuropsychol 32: 1226–1255.

Sparrow SS, Cicchetti DV, Saulnier CA (2016) Vineland Adaptive Behavior Scales. 3. Auflage. San Antonio, TX: Pearson.

Specchio N, Pietrafusa N, Trivisano et al. (2020) Autism and epilepsy in patients with tuberous sclerosis complex. Front Neurol 11. doi.org/10.3389/fneur.2020.00639.

Spence SJ, Schneider MT (2009) The role of epilepsy and epileptiform EEGs in autism spectrum disorders. Pediatr Res 65: 599–606.

Srivastava S, Landy-Schmitt C, Clark B et al. (2014) Autism Traits in Children and adolescents with Cornelia de Lange Syndrome. Am J Med Genet Part A 164A: 1400–1410.

Tadić V, Pring L, Dale N (2010) Are language and social communication intact in children with congenital visual impairment at school age? J Child Psychol Psychiatry 51: 696–705.

Tellegen PJ, Laros JA, Petermann F (2018) SON-R 2-8Non-verbaler Intelligenztest. Göttingen: Hogrefe.

Thibert RL, Larson AM, Hsieh DT et al. (2013) Neurologic Manifestations of Angelman Syndrome. Pediatr Neurol 48: 271–279.

Thurm A, Farmer C, Salzman E et al. (2019) State of the field: Differentiating intellectual disability from autism spectrum disorder. Front Psychiatry 10: 526. doi: 10:3389/fpsyt.2019.00526.

Trappe R, Laccone F, Cobilanschi J et al. (2001) MECP2 mutations in sporadic cases of Rett syndrome are almost exclusively of paternal origin. Am J Hum Genet 68: 1093–1101.

Trillingsgaard A, Østergaard JR (2004) Autism in Angelman syndrome: an exploration of comorbidity. Autism 8: 163–174.

Valente D, Theurel A, Gentaz E (2018) The role of visual experience in the production of emotional facial expressions by blind people: a review Psychon Bull Rev 25: 483–497.

van Ravenswaaij-Arts C, Martin DM (2017) New insights and advances in CHARGE syndrome: Diagnosis, etiologies, treatments, and research discoveries. Am J Med Genet C Semin Med Genet 175: 397–406.

Velišková J, Silverman JL, Benson M, Lenck-Santini P-P (2018) Autistic traits in epilepsy models: why, when and how? Epilepsy Res 144: 62–70.

Verma V, Paul A, Vishwanath AA et al. (2019) Understanding intellectual disability and autism spectrum disorders from common mouse models: synapses to behavior. Open Biol. 9: 180265. http://dx.doi.org/10.1098/rsob.180265.

Wanka A (2015) Differenzierung des Phänotyps im Verhalten von Menschen mit Taubblindheit/Hörsehbehinderung und Störungen des autistischen Spektrums. Med Men Geist Mehrf Beh 12: 15–20.

Weltgesundheitsorganisation (WHO) (1992). Internationale Klassifikation psychischer Störungen. ICD-10, Kapitel V. (https://www.dimdi.de/static/de/klassifikationen/icd/icd-10-who/kode-suche/htmlamtl2019/block-f80-f89.htm, Zugriff am 28.08.2020).

Williams CA, Beaudet AL, Clayton-Smith J et al. (2005) Angelman Syndrome 2005: updated consensus for diagnostic criteria. Am J Med Genet 140A: 413–418.

World Health Organization (WHO) (2020) International Classification of Disease. (https://icd.who.int/en, Zugriff am 28.08.2020).

Wulffaert J, van Berckelaer-Onnes IA, Scholte EM (2009) Autistic disorder symptoms in Rett syndrome. Autism 13: 567–581.

Zambrelli E, Fossati C, Turner K et al. (2016) Sleep disorders in Cornelia de Lange-syndrome. Am J Med Genet C (Sem Med Genet) 172C: 214–221.

Zöller JP, Franz DN, Hertzberg C et al. (2020) A systematic review on the burden of illness in individuals with tuberous sclerosis complex (TSC). Orphanet J Rare Dis 15(23). doi: 10.1186/s13023-019-1258-3.

15 Ist die Zwangsstörung eine Entwicklungsstörung?

Andreas Riedel, Monica Biscaldi-Schäfer, Ludger Tebartz van Elst

15.1 Einleitung – Was ist die Zwangsstörung?

Zwangsstörungen wurden lange als eine Untergruppe der Angststörungen verstanden. Insbesondere wurden Zwangshandlungen meist als Versuch interpretiert, durch Zwangsgedanken induzierte Angst zu lindern. Folglich wurde die Zwangsstörung in der ICD-10 unter den neurotischen, Belastungs- und somatoformen Störungen abgehandelt, im DSM-IV unter den Angststörungen. Im DSM-5 wurde die Zwangsstörung nun von den *Angststörungen* in eine neue Heimat der *obsessiv-zwanghaften und verwandten Störungen* (Obsessive-Compulsive and Related Disorders, ORCDs) verschoben, was darauf hindeutet, dass ihre Beziehung zu den Angststörungen zumindest einmal unklarer geworden ist. Klinisch leuchtet dies insofern ein, als dass Patienten mit Zwangsstörungen zwar häufig eine klassische Angst-Zwangs-Dynamik aufweisen, aus klinischer Perspektive gelegentlich aber auch zentral durch den Affekt Ekel gelenkt zu sein scheinen (ohne dass relevante Angst erkennbar wird) oder sogar Zwangshandlungen ausführen, ohne überhaupt von starken erkennbaren Affekten getrieben zu sein. In der ICD-11 widmet sich ein eigenes Kapitel der »Zwangsstörung und verwandten Störungen«, wobei zu letzteren die Körperdysmorphe Störung, der Eigengeruchswahn, die Hypochondrie, das pathologische Horten und die körperbezogene repetitive Verhaltensstörung (Trichotillomanie u. a.) gehören. Die Zwangsstörung selbst wird vor allem danach differenziert, ob eine Krankheitseinsicht vorliegt oder nicht. Beim Blick in die wissenschaftliche Literatur scheint die Verortung der Zwangsstörungen weniger sicher zu sein als noch vor einigen Jahren.

Da Zwangsphänomene sowohl häufig vergesellschaftet mit ADHS, Autismus und Tic-Störungen auftreten und wie die Entwicklungsstörungen oft bereits in der ersten Dekade im Sinne einer lebenslangen Disposition erkennbar werden, soll hier der Frage nachgegangen werden, ob Zwangsstörungen nicht vielleicht auch als Entwicklungsstörungen zu verstehen sein könnten. Der Beitrag versteht sich dabei eher im Sinne einer Anregung denn als definitive Antwort auf die so aufgeworfene Frage.

Eng mit der Frage nach der »Heimat« der Zwangsstörungen ist die Frage verknüpft, ob es sich um ein einheitliches Krankheitsbild mit unterschiedlichen Facetten oder um eine ätiologisch heterogene Gruppe mit ähnlichen Symptomen handelt. Schon im klinischen Umgang mit Zwangspatienten fällt auf, dass sie kein einheitliches Muster einer bestimmten Psychodynamik oder von bestimmten lebensgeschichtlichen Ursachen aufweisen. Auch in der wissenschaftlichen Literatur finden sich mehrere Linien, die versuchen, die Zwangsstörung in distinkte Untergruppen zu unterteilen. Eine viel diskutierte Abgrenzung ist diejenige zu immunologisch vermittelten Zwangsstörungen, die hier nur am Rande erwähnt werden soll. Dabei ist die Rolle von Autoimmunprozessen bei einer Subgruppe von im Kindesalter relativ abrupt auftretenden Zwangsstörungen nach wie vor nicht restlos geklärt. Unter den Termini *Pediatric Autoimmune Neuropsychiatric Disorders Associated with Streptococcal Infections* (PANDAS) und *Pediatric Acute-onset Neuropsychiatric Syndrome* (PANS) wird dies ausführlich diskutiert (Williams und Swedo 2015). Wahrscheinlich können verschiedene Erreger Immunprozesse befeuern, die u. a. Zwangssymptome hervorrufen oder auslösen. Einige Autoren empfehlen, bei Patienten mit akut auftretenden Zwangssymptomen in Kombination mit neurokognitiven und motorischen Defiziten eine umfassende immunologische und metabolische Abklärung durchzuführen (Chiarello et al. 2017).

15.2 Gibt es eine abgrenzbare Untergruppe der juvenilen Zwangsstörung?

An dieser Stelle relevanter und empirisch recht gut belegt ist die Abgrenzung der *juvenilen Zwangsstörung* von der adulten Zwangsstörung. Bereits 1998 zeigten Geller et al., dass die juvenile Zwangsstörung mit einem Ersterkrankungsgipfel assoziiert ist, der sich klar von späteren Formen der Zwangserkrankung abgrenzen ließ. Als Charakteristika der juvenilen Form wurden eine Häufung beim männlichen Geschlecht, ein ausgeprägtes Muster der Komorbidität mit ADHS und anderen Entwicklungsstörungen, häufig assoziierte neuropsychologische Defizite sowie eine erhöhte familiäre Belastung genannt (Geller et al. 1998).

In einer Metaanalyse von 2011 zeigte eine latente Klassenanalyse von neun großen Primärdatensätzen (einschließlich klinischer und gemeindebasierter Stichproben) deutlich, dass das Ersterkrankungsalter kein unimodales Phänomen ist, sondern dass es zwei gut unterscheidbare Gruppen gibt (*bimodale Verteilung*): die früh beginnende Form (mittleres Erkrankungsalter elf Jahre) und die spät beginnende Form (mittleres Erkrankungsalter 23 Jahre). Ungefähr drei Viertel der Zwangserkrankungen wurden dabei als früh beginnende Form klassifiziert. Wiederum zeigte sich, dass die frühe Form im Vergleich zur späten Form wahrscheinlicher bei Männern auftritt, einen schwereren Verlauf zeigt, wahrscheinlicher mit Tics einhergeht und mit einer größeren Prävalenz der Zwangserkrankung bei Verwandten ersten Grades assoziiert ist. Auch ging die frühe Form mit einem schlechteren Ansprechen auf Behandlung einher (Taylor 2011).

Eine weitere Studie gelangte zu dem Ergebnis, dass während oder nach der Pubertät auftretende Zwangsstörungen häufig mit Angst und Depressionen verbunden sind, während dies bei einer in der Kindheit beginnenden Zwangsstörung deutlich seltener der Fall war (Mancebo et al. 2008). Dass dieses Muster auch unabhängig vom aktuellen Alter der Erkrankten erhalten bleibt, konnten Jaisoorya et al. mit einer logistischen Regressionsanalyse zeigen, die für chronologisches Alter und Geschlecht kontrolliert war. Wiederum zeigten sich in der Gruppe der juvenilen Zwangsstörung vermehrt männliche Betroffene, ausgeprägtere obsessiv-kompulsive Symptome, eine erhöhte Komorbidität mit ADHS und Tics sowie vermehrte körperdysmorphophobe Symptome. In dieser Studie zeigte sich bei der juvenilen Form – im Gegensatz zu Mancebo et al. (2008) – auch eine höhere Rate an schweren Depressionen (Jaisoorya et al. 2003). Die Vermutung, dass es sich bei der juvenilen Form der Zwangsstörung um eine Entwicklungsstörung handeln könnte, wurde auch in der genannten Publikation bereits zumindest am Rande diskutiert.

15.3 Gibt es eine abgrenzbare Untergruppe der »Zwangsstörung mit komorbiden Tics«?

In der ICD-11 bleiben Zwangsstörungen und Tic-Störungen nosologisch weit voneinander getrennt, diese im Kapitel »Krankheiten des Nervensystems«, jene im Kapitel »Psychische Störungen, Verhaltensstörungen und neuronale Entwicklungsstörungen«. Klinisch zeigt sich im starken Kontrast dazu eine deutliche Nähe der Zwangsstörung zum Tourette-Syndrom (▶ Kap. 10). Erstens wird das anhand von Symptomen deutlich, die zwischen den Entitäten zu liegen scheinen (ticartige Bewegungen, die von einer Angst-Zwangs-Dynamik getrieben sind; Zwangshandlungen, die komplexen Tics ähneln und von einer Tic-Aura eingeleitet werden). Zweitens finden sich unter genauer klinischer Hinblicknahme bei einigen Patienten beide Symptombereiche (Zwangsphänomene und Tics). Drittens fallen immer wieder Familienanamnesen auf, in denen beide Erkrankungen gehäuft auftreten. Auch empirisch wies in mehreren Studien ein großer Prozentsatz der Patienten gleichzeitig Symptome der jeweils anderen Störung auf, wenn primär eine Tic-Störung/ein Tourette-Syndrom oder eine Zwangsstörung diagnostiziert wurde (zwischen 40–75 %; Nordstrom und Burton 2002).

Die »Nachbarschaft« der beiden Erkrankungen wird von vielen Autoren so interpretiert, dass zwischen der Zwangsstörung und den Tic-Störungen/dem Tourette-Syndrom ein fließender Übergang besteht (Yu et al. 2015). Passend dazu ließ sich auch eine gemeinsame genetische Grundlage beider Erkrankungen nachweisen (Nordstrom und Burton 2002; Yu et al. 2015). Folglich werden die beiden Erkrankungen als »verwandt« und das Tourette-Syndrom von einigen Autoren als »Zwangs-Spektrum-Störung« aufgefasst. Im DSM-5 wird dieser »Verwandtschaft« durch die Subkategorie *Zwang mit komorbiden Tics* Rechnung getragen. Ob sie in ähnlicher Weise klar von den anderen Zwangsstörungen abgegrenzt werden kann wie die juvenile Zwangsstörung oder eher einen Randbereich des Hauptspektrums darstellt, ist bislang nicht geklärt. Da der wissenschaftliche Diskurs um die juvenile Zwangsstörung und der Diskurs um die Zwangsstörung mit Tics bislang weitgehend getrennt abzulaufen scheinen, wird die Frage, inwieweit es sich bei den beiden Subkategorien um die gleiche Gruppe handeln könnte, bislang nicht thematisiert. Da sich gleichzeitig in den meisten Studien zur Subkategorie der juvenilen Zwangsstörung allerdings auch eine deutlich erhöhte Rate an Tics fand, liegt es nach unserer Auffassung nahe, dass die Zwangsstörung mit Tics zur juvenilen Form der Zwangsstörung gehört.

15.4 Welche Beziehung hat die Zwangsstörung zu Autismus und ADHS?

Neben den Übergangsformen zum Tourette-Syndrom ließ sich auch eine neurobiologische Nähe zur ADHS (▶ Kap. 9) mit Übergangsformen und gehäuftem gemeinsamem Auftreten insbesondere bei dem juvenilen Subtyp der Zwangserkrankung nachweisen (Geller et al. 2002). Brem et al. (2014) weisen auch hier auf eine teilweise gemeinsame genetische Grundlage beider Erkrankungen und ähnliche Störungen der Exekutivfunktionen hin.

Zuletzt ist die Zwangsstörung auch von den Autismus-Spektrum-Störungen (▶ Kap. 18) nicht klar abgrenzbar. Beispielsweise zeigten Bejerot et al. (2001), dass 20 % der untersuchten Patienten mit Zwangserkrankung deutliche autistische Züge (oder eine ASS) aufwiesen. Auch für Kinder und Jugendliche mit Zwangserkrankungen ließ sich diese erhöhte Rate an deutlichen autistischen Zügen nachweisen (Ivarsson und Melin 2008). Cath et al. (2008) zeigten auch auf symptomatischer Ebene eine Überlappung beider Erkrankungen.

Eine jüngere Studie, die auf datengetriebener Basis Neuroanatomie und Phänomenologie von Zwangspatienten, autistischen Patienten und Patienten mit ADHS verglich, ergab recht deutlich, dass die klinischen Gruppen sich weit weniger voneinander unterscheiden als erwartet. Die Mehrzahl der datengetriebenen Cluster enthielt Teilnehmer aus mehreren diagnostischen Kategorien, was darauf hinweisen könnte, dass die diagnostischen Grenzen zwischen ADHS, ASS und Zwangsstörungen willkürlicher sind als sie zuerst einmal scheinen (Kushki et al. 2019).

15.5 Zusammenfassung und (vorläufige) Schlussfolgerungen

Zusammengefasst finden sich viele überzeugende Hinweise dafür, dass es eine juvenile Unterform von Zwangsstörungen gibt, die eng mit den Entwicklungsstörungen verbunden ist. Diese Verbindung ist weniger als Vulnerabilitätsfaktor zu verstehen, sondern scheint vielmehr Ausdruck einer Verwandtschaft oder »Nachbarschaft« zu sein, die sich phänomenologisch, gehirnmorphologisch, familienanamnestisch und – zumindest für ADHS und das Tourette-Syndrom – auch auf genetischer Ebene nachvollziehen lässt. Somit ist es durchaus möglich, dass zumindest eine Unterform der juvenilen Zwangsstörung (wahrscheinlich nicht die immunologisch vermittelte) nosologisch als Entwicklungsstörung betrachtet werden könnte.

Was würde es für die klinische Praxis bedeuten, wenn diese Hypothese, dass ein Teil der juvenilen Zwangsstörung als Entwicklungsstörung aufzufassen sei, zuträfe? Insbesondere im kinder- und jugendpsychiatrischen Setting könnte diese veränderte Sichtweise dazu führen, dass ein Teil der Zwangsstörungen nicht als kurzfristiges Phänomen wahrgenommen würde, das durch effiziente Psychotherapie rasch zu beseitigen ist, sondern vielmehr als langfristige Prädisposition, die auch einer längerfristigen Betreuung und Unterstützung bedarf. In diesem Sinne müsste das Zwangsphänomen dann als strukturelle Besonderheit begriffen werden, deren Kompensation zwar wie bei den Entwicklungsstörungen erlernt werden kann, die als persönlichkeitsprägender Faktor aber als strukturelle Eigenschaft des Individuums erhalten bleibt und daher auch akzeptiert und nicht eradiziert werden sollte (▶ Kap. 4, ▶ Kap. 44 und ▶ Abb. 44.1).

Weiter ist nach klinischer Erfahrung beim Vorliegen einer Zwangssymptomatik im Jugendalter immer eine akkurate Diagnostik in Bezug auf mögliche (weitere) Entwicklungsstörungen durchzuführen, unabhängig davon, ob diese sich in kompletter oder subsyndromaler Form zeigen. Insbesondere Merkmale, die von typischen Zwangssymptomen abweichen (kein ich-dystones Erleben, ritualisierter/ stereotyper Charakter der Handlungen teilweise in Verbindung mit Spezialinteressen, wenig angsttypische Kognition, begleitende Impulskontrollstörung mit Wutanfällen), lassen sich nach kinder- und jugendpsychiatrischer Erfahrung durch eine klassische Expositionstherapie kaum beeinflussen und sind vom grundsätzlichen Herangehen her besser ähnlich einer Entwicklungsstörung aufzufassen. Die psychotherapeutische Begleitung fokussiert dabei u. a. auf Probleme wie innere Unruhe, Reizüberflutung und soziale, insbesondere schulische Überforderungen, die die Zwänge deutlich verstärken können. Ein systemisches Herangehen ist oft indiziert, um aufrechterhaltende Faktoren im Umfeld und ungünstige familiäre Dynamiken aufzudecken und in die therapeutische Planung zu integrieren. Kinder und Jugendliche mit Zwangssymptomatik zeigen oft ausgeprägtes oppositionell-verweigerndes Verhalten und treten im häuslichen Rahmen hochgradig fordernd auf, so dass es zu sekundären dysfunktionalen Kommunikationen und zu erzieherisch inkonsequentem Verhalten mit unbeabsichtigter Verstärkung des Zwangsverhaltens kommen kann.

Schließlich könnte bei der Bearbeitung der hier aufgeworfenen Frage nosologisch noch mehr in den Vordergrund rücken, welches denn eigentlich die überdauernden Merkmale sind, die im Kern eine juvenile Zwangsstörung ausmachen, was wiederum die Zuordnung im Sinne einer Struktur- oder Zustandsdiagnose und die damit verbundenen therapeutischen Implikationen (vgl. zu den komplexen Zusammenhängen zwischen Struktur- und Zustandsdiagnosen ▶ Abb. 44.1) berührt.

Literatur

Bejerot S, Nylander L, Lindström E (2001) Autistic traits in obsessive-compulsive disorder. Nord J Psychiatry 55(3): 169-76.

Brem S, Grünblatt E, Drechsler R et al. (2014) The neurobiological link between OCD and ADHD. Atten Defic Hyperact Disord 6(3): 175–202.

Cath DC, Ran N, Smit JH et al. (2008) Symptom overlap between autism spectrum disorder, generalized social anxiety disorder and obsessive-compulsive disorder in adults: a preliminary case-controlled study. Psychopathology, 41(2): 101–110.

Chiarello F, Spitoni S, Hollander E et al. (2017) An expert opinion on PANDAS/PANS: highlights and controversies. International Journal of Psychiatry in Clinical Practice 21(2): 91–98.

Geller DA, Biederman J, Jones J et al. (1998) Is juvenile obsessive-compulsive disorder a developmental subtype of the disorder? A review of the pediatric literature. J Am Acad Child Adolesc Psychiatry 37(4): 420–427.

Geller DA, Biederman J, Faraone SV et al. (2002) Attention-deficit/hyperactivity disorder in children and adolescents with obsessive compulsive disorder: Fact oder artifact? Journal of the Amercian Academy of Child and Adolescent Psychiatry 41(1): 52–58.

Ivarsson T, Melin K (2008) Autism spectrum traits in children and adolescents with obsessive-compulsive disorder (OCD). J Anxiety Disord 22(6): 969–978.

Jaisoorya TS, Janardhan Reddy YC, Srinath S (2003) Is juvenile obsessive-compulsive disorder a developmental subtype of the disorder? - Findings from an Indian study. Eur Child Adolesc Psychiatry 12(6): 290-297.

Kushki A, Anagnostou E, Hammill C et al. (2019) Examining overlap and homogeneity in ASD, ADHD, and OCD: a data-driven, diagnosis-agnostic approach. Transl Psychiatry 9: 318.

Mancebo MC, Garcia AM, Pinto A et al. (2008) Juvenile-onset OCD: clinical features in children, adolescents and adults. Acta Psychiatr Scand 118: 149–159.

Nordstrom EJ, Burton FH (2002) A transgenic model of comorbid Tourette's syndrome and obsessive-compulsive disorder circuitry. Molecular Psychiatry 7: 617–625.

Taylor S (2011) Early versus late onset obsessive-compulsive disorder: evidence for distinct subtypes. Clin Psychol Rev 31: 1083–1100.

Williams KA, Swedo SE (2015) Post-infectious autoimmune disorders: Sydenham's chorea, PANDAS and beyond. Brain Res 1617: 144–154.

Yu D, Mathews CA, Scharf JM et al. (2015) Cross-Disorder Genome-Wide Analyses Suggest a Complex Genetic Relationship Between Tourette Syndrome and Obsessive-Compulsive Disorder. Am J Psychiatry 172(1): 82–93.

16 Schizophrenie-Spektrum-Störungen

Ludger Tebartz van Elst, Christian Fleischhaker

16.1 Einleitung

Die Frage, ob es sich bei den Schizophrenien und anderen bzw. ähnlichen psychotischen Störungsbildern um Entwicklungsstörungen handeln könnte, ist nicht neu (Weinberger 1996; Remschmidt 2002; Rapoport et al. 2005; van Os und Kapur 2009; Tebartz van Elst 2021).

Das Modell der Schizophrenie als Entwicklungsstörung (*neurodevelopmental model of schizophrenia*) stellte insbesondere gegen Ende des letzten Jahrhunderts das führende theoretische Konstrukt dar bei dem Versuch, die Schizophrenie als Krankheit zu verstehen (Weinberger 1996; Rapoport et al. 2005). Aber was genau ist damit gemeint und wie verhält sich dieses Konzept zum Konstrukt der Gruppe der neuronalen Entwicklungsstörungen gemäß DSM-5 und ICD-11? Diese Fragen sollen in diesem kurzen Kapitel thematisiert werden.

16.2 Die Schizophrenie als neuronale Entwicklungsstörung

Die Grundannahme des Verständnisses der Schizophrenie als Entwicklungsstörung (ES) ist die, dass es sich dabei um eine Störung der Hirnentwicklung handelt, die wahrscheinlich schon embryonal angelegt ist, sich aber erst im Laufe der Hirnentwicklung – z. B. in der zweiten Lebensdekade oder später – funktionell relevant entfaltet (Murray und Lewis 1988). Auffällig ist aus kritischer Distanz, dass in der Literatur das ES-Modell der Schizophrenie selten klar definitorisch herausgearbeitet wird und auch unterschiedliche Konzepte nebeneinander bestehen. So gehen etwa Autoren wie Weinberger davon aus, dass die Responsivität auf antidopaminerge Medikamente integraler Bestandteil dieses Modells ist (Weinberger 1996), während dies bei anderen Autoren nicht der Fall ist (z. B. Rapoport et al. 2005).

Auch gehen einige Autoren davon aus, dass die Entwicklungsstörungen bei den Schizophrenien früh in der Entwicklung angelegt sind (Weinberger 1987; Gilmore et al. 1998), während andere eher die zweite Lebensdekade als kritischen pathogenetischen Zeitraum postulieren (Feinberg 1982; Mathalon et al. 2003). Den meisten Vertretern dieser Hypothese ist gemein, dass sie davon ausgehen, dass verschiedene funktionell relevante Störungsfaktoren (*multiple hits*) zusammenwirken, um die psychotische Symptomatik zu verursachen. Dabei werden sowohl genetische als auch Umweltfaktoren als relevante Störgrößen erwogen.

Es sei betont, dass die beschriebenen Konzepte der Schizophrenie als neuronale Entwicklungsstörung kaum Bezüge zur klinischen Definition der ES im DSM-5 (APA

2013) und ICD-11 (Weltgesundheitsorganisation 2020) aufweist. Auch war eine mögliche symptomatische Überlappung der Schizophrenien und ES nie Bestandteil dieser Diskussion. Vielmehr muss dieser Theorieansatz als Versuch verstanden werden, ein einheitliches ätiopathogenetisches Modell für die Schizophrenie im Sinne einer zumindest pathogenetisch einheitlichen Erkrankung zu etablieren.

Heutzutage wird das Konzept der Schizophrenie im Sinne einer einheitlichen Erkrankung zunehmend in Frage gestellt (van Os und Reininghaus 2016; Tebartz van Elst 2021).

Vielmehr wird darauf hingewiesen, dass ganz verschiedene und grundsätzlich unterschiedliche neurophysiologische Erstursachen (Ätiologien) aber auch Sekundärursachen (Pathogenesen) das klinisch beobachtbare psychotische Bild einer Schizophrenie hervorrufen können (Tebartz van Elst 2021).

Dennoch zeigen sich sowohl aus klinischer als auch aus wissenschaftlicher Perspektive Überlappungen zwischen den Entwicklungsstörungen und den nun im DSM-5 so genannten *Schizophrenie-Spektrum-Störungen* (SSS; APA 2013), die im Folgenden kurz zusammengefasst werden sollen.

16.3 Gemeinsamkeiten von Schizophrenien und Entwicklungsstörungen aus klinischer Perspektive

Zur Frage wie häufig sich SSS bei Menschen mit ES entwickeln, gibt es bislang nur wenig Literatur. Eine Übersichtsarbeit fand eine Prävalenz von 6 % bei Menschen mit Autismus-Spektrum-Störung (ASS) und durchschnittlichem IQ, was deutlich über der allgemein erwarteten Prävalenz von 0,7–1 % liegt (Marin et al. 2018). Umgekehrt berichten Kincaid et al. (2017) in einer Übersichtsarbeit, dass sich bei 9,6–61 % der psychotischen Patienten autistische Züge fanden und eine ASS-Diagnose je nach Stichprobe bei < 1–52 % berichtet wurde. Dies illustriert anschaulich, dass es hier eine Überlappung zu geben scheint. In einer kürzlich veröffentlichten schwedischen populationsbasierten Studie fanden sich bei 2,5 % der Patienten mit de-novo-Psychose eine Intelligenzminderung und bei 8,6 % eine ADHS (Strålin und Hetta 2019). In einer weiteren Arbeit aus derselben Gruppe wurden bei 15 % der ersterkrankten psychotischen Patienten ES diagnostiziert (Strålin und Hetta 2020). Auch wenn die klinische Assoziation von ES und Psychosen sicher noch nicht abschließend bewertet werden kann, so kann doch für die meisten ES eine erkennbare Assoziation mit schizophreniformen Psychosen gesehen werden. Eine Ausnahme scheint hier nur das Tourette-Syndrom darzustellen.

16.4 Gemeinsamkeiten von Schizophrenien und Entwicklungsstörungen aus genetischer Perspektive

In jüngsten genetischen Untersuchungen wird zunehmend deutlich, dass es auch aus multigenetischer Perspektive eine klar erkennbare Überlappung gibt zwischen den SSS und ES und hier insbesondere zwischen den ASS, der ADHS und den Störungen der Intelligenzentwicklung zu geben scheint (González-Peñas et al. 2020; Rees et al. 2020). Dies trifft sowohl für das Muster der multigenetischen Vererbung zu, bei der zahlreiche Polymorphismen mit jeweils kleiner Effektstärke einen Phänotyp determinieren, als auch für monogenetische Varianten, bei denen z. B. größere Bruchstücke aus einem Chromosom verloren gehen (Deletion bzw. andere so genannte *Copy Number Variants*; Kirov et al. 2014). So führt beispielsweise die häufige Mikrodeletion des 22q11-Syndroms in den ersten Dekaden der betroffenen Personen häufig zur Diagnose einer ADHS oder ASS, bevor sich dann bei über 20 % in der dritten Dekade eine schizophreniforme Psychose entwickelt (Schneider et al. 2014). Diese kursorische Analyse zeigt, dass es auch aus genetischer Perspektive klar erkennbare Überlappungen zwischen den ES und den SSS gibt.

16.5 Die Schizophrenie-Spektrum-Störung als Entwicklungsstörung?

Vor dem Hintergrund dieser Ausführungen wurde in der Literatur die Frage aufgeworfen, ob am Ende die Schizophrenien auch als ES betrachtet werden können (Owens und O'Donovan 2017; Tebartz van Elst 2021). Aktuell ist es noch zu früh, um dies abschließend zu bewerten. Bei beiden Störungskategorien können aus ursächlicher, neuropsychiatrischer Perspektive primär-idiopathische Varianten von sekundär-genetischen und sekundär-erworbenen Varianten unterschieden werden (Tebartz van Elst 2021; ▶ Kap. 17). Auch fällt auf, dass sowohl im multigenetischen Bereich als auch im monogenetischen Bereich oder im Bereich der erworbenen Ursachen (z. B. inflammatorische Hirnprozesse) sehr ähnliche Pathomechanismen sowohl zu ES als auch zu SSS führen können. Dementsprechend werden z. B. auf medikamentöser Ebene auch die meisten der zur Verfügung stehenden Pharmaka in beiden großen Störungskategorien häufig eingesetzt (z. B. Neuroleptika). Dennoch unterscheiden sich die im Vordergrund stehenden klinischen Syndrome doch erheblich voneinander, was ja auch der nachvollziehbare klinische und historische Grund dafür ist, wieso bislang eine getrennte Klassifikation vorgenommen wird. Auf alle Fälle scheint es aus klinischer Perspektive wichtig, die phänotypischen und pathophysiologischen Überlappungen im Blick zu behalten, weil sie sowohl konzeptionell als auch therapeutisch wichtige Konsequenzen für die Betroffenen haben können. Analog zu den Zwangsstörungen (▶ Kap. 15) wäre die Frage zu stellen, ob es eine Unterkategorie der SSS gibt, die sinnvoller Weise als ES aufgefasst und von anderen SSS – z. B. entzündungsvermittelten Formen – abgegrenzt werden könnte.

16.6 Zusammenfassung

Zusammenfassend kann festgehalten werden, dass es sowohl klinisch als auch ursächlich erkennbare Gemeinsamkeiten zwischen den großen ES und den SSS gibt. Das in der Literatur viel diskutierte Modell der Schizophrenie als neuronale Entwicklungsstörung (*neurodevelopmental disorder*) beinhaltet aber nicht, dass die Schizophrenien als Entwicklungsstörung im Sinne der anderen Entitäten (ASS, ADHS, TS, IM) klassifiziert werden. Dennoch ist es klinisch wichtig, die syndromalen und pathophysiologischen Überlappungen zu berücksichtigen. So sind etwa nach ICD-10-Definition gelegentliche Psychosen Bestandteil des *Asperger-Syndroms*, so dass etwa eine gesonderte Schizophreniediagnose in solchen Konstellationen nicht gestellt werden muss, was für viele Patienten von großer Bedeutung ist.

Literatur

American Psychiatric Association (APA) (2013) Diagnostic and Statistical manual of Mental Disorders. Fifth Edition. Washington, DC: American Psychiatric Publishing.

American Psychiatric Association (APA) (2015) Diagnostisches und Statistisches Manual Psychischer Störungen. DSM-5. Herausgegeben von Peter Falkai und Hans-Ulrich Wittchen. Göttingen: Hogrefe Verlag.

Brainstorm Consortium (2018) Analysis of shared heritability in common disorders of the brain. Science 360(6395): eaap8757. doi: 10.1126/science.aap8757.

Feinberg I (1982) Schizophrenia: caused by a fault in programmed synaptic elimination during adolescence? J Psychiatr Res 17: 319–334.

Gilmore JH, van Tol J, Kliewer MA et al. (1998) Mild ventriculomegaly detected in utero with ultrasound: clinical associations and implications for schizophrenia. Schizophr Res 33: 133–140.

González-Peñas J, Costas JC, García-Alcón A et al. (2020) Psychiatric comorbidities in Asperger syndrome are related with polygenic overlap and differ from other Autism subtypes. Transl Psychiatry 10(1): 258.

Kincaid DL, Doris M, Shannon C et al. (2017) What is the prevalence of autism spectrum disorder and ASD traits in psychosis? A systematic review. Psychiatry Res 250: 99–105.

Kirov G, Rees E, Walters JT et al. (2014) The penetrance of copy number variations for schizophrenia and developmental delay. Biol Psychiatry 75: 378–385.

Mathalon DH, Rapoport JL, Davis KL et al. (2003) Neurotoxicity, neuroplasticity, and magnetic resonance imaging morphometry. Arch Gen Psychiatry 60: 846–848.

Marín JL, Rodríguez-Franco MA, Chugani VM et al. (2018) Prevalence of Schizophrenia Spectrum Disorders in Average-IQ Adults with Autism Spectrum Disorders: A Meta-analysis. J Autism Dev Disord 48: 239–250.

Murray RM, Lewis SW (1988) Is schizophrenia a neurodevelopmental disorder? British Medical Journal 296(6614): 63.

Owen M J, O'Donovan MC (2017) Schizophrenia and the neurodevelopmental continuum: evidence from genomics. World Psychiatry 16: 227–235.

Rapoport JL, Addington AM, Frangou S (2005) The neurodevelopmental model of schizophrenia: update 2005. Mol Psychiatry 10(5): 434–449.

Rees E, Han J, Morgan J et al. (2020) De novo mutations identified by exome sequencing implicate rare missense variants in SLC6A1 in schizophrenia. Nat Neurosci: 179–184.

Remschmidt H (2002) Early-onset schizophrenia as a progressive-deteriorating developmental disorder: evidence from child psychiatry. J Neural Transm (Vienna) 109: 101–117.

Schneider M, Debbané M, Bassett AS et al. (2014) International Consortium on Brain and Behavior in 22q11.2 Deletion Syndrome. Psychiatric disorders from childhood to adulthood in 22q11.2 deletion syndrome: results from the International Consortium on Brain and Behavior in 22q11.2 Deletion Syndrome. Am J Psychiatry 171: 627–639.

Strålin P, Hetta J (2019) First episode psychosis and comorbid ADHD, autism and intellectual disability. Eur Psychiatry 55: 18–22.

Strålin P, Hetta J (2020) First episode psychosis: register-based study of comorbid psychiatric disorders and medications before and after. Eur Arch Psychiatry Clin Neurosci doi: 10.1007/s00406-020-01139-6.

Tebartz van Elst L (2021) Vom Anfang und Ende der Schizophrenie. Eine neuropsychiatrische Perspektive. 2., überarbeitete und erweiterte Auflage. Stuttgart: Kohlhammer Verlag.

Thapar A, Cooper M, Rutter M (2017) Neurodevelopmental disorders. Lancet Psychiatry 4: 339–346.

van Os J, Kapur S (2009) Schizophrenia. Lancet 374: 635–645.

van Os J, Reininghaus U (2016) Psychosis as a transdiagnostic and extended phenotype in the general population. World Psychiatry 15(2): 118–124.

Weinberger D (1987) Implications of normal brain development for the pathogenesis of schizophrena. Arch Gen Psychiatry 44: 660–669.

Weinberger DR (1996) On the plausibility of »the neurodevelopmental hypothesis« of schizophrenia. Neuropsychopharmacology 14: 1–11.

Weltgesundheitsorganisation (2020). International Classification of Diseases: https://icd.who.int/browse11/l-m/en.

III Ätiologie und Pathogenese der Entwicklungsstörungen

17 Die Nosologie der Entwicklungsstörungen

Ludger Tebartz van Elst, Andreas Riedel

17.1 Einleitung

Der Begriff *Nosologie* entstammt dem Griechischen und setzt sich aus den Wortstämmen »νόσος« (lateinisiert »nosos«, deutsch »Krankheit«) und »λογος« (lateinisiert »logos«, deutsch »Wort« oder »Lehre«) zusammen. Gemeint ist also die Krankheitslehre. Nun können Krankheitsbegriffe nach verschiedenen Prinzipien definiert werden (Tebartz van Elst 2018). Der stärkste Krankheitsbegriff ist der *ätiologische* Krankheitsbegriff. Hier bezeichnet der Name einer Krankheit u. a. auch die *Ertursächlichkeit*. Ein Beispiel wäre die Krankheit Neurosyphilis, bei der der Begriff auf eine Infektion mit dem Bakterium Treponema pallidum hinweist.

Die Epilepsie ist Beispiel eines *pathogenetischen* Krankheitsbegriffes. Hier beinhaltet der Begriff einen Verweis auf eine pathogenetische Ursächlichkeit der Symptome (Anfälle), nämlich die zeitgleiche und unphysiologische Entladung zahlreicher Neurone. Die Erstursache, d. h. warum die Nervenzellen dysfunktional feuern, bleibt aber offen. Es könnten Entzündungen, Blutungen, Tumoren, Schlaganfälle oder Intoxikationen sein.

Häufig werden in der Medizin auch *symptomatische* oder *syndromale* Krankheitsbegriffe verwendet. Etwa bei der Hypertonie bezeichnet der Krankheitsbegriff im Kern nur die Symptomatik des zu hohen Blutdrucks. Oft wird dann unterschieden in eine primäre oder idiopathische (essenzielle) Hypertonie, bei der keine weiteren Ursächlichkeiten für den zu hohen Druck erkannt werden können, und einen sekundären Bluthochdruck, bei dem z. B. Medikamente, eine Nierenarterienstenose oder endokrinologische Krankheiten zu der Hypertonie führen.

Wie sieht es nun bei den Entwicklungsstörungen (ES) aus?

17.2 Ursachen der Entwicklungsstörungen

Gemäß den Definitionen in ICD-10 bzw. ICD-11 und DSM-5 müssen alle großen ES als syndromale Krankheitsbegriffe verstanden werden. Im alltäglichen Sprachgebrauch und im gesellschaftlichen Diskurs ist dieser Punkt selten bewusst (vgl. dazu auch Riedel 2004). Inhaltlich ist es aber so, dass Diagnosen wie Autismus-Spektrum-Störungen (ASS), Aufmerksamkeitsdefizit-/Hyperaktivitätsstörung (ADHS), Tic-Störungen (TS) oder Störungen der Intelligenzentwicklung (SI) in erster Linie über das Vorhandensein und den Verlauf bestimmter Symptome bzw. Syndrome operationalisiert werden.

Die Ursache des klinischen Syndroms spielt dagegen bei der Definition keine zentrale Rolle. Ob also etwa entzündliche Hirnerkrankungen, Geburtskomplikationen, andere erworbene oder genetische Hirnerkrankungen wie Epilepsien oder Chromosomenaberrationen oder andere genetische Erkrankungen wie ein 22q11-Syndrom, ein fragiles-X-Syndrom oder ein Klinefelter-Syndrom (XXY-Kariotyp) vorhanden sind oder nicht, bildet sich in der fundamentalen nosologischen Klassifikation einer ASS, ADHS, TS oder IM gemäß ICD oder DSM aktuell nicht ab (APA 2013, 2015; WHO 1991, 2021). Dementsprechend basieren die aktuellen diagnostischen und therapeutischen Leitlinien auch rein auf solchen symptomatischen Klassifikationen. Dabei ist es aus klinischer Perspektive bedeutungsvoll, ob z. B. ein Patient mit einer ASS oder ADHS an einer komorbiden Epilepsie oder etwa einem Klinefelter-Syndrom leidet. Im ersteren Fall sollte z. B. die Epilepsie ausdiagnostiziert werden und es sollten EEG-Kontrollen durchgeführt werden, weil pathologische EEG-Aktivitäten auch bei Anfallsfreiheit z. B. für die kognitive Gesundheit der Betroffenen sehr bedeutungsvoll sein können (Tebartz van Elst und Perlov 2013). Im Falle eines Klinefelter-Syndroms sollte z. B. auf die Testosteronspiegel geachtet werden, da Testosteron bekanntermaßen psychotrope Wirkungen entfaltet (Cederlöf et al. 2014).

Bei den ES handelt es sich also um syndromale Krankheitsbegriffe. Gleichzeitig scheint es sich in der klinischen Realität oft so darzustellen, dass sich weder die betroffenen Patienten noch die behandelnden Ärzte und Psychologen dieser Tatsache und Unterscheidung bewusst sind. Vielmehr wird implizit oft davon ausgegangen, als werde mit dem Begriff des Autismus oder der ADHS ein vergleichsweise einheitliches Krankheitsbild benannt. Viele Akteure im Versorgungssystem scheinen dabei davon auszugehen, dass den verschiedenen ES eine für die Gruppe jeweils einheitliche Ursächlichkeit zugrunde liegt. Dies ist aber für die genannten ES sicher nicht der Fall.

Es bleibt also festzuhalten, dass die ES aus ursächlicher Perspektive nicht einheitlich sind, sondern viele verschiedene Ursachen und Pathomechanismen zu den ES im Sinne einer IM, ASS, ADHS oder TS führen können. Gleichzeitig fällt auf, dass die gängigen Ursachen für ES wie etwa Geburtskomplikationen, entzündliche Hirnerkrankungen oder genetische Erkrankungen wie das fragile-X-Syndrom, das 22q11-Syndrom oder das Klinefelter-Syndrom zu verschiedenen ES wie ASS, ADHS oder IM allein oder in Kombination führen können (Tebartz van Elst 2018). Im Bereich der Genetik wird dieses Phänomen auch mit dem Begriff der *Pleiotropie* oder *Poliphänie* belegt.

17.3 Die Unterscheidung in primäre und sekundäre Entwicklungsstörungen

Um dieses Problem der unzureichenden Berücksichtigung von erkennbaren Ursächlichkeiten für ein psychisches Syndrom zu lösen, wird zunehmend wie in der allgemeinen Medizin zwischen primären und sekundären Störungen unterschieden. So kann von sekundären ES gesprochen werden, wenn etwa in Form einer genetischen Besonderheit (z. B. fragiles-X-Syndrom) eine wahrscheinliche und erkennbare Ursache für eine IM, eine ADHS oder ASS vorliegt. Von einer primären ES wird gesprochen, wenn trotz sorgfältiger Analyse keine monogenetischen oder erworbenen Kausalfaktoren erkannt werden können. ▶ Tab. 17.1 gibt einen Überblick über denkbare sekundäre und primäre Ursachen von ES.

Es ist dabei wichtig darauf hinzuweisen, dass auch bei den primären ES eine familiäre Häufung gut zu erkennen ist. Wenn es aber keinen Hinweis auf eine Neumutation, *Copy Number Variant (CNV)*[1] oder Chromosomenaberration mit hoher Effektstärke gibt, so handelt es sich häufig um eine multigenetische Vererbung von der Eltern- auf die Kindergeneration, bei der oft hunderte von Genen zusammenspielen. Zwar muss diese multigenetische Weitergabe von Eigenschaften auch als eine Form der biologischen Vererbung erkannt werden, dennoch ist es wichtig, dass hier aus theoretischen Gründen nicht von Erbkrankheit gesprochen werden kann. Vielmehr müssen solche multigenetisch bedingten Veranlagungen für bestimmte persönlichkeitsstrukturelle Stärken und Schwächen als Normvariante in weitreichender Analogie zur Genese der Körpergröße begriffen werden (Tebartz van Elst 2018).

17.4 Bedeutung für die Praxis

Die Unterscheidung in eine primäre oder sekundäre ES ist von hoher Bedeutung für das Krankheitskonzept, Selbstbild und den Selbstwert betroffener Menschen. Etwa in den häufigen Fällen primärer ES im Sinne einer ASS, ADHS oder TS kann anhand dieser ätiologischen Betrachtungsweise verdeutlicht werden, dass es sich bei der ES zwar um eine markante und bedeutungsvolle persönlichkeitsstrukturelle Besonderheit der Betroffenen handelt. Diese kann aber aus theoretischer Perspektive nicht als Krankheit begriffen werden, ähnlich wie ein 210 cm großer Mensch nicht als krank begriffen wird, wenn er nicht etwa an einer genetischer (z. B. Marfan-Syndrom) oder erworbenen Krankheit (z. B. Akromegalie) als erkennbare Ursache für die besondere Eigenschaft Körpergröße leidet.

Bislang sind zwar noch sehr wenige sekundäre Formen von ES kausal behandelbar. Mittelfristig ist aber zu erwarten, dass zumindest einige Ursachen einer spezifischen Therapie zugänglich werden. Hier ist dann die Unterscheidung von primären und sekundären Formen für die Differentialtherapie der Betroffenen von entscheidender Bedeutung.

Auch hat diese Unterscheidung in primäre und sekundäre ES eine große Bedeutung in Hinblick auf die genetische Beratung von Patienten und Angehörigen. Denn die Wahrscheinlichkeit, dass etwa ein autistischer Phänotyp an die nächste Generation weitergegeben wird, hängt natürlich auch davon ab, ob es sich um eine monogenetische oder multigenetische Vererbung handelt. So ist auch die Wahrscheinlichkeit der Weitervererbung bei sekundären Formen meist kategorial (entweder wird ein Vollbild vererbt oder nichts) und bei primären Formen dimensional (die Wahrscheinlichkeit, dass Züge der ES vererbt werden, ist hoch, das Ausmaß aber hochgradig variabel). Bei erworbenen sekundären Ursachen wie etwa einer IM oder ASS nach Rötelnembryopathie oder ADHS bei Alkoholfetopathie ist per se gar nicht von einem erhöhten gene-

---

[1] Als *Copy Number Variant* wird in der Genetik eine Konstellation beschrieben, bei der im Rahmen der Zellteilung größere Bruchstücke von Chromosomen verloren gehen (Mikrodeletion), verdoppelt werden (Duplikation), zusätzlich eingefügt werden (Insertion) und verschoben werden (Translokationen) bzw. verdreht werden (Inversionen).

tischen Risiko auszugehen, sodass diese Differenzierung für Betroffene wie Angehörige für ihre Lebensplanung sehr wichtig sein kann.

Tab. 17.1: Klassifikation der ES nach wahrscheinlicher Ursächlichkeit anhand des Beispiels der ASS (nach Tebartz van Elst 2018)

	Primäre ASS	Sekundäre ASS	
Nosologischer Status	Normvariante	Neuropsychiatrische Krankheit	
Klassifikation	Primär idiopathisch	Sekundär genetisch	Sekundär erworben
Genetik	Zahlreiche (> 100) Gene mit jeweils kleiner Effektstärke	Wenige Mutationen, CNVs oder Chromosomenaberrationen mit hoher Effektstärke	Meist unklar
Einfluss von Umweltfaktoren	Wahrscheinlich eher höher	Wahrscheinlich eher gering	Viele verschiedene teils klare (Valproatexposition) teils unklare Einflüsse
Beispiele	Erkennbare familiäre Veranlagung für ASS	ASS bei Fragilem-X Syndrom, 22q11 Syndrom, Klinefelter Syndrom,	Intrauterine Valproatexposition, Röteln-Embriopathie, Entzündliche Hirnerkrankungen mit Epilepsien
Normativer Status	Dimensional (mehr oder weniger)	Kategorial (ja oder nein)	

17.5 Zusammenfassung

Nach den gängigen Klassifikationssystemen wird bei der Diagnose einer ES nicht auf die wahrscheinliche Ursächlichkeit abgehoben. Diese kann nach allgemeiner Konzeptualisierung in der Medizin durch die Subklassifizierung in primär-idiopathische ES und sekundär symptomatische ES mit in die Diagnosestellung integriert werden. Diese Form der Subklassifizierung erscheint deshalb sinnvoll, weil sie diagnostische und therapeutische Implikationen hat. Darüber hinaus erlaubt sie es den Betroffenen und ihren Angehörigen, ein adäquateres Krankheits- bzw. Symptommodell und auf dieser Grundlage ihr Selbstbild und Selbstwertgefühl angemessener zu entwickeln.

Literatur

American Psychiatric Association (APA) (2013) Diagnostic and Statistical manual of Mental Disorders. Fifth Edition. Washington, DC: American Psychiatric Publishing.

American Psychiatric Association (APA) (2015) Diagnostisches und Statistisches Manual Psychischer Störungen. DSM-5. Herausgegeben von Peter Falkai und Hans-Ulrich Wittchen. Göttingen: Hogrefe Verlag.

Cederlöf M, Ohlsson Gotby A, Larsson H et al. (2014) Klinefelter syndrome and risk of psychosis, autism and ADHD. J Psychiatr Res 48: 128–130.

Riedel A (2004) Das Leib-Seele-Verhältnis in der Medizin als Ausdruck des Verhältnisses von Wissenschaft und Unwissenschaft. Würzburg: Ergon Verlag.

Tebartz van Elst L, Perlov E (2013) Epilepsie und Psyche. Psychische Symptome bei Epilepsie - Epileptische Phänomene in der Psychiatrie. Stuttgart: Kohlhammer Verlag.

Tebartz van Elst (2018) Autismus und ADHS. Zwischen Normvariante, Persönlichkeitsstörungen und neuropsychiatrischer Krankheit. 2. Aufl. Stuttgart: Kohlhammer Verlag.

Weltgesundheitsorganisation (WHO) (1991) Internationale Klassifikation psychischer Störungen. ICD-10. Kapitel V (F). Klinisch-diagnostische Leitlinien. Herausgegeben von H. Dilling, W. Mombour, M.H. Schmidt. Bern: Verlag Hans Huber.

Weltgesundheitsorganisation (WHO) (2020). International Classification of Diseases. (https://icd.who.int/browse11/l-m/en, Zugriff am 25.10.2022).

18 Genetik und Epigenetik der Neuronalen Entwicklungsstörungen

Christoph Klein, David Linden

18.1 Einleitung

Zweifelsohne haben die Ätiologien neuronaler Entwicklungsstörungen (ES) genetische Komponenten und eine hohe *Erblichkeit*. Für die erblichen Faktoren quantifiziert der Erblichkeitsindex »h^2« (h für Heritabilität) den Anteil an inter-individuellen Unterschieden im klinischen Phänotyp einer ES, also des klinischen Syndroms, welche auf inter-individuelle Unterschiede in der genetischen Ausstattung zurückzuführen ist. Erblichkeit ist also kein biologischer Mechanismus, sondern eine statistische Größe, die von Zeit zu Zeit und von Population zu Population unterschiedlich ausfallen kann und im Allgemeinen über den Vergleich genetisch identischer eineiiger Zwillinge (monozygote [MZ] Zwillinge) mit genetisch nur zu 50 % übereinstimmenden zweieiigen Zwillingen (dizygote [DZ] Zwillinge) geschätzt wird. *Biologischgenetische Mechanismen* stellen, anders als die statistische Größe »Erblichkeit«, hingegen strukturelle Veränderungen am Genom selbst dar, welche vererbt oder im Individuum selbst neu (*de novo*) entstanden sind. Dies können z. B. Veränderungen einzelner Genloci oder ganzer Sequenzen derselben sein. Auch *Copy Number Variations* (CNVs, Kopienzahlvariationen), also Deletionen oder Duplikationen von Basensequenzen von einer Kilobase bis mehrerer Megabasen spielen bei der Genetik der ES nachweislich eine Rolle. Solche genetischen Mechanismen können durch molekular-biologische Analysen des Genoms wie z. B. beim *Whole Genom Sequencing* (WGS) gefunden werden (Ilyas et al. 2020).

Neuronale Entwicklungsstörungen akkumulieren graduell in Familien, weisen also eine hohe *Familialität* auf. Das bedeutet, dass die Wahrscheinlichkeit, eine solche Störung zu entwickeln, dann höher als in der Allgemeinbevölkerung ist, wenn bereits ein naher Verwandter (Eltern, Geschwister) diese Störung hat. Eine hohe Familialität ist für sich genommen aber noch kein Indikator für eine hohe Erblichkeit, da in Familien genetische und Umwelteinflüsse konfundiert sind. Die meisten psychiatrischen Forscher würden sich aber der Annahme anschließen, dass für die meisten psychiatrischen Störungsbilder die Ursachen biologisch-genetischer Natur sind und den Umweltbedingungen (inklusive den familiären) ein modulierender Einfluss zukommt. Solch modulierende Einflüsse können auf allen Ebenen des bio-psycho-sozialen Geschehens auftreten und sogar ihrerseits die Genexpression regulieren.

Die *Epigenetik* ist ein vergleichsweise neuerer Zweig der Genetikforschung. Epigenetische Mechanismen kontrollieren die Genexpression durch Veränderung der Chromatinstruktur und umfassen die DNS-Methylierung, die Histonmodifikation, die Histonvariation sowie nicht-kodierende RNS (Tran und Miyake 2017). Vor allem der erstgenannte Mechanismus ist bei der Hirnentwicklung von entscheidender Bedeutung und jede Störung hierin kann zu ES führen. Epigenetische Mechanismen stehen daher mit im Zentrum der *DOHaD-Hypothese* (*D*evelopmental *O*rigin of *H*ealth *a*nd *D*isease; Wadhwa et al. 2009), der zufolge abträgliche »frühe« Umwelteinflüsse (pränatal bis in die Kindheit reichend) mit einem erhöhten Risiko für spätere chronische Erkrankungen – inklusive der ES – führen können (Tran und Miyake 2017). Mütterlicher Stress, Fehlernährung oder der Kontakt mit Giften in der Umwelt zählen zu den abträglichen frühen Umwelteinflüssen.

In den folgenden Abschnitten sollen die wichtigsten neuronalen Entwicklungsstörungen der Psychiatrie – Störungen der Intelligenzentwicklung, Autismus, ADHS und Tic-/Tourette-Störungen – hinsichtlich ihrer Genetik und Epigenetik skizziert werden und auf einige der häufigeren relevanten genetischen Syndrome eingegangen werden.

18.2 Störungen der Intelligenzentwicklung

Eine Störung der Intelligenzentwicklung (englisch: Disorder of intellectual development) ist charakterisiert durch erhebliche kognitive Beeinträchtigungen und Defizite in der funktionalen Anpassung. Sie wird diagnostiziert, wenn der IQ mehr als zwei Standardabweichungen unterhalb des Populationsdurchschnitts liegt. Die Ursachen von Störungen der Intelligenzentwicklung sind vielfältig und können genetischer Natur im Sinne von Chromosomenaberrationen (bezogen auf alle Fälle: einzelne Gene: 0,5 %; zytogenetisch sichtbare Anomalien: 15 %; CNVs: 15–20 %) oder nicht genetischer Natur, z. B. als Folge intra-uteriner Alkoholintoxikation, sein. Sie können zudem auf Umweltfaktoren wie Infektionen zurückgehen oder zu etwa 50 % auf noch nicht identifizierte Faktoren (Ellison et al. 2013; Ilyas et al. 2020). Die Effekte genetischer Änderungen sind vielfältig, vor allem Beeinträchtigungen der Synapsenbildung und synaptischen Transmission werden diskutiert (Ellison et al. 2013). Bei Störungen der Intelligenzentwicklung wird i. A. zwischen milden bis mäßigen Formen (IQ zwischen 35 und 70; etwa untere 2,5 % der gesamten IQ-Verteilung) und schweren Formen (IQ < 35; etwa untere 0,05 % der gesamten IQ-Verteilung) unterschieden. Es gibt Hinweise darauf, dass milde Formen von denselben genetischen und Umwelt-Faktoren beeinflusst werden, wie Intelligenz im Normalbereich, während schwere Formen eine andere, eigene Ätiologie aufweisen und möglicherweise auf de-novo-Mutationen zurückgehen (Reichenberg et al. 2016).

Die Formen und Ätiologien der Störungen der Intelligenzentwicklung sind allerdings durchaus vielfältig. Hier kann man z. B. zwischen dem Fragilen-X-Syndrom, dem Williams-Syndrom, dem Down-Syndrom und dem Fetalen Alkoholsyndrom unterscheiden. Das *Fragile-X-Syndrom* ist eine monogene Störung und geht auf eine Veränderung des FMR1-Gens zurück, welche zu einer Hypermethylierung und Deaktivierung der Expression dieses Gens führt und in etwa einer von 2.000–4.000 Geburten vorkommt. Das *Williams-Syndrom* geht auf eine Deletion eines Abschnittes von 17–20 zusammenhängenden Genen auf Chromosom 7 zurück und tritt in etwa einer von 25.000 Geburten auf. Deutlich häufiger kommt das *Down-Syndrom* vor, nämlich in etwa 1 von 800 Geburten. Es geht auf eine zusätzliche Kopie des Chromosoms 21 zurück und wird daher auch als *Trisomie 21* bezeichnet. Es ist die häufigste genetische Ursache der Störung der Intelligenzentwicklung, allerdings ist hier zu beachten, dass es in der Mehrzahl der Fälle nicht von den Eltern »geerbt« ist (auch wenn Eltern mit Down-Syndrom die chromosomale Anomalie an ihre Kinder weitergeben können).

Diese drei genetischen Syndrome als Ursachen der Störung der Intelligenzentwicklung sind von dem *Fetalen Alkoholsyndrom* abzugrenzen, welches in sechs bis sieben von 10.000 Geburten auftritt und, wie der Name schon andeutet, auf mütterlichen Alkoholkonsum während der Schwangerschaft zurückzuführen ist, welcher die frühe Hirnentwicklung auf unterschiedlichste Weise schädigen kann.

18.3 Autismus

Autismus gehört zu den psychiatrischen Störungsbildern mit der höchsten Erblichkeit, wie zahlreiche Zwillings- und Familienstudien belegen. Die Konkordanzrate für Autismus bei MZ-Zwillingen beträgt je nach Studie bis zu 90 %, bei »normalen« Geschwistern hingegen nur 5 % (Mazefsky et al. 2008). Doch auch die nicht autistischen eineiigen Zwillingsgeschwister von Autisten sowie die Erstgradverwandten insgesamt (Mazefsky et al. 2008) können subklinische soziale oder kognitive Beeinträchtigungen zeigen. Auch im Falle von Autismus ist von einer polygenen Ätiologie auszugehen (Pickels et al. 1995) und auch hier kann eine genetische Heterogenität angenommen werden, bei der unterschiedliche Gene oder Genkombinationen in unterschiedlichen Familien vorkommen. Doch wie bei anderen hocherblichen Störungsbildern haben genomweite Assoziationsstudien bislang wenig replizierbare Genloci identifizieren können, dies vermutlich auch infolge der genetischen Heterogenität des Störungsbildes. Epigenetische Faktoren wie DNS-Methylierung oder abnormes *Imprinting* (bei dem nur Gene von einem Elternteil exprimiert werden) können eine Rolle spielen (Lamb et al. 2005).

Zu den genetischen Syndromen mit gehäuftem Auftreten von Autismus gehören neben Down- und Fragilem-X-Syndrom auch das Rett-Syndrom, das Prader-Willi- und das Angelman-Syndrom, die Tuberöse Sklerose und die Neurofibromatose Typ 1 (die auch alle mit Störungen der Intelligenzentwicklung einhergehen). Das *Rett-Syndrom* ist meistens durch de-novo-Mutationen auf dem X-chromosomalen Gen für den Transkriptionsfaktor MECP2 verursacht. Beim männlichen Geschlecht führen diese Mutationen im Allgemeinen zum intrauterinen oder frühkindlichen Tod. Beim weiblichen Geschlecht setzt nach einer normalen Entwicklung in den ersten postnatalen Monaten eine Stagnation oder sogar Regression der motorischen und Sprachfähigkeiten ein. Epilepsie ist häufig Teil des Syndroms. Beim *Angelman-Syndrom* (AS) und beim *Prader-Willi-Syndrom* (PWS) fehlen Teile des Chromosoms 15q11–13, und zwar beim AS die mütterliche und beim PWS die väterliche Kopie. Da dieser Abschnitt des Chromosoms 15 dem sogenannten Imprinting unterliegt, führen diese Deletionen zu einem Expressionsverlust eines Teils der hier lokalisierten Gene. Das AS tritt bei einer von 10.000 bis 20.000 Geburten auf. Auch hier gehören epileptische Anfälle zum Syndrom, ebenso wie Entwicklungsverzögerungen und motorische Stereotypien. Das PWS ist etwa ebenso häufig. Ein Charakteristikum ist der verminderte Muskeltonus, weiterhin die oft vorkommende Kleinwüchsigkeit und kleinen Hände, Füße und Gonaden. Klinisch relevant ist auch eine Hyperphagie, die oft zu früher Übergewichtigkeit führt.

Die *Tuberöse Sklerose* (englisch: Tuberous sclerosis complex, TSC) wird meistens autosomal dominant vererbt, allerdings kommen auch de-novo-Mutationen in den beiden ursächlichen Genen, TSC1 auf dem Chromosom 9 und TSC2 auf dem Chromosom 16, vor. Die TSC ist eine Multi-System-Erkrankung mit nicht malignen Tumoren im Gehirn und in verschiedenen anderen Organen. Die Hirnveränderungen führen zu IM und epileptischen Anfällen, und mindestens 20 % der Patienten leiden an Autismus. Auch Symptome von ADHS und Zwangskrankheit treten gehäuft auf. Eine andere erbliche Tumorerkrankung, die ein erhöhtes Risiko von Autismus und Epilepsie mit sich bringt, ist die *Neurofibromatose Typ 1* (NF1, Morbus Recklinghausen), die eine Prävalenz von etwa 1/3.000 hat. NF1 wird durch autosomal dominant vererbte Mutationen des Neurofibromin-1-Gens auf Chromosom 17 verursacht.

Für diese und andere syndromale Formen neuronaler Entwicklungsstörungen (▶ Kap. 14) gibt es zahlreiche Patientenorganisationen und Fachgesellschaften, über die auch Informationen für Patienten und ihre Angehörige zu Diagnose- und Therapieangeboten erhältlich sind. Da das Ersterkrankungs- und Diagnosealter meist in die frühe Kindheit fällt, besteht eine gute Anbindung an Angebote der klinischen Genetik, (Neuro-)Pädiatrie und Kinder- und Jugendpsychiatrie. Allerdings ist es für erwachsene (und auch jugendliche) Patienten oft schwierig, geeignete Therapieangebote ausfindig zu machen, und ein größeres Bewusstsein in der allgemeinen psychiatrischen Versorgungslandschaft wäre wünschenswert.

18.4 ADHS

Genetische Faktoren spielen auch bei der ADHS klar eine Rolle. Dies bedeutet allerdings nicht, dass auch die Gene identifiziert wären, welche zur Pathophysiologie beitragen. Aus Familien-, Zwillings- und Adoptionsstudien weiß man, dass ADHS eine hohe Familialität und Erblichkeit aufweist und Erstgradverwandte von Patienten mit ADHS ein deutlich erhöhtes Erkrankungsrisiko für ADHS aufweisen (Rietveld et al. 2003). In Zwillingsstudien wurden Konkordanzraten von 51–58 % für MZ- und 31–33 % für DZ-Zwillinge gefunden (Sherman et al. 1997). Damit weisen Zwillingsstudien auf eine Erblichkeit von über 70 % hin (Faraone et al. 2005).

Molekulargenetische Studien haben Auffälligkeiten in Genen gefunden, welche im Zusammenhang mit dem Monoamin-Stoffwechsel, insbesondere Dopamin, stehen (Thapar et al. 2005). Die Effekte solcher Gene hinsichtlich des Syndroms sind aber selbst in ihrer Summe als sehr gering einzuschätzen und keine dieser Genveränderungen scheint für die Entstehung der ADHS notwendig oder hinreichend zu sein. Denkbar, wenn nicht wahrscheinlich, ist auch, dass es sich bei der ADHS um ein ätiologisch/genetisch heterogenes Störungsbild handelt. Dies legt Bestrebungen nahe, homogene Untergruppen zu definieren, sei es durch Fokussierung auf Symptome oder Symptomgruppen wie *Aufmerksamkeitsstörung* anstelle des Syndroms, oder durch die Identifikation sogenannter *Endophänotypen*, also erblicher Merkmale, welche in der angenommenen Kausalkette von Gen zu Symptom näher an den Genen liegt als das Störungsbild selbst und genetische Faktoren daher leichter eingrenzbar macht (Salunkhe et al. 2018). Ein anderer genetischer Zugang kann über die seltenen hochpenetranten Varianten erfolgen, da sowohl die meisten oben erwähnten genetischen Syndrome als auch die unten eingeführten Kopienzahlvariationen mit erhöhtem ADHS-Risiko einhergehen.

Neben genetischen Faktoren sind eine Reihe von prä-, peri- und postnatalen Umweltfaktoren zu beachten. Hierzu gehört ein sehr geringes Gewicht bei der Geburt (Pettersson et al. 2015). Potenzielle Auswirkungen von mütterlichem Stress und Rauchen während der Schwangerschaft werden eher kontrovers diskutiert (Gustafson et al. 2017; Motlagh et al. 2010).

18.5 Tic-Störungen

Auch für Tic-Störungen weisen die bei MZ-Zwillingen gegenüber DZ-Zwillingen deutlich erhöhten Konkordanzraten auf genetische Faktoren hin. So wurde bei ersteren Konkordanzen von 50 % berichtet, bei letzteren hingegen nur 10 % (Price et al. 1985). Auch haben die Erstgradverwandten von Indexfällen mit Tic-Störungen ein deutlich erhöhtes Risiko für Tic-Störungen (Pauls et al. 1995). Auf Familienstudien basierende Schätzungen der Erblichkeit weisen allerdings eine große Variationsbreite auf und liegen bei .18 bis .77 (Zilhao et al. 2017). Studien zu Kandidatengenen fokussierten zunächst auf dopaminerge, serotoninerge und glutamaterge Pfade, erbrachten aber insgesamt wenige konsistente Ergebnisse, was an der klinischen und genetischen Heterogenität des Störungsbildes liegen mag (Georgitsi et al. 2016). CNV-Studien hingegen haben de novo bzw. wiederkehrende seltene CNVs in unterschiedlichen Genen gefunden, die zum Teil mit anderen Störungsbildern wie Autismus, ADHS, Zwangsstörung und Schizophrenie überlappen (Georgitsi et al. 2016). Insgesamt sind die Ursachen für inter-individuelle Unterschiede in Störungsmerkmalen bzw. -schweregraden noch wenig bekannt, es werden sowohl genetische als auch Umweltfaktoren hierfür verantwortlich gemacht.

18.6 Kopienzahlvariationen

Mikrodeletionen und -duplikationen von Chromosomenabschnitten, die bis zu etwa 100 Gene enthalten können, sind in den letzten 25 Jahren zunehmend als Risikofaktoren für neuronale Entwicklungsstörungen identifiziert worden. Am Beginn dieser Forschungsrichtung stand die Beobachtung, dass Patienten mit der Deletion des Abschnittes 22q11.2, neben dem velocardiofazialen Syndrom auch ein etwa 25-prozentiges Risiko haben, eine Schizophrenie zu entwickeln. Mehrere andere Mikrodeletionen und -duplikationen sind ebenfalls Risikofaktoren für Schizophrenie (und daneben im Allgemeinen auch für Störungen der Intelligenzentwicklung, Autismus und AHDS, haben also pleiotrope Effekte). Dazu gehören die Deletionen und Duplikationen an 1q21 und 16p11.2. Anders als die 22q11.2-Deletion haben sie keinen oder einen weniger charakteristischen syndromalen Phänotyp, wobei teilweise allerdings typische »mirror phenotypes« auftreten wie die Mikrozephalie bei 1q21-Deletion und die Makrozephalie bei der korrespondierenden Duplikation.

Da es sich hier um ein relativ neues Forschungsgebiet handelt, sind die klinischen Phänotypen noch nicht abschließend beschrieben, allerdings scheint eine hohe Morbidität (und Komorbidität) mit Autismus und AHDS hervorstechend zu sein (Linden et al.

2021). Es ist allerdings auch wichtig zu berücksichtigen, dass hier keine klassischen Mendelschen Erbgänge vorliegen. Die Penetranz ist variabel, und ein Teil der Träger dieser Kopienzahlvarianten leidet nicht unter klinischen Auffälligkeiten und wird oftmals erst im Rahmen der genetischen Diagnostik eines klinisch betroffenen Kindes als Träger einer potenziell pathogen genetischen Variante identifiziert. Man schätzt, dass etwa 10 % der Patienten mit schwereren Formen (besonders Komorbidität) neuronaler Entwicklungsstörungen eine pathogene Kopienzahlvariante aufweisen, was ein Argument für eine weitere Ausbreitung routinemäßiger genetischer Testung sein kann. Die Information über eine genetische Ursache wird von den Betroffenen (Patienten und Eltern) in der Regel als hilfreich erlebt. Sie ermöglicht den Betroffenen auch die Kontaktaufnahme mit Selbsthilfeverbänden und erleichtert den Informationsaustausch mit anderen Betroffenen. Hervorragende Informationsmaterialien (in englischer Sprache) sind auf der Website des britischen Betroffenenverbandes *Unique* abrufbar (https://www.rarechromo.org/).

18.7 Komorbiditäten

Wie schon an anderen Stellen in diesem Band hervorgehoben, sind ES sehr oft mit einer Fülle an komorbiden Störungen verbunden. So haben beispielsweise über 54 % der Patienten mit Tourette-Syndrom auch eine ADHS (Hirschtritt et al. 2015). Etwa 67 % der Autisten weisen auch eine Störung der Intelligenzentwicklung auf (Kaufman et al. 2010) und je nach Studie 30–80 % auch eine ADHS (Rommelse et al. 2011). Hierfür dürften sicherlich genetische Faktoren mitverantwortlich sein. So fanden Smoller et al. (2019), dass Autismus und ADHS – gemeinsam mit Major Depression – einen genetischen Cluster bilden, während TS, Zwangsstörung und Anorexia Nervosa einen weiteren Cluster bildeten. Letzteres bedeutet dann auch, dass die hohe Komorbidität von TS und ADHS eher auf gemeinsame Umwelteffekte zurückzuführen ist als auf einen direkten genetischen Zusammenhang (Mathews und Grados 2011).

18.8 Zusammenfassung

Die hohen Familialitäten und Heritabilitäten vieler neuronaler Entwicklungsstörungen weisen darauf hin, dass genetische Faktoren an der Entstehung dieser Störungen beteiligt sind. Genetische Faktoren können möglicherweise auch die hohen Komorbiditätsraten zwischen diesen Störungsbildern erklären. Mit Ausnahme der genetischen Syndrome bedeutet dies aber nicht, dass die ätiologisch relevanten Gene bereits identifiziert wären. Das Auffinden ätiologisch relevanter Gene könnte durch mögliche genetisch-ätiologische Heterogenitäten bzw. das Vorliegen unterschiedlicher genetischer Mechanismen innerhalb eines Störungsbildes erschwert werden.

Literatur

Berger SL, Kouzarides T, Shiekhattar R et al. (2009) An operational definition of epigenetics. Genes & Development 23: 781–783.

Ellison JW, Rosenfeld JA, Shaffer LG (2013) Genetic Basis of Intellectual Disability. Annu Rev Med 64: 441–450.

Faraone SV, Perlis RH, Doyle AE et al. (2005) Molecular genetics of attentiondeficit/hyperactivity disorder. Biological Psychiatry 57: 1313–1323.

Freitag CM (2007) The genetics of autistic disorders and its clinical relevance: a review of the literature. Molecular Psychiatry 12: 2–22.

Georgitsi M, Willsey AJ, Mathews CA, State M, Scharf JM, Paschou P (2016) The Genetic Etiology of Tourette Syndrome: Large-Scale Collaborative Efforts on the Precipice of Discovery. Frontiers in Neuroscience, Aug 3;10:351.

Gustavson K, Ystrom E, Stoltenberg C et al. (2017). Smoking in Pregnancy and Child ADHD. Pediatrics 139: e20162509.

Hirschtritt ME, Lee PC, Pauls DL et al. (2015). Lifetime Prevalence, Age of Risk, and Genetic Relationships of Comorbid Psychiatric Disorders in Tourette Syndrome. JAMA Psychiatry. April 1; 72(4): 325–333. doi:10.1001/jamapsychiatry.2014.2650.

Ilyas M, Mir A, Efthymiou S et al. (2020) The genetics of intellectual disability: advancing technology and gene editing. F1000Research 9: 22. https://doi.org/10.12688/f1000research.16315.1.

Kaufman L, Ayub M, Vincent JB (2010) The genetic basis of non-syndromic intellectual disability: a review. J Neurodevelop Disord 2: 182–209.

Linden SC, Watson CJ, Smith J (2021) The psychiatric phenotypes of 1q21 distal deletion and duplication. Transl Psychiatry 11: 105.

Mathews CA, Grados MA (2011) Familiality of Tourette syndrome, obsessive-compulsive disorder, and attention-deficit/hyperactivity disorder: heritability analysis in a large sib-pair sample. J Am Acad Child Adolesc Psychiatry, 50(1): 46–54.

Mazefsky CA, Goin-Kochel RP, Riley BP et al. (2008) Genetic and Environmental Influences on Symptom Domains in Twins and Siblings with Autism. Res Autism Spectr Disord 2: 320–331.

Motlagh MG, Katsovich L, Thompson N et al. (2010) Severe psychosocial stress and heavy cigarette smoking during pregnancy: an examination of the pre- and perinatal risk factors associated with ADHD and Tourette syndrome. European Child & Adolescent Psychiatry 19: 755–764.

Pauls DL, Alsobrook JP, Goodman W (1995) A Family Study of Obsessive-Compulsive Disorder. American Journal of Psychiatry 152: 76–84.

Pettersson E, Sjölander A, Almqvist C et al. (2015). Birth weight as an independent predictor of ADHD symptoms: a within-twin pair analysis. The Journal of Child Psychology and Psychiatry 56: 453–459.

Pickels A, Bolton P, Macdonald H et al. (1995) Latent-class analysis of recurrence risks for complex phenotypes with selection and measurement error: A Twin and Family History Study of Autism. American Journal of Human Genetics, 57: 717–726.

Price RA, Kidd KK, Cohen DJ et al. (1985). A Twin Study of Tourette Syndrome. Archives of General Psychiatry 42: 815–820.

Reichenberg A, Cederlöf M, McMillan A et al. (2016) Discontinuity in the genetic and environmental causes of the intellectual disability spectrum. PNAS 26;113(4):1098-103.

Rietveld MJH, Hudziak JJ, Bartels M et al. (2003) Heritability of Attention Problems in Children. American Journal of Medical Genetics, Part B, Neuropsychiatric Genetics 117B: 102–113.

Rommelse NNJ, Geurts HM, Franke B et al. (2011) A review on cognitive and brain endophenotypes that may be common in autism spectrum disorder and attention-deficit/hyperactivity disorder and facilitate the search for pleiotropic genes. Neuroscience and Biobehavioral Reviews 35: 1363–1396.

Salunkhe G, Weisbrodt K, Feige B et al. (2018) Examining the overlap between Attention-Deficit Hyperactivity Disorder (ADHD) and Autism Spectrum Disorders (ASD) using candidate endophenotypes of ADHD. Journal of Attention Disorders 25(2): 217–232. https://doi.org/10.1177/1087054718778114.

Sherman DK, McGue MK, Iacono WG (1997) Twin Concordance for Attention Deficit Hyperactivity Disorder: A comparison of Teachers' and Mothers' Reports. American Journal of Psychiatry 143: 532–535.

Wadhwa PD, Buss C, Entringer S et al. (2009) Developmental Origins of Health and Disease: Brief History of the Approach and Current Focus on Epigenetic Mechanisms. Semin Reprod Med 27: 358–368.

Zilhao NR, Olthof MC, Smit DJA, Cath DC, Ligthart L et al. (2017) Heritability of Tic Disorders: a Twin-Family Study. Psychol Med. April; 47 (6): 1085–1096. doi:10.1017/S0033291716002981

19 Somatische Ursachen von Entwicklungsstörungen aus neuropädiatrischer Perspektive

Rudolf Korinthenberg

19.1 Einleitung

Dieses Kapitel behandelt die somatische Ätiologie von kognitiven Entwicklungsstörungen jeder Art und Schwere, von umschriebenen neuropsychologischen Defiziten bis zur schweren intellektuellen Einschränkung. Dabei geht es um »sekundäre« kognitive Entwicklungsstörungen im Rahmen von Erkrankungen, die neben der kognitiven Einschränkung meist weitere neurologische oder extraneurale Symptome zeigen, oder bei denen es als Folge einer anderen Erkrankung zu bleibenden, oft fortschreitenden kognitiven Entwicklungsstörungen kommt.

Dabei ist vorauszuschicken, dass je ausgeprägter kognitive Entwicklungsstörung und ggfs. neurologische Funktionsstörung ist, desto häufiger eine ätiologische Zuordnung gelingt umso seltener eine ätiologische Zuordnung gelingt. Auch bei Einsatz modernster Untersuchungsmethoden mit zerebraler Bildgebung und fortgeschrittenen genetischen Analysen gelingt selbst bei schwergradiger Störung der Intelligenzentwicklung eine ätiologische Einordnung nur in 70–80 % der Fälle (Rauch et al. 2006). In einer populationsbezogenen Studie konnten bei 62 % von 133 Fällen pränatale (34 chromosomal, 14 monogen, 4 metabolisch, 5 Fehlbildungssyndrome, 16 unklare Dysmorphien, 7 unklar und 2 erworben), bei 11 % perinatale und bei 6 % postnatale Ursachen diagnostiziert werden (Lundvall et al. 2012).

Unter den Patienten mit Autismus-Spektrum-Störungen (ASD) zeigen 70–80 % einen »essenziellen Autismus« ohne weitere Begleitsymptome; bei diesen kann fast nie eine somatische Ursache aufgedeckt werden. 20–30 % zeigen einen »komplexen« Autismus mit Mikrozephalie, dysmorphen Zeichen oder neurologischen Befunden; bei diesen kann in einem Drittel eine somatische, in der Regel syndromale oder chromosomale, und nur sehr selten (< 5 %) metabolische Ursache aufgedeckt werden (Mefford et al. 2012; Srivastava und Schwartz 2014).

19.2 Ätiologische Differentialdiagnostik

19.2.1 Genetische Erkrankungen

Der Begriff *Syndrom* bezeichnet eine ätiologisch einheitliche, typische Kombination von Symptomen, die beim gegebenen Krankheitsbild mit durchaus unterschiedlicher Häufigkeit anzutreffen sind. Fehlbildungssyndrome in diesem Sinne können eine genetische Ätiologie haben, können aber auch auf exogene intrauterine Schädigungen zurückgehen und damit nicht erblich sein (z. B. Gregg-Syndrom im Rahmen einer Rötelnembryopathie, Fetales Alkoholsyndrom). Symptomkonstellationen, bei denen die Symptome pathophysiologisch zusammenhängen, die Ursache aber nicht bekannt ist, werden als *Sequenz* bezeichnet (Jones 2006).

Syndrome und Gendefekte

Die *genetischen Fehlbildungssyndrome* sind als ätiologisch einheitliche Entitäten aufzufassen, die sich klinisch durch eine typische Konstellation von Organmanifestationen (Herz, Niere und Harnwege, Skelett) und Dysmorphien auszeichnen. Bei einer zunehmenden Zahl sind zugrundeliegende Chromosomenanomalien oder isolierte Gendefekte bekannt.

Von einer *Chromosomopathie* wird gesprochen, wenn einer syndromatischen Erkrankung eine lichtmikroskopisch sichtbare Änderung der Zahl (z. B. Down-Syndrom) oder Struktur (Deletion, Duplikation) von Chromosomen vorliegt. *Mikrodeletionen* sind submikroskopische Verluste chromosomalen Materials, die durch FISH- oder MLPA-Techniken routinemäßig erfassbar sind. Immer sind zahlreiche Gene betroffen. Leitsymptome sind sehr häufig teils charakteristische Gesichtsdysmorphien, Herzfehler und andere Organfehlbildungen (Jones 2006) (▶ Tab. 19.1).

Tab. 19.1: Einige praktisch relevante Syndrome mit Störung der Intelligenzentwicklung (nach Jones 2006). MR = mentale Retardierung, Chr. = Chromosom, UPD = Uniparentale Disomie

Name	Genetik	Leitsymptome
Down-Syndrom	94 % Trisomie 21 (3,3 % Translokation, 2,4 % Mosaik)	Brachyzephalie, mongoloide Lidspalte, flaches Gesicht, kleine Ohren, Hypotonie
4p-Syndrom	Deletion kurzer Arm Chr. 4	Hypertelorismus, tiefangesetzte Ohren, Mikrozephalie, Kleinwuchs
Cri-du-chat-Syndrom	Partielle Deletion kurzer Arm von Chr. 5 (5p-Syndrom)	Mikrozephalie, Kleinwuchs, als Säugling »katzenähnliches« Schreien, Hypertelorismus
9p-Syndrom	Deletion distaler kurzer Arm Chr. 9	Trigonozephalie, anti-mongoloide Lidspalte, langes Philtrum, flache Nasenwurzel
Aniridie-Wilmstumor-Assoziation	Deletion 11p13 (mit PAX6- und WT1-Gen)	Aniridie, Katarakt, prominente Lippen, 50 % Mikrozephalie, 50 % Wilms-Tumoren
Cat-eye-Syndrom	Quadruplikation 22pter▶ 1q11 oder Duplikation 22q11	Iris/Retinakolobom, Herzfehler, Analatresie, nur leichte MR
Brachmann-de Lange-Syndrom	Mutation NIPBL	Kleinwuchs, Mikrozephalie, Synophrys, lange Wimpern, tiefe Stimme, langes Philtrum
Rubinstein-Taybi-Syndrom	Mikrodeletion 16p13.3 oder Mutation CBP	Mikrozephalie, starke Brauen, breite Großzehen und Daumen, schmaler Gaumen, auffällige Nase
Smith-Lemli-Opitz-Syndrom	Mutation DHCR7 (gestörte Cholesterinsynthese, erhöhtes 7-dehydro-Cholesterin)	Mikrozephalie, Hypospadie, Syndaktylie 2./3. Zeh, kurzer Daumen, 50 % Herzfehler
Williams-Syndrom	Mikrodeletion 7q11.23	Prominente Lippen, heisere Stimme, kurze Lidspalten, cono-trunkale Herzfehler

Tab. 19.1: Einige praktisch relevante Syndrome mit Störung der Intelligenzentwicklung (nach Jones 2006). MR = mentale Retardierung, Chr. = Chromosom, UPD = Uniparentale Disomie – Fortsetzung

Name	Genetik	Leitsymptome
Fragiles-X-Syndrom	CGG-repeat-Expansion auf Xq27.3: Überträgerin > 50, Betroffener > 200 Repeats	Makrozephalie, große Ohren, prominenter Nasenrücken, 60 % Autismus mit Stereotypien
Sotos-Syndrom	Mutation NSD1 und Deletionen auf 5q35	Primärer Großwuchs und Makrozephalie, große Akren, beschleunigte Skelettreife
Angelman-Syndrom	15q11-q13: interstitielle Deletion des maternalen Gens, paternale UPD- oder UBE3A-Mutation	Mikrobrachyzephalie, Autismus, Ataxie mit schleudernden Armbewegungen (»happy puppet«), Epilepsie
Prader-Willi-Syndrom	15q11-q13: interstitielle Deletion des paternalen Gens, maternale UPD oder Mutation im Imprinting-Zentrum	Niedriges Geburtsgewicht, Hypotonie, kleine Hände und Füße, Polyphagie und Adipositas, Hypogenitalismus
Neurofibromatose Typ 1	Mutation NF1 (Neurofibromin-Gen)	Cafe-au-lait-Flecken, Neurofibrome, Makrozephalie, 15 % Gliome der Sehbahn, 30 % Lernstörungen
Tuberöse Sklerosekomplex (TSC)	Mutationen im TSC1 oder TSC2 Gen	Epilepsie, Adenoma sebaceum, Ash-leaf-Flecken, Chagrin-Flecken, 15 % Hirntumoren (Riesenzell-Astrozytome)

Viele dieser Syndrome sind mit einer kognitiven Entwicklungsstörung verbunden, deren Schwere aber nicht nur zwischen den Syndromen, sondern auch innerhalb des Syndroms sehr variabel sein kann. Die meisten Patienten erreichen ein kognitives Entwicklungsniveau im Bereich einer leichten bis mittelgradigen Störung der Intelligenzentwicklung (IQ 50–70), schwerere Einschränkungen sind bei Vorliegen einer Hirnmissbildung, einer zusätzlichen perinatalen Schädigung oder einer therapieresistenten Epilepsie zu erwarten (Patterson et al. 2013). Für einige Syndrome sind hingegen leichtere Lernstörungen und neuropsychologische Defizite typisch, wie für die Neurofibromatose Typ 1 und andere Phakomatosen. Auch bei den Anomalien der Geschlechtschromosomen (z. B. X0-Turner-Syndrom, XXX-Klinefelter-Syndrom) liegen nicht ausgeprägte kognitive Defizite, sondern leichte und partielle neuropsychologische Defizite vor, die diagnostisch zu erfassen und therapeutisch anzugehen sind. Mikrodeletionen führen zu kognitiven Entwicklungsstörungen unterschiedlichen Schweregrades (Rauch et al. 2006).

Neben dem Rett-Syndrom zeigen der Tuberöse Sklerosekomplex (vor allem nach Auftreten einer frühkindlichen Epilepsie) und einige weitere seltene Syndrome überzufällig häufig eine Autismus-Spektrum-Störung (ASS). Daneben sind Mikrodeletionen und einige *monogene Leiden* häufiger mit ASS verbunden (fragiles X-Syndrom, Deletion 22q11 [velo-cardio-faziales Syndrom], Angelman- und Prader-Willi Syndrom, Deletion 16p11.2, PTEN-Makrozephalie-Syndrom). Im Einzelnen machen diese Erkrankungen aber allenfalls 5 % aller Patienten mit ASS aus (Mefford et al. 2012). Ähnlich wie das Rett-Syndrom (Hände wringen) zeigen auch andere genetische Erkrankungen häufig charakteristische Verhaltensphänotypen, wie das Angelman-Syndrom (»Happy puppet«) und das Prader-Willi-Syndrom (Polyphagie, Adipositas) oder die autoaggressiven Verhaltensweisen bei Lesch-Nyhan-Syndrom, Fragilem-X-Syndrom oder Smith-Magenis-Syndrom (Noterdame 2006).

Neben diesen relativ gut definierbaren Syndromen finden sich eine große Zahl von Patienten mit »unspezifischen« dysmorphen Zeichen und teils ausgeprägter kognitiver Entwicklungsstörung, deren Ursache sich weiterhin der Aufklärung entzieht. Diese machen einen großen Teil der ätiologisch nicht aufklärbaren Fälle mit geistiger Behinderung aus.

Metabolische und neurometabolische Erkrankungen

Hereditäre metabolische Erkrankungen können durch toxische Metabolite (Phenylketonurie, Galaktosämie), rezidivierende Hypoglykämien (Glykogenose Typ 1a, Fruktoseintoleranz) oder metabolische Krisen (Harnstoffzyklus-Störungen, Organoazidurien) sekundär das Gehirn schädigen und in Abhängigkeit von Verlauf und Therapieadhärenz zu schweren oder auch nur leichten kognitiven Entwicklungsstörungen führen (García-Cazorla et al. 2009) (▶ Tab. 19.2).

Tab. 19.2: Übersicht metabolischer und neurometabolischer Erkrankungen, die mit kognitiven Entwicklungsstörungen assoziiert sind (nach Kohlschütter et al. 2020). MLD = metachromatische Leukodystrophie, ALD = Adrenoleukodystrophe, KMT = Knochenmarktransplantation, VLCFA = very long chain fatty acids, CDG = angeborene Glykosylierungsstörung (congenital disorder of glycosylation), KMP = Kardiomyopathie, MRT = Magnetresonanztomografie

Krankheitsgruppe	Leitsymptome/-Befunde	Therapeutische Optionen
Endokrine Störungen	Hypothyreose: Myxödem, trockene Haare, große Zunge	Hypothyreose: L-Thyroxin
Störungen des Stoffwechsels der Aminosäuren, organischen Säuren oder Kohlenhydrate	»toxische« Enzephalopathie im Neugeborenenalter, progrediente oder episodische neurologische Verschlechterung	Einige Erkrankungen sind einer diätetischen Behandlung zugängig, z. B. Phenylketonurie; je nach Defekt ggfs. Kofaktoren oder ketogene Diät
Störungen des Harnstoffzyklus	Neonatale Krisen oder episodisch progredienter Verlauf, NH3-Erhöhung	Diätetische Behandlung
Störungen des Purin-/Pyrimidinmetabolismus	Autoagression (Lesch Nyhan Syndrom), neurologische Degeneration	Nur symptomatisch
Leukodystrophien	Progrediente Spastik-Ataxie, typische MRT-Muster, Enzym- und Gendiagnostik	Spät manifestierende MLD und Morbus Krabbe: Möglichkeit der KMT in der frühsymptomatischen Phase
Gangliosidosen, Mukolipidosen	Epilepsie, Demenz, Amaurose, Hepatosplenomegalie	Nur symptomatisch
Niemann-Pick-Krankheit Typ A-C	Epilepsie, Demenz, Amaurose, Hepatosplenomegalie; Typ C vertikale Blicklähmung, Kataplexie, zunehmende psych. Symptome	Typ C: Substrathemmung mit Miglustat
Neuronale Ceroidlipofuszinosen	Epilepsie, Amaurose, Demenz, Genetik CLN1 - CLN14	Bei CLN2 intrathekale Enzymersatztherapie

Tab. 19.2: Übersicht metabolischer und neurometabolischer Erkrankungen, die mit kognitiven Entwicklungsstörungen assoziiert sind (nach Kohlschütter et al. 2020). MLD = metachromatische Leukodystrophie, ALD = Adrenoleukodystrophe, KMT = Knochenmarktransplantation, VLCFA = very long chain fatty acids, CDG = angeborene Glykosylierungsstörung (congenital disorder of glycosylation), KMP = Kardiomyopathie, MRT = Magnetresonanztomografie – Fortsetzung

Krankheitsgruppe	Leitsymptome/-Befunde	Therapeutische Optionen
Peroxisomopathien	Frühe oder spätere Neurodegeneration, MRT Befunde, VLCFA	ALD: frühsymptomatische KMT; Morbus Refsum: Plasmapherese, phytansäuearme Diät
Mukopolysaccharidosen	Typische Fazies, Dysostose, Organomegalie, enzymatische und Gen-Diagnostik	Enzymersatztherapie bei Typ I, II, IVa, VI und VII; KMT frühsymptomatisch (< 2 Jahre, IQ > 70) bei MPS I
CDG-Syndrome	Dysmorphien, MR oder krisenhafte Verschlechterung, Gerinnungsstörung, Isotransferrine	CDG-PMMS: Azetazolamid; -MPI: D-Mannose; -PGM1, -TMEM165, -SLC39A8: D-Galaktose; -SLC35C1: L-Fucose
Mitochondriopathien	»buntes Bild« mit Krisen, Degeneration, KMP, Tubulopathie; Laktat erhöht, Enzym- und Gendiagnostik, MRT	Diätetisch Vermeiden von Katabolie; je nach Defekt: Thiamin, Riboflavin, Biotin, Coenzym Q, L-Carnitin, ketogene Diät
Neurodegeneration mit Eisenspeicherung im Gehirn (Neurodegeneration with Brain Iron Accumulation, NBIA)	Verschiedene Muster der Degeneration, früh oder spät, typ. MRT-Befunde	Bisher nur symptomatisch

Bei den neurometabolischen Erkrankungen kommt es aufgrund des metabolischen Defektes zur Speicherung toxischer Substanzen in Neuronen oder Gliazellen, zum Fehlen essenzieller Metabolite oder zur Störung der Energiegewinnung (▶ Tab. 19.2). Diese Erkrankungen verlaufen immer mehr oder weniger rasch progredient, vor allem die Störungen des Energiestoffwechsels auch schubweise. Je nach der Lokalisation der Hauptschädigung im ZNS und Auge stehen zunächst neurologische (Spastik, Ataxie, Dyskinesien) oder kognitive Defizite mit Sehbehinderung im Vordergrund. Im MRT des Gehirns finden sich häufig typische Schädigungsmuster. Im Verlauf stellt sich aber immer eine schwere Mehrfachbehinderung ein (Kohlschütter et al. 2010, 2020).

Mit isolierten kognitiven Entwicklungsauffälligkeiten ist bei diesen seltenen Erkrankungen vor allem in der Frühphase und bei langsamem Verlauf zu rechnen. Beachtenswert ist, dass bei nur partiellem Funktionsverlust des Gens auch Spätmanifestationen mit vordergründig psychiatrischer Symptomatik beobachtet wurden. Auch beim Autismus-Spektrum können Lethargie, zyklisches Erbrechen, frühe Epilepsie, dysmorphe Zeichen und mentale Retardierung hinweisende Symptome für eine metabolische Ursache sein (García-Cazorla et al. 2009; Freeze et al. 2012).

Neurodegenerative Erkrankungen

Der Begriff wird für progrediente neurologische Erkrankungen mit (noch) unbekannter Ursache oder für hereditäre Erkrankungen angewendet, bei denen der Gendefekt nicht zu einer metabolischen (in Körperflüssigkeiten fassbaren) Störung führt, sondern z. B. zu Störungen der intrazellulären Signalweiterleitung oder Neurotransmitter-Synthese. Die Mehrzahl dieser Erkrankungen manifestiert sich erst im Erwachsenenalter, manche aber auch in der ersten Lebensdekade. Die Manifestation ist primär neurologisch (Dystonien, hereditäre Paraplegien, Heredo-Ataxien), kognitive Störungen und dementielle Entwicklungen sind bei einigen Erkrankungen aber typisch (Sanger et al. 2010; Anheim et al. 2012; van Egmont et al. 2015).

19.2.2 Pränatale exogene Schädigungen

Toxische Embryofetopathien und mütterliche Erkrankungen

Die wichtigsten intrauterin wirksamen Toxine mit Auswirkungen auf die kognitive Entwicklung des Kindes sind Alkohol und Nikotin. Beim fetalen Alkoholsyndrom (Kleinwuchs, schmales Lippenrot der Oberlippe, fehlendes Philtrum, ggfs. Herzfehler) ist die kognitive Entwicklung parallel zur Schwere der körperlichen Symptomatik mehr oder weniger schwer beeinträchtigt (Landgraf et al. 2013). Mütterlicher Nikotinabusus führt zu Plazentainsuffizienz, körperlicher Mangelentwicklung des Fetus und einem erhöhten Risiko von Lernstörungen. Weniger häufig sind die sog. fetalen Antiepileptika-Syndrome (faziale Dysmorphien, Verzögerung der motorischen und kognitiven Entwicklung) anzutreffen. Zu beachten ist vor allem die Valproat-Embryofetopathie mit Fehlbildungen, insbesondere Meningomyelozelen bei bis zu 5 % der Kinder, und darüber hinaus Störungen der kognitiven Entwicklung bei bis zu 60 % (Bromley und Baker 2017). Auch Autismus (Christensen et al. 2013) und ADHS (Christensen et al. 2019) kann Folge einer intrauterinen Valproatexposition sein.

Als mütterliche Erkrankung mit negativen Auswirkungen auf die Entwicklung des Kindes ist ein schlecht eingestellter Diabetes mellitus zu nennen. Perinatal ist das Kind hier durch Makrosomie, funktionelle Unreife und rezidivierende, schwere Hypoglykämien gefährdet. Unterernährung, Tuberkulose und andere konsumierende Erkrankungen der Mutter spielen aktuell in der westlichen Welt keine wesentliche, global jedoch eine umso größere Rolle mit negativen Auswirkungen auf die kognitive Entwicklung des Kindes (Hambidge und Krebs 2018). Die Diskussion, dass intrauteriner und auch postnataler Stress des Neugeborenen negative Auswirkungen auf die synaptische und kognitive Entwicklung haben könnte, ist noch nicht abgeschlossen (Smith et al. 2011).

Infektiöse Embryofetopathien

Neben Röteln und HSV sind pränatale Infektionen mit Toxoplasmose, Zytomegalie und neuerdings auch dem Zika-Virus für das Kind bedrohliche Schwangerschaftskomplikationen. Im schlimmen Fall, der aber nur in einem geringen Prozentsatz der Fälle eintritt, kann dies zu schweren Enzephalitiden mit residualen Behinderungen führen, die neben neurologischen und Sinnesstörungen auch kognitive Entwicklungsstörungen umfassen. Ein großer Teil der Kinder zeigt aber keine oder nur geringe Symptome, wie z. B. isolierte Hörstörungen. Es ist davon auszugehen, dass in diesem Rahmen auch mildere kognitive und neuropsychologische Entwicklungsstörungen resultieren können (Davis et al. 2017).

Das HI-Virus wird in der Regel erst unter der Geburt auf das Kind übertragen, welches durch eine adäquate perinatale Therapie verhindert werden kann. Falls dies unterbleibt, tritt beim Kind schon im ersten Lebensjahr eine HIV-Enzephalopathie auf, die jede Schwere kognitiver Residuen hervorrufen kann (Nielsen-Saines 2019).

19.2.3 Perinatale Hirnschäden

Frühgeborene

Unter den Bedingungen der modernen neonatologischen Intensivtherapie haben heute Frühgeborene ab einem Gestationsalter von 24 Wochen eine Überlebenschance. Leider ist dies mit einem nicht geringen Risiko residualer neurologischer Schäden verbunden. Dieses nimmt mit zunehmendem Gestationsalter und Geburtsgewicht kontinuierlich ab und ist nach der 30.–32. SSW nur noch gering erhöht. Das Risiko schwerer kognitiver Entwicklungsstörungen (EQ < 70) ist in etwa gleich mit dem einer Zerebralparese und nimmt von der 24. zur 32. Woche von 20–25 % auf 5–10 % ab. Daneben besteht aber das Risiko leichter kognitiver Störungen (EQ 70–85), das bei sehr jungen Frühgeborenen mit bis zu 60 % und nach der 30. SSW noch mit 20–25 % angegeben wird (Larroque et al. 2008; Johnson et al. 2009).

Ursache dieser Behinderungen ist in erster Linie das Auftreten einer Periventrikulären Leukomalazie (PVL), deren Pathogenese traditionell in Hypoxie und mangelnder Hirndurchblutung, neuerdings aber vorwiegend in der für Prä-Oligodendrozyten toxischen Wirkung von infektions-induzierten Zytokinen gesehen wird (Volpe 2009). Eine schwere, ventrikelnahe zystische PVL ist schon während der Intensivbehandlung mittels Ultraschalluntersuchung des Gehirns diagnostizierbar und verfolgbar. Sie ist die Ursache der resultierenden typischen spastischen Tetraparese des Frühgeborenen mit den begleitenden kognitiven Defiziten. Die nicht-zystische, ventrikelferne PVL ist im Ultraschall nicht sichtbar, betrifft vor allem subkortikale Assoziationsbahnen und dürfte die Ursache der leichteren kognitiven Entwicklungsstörungen sein. Das im MRT messbare Volumen der Weißen Substanz korreliert bei ehemals frühgeborenen Jugendlichen signifikant mit dem Intelligenzquotienten (Volpe 2009).

Hypoxisch-ischämische Enzephalopathie, postasphyktische Hirnschädigung

Beim reifen Neugeborenen führen Hypoxie und Ischämie nicht mehr zu einer PVL, sondern je nach Schwere zu ausgedehnten subkortikalen zystischen Läsionen (zystische Enzephalopathie) und Atrophie der grauen Substanz, oder – wie beim Erwachsenen – zu umschriebenen kortikalen Grenzzoneninfarkten im Übergangsbereich der großen Hirnarterien.

Im Jahr 1996 stellten die US-amerikanischen Gesellschaften für Geburtshilfe und Pädiatrie aufgrund umfangreicher epidemiologischer Daten und unter dem Druck zunehmender Geburtsschadensprozesse fest, dass eine geistige Behinderung (mental retardation) nur dann auf eine Geburtsasphyxie zurückgeführt werden kann, wenn die Asphyxie sehr schwer war (Apgar-Score: fünf Minuten postpartal < 4 *und* Nabelschnur-pH < 7,00 *und* neonatale Symptome einer post-hypoxischen Enzephalopathie *und* Multiorganversagen) *und* begleitend eine Zerebralparese besteht (Committee on Fetus and Newborn et al. 1996). Eine schwere geistige Behinderung ohne Vorliegen einer Zerebralparese oder nach nur mäßiger Asphyxie ist demnach nicht als Folge einer Geburtsschädigung aufzufassen.

Dem steht gegenüber, dass neuere populationsepidemiologische Daten zeigen, dass nach mittelschwerer perinataler Asphyxie im Schul- und Jugendalter die Häufigkeit leichterer kognitiver, neuropsychologischer Defizite gegenüber nicht asphyktischen Personen signifikant erhöht ist. Auch können in seltenen Fällen neuropsychologische Defizite eindeutig mit frontalen oder kortikalen Grenzzoneninfarkten im MRT korrelieren, die bei entsprechender perinataler Anamnese als Folge einer weniger dramatischen Asphyxie aufgefasst werden können (Marlow et al. 2005; Lindström et al. 2006).

19.2.4 Postnatale Schädigungen und Erkrankungen in Säuglingsalter, Kindheit und Adoleszenz

Epilepsie

Epilepsien manifestieren sich mit hoher Inzidenz in der frühen Kindheit. Gerade hier sind sie mit zahlreichen komorbiden Störungen assoziiert (Berg et al. 2017). Zum einen kann die Epilepsie Symptom einer schweren prä-, peri- oder postnatalen Hirnschädigung sein, die dann auch als Ursache einer häufig begleitenden mehr oder minder schweren neurologischen und kognitiven Entwicklungsstörung anzusehen ist. Nach neuesten Erkenntnissen (McTague et al. 2016) sind gerade die sehr früh manifesten Epilepsien aber auch nicht selten Ausdruck einer monogenen Mutation in einer zunehmenden Zahl von Genen für Ionenkanal-, Rezeptor- oder intrazellulären Signalproteinen, die gleichzeitig Ursache einer kognitiven Entwicklungsstörung sein können – aber nicht müssen. Die Frage, ob darüber hinaus die gerade bei diesen Erkrankungen hohe Anfallsfrequenz oder sogar anhaltende subtilere und subklinische Anfallsaktivität zur Ursache der kognitiven Entwicklungsstörung beiträgt (*epileptische Enzephalopathie*), wird weiterhin intensiv diskutiert (McTague et al. 2016).

Unabhängig hiervon zeigen Kinder- und Jugendliche mit sogenannten benignen Epilepsien (kindliche und juvenile Absencen, Janz-Syndrom, Rolando-Epilepsie) trotz des sehr günstigen Verlaufes bezüglich der Anfallssymptomatik bei normaler Intelligenz neuropsychologische Defizite und schulische Teilleistungsstörungen, deren Häufigkeit mit bis zu 70 % angegeben wird (Loutfi et al. 2011). Serielle Untersuchungen zeigen, dass diese Störungen meist bereits bei Erkrankungsbeginn bestehen und sich im Verlauf eher bessern (Fastenau et al. 2009). Zweifellos können aber auch kognitive Nebenwirkungen der Medikamente und emotional Effekte der chronischen Krankheit zu den neuropsychologischen und psychiatrischen Problemen beitragen (Reilly et al. 2011; Eddy et al. 2012; Robinson 2012). Das vielschichtige Beziehungsgeflecht bedarf einer sehr sorgfältigen Analyse und ist auch in der Literatur bisher nicht befriedigend aufgearbeitet worden (Berg et al. 2017).

Meningitis und Enzephalitis

Seit der Einführung der Impfungen gegen Meningokokken, Hämophilus influenzae und Pneumokokken ist die Häufigkeit von bakteriellen Meningitiden durch diese Erreger in der westlichen Welt stark zurückgegangen. Zusätzlich stehen erprobte antibiotische Behandlungskonzepte zur Verfügung. Dennoch gibt es, vor allem im Säuglingsalter, weiterhin dramatische Verläufe mit hoher Letalität und einer hohen Rate von Behinderungen auch kognitiver Art.

Bei virusassoziierten Enzephalitiden sind die Erkrankungen mit Infektion des Hirngewebes selbst (nekrotisierende Enzephalitis, Herpes-Virus-Enzephalitis) von den Erkrankungen zu unterscheiden, bei denen es postinfektiös zu einer Immunattacke auf das ZNS kommt – meist unter dem Bild einer akuten disseminierten Enzephalomyelitis (ADEM). Während erstere trotz der Verfügbarkeit virustatischer Substanzen und intensiver symptomatischer Behandlung prognostisch noch immer sehr ernst sind, ist die ADEM mit hochdosierten Kortikosteroiden meist gut behandelbar mit günstiger langfristiger Prognose (Ellui und Solomon 2018). Dennoch leiden einige Kinder längerfristig, wie auch für die klinisch harmlos erscheinenden viralen Meningitiden ohne akute enzephalitische Symptomatik gezeigt wurde, über längere Zeit an Konzentrationsstörungen und anderen neuropsychologischen Defiziten. Dies sollte in der Nachsorge bedacht werden, um z. B. bei Schulproblemen zeitgerecht therapeutisch intervenieren zu können (Chou et al. 2015).

Zunehmend werden auch bei Kindern Enzephalitiden mit auto-immunem Hintergrund bekannt, so die anti-NMDA-Rezeptor Enzephalitis und die seltenere Hashimoto-assoziierte Enzephalitis. Beide manifestieren sich neben geringeren Bewusstseinsstörungen und Anfällen vorzugsweise mit psychiatrischen Auffälligkeiten nach dem Muster einer limbischen Enzephalitis. Die Assoziation mit malignen Tumoren und anderen intra- und extrazellulären Antigenen ist bei Kindern im Unterschied zu Erwachsenen eine Ausnahme (Ellui und Solomon 2018). Die Erkrankungen sind mit Steroiden oder anderen Immunsuppressiva oft erstaunlich gut behandelbar, können aber auch sehr therapieschwierig verlaufen. Ein Augenmerk auf kognitive Residuen ist immer erforderlich.

Eine für das frühe Kindesalter spezifische immunassoziierte ZNS-Erkrankung ist die myoklonische Enzephalopathie (Kinsbourne-Syndrom), die in 50 % der Fälle mit einem meist thorakalen Neuroblastom assoziiert ist, zur Hälfte postinfektiös auftritt. Die Erkrankung manifestiert sich mit polytopen Myoklonien, Opsoklonus, Ataxie und massiven Wesensveränderungen. Während das Neuroblastom eine gute Behandlungsprognose hat, ist die neurologische Symptomatik auch nach Entfernung des Tumors nur mit konsequenter Immunsuppression zu beherrschen und die kognitive Prognose ist nicht gut (Meena et al. 2016).

Die subakute sklerosierende Panenzephalitis (SSPE) ist in Ländern mit konsequenter Masernimpfung sehr selten geworden, tritt aber weltweit weiterhin auf. Es handelt sich um eine slow-virus-Infektion mit einem neuronal persistierenden, mutierten Masernvirus, in der Regel nach Erstinfektion im Säuglingsalter. Die Erkrankung manifestiert sich Jahre nach der Masernerkrankung schleichend und primär psychiatrisch und kognitiv, um in einem sehr variablen Verlauf in einen schwersten Abbauprozess und zum Tod zu führen. Eine effektive Behandlung steht nicht zur Verfügung (Khetsuriani et al. 2019).

Schädel-Hirn-Trauma und Hirnblutungen

Schwere Schädel-Hirn-Traumen (SHT) und intrakranielle Blutungen führen je nach Ausdehnung und Lage zunächst zu akuten Bewusstseinsstörungen und neurologischen Symptomen. Die neurologischen Ausfälle können topisches Symptom einer Hirnverletzung sein oder Folge einer resultierenden Hirnschwellung mit intrakraniellem Druckanstieg. Diese führen zu Einklemmungszeichen (Pupillendifferenz, Streck- und Beugesynergien, terminal Atemstillstand). Mit dem Druckanstieg, vor allem bei unzureichendem Blutdruck, kommt es zu globaler zerebraler Minderperfusion mit diffuser Hirnschädigung und schließlich Stillstand der Hirndurchblutung. Wird eine solche, über längere Zeit anhaltende Situation überlebt, resultieren mit größter Wahrscheinlichkeit schwere neurologische und kognitive Residuen (Chambers et al. 2006).

Durch die Optimierung der Unfallrettung und neuro-intensivmedizinischen Versorgung können die Hirnschwellung, globale Ischämie und Hypoxie immer besser vermieden oder begrenzt werden. Als Resultat hat die Häufigkeit posttraumatischer apallischer Syndrome und schwerster kognitiver Residuen bei Kindern wesentlich abgenommen (diese sind aber weiterhin ein Problem nach primärer Hypoxie und Ischämie, wie nach Ertrinken oder Herzstillstand). Stattdessen wird die Prognose der schweren SHT heute bestimmt durch lokalisationsabhängig sehr variable neurologische Defizite und neuropsychologische Funktions- und Entwicklungsstörungen, die in Art und Ausprägung ebenfalls von der Hirnläsion abhängen. Auch nach mittelschweren SHT, die in der Klinik durch eine rasche Wiederkehr des Bewusstseins und Besserung der neurologischen Symptome imponieren, bleiben häufig für die schulische Karriere relevanten Defizite über längere Zeit oder lebenslang bestehen. Diese werden aufgrund des »guten Verlaufes« und relativ geringer Ausprägung in der Klinik nicht selten übersehen und führen erst nach Monaten zum Schulversagen mit den sekundären psychischen Folgen. Deshalb ist für alle diese Fälle eine geeignete poststationäre Nachsorge zu fordern (Chavez-Arana et al. 2018).

Leichte SHT ohne protrahierte Bewusstseinsstörung und neurologische Zeichen (Commotio cerebri) führen definitionsgemäß nicht zu neurologischen und kognitiven Folgestörungen. Wenn Nachuntersuchungen von Kindern mit Commotio häufiger neuropsychologische und emotionale Auffälligkeiten aufdecken, liegt das vor allem daran, dass Kinder mit solchen Verhaltensmustern eine nachgewiesene Unfallneigung haben und in den Kohorten überrepräsentiert sind (Beauchamp et al. 2018).

Hirntumoren, onkologische Erkrankungen und Strahlentherapie

Wie die SHT und Blutungen können auch Hirntumoren zu hirnlokalen und globalen zerebralen Funktionsstörungen und residualen Ausfällen führen. Dabei ist zu beachten, dass Hirntumoren bei Kindern sehr viel seltener als bei Erwachsenen im Großhirn, sondern im Kleinhirn und Hirnstamm anzutreffen sind, und in 80 % der Fälle Hirndruckzeichen aufgrund eines Liquoraufstaus zu den Erstsymptomen gehören. Die Rolle des resultierenden Hydrozephalus für die langfristige Prognose ist neben der Tumorart und -Lokalisation bedeutsam (Di Rocco et al. 2010). Bei anderen onkologischen Erkrankungen können Hirnmetastasen oder eine Meningeosis leucaemica sowie eine verminderte Perfusion bei sehr hohen peripheren Blastenzahlen im Blut zu neurologischen Problemen führen.

Darüber hinaus ist in dieser Patientengruppe auch mit therapiebedingten neurologischen Nebenwirkungen mit zentralnervösen Langzeitfolgen zu rechnen. Neurochirurgische Eingriffe bei Hirntumoren können gravierende Folgen nach sich ziehen – diese bestimmen häufig die Grenze der Operabilität. Zu nennen sind hier unter anderem schwere Wesensveränderungen mit Enthemmung und Polyphagie nach Eingriffen in der Nähe des Hypothalamus (bei Kraniopharyngeomen und Chiasmagliomen) und Sprech-/Sprachstörungen mit begleitenden kognitiven Störungen nach Eingriffen im Kleinhirnwurm (zerebellärer »Mutismus«, vor allem bei Medulloblastomen) (Catsman-Berrevoets und Aarsen 2010).

Seit Jahrzehnten ist akzeptiert, dass eine Strahlentherapie des Gehirns im Kindesalter zu einer signifikanten Verschlechterung der Entwicklung neuropsychologischer und kognitiver Funktionen beitragen kann. Dabei besteht eine bedeutsame Altersabhängigkeit: während vor dem dritten Geburtstag häufig mit einer Prognose im Bereich einer geistigen Behinderung zu rechnen ist, sind die Einschränkungen ab dem siebten Lebensjahr nur noch geringfügig. Umfangreichere Studien zeigen, dass für die ganze Kohorte der IQ-Verlust im Vergleich zu gesunden Geschwistern im Mittel etwa 15–20 IQ-Punkte beträgt. Während die Strahlentherapie des Schädels früher zu den Hauptwerkzeugen der Onkologie gehörte und die ersten Langzeitremissionen bei Leukämie überhaupt erst ermöglichte, wird sie heute in den Leukämie-Protokollen durch intensivierte, teils intrathekale Chemotherapie ersetzt und nur noch bei Hochrisikofällen einer ZNS-Leukämie eingesetzt. Auch bei jungen Kindern (< 3–5 Jahre) mit Hirntumoren wird heute auf eine Radiotherapie primär verzichtet. Die vor allem bei jungen Kindern inzwischen vorliegenden Verlaufsstudien zeigen, dass die kognitiven Entwicklungsstörungen nach der alternativen Chemotherapie geringer sind als nach Strahlentherapie. Auch hier bestehen aber Entwicklungsunterschiede zu gesunden Geschwistern, wobei unklar bleibt, ob dies der intensiven Polychemotherapie oder dem langen chronischen Krankseins zuzuschreiben ist (Butler und Haser 2006; Schuitema et al. 2015).

Herzerkrankungen und Herzoperationen

Mit den modernen Methoden der Pädiatrischen Kardiologie, Herzchirurgie und kardiologischen Intensivtherapie können heute selbst komplexeste Herzfehler bereits im frühen Säuglingsalter operiert und den betroffenen Kindern ein normales, zumindest deutlich verlängertes Leben in meist guter Qualität in Aussicht gestellt werden. Dabei können aber kritische Phasen auftreten, die auch die Integrität neurologischer und kognitiver Funktionen bedrohen. Chronische Hypoxie bei den zyanotischen Vitien mit Rechts-Links-Shunt, Hypoperfusion auch des Gehirns bei geringer Auswurfleistung des Herzens und rezidivierende Hirnembolien bei Polyglobulie und Endokarditis stellen neben der oft monatelangen perioperativen Isolation eine ernsthafte Bedrohung der neurologischen und kognitiven Entwicklung der Kinder dar. Dies betrifft vor allem sehr junge Säuglinge und Kleinkinder, bei denen sich entsprechende pathologische MRT-Befunde häufig schon vor der Korrekturoperation finden. Die Eingriffe an der Herz-Lungen-Maschine und in Hypothermie stellen ihrerseits ein zusätzliches Risiko dar, zu dem sich Hirnblutungen aufgrund der unverzichtbaren, teils lebenslangen Antikoagulation addieren (Miller et al. 1996; Galli et al. 2004). Als Konsequenz sollten alle jungen Kinder mit entsprechenden Herzerkrankungen regelmäßig nicht nur eine kinderkardiologische, sondern auch entwicklungs-orientierte Verlaufskontrolle und wenn notwendig Therapie erhalten.

19.3 Diagnostische Strategie

Die Suche nach somatischen Ursachen einer kognitiven Entwicklungsstörung führt nur selten zur Möglichkeit einer ätiologisch ausgerichteten Therapie und Heilung. Dennoch ist das Angebot einer Diagnostik in vielen Fällen geboten, um durch Nachweis oder Ausschluss einer genetischen Erkrankung eine fundiertere Familienberatung zu ermöglichen und, vor allem bei progressiven Erkrankungen, den weiteren Verlauf zuverlässiger vorhersagen und Hilfsangebote besser planen zu können. Nicht zuletzt ist eine fundierte ätiologische Diagnose eine wichtige Voraussetzung für den Verarbeitungs- und Akzeptanzprozess der Familie, von dem wiederum die adäquate Förderung des Kindes in hohem Maße abhängig ist.

Die hier dargestellte Liste möglicher Ursachen erhebt angesichts der Vielzahl ätiologischer Möglichkeiten weder Anspruch auf Vollständigkeit noch ist sie als regelhaft abzuarbeitendes diagnostisches Programm aufzufassen. Unverzichtbar ist aber in jedem Fall eine gezielte, an der klinischen Präsentation orientierte Anamnese einschließlich des Stammbaums. Unverzichtbar ist auch eine altersangepasste neurologische Untersuchung mit Beachtung auch geringfügiger Symptome sowie eine sorgfältige pädiatrische Untersuchung mit Beachtung der Körper- und Kopfmaße, Dysmorphien, Hautbefunde und Organomegalien. Von besonderer Bedeutung ist auch die Beurteilung der Entwicklungsdynamik: Verlangsamung der physiologischen kindlichen Entwicklung, Stagnation mit Plateaubildung, Regression mit Verlust bereits einmal erworbener Fähigkeiten?

Der Einsatz von teils teurer Labor- und belastender apparativer Diagnostik erfolgt nicht schematisch, sondern muss aus den klinischen Hypothesen abgeleitet werden. Eine Vertiefung der Diagnostik ist in der Regel erforderlich bei: progredienter Symptomatik, Auftreten von Hirndruckzeichen und Sinnesstörungen (Sehen, Hören), zum Nachweis/Ausschluss einer Epilepsie, bei anamnestischem oder klinischem Hinweis auf eine genetische Ursache oder wenn eine der wenigen ursächlich behandelbaren Ursachen klinisch in Betracht kommt. Optimalerweise sollte die Diagnostik durch einen entsprechend ausgebildeten Facharzt erfolgen, wenn möglich flankiert durch ein therapeutisches Team, das parallel die notwendige Entwicklungs- oder neuropsychologische Diagnostik durchführt und den Förder- und Behandlungsplan erstellt.

19.4 Zusammenfassung

Eine Vielzahl von angeborenen und erworbenen, strukturellen, metabolischen, entzündlichen, vaskulären, traumatischen und neoplastischen Faktoren ist in der Lage, die kognitive Entwicklung von Kindern zu verzögern, zu beenden oder bereits erreichte Fähigkeiten wieder zu nehmen. Die Dynamik der Symptomentwicklung hängt dabei nicht nur von der Dynamik der Erkrankung, sondern auch von dem vorhandenen Entwicklungspotential und -tempo des betroffenen Kindes ab. Orientiert am klinischen Befund, dem bisherigen Verlauf und der Familienanamnese ist eine (Verdachts-)Diagnose zu formulieren, deren Bestätigung oder Widerlegung dann möglichst gezielt anhand von elektrophysiologischen, bildgebenden, klinisch-chemischen, metabolischen, bioptischen und genetischen Untersuchungen erfolgt. Die Untersuchungen sind dringlich zum Nachweis ursächlich seltener behandelbarer Erkrankungen. Aber auch darüber hinaus ist eine möglichst konkrete ätiologische Diagnose und Prognose für den Patienten und seine Familie von sehr hohem psychologischem Wert, gegebenenfalls auch im Hinblick auf die weitere Familienplanung.

Literatur

Anheim M, Tranchant Ch, Koenig M (2012) The Autosomal Recessive Cerebellar Ataxias. N Engl J Med 366: 636–646.

Beauchamp MH, Aglipay M, Yeates KO et al. (2018) Predictors of neuropsychological outcome after pediatric concussion. Neuropsychology 32: 495–508.

Berg AT, Altalib HH, Devinsky O (2017) Psychiatric and behavioral comorbidities in epilepsy: A critical reappraisal. Epilepsia 58: 1123–1130.

Bromley RL, Baker GA (2017) Fetal antiepileptic drug exposure and cognitive outcomes. Seizure 44: 225–231.

Butler RW, Haser JK (2006) Neurocognitive effects of treatment for childhood cancer. Ment Retard Dev Disabil Res Rev 12: 184–191.

Catsman-Berrevoets CE, Aarsen FK (2010) The spectrum of neurobehavioural deficits in the Posterior Fossa Syndrome in children after cerebellar tumour surgery. Cortex 46: 933–946.

Chambers IR, Jones PA, Lo TY et al. (2006) Critical thresholds of intracranial pressure and cerebral perfusion pressure related to age in paediatric head injury. J Neurol Neurosurg Psychiatry 77: 234–240.

Chavez-Arana C, Catroppa C, Carranza-Escárcega E et al. (2018) A systematic review of interventions for hot and cold executive functions in children and adolescents with acquired brain injury. J Pediatr Psychol 43: 928–942.

Chou IC, Lin CC, Kao CH (2015) Enterovirus Encephalitis Increases the Risk of Attention Deficit Hyperactivity Disorder: A Taiwanese Population-based Case-control Study. Medicine (Baltimore) 94: e707. doi: 10.1097/MD.0000000000000707.

Christensen J, Grønborg TK, Sørensen MJ et al. (2013) Prenatal valproate exposure and risk of autism spectrum disorders and childhood autism. JAMA 309: 1696–703.

Christensen J, Pedersen L, Sun Y et al. (2019) Association of Prenatal Exposure to Valproate and Other Antiepileptic Drugs With Risk for Attention-Deficit/Hyperactivity Disorder in Offspring. JAMA Netw Open 2(1): e186606.

Committee on Fetus and Newborn, AAP, ACOG (1996) Use and abuse of the Apgar score. Pediatrics 98: 141–142

Davis NL, King CC, Kourtis AP (2017) Cytomegalovirus infection in pregnancy. Birth Defects Res 109: 336–346.

Di Rocco C, Chieffo D, Pettorini BL et al. (2010) Preoperative and postoperative neurological, neuropsychological and behavioral impairment in children with posterior cranial fossa astrocytomas and medulloblastomas: the role of the tumor and the impact of the surgical treatment. Childs Nerv Syst 26: 1173–1188.

Eddy CM, Rickards HE, Cavanna AE (2012) Behavioral adverse effects of antiepileptic drugs in epilepsy. J Clin Psychopharmacol 32: 362–375.

Ellul M, Solomon T (2018) Acute encephalitis - diagnosis and management. Clin Med (Lond) 18: 155–159.

Fastenau PS, Johnson CS, Perkins SM et al. (2009) Neuropsychological status at seizure onset in children: risk factors for early cognitive deficits. Neurology 73: 526–534.

Freeze HH, Eklund EA, Ng BG et al. (2012) Neurology of inherited glycosylation disorders. Lancet Neurol 11: 453–466.

Galli KK, Zimmerman RA, Jarvik GP et al. (2004) Periventricular leukomalacia is common after neonatal cardiac surgery. J Thorac Cardiovasc Surg 127: 692–704.

García-Cazorla A, Wolf NI, Serrano M et al. (2009) Mental retardation and inborn errors of metabolism. J Inherit Metab Dis 32: 597–608.

Hambidge KM, Krebs NF (2018) Strategies for optimizing maternal nutrition to promote infant development. Reprod Health. 15 (Suppl 1): 87. doi: 10.1186/s12978-018-0534-3.

Jones KL (2006) Smith's Recognizable patterns of human malformation. 6. Aufl. Philadelphia, PA: Elsevier-Saunders.

Johnson S, Hennessy E, Smith R et al. (2009) Academic attainment and special educational needs in extremely preterm children at 11 years of age: the EPICure study. Arch Dis Child Fetal Neonatal Ed 94: F283–F289.

Khetsuriani N, Sanadze K, Abuladze M et al. (2019) High risk of subacute sclerosing panencephalitis following measles outbreaks in Georgia. Clin Microbiol Infect 26(6): 737–742. doi: 10.1016/j.cmi.2019.10.035.

Kohlschütter A, Bley A, Brockmann K et al. (2010) Leukodystrophies and other genetic metabolic leukoencephalopathies in children and adults. Brain Dev 32: 82–89.

Kohlschütter A, Wilichowski E, Steinfeld R et al. (2020) Neurometabolische und neurodegenerative Krankheiten (Kapitel 5), In: Korinthenberg R, Panteliadis CP, Hagel C (Hrsg.) Neuropädiatrie – evidenzbasierte Therapie. 3. Aufl. München: Elsevier., Seite 111-148

Landgraf MN, Nothacker M, Heinen F (2013) Diagnosis of fetal alcohol syndrome (FAS): German guideline version 2013. European J Paediatr Neurol 17: 437–446.

Larroque B, Ancel P-Y, Marret S et al. (2008) Neurodevelopmental disabilities and special care of 5-year-old children born before 33 weeks of gestation (the EPIPAGE study): a longitudinal cohort study. Lancet 371: 813–820.

Lindström K, Lagerroos P, Gillberg Ch et al. (2006) Teenage outcome after being born at term with moderate neonatal encephalopathy. Pediatr Neurol 35: 268–274.

Loutfi KS, Carvalho AM, Lamounier JA et al. (2011) ADHD and epilepsy: contributions from the use of behavioral rating scales to investigate psychiatric comorbidities. Epilepsy Behav 20: 484–489.

Lundvall M, Rajaei S, Erlandson A et al. (2012) Aetiology of severe mental retardation and further genetic analysis by high-resolution microarray in a population-based series of 6- to 17-year-old children. Acta Pædiatrica 101: 85–91.

Marlow N, Rose AS, Rands CE et al. (2005) Neuropsychological and educational problems at school age associated with neonatal encephalopathy. Arch Dis Child Fetal Neonatal Ed 90: F380–F387.

McTague A, Howell KB, Cross JH et al. (2016) The genetic landscape of the epileptic encephalopathies of infancy and childhood. Lancet Neurol 15: 304–16.

Meena JP, Seth R, Chakrabarty B et al. (2016) Neuroblastoma presenting as opsoclonus-myoclonus: A series of six cases and review of literature. Pediatr Neurosci 11: 373–377.

Mefford HC, Batshaw ML, Hoffman EP (2012) Genomics, Intellectual Disability, and Autism. N Engl J Med 366: 733–743.

Miller G, Tesman JR, Ramer JC et al. (1996) Outcome after open-heart surgery in infants and children. J Child Neurol 11: 49–53.

Nielsen-Saines K (2019) Perinatal HIV as an infectious cause of developmental regression. Neurosci Biobehav Rev. 102: 417–423.

Noterdame M (2006) Stereotypien und autoaggressive Verhaltensweisen bei geistig behinderten Kindern und Jugendlichen. In: Frank R (Hrsg.) Geistige Behinderung – Verhaltensmuster und Verhaltensauffälligkeiten. Freiburg: Lambertus.

Patterson T, Rapsey CM, Glue P (2013) Systematic review of cognitive development across childhood in Down syndrome: implications for treatment interventions. J Intellect Disabil Res 57: 306–318.

Rauch A, Hoyer J, Guth S et al. (2006) Diagnostic Yield of Various Genetic Approaches in Patients With Unexplained Developmental Delay or Mental Retardation. American Journal of Medical Genetics Part A 140A: 2063–2074.

Reilly C, Agnew R, Neville BG (2011) Depression and anxiety in childhood epilepsy: a review. Seizure 20: 589–597.

Robinson SJ (2012) Childhood epilepsy and autism spectrum disorders: psychiatric problems, phenotypic expression, and anticonvulsants. Neuropsychol Rev 22: 271–279.

Russo M, Perry R, Kolodny E Gillberg C (1996) Heller syndrome in a pre-school boy. Proposed medical evaluation and hypothesized pathogenesis. Eur Child Adolesc Psychiatry 5: 172–177.

Sanger TD, Chen D, Fehlings DL et al. (2010) Definition and classification of hyperkinetic movements in childhood. Mov Disord 25: 1538–1549.

Schuitema I, de Sonneville L, Kaspers G et al. (2015). Executive Dysfunction 25 Years after Treatment with Cranial Radiotherapy for Pediatric Lymphoid Malignancies. J Int Neuropsychol Soc 21:657–669.

Smith GC, Gutovich J, Smyser Ch et al. (2011) Neonatal Intensive Care Unit Stress Is Associated with Brain Development in Preterm Infants. Ann Neurol 70: 541–549.

Srivastava AK, Schwartz CE (2014) Intellectual Disability and Autism Spectrum Disorders: Causal Genes and Molecular Mechanisms. Neuroscience and Biobehavioral Reviews 46:161–174.

van Egmond ME, Kuiper A, Eggink H et al. (2015) Dystonia in children and adolescents: a systematic review and a new diagnostic algorithm. J Neurol Neurosurg Psychiatry 86: 774–781.

Volpe JJ (2009) Brain injury in premature infants: a complex amalgam of destructive and developmental disturbances. Lancet Neurol 8: 110–124.

20 Umwelteinflüsse und Ernährung bei Entwicklungsstörungen

Ulrich Max Schaller

20.1 Einleitung

Wenn in einem Buch wie dem hier vorliegenden neuronale Entwicklungsstörungen behandelt werden, so ist eine naheliegende Fragestellung, welche Einflussfaktoren für diese Entwicklungsstörungen verantwortlich sind. Eine der Grundfragen in Bezug auf die Typologie von Entwicklungstheorien ist folglich, durch welche Kräfte Entwicklungen angestoßen und gelenkt werden. Darüber hinaus stellt sich die Frage, inwieweit mögliche Verzögerungen und Defizite durch das Fehlen oder Ausbleiben bzw. durch das Einwirken oder die Moderation solcher Kräfte zustande kommen. Hierbei können sowohl exogenistische Modelle als auch endogenistische Modelle als perspektivischer Ausgangspunkt herangezogen werden.

Die exogenistischen Modelle betrachten den Einfluss der *Umwelt* als Hauptfaktor für die Entwicklung, während im Falle einer endogenistischen Betrachtung die Entwicklung unabhängig von äußeren Einflüssen stattfindet bzw. diese nur innerhalb begrenzter Zeitfenster wirksam sein können (Schneider und Lindenberger 2018). Hier entspricht Entwicklung einem Plan, der zwar Umwelteinflüsse als gestaltendes Merkmal vorsieht, diese nehmen aber selbst keinen Einfluss auf die Abfolge des Plans. Wie in den vorhergehenden Kapiteln dargestellt, können solche von Umwelt und Subjekt unabhängigen Entwicklungen unter dem Gesichtspunkt der Genetik und folglich in der Betrachtung des Genoms und der darin enthaltenen Gene analysiert werden (▶ Kap. 18).

Im Laufe der Entwicklung dieses Forschungszweigs hat sich aber gezeigt, dass der genetische Einfluss auf die Entwicklung keineswegs konstant ist, sondern in Wechselwirkung mit der Umwelt des Genoms einhergeht. Diese dynamischen Wechselwirkungen zwischen der Umwelt, dem Verhalten, der neuronalen Aktivität und den Genen, auch als *Gen-Umwelt-Interaktionen* bzw. *-korrelationen* bezeichnet, spielen eine wichtige Rolle und machen deutlich, dass der genetische Einfluss allein für eine umfassende Erklärung von Entwicklungsstörungen nicht ausreicht. Folglich werden unabhängig von der Erforschung genetischer und epigenetischer Einflüsse auch Umweltfaktoren bzw. -risiken auf ihren Beitrag zur Entstehung von Entwicklungsstörungen hin untersucht. Um eine methodische Orientierung zu ermöglichen, kann die Untersuchung des Einflusses von Umweltfaktoren einerseits durch die Unterteilung in Entwicklungsabschnitte (prä-, peri-, postnatal) und durch die Unterteilung in Substanzen erfolgen, die auf den menschlichen Körper einwirken (z. B. Noxen wie ionisierende Strahlung, Umweltgifte, aber auch Krankheiten der Mutter). Weiterhin können Mangel- oder Fehlernährungen, Impfungen sowie Stressoren bzw. noxische Einflüsse von Ereignissen als mögliche Ursachen untersucht werden. Die Untersuchung des Anteils solcher exogenen Faktoren gestaltet sich vor allem hinsichtlich der unklaren Kausalität der Umweltfaktoren als schwierig.

Dem vorangestellt ist die für alle Entwicklungsstörungen geltende Feststellung, dass bezüglich der Ätiologie kein vollständiges Bild der Entstehungsbedingungen vorliegt. Es soll in dieser Hinsicht deutlich werden, dass es sich bei der Ätiologie der Autismus-Spektrum-Störungen, aber auch bei ADHS und Tic-Störungen um ein komplexes, multifaktorielles Erklärungsmodell handelt. Ein spezifisches Erklärungsmodell für die Entwicklungsstörungen ist daher mit der Schwierigkeit konfrontiert, dass diese immer auch psychische Funktionen höherer Ordnung einschließen und in hierarchisch organisierten Kreisläufen sensorische, motorische, autonom-regulierte, sozial-emotionale und kognitive Bereiche miteinander verbinden müssen. Dabei ist der gesamte Ablauf vom Genotyp bis zum Phänotyp und dessen weitergehende Entwicklung molekulargenetischen, epigenetischen, stochastischen und eben auch Umwelt-Einflüssen ausgesetzt (Schaller 2016).

20.2 Umwelteinflüsse

20.2.1 Autismus-Spektrum-Störungen

Für die *Autismus-Spektrum-Störungen* (ASS) gibt es gute wissenschaftliche Belege und einen starken Konsens unter Forschenden, dass genetische Risikofaktoren, aber auch früh wirksame Umweltrisikofaktoren insbesondere in der Schwangerschaft als Ursachen gelten können (Freitag und Vogeley 2015). Als demographischer Risikofaktor gilt hier das *Alter* der Eltern zum Zeitpunkt der Geburt. Das Risiko für Mütter steigt ab einem Alter von 30 bis 34 Jahren (Maimburg und Væth 2006) und beträgt ab einem Alter von über 40 Jahren das Zehnfache. Auch bei Vätern steigt mit zunehmendem Alter das Risiko für Kinder mit Autismus-Spektrum-Störungen und ist im Vergleich zu unter 25-jährigen Vätern ab einem Alter von mehr als 50 Jahren ebenfalls mit einem zehnfach höheren Risiko belegt (Reichenberg et al. 2006).

Als ein weiterer Risikofaktor, dessen Bedeutung in Bezug auf die dahinter liegenden biologischen bzw. psychosozialen Wirkmechanismen noch völlig ungeklärt ist, kann die *Zuwanderungsgeschichte* der Eltern betrachtet werden. Das Risiko für die Diagnose Autismus-Spektrum-Störung steigt um das bis zu dreifache, wenn Eltern aufgrund von Migration das Kind nicht in ihrem Heimatland zur Welt bringen (Hultmann et al 2011; Haglund und Källén 2011).

Auch ein schlechter *sozio-ökonomischer Status* (Rai et al. 2012) und eine geringe schulische Bildung der Eltern (unter neun Schuljahren; Hultman et al. 2011) sind Risikofaktoren, die die Wahrscheinlichkeit für eine Autismus-Spektrum-Störung des Kindes erhöhen. Darüber hinaus haben sowohl somatische als auch neurologische oder psychiatrische Vorerkrankungen der Eltern Einfluss auf das Risiko für das Kind, eine ASS-Diagnose zu erhalten. Im Bereich der somatischen Erkrankungen sind dies Typ-I-Diabetes und Psoriasis. Bei neurologischen und psychiatrischen Erkrankungen erhöht eine fokale Epilepsie der Mutter das Risiko für ein Kind mit ASS um das Fünffache, während eine psychiatrische Erkrankung beider Elternteile das Risiko um das Zweifache erhöht.

Als schwangerschaftsassoziierte Risikofaktoren gelten neben *Rötelninfektionen* (Chess 1971, 1977; Chess et al. 1978) die Einnahme von *Medikamenten* und hier insbesondere die Einnahme von Antiepileptika. Eine kombinierte Einnahme von Valproat mit anderen Medikamenten führt laut einer Studie von

Bromley et al. (2013) zu einem um das Zehnfache erhöhten Risiko für ASS beim Kind. Nimmt die Mutter Serotonin-Wiederaufnahmehemmer während der Schwangerschaft, kann sich die Wahrscheinlichkeit einer ASS-Diagnose für das Kind um das Viereinhalbfache erhöhen (Eriksson et al. 2012).

Risikofaktoren, die mit der Geburt im Zusammenhang stehen, erhöhen zwar das Risiko einer ASS-Diagnose, jedoch ist hier die Kausalität der *Geburtskomplikationen* zu hinterfragen. So gehen genetische Anomalien oft mit Geburtskomplikationen einher. Damit ist die genetische Grunderkrankung sowohl die Ursache für die Frühgeburtlichkeit als auch für die Diagnose ASS.

Werden auch anderen Einflussfaktoren berücksichtigt, die mit ASS assoziiert sind, dann verringert sich der Anteil der geburtsassoziierten Risikofaktoren. Davon unberührt stellt die *Frühgeburtlichkeit* einen Risikofaktor dar, der die Wahrscheinlichkeit für eine Autismus-Spektrum-Störung mindestens um das Zweifache erhöht (Buchmayer et al. 2009; Williams et al. 2008; Lampi et al. 2012).

Zwischen aktuellen wissenschaftlichen Diskursen und öffentlichen Diskussionen findet nur selten ein bidirektionaler Austausch statt. So ist in Bezug auf bestimmte Risikofaktoren für ASS festzustellen, dass diese, obwohl durch zahlreiche wissenschaftliche Studien widerlegt, dennoch hartnäckig als Erklärung herangezogen und dabei vor allem als Argument für andere Interessen – so zum Beispiel Impfressentiments – verwendet werden. Es gilt deshalb noch einmal deutlich zu machen, dass der *Dreifachimpfstoff* gegen Masern, Mumps und Röteln, aber auch andere Impfungen, nicht mit einem erhöhten Autismus-Risiko einhergehen (Buie et al. 2010). Auch in Impfstoffen enthaltenes *Quecksilber* führt nicht zu einer Risikoerhöhung für Autismus-Spektrum-Störungen (Taylor et al. 2014). Weiterhin sind auch *Nahrungsmittelunverträglichkeiten* und gastrointestinale Erkrankungen des Kindes kein Risikofaktor für ASS (Buie et al. 2010).

20.2.2 ADHS

Wie bei allen Entwicklungsstörungen finden sich auch bei den *Aufmerksamkeits-Defizit- und Hyperkinetischen-Störungen* (ADHS) pränatal Umweltrisiken, die die Wahrscheinlichkeit für die Diagnose erhöhen. So ist bekannt, dass *Nikotinkonsum* der Mutter während der Schwangerschaft beim Kind zu einem zwei- bis vierfach erhöhten Risiko führt, eine ADHS-Diagnose zu erhalten (Markussen Linnet et al. 2003; Laucht und Schmidt 2004; Holz et al. 2014). Allerdings ist auch hier einschränkend zu erwähnen, dass aufgrund der unklaren Kausalität sowohl gemeinsame genetische Dispositionen als auch gemeinsame Umweltrisiken für Tabakabhängigkeit sowie ADHS bestehen (Becker und Laucht 2013). Das Problem konfundierter Variablen ergibt sich desgleichen bei der Untersuchung von Zusammenhängen zwischen niedrigem *Geburtsgewicht* und ADHS bzw. *Frühgeburtlichkeit* und ADHS. Zwar findet sich auch hier ein dreifach erhöhtes Risiko (Coghill et al. 2011), wenn jedoch statistisch noch andere Einflussfaktoren berücksichtigt werden, so scheint das Geburtsgewicht bzw. die Frühgeburtlichkeit keine zusätzliche Varianz zu erklären. Die insbesondere für ADHS als Risikofaktor in Verdacht stehenden *Umwelttoxine* wie organische Phosphate, polychloriertes Biphenylen oder ein erhöhter Bleigehalt im kindlichen Blut von Kindern mit ADHS (Bouchard et al. 2010; Marks et al. 2010; Nigg et al. 2010; Sagiv et al. 2010) klären letztlich nur wenig Varianz auf und die kausale Relevanz dieser Wirkstoffe für ADHS bleibt unklar.

Weiterhin diskutierte postnatal relevante psychosoziale Risiken sind frühe *Deprivation* und extreme *Vernachlässigung* (Rutter et al. 2001; Kreppner et al. 2007), psychische Erkrankungen der Eltern (Biederman et al. 2002), negatives Erziehungsverhalten der Eltern (Wells et al. 2000; Breaux und Harvey 2019), geringe *familiäre Unterstützung* (Gau und Chang 2013) und verringerte *mütterliche*

Sensitivität (Pauli-Pott et al. 2018; Chang und Gau 2017). Hinzu kommt der *sozioökonomische Status*, der bei ADHS insofern relevant ist, da ein geringes familiäres Einkommen im Kindesalter das ADHS-Risiko ebenfalls erhöht (Larsson et al. 2014). Es muss selbstverständlich auch bei diesen Risikomodellen berücksichtigt werden, dass sie eine Vielzahl nicht kontrollierter konfundierender Variablen unberücksichtigt lassen. Als Beispiel kann hier eine Mangelernährung infolge des niedrigen sozioökonomischen Status, eines negativen Erziehungsverhaltens oder einer Substanzexposition die eigentliche Ursache für das erhöhte ADHS-Risiko sein.

20.2.3 Tic-Störungen

Auch bei den *Tic-Störungen* gibt es einen breiten Konsens in der Literatur, dass diese Entwicklungsstörungen eine genetische Ursache haben (Price et al. 1985). Jedoch bleiben auch hier die Grundlagen unklar und es gibt bisher keine eindeutigen Kandidatengene. Dass bei monozygoten Zwillingen lediglich 50–70 % Konkordanz für das Tourette-Syndrom besteht, ist ein wichtiger Beleg für den Einfluss von Umweltfaktoren. Bei den prä- und perinatalen Risiken für das Tourette-Syndrom werden schwere *Übelkeit* und *Erbrechen* sowie starker *psychosozialer Stress* der Mutter während der Schwangerschaft, *Nikotinkonsum* in der Schwangerschaft, intrauterine *Wachstumsretardierung*, hohes *Alter* der Eltern und ein niedriges *Geburtsgewicht* diskutiert. Perinatale Risiken sind weiterhin eine transiente *Hypoxie* oder *Ischämie*, ein geringer *Apgar-Index*, parenchymale *Hirnläsionen* und *Ventrikelvergrößerungen* (Müller-Vahl 2014). Allerdings sind nur in 20 % der Fälle von Tic-Störungen prä- und perinatale Komplikationen relevant (Freeman et al. 2009). Es wird vermutet, dass sog. *Life Events*, also lebensverändernde Ereignisse, im Zusammenhang mit Tic-Störungen nur den Zeitpunkt der Erstmanifestation beeinflussen, aber nicht grundsätzlich das Eintreten der Krankheit.

Eine insbesondere im Bereich der Tic-Störung kontrovers diskutierte Hypothese geht davon aus, dass eine Infektion mit einem bestimmten Streptokokkentypus (GABHS) bei einer Untergruppe von Tic-Erkrankungen als Auslöser fungieren kann (Swedo et al. 1998). Eventuell haben aber auch banale virale *Infekte* der oberen Luftwege Einfluss auf die Manifestation und Exazerbation von Tic-Störungen (Giulino et al. 2002). So zeigen Patienten mit Tourette-Syndrom im Vergleich zu Kontrollprobanden signifikant häufiger positive Antikörper gegen Chlamydia trachomatis. Nach aktuellem Kenntnisstand ist aber auch hier eher davon auszugehen, dass die Exazerbation von Tic-Verhalten nur zufällig mit Infektionen zusammenfällt und daraus keine Kausalität abzuleiten ist.

20.3 Ernährung

Die Ernährung während der Schwangerschaft ist eine wichtige Grundlage für die fetale neuronale Entwicklung. Die Frage ist folglich, ob mütterliche Ernährung während der Schwangerschaft und nach der Geburt auch einen Einfluss auf Entwicklungsstörungen hat. Es muss hier ein weiteres Mal deutlich gemacht werden, dass die Studienlage zu Ernährungseinflüssen bei Entwicklungsstörungen noch keine tragfähigen und konsensbasierten Aussagen zulässt. Wie auch schon bei den Umweltrisiken sind Aussagen zur Kausalität von Entwicklungsstörungen und Ernährung schwierig und es muss immer auch die Möglichkeit mediierender oder moderierender Effekte einbezogen werden. Eine größere Übersichtsarbeit (Li et al. 2019) hat den Einfluss von Vitaminen, Mineralien, mehrfach ungesättigten Fettsäuren und bestimmten Nahrungsmitteln (z. B. Fisch) und bestimmten Ernährungsmustern auf Autismus und ADHS untersucht. Die Autoren kommen zu dem Ergebnis, dass nur bei den Autismus-Spektrum-Störungen ein inverser Zusammenhang zwischen der Einnahme von *Folsäure* oder *Multivitaminpräparaten* durch die Mutter und dem Risiko für das Kind, eine ASS zu entwickeln, besteht, Folsäure und Vitaminkomplexe folglich einen protektiven Faktor zur Minimierung des Risikos für eine Autismus-Spektrum-Störungen darstellen. Folsäure ist ein Vitamin aus dem B-Komplex und wird für die Proliferation neuronaler Vorläuferzellen benötigt. Dennoch machen die Autoren deutlich, dass die hierzu publizierten Studien sehr heterogene Ergebnisse aufweisen. Viele biologische Funktionen wie der Calciumstoffwechsel des menschlichen Körpers benötigen *Vitamin D*. Es gibt Hinweise darauf, dass ein Mangel an Vitamin D während der frühen postnatalen Entwicklung auch Risiken birgt, die im Zusammenhang mit der Ätiologie von ASS stehen (Bölte et al.2019).

Eisen ist ein wichtiges Spurenelement, das für die neuronale Funktionalität und die Entwicklung des Fötus in der Schwangerschaft notwendig ist. Es gibt Studien, die eine mögliche Verbindung zwischen *Eisenmangel* und einem erhöhten Risiko für Autismus Spektrum Störungen diskutieren. Mütter mit einer mangelhaften Eisenaufnahme tragen das doppelte Risiko, ein Kind mit Autismus-Spektrum-Störungen zur Welt zu bringen, insbesondere wenn noch weitere Risikofaktoren wie Diabetes und fortgeschrittenes Alter hinzukommen (Schmidt et al. 2014). Auch Zinkmangel kann im Rahmen einer Schwangerschaft zu Neuralrohrdefekten führen. Bei der Messung des Zinkgehalts in den Haaren von Kindern mit einer Autismus-Spektrum-Diagnose wurden niedrige Werte gemessen (Yasuda et al. 2011). Veränderungen in der Kupfer-Homöostase während der fötalen Gehirnentwicklung stehen ebenfalls im Verdacht, das Risiko für die Entwicklung einer Autismus-Spektrum-Störung zu erhöhen (Li et al. 2014; Russo und Devito, 2011; Arora et al. 2017; Curtin et al. 2018).

Die Studienlage zu Ernährungseinflüssen bei ADHS ist laut einer umfangreichen Metaanalyse (Li et al. 2019) so heterogen und wenig aussagekräftig, dass keine tragfähige Schlussfolgerung daraus hervorgeht. Die bisher dargestellten Einflüsse von Ernährung auf Entwicklungsstörungen behandelten insbesondere die Schwangerschaft. Ein interessanter und gegenwärtig expandierender Forschungsbereich beschäftigt sich mit Einflüssen neuroprotektiver *Phytochemikalien* auf das Verhalten von Menschen mit Entwicklungsstörungen. Sulphoraphan (SFN) ist ein solcher neuroprotektiver sekundärer Pflanzenstoff, der sich in sehr hohen Konzentrationen in Brokkoli findet (James et al. 2012) und stark antioxidante und entzündungshemmende Eigenschaften aufweist (Singh et al. 2014). In einer randomisierten, placebokontrollierten, doppelt verblindeten klinischen Phase-II-Studie wurde der Effekt von Brokkoli-Extrakt an 29 männlichen Teilnehmern mit Autismus-Spektrum-Störungen getestet. Die orale Einnahme eines SFN-Extrakts aus Brokkoli-Sprossen führte zu einer signifikanten Verbesserung der sozialen Responsivität. Diese Studie könnte ein erster Schritt in einen Forschungsbereich sein, der das Potential personalisierter Ernährung in Bezug auf Entwicklungsstörungen wissenschaftlich untersucht.

20.4 Zusammenfassung

Der Ätiologie der Entwicklungsstörungen liegt ein komplexes, multifaktorielles Erklärungsmodell zugrunde. Dabei unterliegt der Ablauf von Geno- zum Phänotyp neben genetischen Faktoren auch Einflüssen aus der Umwelt. In diesem Kapitel sollte eine hinreichende, jedoch keineswegs vollständige Übersicht der Studienlage zu biologischen, psychischen und sozialen Umwelteinflüssen im Bereich der Entwicklungsstörungen gegeben werden.

Literatur

Arora M, Reichenberg A, Willfors C et al. (2017) Fetal and postnatal metal dysregulation in autism. Nature Communications 8: 15493. https://doi.org/10.1038/ncomms15493.

Becker K, Laucht M (2013) Risikofaktoren der kindlichen Entwicklung - Ergebnisse der Mannheimer Risikokinderstudie. Zeitschrift Für Kindschaftsrecht und Jugendhilfe 10: 391–394.

Biederman J, Faraone SV, Monuteaux MC (2002) Differential effect of environmental adversity by gender: Rutter's index of adversity in a group of boys and girls with and without ADHD. Primary Care Companion to the Journal of Clinical Psychiatry 4(4): 164.

Bölte S, Girdler S, Marschik PB (2019) The contribution of environmental exposure to the etiology of autism spectrum disorder. Cellular and Molecular Life Sciences: 76: 1275–1297. https://doi.org/10.1007/s00018-018-2988-4.

Bouchard, M. F., Bellinger, D. C., Wright, R. O. et al. (2010). Attention-Deficit/Hyperactivity Disorder and Urinary Metabolites of Organophosphate Pesticides ABBREVIATIONS DAP-dialkyl phosphate DMAP-dimethyl alkylphosphate DEAP-diethyl alkylphosphate OR-odds ratio CI-confidence interval ADHD-attention-deficit/hyperactivity disorder NHANES-National Health and Nutrition Examination Survey DISC-IV-Diagnostic Interview Schedule for Children IV PIR-poverty/income ratio DSM-IV-Diagnostic and Statistical Manual of Mental Disorders, Fourth Edition. Pediatrics: 125: 1270–1277. https://doi.org/10.1542/peds.2009-3058.

Breaux, R. P., & Harvey, E. A. (2019). A Longitudinal Study of the Relation Between Family Functioning and Preschool ADHD Symptoms. Journal of Clinical Child and Adolescent Psychology: 48(5): 749–764. https://doi.org/10.1080/15374416.2018.1437737.

Bromley, R. L., Mawer, G. E., Briggs, M. et al. (2013). The prevalence of neurodevelopmental disorders in children prenatally exposed to antiepileptic drugs. Journal of Neurology, Neurosurgery and Psychiatry: 84(6): 637–643. https://doi.org/10.1136/jnnp-2012-304270.

Buchmayer, S., Johansson, S., Johansson, A. et al. (2009). Can association between preterm birth and autism be explained by maternal or neonatal morbidity? Pediatrics: 124(5). https://doi.org/10.1542/peds.2008-3582.

Buie, T., Campbell, D. B., Fuchs et al. (2010). Evaluation, Diagnosis, and Treatment of Gastrointestinal Disorders in Individuals With ASDs: A Consensus Report. Pediatrics: 125: 1–18.

Chang, J. P. C., & Gau, S. S. F. (2017). Mother-Child Relationship in Youths with Attention-Deficit Hyperactivity Disorder and their Siblings. Journal of Abnormal Child Psychology: 45(5): 871–882. https://doi.org/10.1007/s10802-016-0218-9.

Chess, S. (1971). Autism in children with congenital rubella. Journal of Autism and Childhood Schizophrenia: 1(1): 33–47. https://doi.org/10.1007/BF01537741.

Chess, S. (1977). Follow-up report on autism in congenital rubella. Journal of Autism and Childhood Schizophrenia: 7(1): 69–81. https://doi.org/10.1007/BF01531116.

Chess, S., Fernandez, P., & Korn, S. (1978). Behavioral consequences of congenital rubella. The Journal of Pediatrics: 93(4): 699–703. https://doi.org/10.1016/S0022-3476(78)80921-4.

Coghill, D., et al., A systematic review of the causes of attention deficit hyperactivity disorder (ADHD): an evidence report. 2011, Department of Health: London.

Curtin, P., Austin, C., Curtin, A. et al. (2018). Dynamical features in fetal and postnatal zinc-copper metabolic cycles predict the emergence of autism spectrum disorder. Science Advances: 4(5). https://doi.org/10.1126/sciadv.aat1293.

Eriksson, M. A., Westerlund, J., Anderlid, B. M. et al. (2012). First-degree relatives of young children with autism spectrum disorders: Some gender aspects. Research in Developmental Disabilities: 33(5): 1642–1648. https://doi.org/10.1016/j.ridd.2012.03.025.

Freeman, R. D., Zinner, S. H., Müller-Vahl, K. R. et al. (2009). Coprophenomena in Tourette syndrome. Developmental Medicine and Child Neurology: 51(3): 218–227. https://doi.org/10.1111/j.1469-8749.2008.03135.x.

Freitag, C. M., & Vogeley, K. (2015). S3-Leitlinie Autismus-Spektrum-Störungen im Kindes-, Jugend- und Erwachsenenalter. Springer-Verlag, Berlin.

Gau, S. S. F., & Chang, J. P. C. (2013). Maternal parenting styles and mother-child relationship among adolescents with and without persistent attention-deficit/hyperactivity disorder. Research in Developmental Disabilities: 34(5): 1581–1594. https://doi.org/10.1016/j.ridd.2013.02.002.

Giulino, L., Gammon, P., Sullivan, K. et al. (2002). Is parental report of upper respiratory infection at the onset of obsessive-compulsive disorder suggestive of pediatric autoimmune neuropsychiatric disorder associated with streptococcal infection? Journal of Child and Adolescent Psychopharmacology: 12(2): 157–164. https://doi.org/10.1089/104454602760219199.

Haglund, N. G. S., & Källén, K. B. M. (2011). Risk factors for autism and Asperger syndrome: Perinatal factors and migration. Autism: 15(2): 163–183. https://doi.org/10.1177/1362361309353614.

Holz, N. E., Boecker, R., Baumeister, S. et al. (2014). Effect of Prenatal Exposure to Tobacco Smoke on Inhibitory Control Neuroimaging. Results From a 25-Year Prospective Study. JAMA Psychiatry: 71(7): 786–796. https://doi.org/10.1001/jamapsychiatry.2014.343.

Hultman CM, Sandin S, Levine SZ et al. (2011). Advancing paternal age and risk of autism: new evidence from a population-based study and a meta-analysis of epidemiological studies. Molecular Psychiatry: 16: 1203–1212. https://doi.org/10.1038/mp.2010.121.

James, D., Devaraj, S., Bellur, P. et al. (2012). Novel concepts of broccoli sulforaphanes and disease: Induction of phase II antioxidant and detoxification enzymes by enhanced-glucoraphanin broccoli. Nutrition Reviews: 70(11): 654–665. https://doi.org/10.1111/j.1753-4887.2012.00532.x.

Kreppner, J. M., Rutter, M., Beckett, C. et al. (2007). Normality and impairment following profound early institutional deprivation: A longitudinal follow-up into early adolescence. Developmental Psychology: 43(4): 931–946. https://doi.org/10.1037/0012-1649.43.4.931.

Lampi, K. M., Lehtonen, L., Tran, P. L. et al. (2012). Risk of autism spectrum disorders in low birth weight and small for gestational age infants. Journal of Pediatrics: 161(5): 830–836. https://doi.org/10.1016/j.jpeds.2012.04.058.

Larsson, H., Sariaslan, A., Langström, N. et al. (2014). Family income in early childhood and subsequent attention deficit/hyperactivity disorder: A quasi-experimental study. Journal of Child Psychology and Psychiatry and Allied Disciplines: 55(5): 428–435. https://doi.org/10.1111/jcpp.12140.

Laucht, M., & Schmidt, M. H. (2004). Mütterliches Rauchen in der Schwangerschaft. Risikofaktor für eine ADHS des Kindes? Monatsschrift Fur Kinderheilkunde: 152(12): 1286–1294. https://doi.org/10.1007/s00112-004-1058-1.

Li, M., Francis, E., Hinkle, S. N. et al. (2019). Preconception and Prenatal Nutrition and Neurodevelopmental Disorders: A Systematic Review and Meta-Analysis. Nutrients: 11(7): 1628. https://doi.org/10.3390/nu11071628.

Li, S. O., Wang, J. L., Bjørklund, G. et al. (2014). Serum copper and zinc levels in individuals with autism spectrum disorders. NeuroReport: 25(15): 1216–1220. https://doi.org/10.1097/WNR.0000000000000251.

Maimburg, R. D., & Væth, M. (2006). Perinatal risk factors and infantile autism. Acta Psychiatrica Scandinavica: 114(4): 257–264. https://doi.org/10.1111/j.1600-0447.2006.00805.x.

Marks, A. R., Harley, K., Bradman, A. et al. (2010). Organophosphate pesticide exposure and attention in young Mexican-American children: The CHAMACOS study. Environmental Health Perspectives: 118(12). 1768–1774. https://doi.org/10.1289/ehp.1002056.

Markussen Linnet, K., Dalsgaard, S., Obel, C. et al. (2003). Maternal Lifestyle Factors in Pregnancy Risk of Attention Deficit Hyperactivity Disorder and Associated Behaviors: Review of the Current Evidence. Am J Psychiatry (Vol. 160).

Müller-Vahl, K. (2014). Tourette-Syndrom und andere Tic-Erkrankungen (2nd ed.). Berlin: Medizinisch Wissenschaftliche Verlagsgesellschaft.

Nigg, J., Nikolas, M., & Burt, S. A. (2010, September). Measured gene-by-environment interaction in relation to attention-deficit/hyperactivity disorder. J Am Acad Child Adolesc Psychiatry. https://doi.org/10.1016/j.jaac.2010.01.025.

Pauli-Pott, U., Schloß, S., & Becker, K. (2018). Maternal Responsiveness as a Predictor of Self-Regulation Development and Attention-Deficit/Hyperactivity Symptoms Across Preschool Ages. Child Psychiatry and Human Development: 49 (1): 42–52. https://doi.org/10.1007/s10578-017-0726-z.

Price, R. A., Kidd, K. K., Cohen, D. J. et al. (1985). A Twin Study of Tourette Syndrome. Archives of General Psychiatry: 42(8): 815–820. https://doi.org/10.1001/archpsyc.1985.01790310077011.

Rai, D., Lewis, G., Lundberg, M. et al. (2012). Parental socioeconomic status and risk of offspring autism spectrum disorders in a swedish population-based study. Journal of the American Academy of Child and Adolescent Psychiatry: 51 (5). https://doi.org/10.1016/j.jaac.2012.02.012.

Reichenberg, A., Gross, R., Weiser, M. et al. (2006). Advancing Paternal Age and Autism. Arch Gen Psychiatry (Vol. 63).

Russo, A. J., & de Vito, R. (2011). Analysis of copper and zinc plasma concentration and the efficacy of zinc therapy in individuals with Asperger's Syndrome, pervasive developmental disorder not otherwise specified (PDD-NOS) and autism. *Biomarker Insights*: 6: 127–133. https://doi.org/10.4137/BMI.S7286.

Rutter, M. L., Kreppner, J. M., & O'Connor, T. G. (2001). Specificity and heterogeneity in children's responses to profound institutional privation. British Journal of Psychiatry: 179(8): 97–103. https://doi.org/10.1192/bjp.179.2.97.

Sagiv, S. K., Thurston, S. W., Bellinger, D. C. et al. (2010). Prenatal organochlorine exposure and behaviors associated with attention deficit hyperactivity disorder in school-aged children. American Journal of Epidemiology: 171(5): 593–601. https://doi.org/10.1093/aje/kwp427.

Schaller, U. M. (2016). Ätiologie der Autismus-Spektrum-Störungen. In L. Tebartz Van Elst (Ed.), Das Asperger Syndrom im Erwachsenenalter und andere hochfunktionale Autismus-Spektrum-Störungen (2nd ed., pp. 69–85). Berlin: MWV.

Schmidt, R. J., Tancredi, D. J., Krakowiak, P. et al. (2014). Maternal intake of supplemental iron and risk of autism spectrum disorder. American Journal of Epidemiology: 180(9): 890–900. https://doi.org/10.1093/aje/kwu208.

Schneider, W., & Lindenberger, U. (2018). Entwicklungspsychologie. Weinheim: PVU Psychologie Verlags Union.

Singh, K., Connors, S. L., Macklin, E. A. et al. (2014). Sulforaphane treatment of autism spectrum disorder (ASD). Proceedings of the National Academy of Sciences of the United States of America: 111(43): 15550–15555. https://doi.org/10.1073/pnas.1416940111.

Swedo, S. E., Leonard, H. L., Garvey, M. et al. (1998). Pediatric autoimmune neuropsychiatric disorders associated with streptococcal infections: Clinical description of the first 50 cases. American Journal of Psychiatry: 155(2): 264–271. https://doi.org/10.1176/ajp.155.2.264

Taylor, L. E., Swerdfeger, A. L., & Eslick, G. D. (2014). Vaccines are not associated with autism: An evidence-based meta-analysis of case-control and cohort studies. Vaccine: 32(29): 3623–3629. https://doi.org/10.1016/j.vaccine.2014.04.085.

Wells, K. C., Epstein, J. N., Hinshaw, S. P. et al. (2000). Parenting and family stress treatment outcomes in Attention Deficit Hyperactivity Disorder (ADHD): An empirical analysis in the MTA study. Journal of Abnormal Child Psychology: 28(6): 543–553. https://doi.org/10.1023/A:1005131131159.

Williams, K., Helmer, M., Duncan, G. W. et al. (2008). Perinatal and maternal risk factors for autism spectrum disorders in New South Wales, Australia. Child: Care, Health and Development: 34(2): 249–256. https://doi.org/10.1111/j.1365-2214.2007.00796.x.

Yasuda, H., Yoshida, K., Yasuda, Y. et al. (2011). Infantile zincdeficiency: Association with autism spectrum disorders.Sci. Rep.1: 129; DOI:10.1038/srep00129.

21 Systemische Aspekte der Entwicklungsstörungen

Almut Zeeck, Claas Lahmann

21.1 Einleitung

Die *systemische Perspektive* basiert auf vielfältigen Theoriebildungen und Konzepten, die sich als Gegenpol zu einer als reduktionistisch verstandenen physiologisch-mechanistischen Sichtweise entwickelten (Levold und Wirsching 2014). Sie bildet die Grundlage für systemische Ansätze in Beratung und Therapie, so auch der *systemischen Familientherapie*. Zunächst soll – an dieser Stelle sehr vereinfacht – beschrieben werden, was mit einer systemischen Perspektive gemeint ist.

Es wird aus systemischer Sicht davon ausgegangen, dass ein Organismus ein sich selbst regulierendes System ist, welches in Interaktion und Wechselwirkung mit *über- und untergeordneten* Systemen steht. So ist eine Zelle Teil eines Lebewesens, welches wiederum Teil einer Gruppe oder Gesellschaft ist. »Krankhafte« Veränderungen von Zellen können sich auf ein Individuum auswirken und wiederum Bedeutung für gesellschaftliche Prozesse haben (ein aktuelles Beispiel wären die Auswirkungen einer Pandemie). Andersherum können gesellschaftliche Veränderungen (z. B. hohe Arbeitslosenzahlen) ein Individuum bis auf die zelluläre Ebene beeinflussen (sozialer Abstieg, erhöhtes Risiko für Erkrankung). Der systemische Ansatz in der Therapie weist eine starke Ressourcenorientierung auf und richtet den Fokus nicht nur auf das Individuum, sondern auch die Familie und Kontextfaktoren. Während ältere Ansätze noch den Krankheitsbegriff ablehnten (die Erkrankung eines Individuums wurde als Störung eines gesamten Systems verstanden), ist dies heute nicht mehr der Fall, mittlerweile wird ebenfalls die Bedeutung genetisch-biologischer Faktoren anerkannt (Levold und Wirsching 2014).

Wenn im folgenden Kapitel die Entwicklungsstörungen wie ASS und ADHS aus systemischer Perspektive betrachtet werden, soll es vor allem um den Einfluss der Erkrankung auf andere Mitglieder der Familie gehen, welche wiederum auf das betroffene Individuum reagieren, sowie um die Rolle des gesellschaftlichen Kontextes. Das Familiensystem umfasst die Eltern bzw. primären Bezugspersonen, Geschwister, Halbgeschwister, Großeltern, Partnern und ggfs. eigene Kinder. Es soll dabei vor allem folgenden Fragen nachgegangen werden: Wie wirkt sich die Entwicklungsstörung eines Kindes auf die anderen Mitglieder einer Familie, vor allem die primären Bezugspersonen, aber auch Geschwister aus? Welche Bedeutung haben deren Reaktionen wiederum für das Kind? Der weitere Kontext umfasst soziale Kontakte (Peergroup, Kollegen an der Arbeitsstelle) und die gesellschaftliche Ebene, auf welcher unter anderem definiert wird, was normal und was ein abweichendes, ungewöhnliches Verhalten ist – mit der Gefahr der Ausgrenzung und Andersbehandlung.

21.2 Autismus-Spektrum-Störungen (ASS)

21.2.1 ASS in der Familie

Kinder mit ASS zeigen eine Reihe an Besonderheiten in ihren Vorlieben und ihrem Verhalten, auf welche sich die Familie – hier vor allem die Eltern bzw. primären Bezugspersonen – einstellen müssen. Dazu gehören die besondere Bedeutung taktiler Reize, eine erhöhte Lärmempfindlichkeit, die hohe Bedeutung von Routinen und die Angst vor Neuem. Es sind aber vor allem die Schwierigkeiten in der sozialen Interaktion, kognitive Einschränkungen sowie Probleme mit der sozialen Integration und mit aggressivem und autoaggressivem Verhalten, die zu einer starken Belastung führen können (Gomes et al. 2015; Kostiukow et al. 2019). Eltern mit einem Kind, das an einer ASS leidet, beschreiben im Durchschnitt eine größere Unsicherheit, einen höheren Stresslevel sowie mehr depressive Verstimmungen als Eltern mit »neurotypischen« Kindern oder Kindern mit anderen Einschränkungen (Solomon und Chung 2012). Über 50 % aller Väter und über 70 % aller Mütter fühlen sich immer wieder (in der zitierten Studie ein- bis fünfmal im Monat) vollkommen hilflos (Kostiukow et al. 2019). Sie haben das Gefühl, nie genug getan zu haben. Vergleichsweise häufig fühlen Paare sich gezwungen, zu alten Rollenmustern zurückzukehren, um den finanziellen Anforderungen und der Notwendigkeit vermehrter Fürsorge für das Kind gerecht zu werden (Solomon und Chung 2012). Paare mit einem autistischen Kind lassen sich auch doppelt so häufig scheiden (Hartley et al. 2010), was auf die beschriebene Belastung zurückgeführt werden kann, aber auch auf die wenige Zeit, die für die Partnerschaft bleibt.

In einer qualitativen Studie, die in China durchgeführt wurde, wurden Eltern zu ihren Erfahrungen mit ihrem Kind und ihren Erziehungsprinzipien befragt und im Umgang mit dem Kind beobachtet. Es ließen sich vier Stile unterscheiden, die Strategien zeigen, wie Eltern mit ihrer Angst, Hoffnungslosigkeit, ihrem Ärger und Ohnmachtsgefühlen umgehen (Zhou und Chunli 2014)

1. Es fanden sich Eltern, für die im Vordergrund stand, ihrem Kind etwas beizubringen (sie verhielten sich wie ein »Coach«), mit hohen Erwartungen und dem Ziel einer Veränderung und Normalisierung des Kindes;
2. dann fanden sich Eltern, die vor allem Wert auf eine positive, haltgebende und annehmende Beziehung legten und die der Überzeugung waren, dass dies besonders wichtig ist;
3. es gab ferner Eltern, die zwischen diesen beiden Positionen wechselten.
4. Die letzte Gruppe bildeten Eltern, die wenig Hoffnung auf Änderung hatten, nicht motiviert waren, Unterstützungsangebote zu nutzen, und ihr Kind »alleine ließen« bzw. aufgegeben hatten.

Überwiegen im Familiensystem Gefühle der Überforderung, Angst und Frustration, kann dies in einen ungünstigen Kreislauf hineinführen, in welchem sich Probleme in der Interaktion immer weiter zuspitzen. Gelingt es jedoch innerhalb der Familie ein neues Gleichgewicht und eine »neue Normalität« zu finden, wirkt sich dies auch auf die Entwicklung eines Kindes mit ASS positiv aus. Untersuchungen zeigen beispielsweise, dass Kinder mit ASS in der Lage sind, sichere Bindungsmuster zu entwickeln, wenn es den primären Bezugspersonen (z. B. der Mutter) gelingt, sensitiv und zugewandt zu bleiben (McKenzie und Dallos 2017; Vivanti und Nuske 2017). Dies scheint wiederum für die weitere Entwicklung des Kindes von Vorteil zu sein (McKenzie und Dallos 2017).

Betrachtet man das Familiensystem aus der Perspektive der Geschwister eines Kindes mit

ASS, so gibt es Hinweise darauf, dass auch diese ein höheres Risiko für emotionale oder Verhaltensprobleme zeigen (Petalas et al. 2009). Wenn die Aufmerksamkeit in der Familie vor allem auf das Kind mit ASS gerichtet ist, kann es sein, dass die Geschwister weniger wahrgenommen werden und weniger Unterstützung bekommen. Sie können das Gefühl entwickeln, die Eltern nicht noch mehr belasten zu dürfen und pflegeleicht sein zu müssen; oder nur unterstützt zu werden, wenn sie ebenfalls Probleme haben.

Für ein Familiensystem bedeutet ein Kind mit ASS einen kontinuierlichen Prozess notwendiger Anpassung und Entwicklung. Dieser Prozess kann mit großen Belastungen einhergehen, aber auch mit positiven Auswirkungen, wenn die Herausforderungen bewältigt werden – zum Beispiel einem stärkeren Zusammenhalt innerhalb der Familie (Solomon und Chung 2012). Interventionen, die Eltern bzw. Familien in diesem Prozess unterstützen, haben sich als wirksam erwiesen (Whittingham et al. 2009).

21.2.2 Gesellschaft

Eltern eines Kindes mit ASS stehen schon früh vor Herausforderungen. Sie bemerken in der Regel nach ein paar Monaten, dass mit ihrem Kind etwas »anders« ist und müssen dann mit der Diagnose einer ASS umgehen. Dies kann zu Enttäuschung, Traurigkeit und Ängsten führen sowie zu einem inneren Wechselspiel zwischen Nicht-wahr-haben-Wollen und Akzeptanz. Untersuchungen zeigen, dass die Belastung bei Eltern in dieser Phase besonders hoch ist (Rivard et al. 2014). Es ist daher von Bedeutung, *wie* ihnen die Diagnose vermittelt wird und ob dies mit einer Vermittlung von Hilfsangeboten und ausreichender Information gekoppelt wird.

Ein weiterer Belastungsfaktor können die Reaktionen anderer Menschen sein, welche ein unangepasstes oder auffälliges Verhalten eines Kindes mit ASS den Eltern »ankreiden«, deren Erziehung so offensichtlich versagt habe (McKenzie und Dallos 2017). Ärger, Scham und Eifersucht sind mögliche emotionale Reaktionen. Nicht selten werfen sich vor allem Mütter die Schwierigkeiten ihrer Kinder selbst vor. Es kann ferner verletzend sein, wenn andere Eltern die Geschichten ihrer »normalen« Kinder erzählen, bis hin zu einem Gefühl der Isolation. Erleben Eltern hingegen eine ausreichende soziale Unterstützung und können eine Zuversicht entwickeln, auch in schwierigen Situationen eine Lösung zu finden, ist dies mit einer höheren Lebensqualität verbunden (Kostiukow et al. 2019).

Aus Sicht eines Menschen mit ASS geht es kontinuierlich um ein Zurechtkommen in gesellschaftlichen Strukturen, die von zwischenmenschlichem Austausch und der Notwendigkeit der Interpretation sozialer Signale geprägt sind. Aufgrund der Schwierigkeiten in der sozialen Kommunikation und Interaktion kann es der Schule und im Kontakt mit gleichaltrigen Kindern und Jugendlichen, sowie später in der Ausbildung und im Berufsleben und auch in Partnerschaften zu Missverständnissen und Konflikten kommen – mit der Gefahr eines Rückzugs und der Ausgrenzung. Auch Spezialinteressen und rigide, repetitive Verhaltensmuster können bei anderen zu Irritation, Unverständnis und ärgerlichen Reaktionen führen.

Es finden sich überraschenderweise nur wenige empirische Untersuchungen dazu, wie Menschen mit einer ASS im Erwachsenenalter zurechtkommen. Da es sich um eine heterogene Gruppe handelt, ist diese Frage sicher auch nicht pauschal zu beantworten. Studien weisen im Durchschnitt aber auf eine geringere soziale Integration und schlechtere Berufsaussichten hin (Howlin und Magiati 2017; Riedel et al. 2016). Oft sind Menschen mit einer ASS für den Beruf, den sie ausüben, eher überqualifiziert und leben auch als Erwachsene noch überdurchschnittlich häufig bei den Eltern (Poon und Sidhu 2017).

21.3 Aufmerksamkeitsdefizit-/Hyperaktivitätsstörung (ADHS)

21.3.1 ADHS in der Familie

Auch in Familien, in denen ein Kind unter ADHS leidet, kommt es zu einer höheren Belastung – insbesondere dann, wenn eine oppositionelle Verhaltensstörung oder eine andere Art der Verhaltensstörung hinzukommt (Johnston und Mash 2001). Die Belastung zeigt sich unter anderem in mehr Streit zwischen den Eltern, einer Rivalität zwischen den Geschwistern sowie einem höheren Ausmaß an familiären Konflikten (Chang und Gau 2017). Untersuchungen zum Verhalten von Müttern und Vätern weisen darauf hin, dass diese zu einem autoritäreren Erziehungsstil neigen und sich weniger emotional zugewandt und unterstützend verhalten (Gau und Chang 2013). Die Akzeptanz der Erkrankung des Kindes ist dabei oft ein schrittweiser Prozess. Es braucht Zeit, bis eine Familie Strategien und Routinen im Alltag entwickelt hat, die konstruktiv und hilfreich sind (Laugesen und Groenkjaer 2015). Besonders schwer scheint es in Familien zu sein, in denen die Eltern selbst subklinische Formen von ADHS oder depressive Züge aufweisen: Sie neigen eher dazu, das Verhalten ihres Kindes negativ zu bewerten (Haack et al. 2016). Leider finden sich bislang kaum Untersuchungen zu Faktoren, die mit guten Bewältigungsmöglichkeiten bzw. einer höheren Resilienz von Familien assoziiert sind (Deault 2010).

Geschwisterkinder erleben ähnliche Schwierigkeiten wie Geschwister von Kindern mit ASS: Sie haben das Gefühl nicht auch noch zur Last fallen zu dürfen und können in eine parentifizierte Rolle geraten, wenn sie die elterliche Erwartung spüren, helfen zu sollen. Sie selbst bekommen weniger Aufmerksamkeit, wenn es ihnen nicht gut geht. Hinzu kommt die Erfahrung, das Ziel aggressiven und manipulativen Verhaltens werden zu können. In einer qualitativen Untersuchung wurde im Weiteren deutlich, dass sie für das gleiche undisziplinierte Verhalten strenger bestraft werden, weil sie ja nicht krank sind – und dies als ungerecht erleben (King et al. 2016).

21.3.2 Gesellschaftlicher Kontext

Da es durch die Ablenkbarkeit und Impulsivität bei ADHS in vielen Bereichen zu Schwierigkeiten kommen kann, wie z. B. im Kindergarten und in der Schule, geraten Eltern oft in eine Vermittlerposition und müssen für ihr Kind eintreten. Sie machen Erfahrungen mit Stigmatisierung und Beschuldigung, häufig kommt es aber auch hier zu Selbstvorwürfen sowie Gefühlen eigener Schuld (Laugesen und Groenkjaer 2015). Lehrer, die wenig Wissen über ADHS haben, bringen das Verhalten eines Schülers in der Regel mit einem Versagen der elterlichen Erziehung in Zusammenhang und scheinen nicht selten für eine medikamentöse Therapie zu plädieren (Kern et al. 2015). Eine systematische Übersichtsarbeit konnte jedoch zeigen, wie bedeutsam Kontextfaktoren sind: Die Qualität der Beziehung zwischen dem Kind und seinen Lehrern, die Beziehung zu Peers, die Annahmen zu den Ursachen der ADHS bei Lehrern, Mitschülern und dem betroffenen Kind selbst sowie die Atmosphäre im Klassenraum insgesamt tragen dazu bei, dass ein Kind mit einer ADHS in der Schule besser zurechtkommt (Moore et al. 2019).

Auch im Erwachsenenalter zeigt ein Teil der Menschen, die im Kindesalter unter einer ADHS litten, noch Symptome. Sie haben dann im Vergleich zu Gesunden mehr

Schwierigkeiten, was ihre berufliche und finanzielle Situation betrifft – und auch größere Probleme in nahen Beziehungen (Harpin et al. 2016; Shaw et al. 2012).

21.4 Interventionen

Insgesamt sind familiäre und Kontextfaktoren bei der Behandlung von Entwicklungsstörungen von zentraler Bedeutung und sollten in Behandlungskonzepte mit einbezogen werden (Karst und Van Hecke 2012). Dabei geht es nicht nur darum, dass ihre Berücksichtigung die Wirksamkeit der Behandlung eines Menschen mit einer Entwicklungsstörung verbessert, sondern dass auch andere Familienmitglieder belastet sein können und ein erhöhtes Risiko für psychische Störungen aufweisen. Eine Spirale sich negativ verstärkender Wechselwirkungen muss möglichst vermieden bzw. unterbrochen werden. Bei einer ASS sollten Interventionen schon im ersten Lebensjahr beginnen, und zwar durch eine Unterstützung der Eltern. So zeigte sich zum Beispiel, dass es bei einer frühen, unterstützenden Intervention zu einem besseren Funktionsniveau der Eltern und der gesamten Familie kommt (Zand et al. 2018). Auch bei der ADHS finden sich empirische Hinweise darauf, dass familientherapeutische Interventionen und ein Training der Eltern hilfreich sein können, um das familiäre Funktionsniveau und die Beziehungen der Familienmitglieder untereinander zu verbessern und Belastungen zu reduzieren (Bjornstad und Montgomery 2005; von Sydow et al. 2013; Zwi et al. 2011). Es finden sich bislang allerdings nur wenige methodisch hochwertige Studien.

Bezogen auf den weiteren Kontext ist es von Relevanz, wie gut das Wissen und die Schulung z. B. von Lehrern, Ausbildern und später Vorgesetzten bezogen auf Entwicklungsstörungen ist, um die Gefahr falscher Schuldzuweisungen und Attribuierungen zu verringern.

21.5 Zusammenfassung

Die Erforschung systemischer Aspekte zu dem in DSM-5 und ICD-11 neu definierten Themenfeld der Entwicklungsstörungen steckt noch in den Kinderschuhen. Für die großen Entitäten ASS und ADHS konnte die hohe Relevanz der systemischen Perspektive schon gezeigt werden, sowohl für die Diagnostik als auch das therapeutische Vorgehen. Gleiches wird mit hoher Wahrscheinlichkeit für die Tic-Störungen, die Störungen der Intelligenzentwicklung und die Teilleistungsstörungen gelten. Hieraus ergeben sich wichtige Aufgaben für die Zukunft – wissenschaftlich, vor allem aber auch klinisch.

Literatur

Bjornstad G, Montgomery P (2005) Family therapy for attention-deficit disorder or attention-deficit/hyperactivity disorder in children and adolescents. The Cochrane Database of Systematic Reviews 2: CD005042.

Chang JP-C, Gau SS-F (2017) Mother-Child Relationship in Youths with Attention-Deficit Hyperactivity Disorder and their Siblings. Journal of Abnormal Child Psychology 45(5): 871–882.

Deault LC (2010) A systematic review of parenting in relation to the development of comorbidities and functional impairments in children with attention-deficit/hyperactivity disorder (ADHD). Child Psychiatry and Human Development 41(2): 168–192.

Gau SS-F, Chang JP-C (2013) Maternal parenting styles and mother-child relationship among adolescents with and without persistent attention-deficit/hyperactivity disorder. Research in Developmental Disabilities 34(5): 1581–1594.

Gomes PTM, Lima LHL, Bueno MKG et al. (2015) Autism in Brazil: A systematic review of family challenges and coping strategies. Jornal De Pediatria 91(2): 111–121.

Haack L, Jiang Y, Delucchi K et al. (2016) Parental cognitive errors mediate parental psychopathology and ratings of child inattention 56(3): 716–733.

Harpin V, Mazzone L, Raynaud JP et al. (2016) Long-Term Outcomes of ADHD: A Systematic Review of Self-Esteem and Social Function. Journal of Attention Disorders 20(4): 295–305.

Hartley SL, Barker ET, Seltzer MM et al. (2010) The relative risk and timing of divorce in families of children with an autism spectrum disorder. Journal of Family Psychology 24(4): 449–457.

Howlin P, Magiati I (2017) Autism spectrum disorder: Outcomes in adulthood. Current Opinion in Psychiatry 30(2): 69–76.

Johnston C, Mash EJ (2001) Families of children with attention-deficit/hyperactivity disorder: Review and recommendations for future research. Clinical Child and Family Psychology Review 4(3): 183–207.

Karst JS, Van Hecke AV (2012) Parent and family impact of autism spectrum disorders: A review and proposed model for intervention evaluation. Clinical Child and Family Psychology Review 15(3): 247–277.

Kern A, Amod Z, Seabi J et al. (2015) South African foundation phase teachers' perceptions of ADHD at private and public schools. International Journal of Environmental Research and Public Health 12(3): 3042–3059.

King K, Alexander D, Seabi J (2016) Siblings' Perceptions of Their ADHD-Diagnosed Sibling's Impact on the Family System. International Journal of Environmental Research and Public Health 13(9): 910.

Kostiukow A, Strzelecki W, Poniewierski P et al. (2019) The estimation of the functioning of families with ASD children. AIMS Public Health 6(4): 587–599.

Laugesen B, Groenkjaer M (2015) Parenting experiences of living with a child with attention deficit hyperactivity disorder: A systematic review of qualitative evidence. JBI Database of Systematic Reviews and Implementation Reports 13(11): 169–234.

Levold T, Wirsching M (2014) Systemische Therapie und Beratung—Das große Lehrbuch. Heidelberg: Carl-Auer Verlag.

McKenzie R, Dallos R (2017) Autism and attachment difficulties: Overlap of symptoms, implications and innovative solutions. Clinical Child Psychology and Psychiatry 22(4): 632–648.

Moore DA, Richardson M, Gwernan-Jones R et al. (2019). Non-Pharmacological Interventions for ADHD in School Settings: An Overarching Synthesis of Systematic Reviews. Journal of Attention Disorders 23(3): 220–233.

Petalas MA, Hastings RP, Nash S et al. (2009) Emotional and behavioural adjustment in siblings of children with intellectual disability with and without autism. Autism: The International Journal of Research and Practice 13(5): 471–483.

Poon KK, Sidhu DJK (2017) Adults with autism spectrum disorders: A review of outcomes, social attainment, and interventions. Current Opinion in Psychiatry 30(2): 77–84.

Riedel A, Schröck C, Ebert D et al. (2016) Well Educated Unemployed—On Education, Employment, and Comorbidities in Adults with High-Functioning Autism Spectrum Disorders in Germany. Psychiatrische Praxis 43(1): 38–44.

Rivard M, Terroux A, Parent-Boursier C et al. (2014) Determinants of stress in parents of children with autism spectrum disorders. Journal of Autism and Developmental Disorders 44(7): 1609–1620.

Shaw M, Hodgkins P, Caci H et al. (2012). A systematic review and analysis of long-term outcomes in attention deficit hyperactivity disorder: Effects of treatment and non-treatment. BMC Medicine 10: 99.

Solomon A, Chung B (2012) Understanding autism: How family therapists can support patients of children with autism spectrum disorders. Family Process 51(2): 250–264.

Vivanti G, Nuske HJ (2017) Autism, attachment, and social learning: Three challenges and a way forward. Behavioural Brain Research 325(Pt B): 251–259.

von Sydow K, Retzlaff R, Beher S et al. (2013) The efficacy od systemic therapy for childhood and adolescent extrenalizing disorders: A systematic review. Family Process 52(4): 576–618.

Whittingham K, Sofronoff K, Sheffield J et al. (2009) Stepping Stones Triple P: An RCT of a parenting program with parents of a child diagnosed with an autism spectrum disorder. Journal of Abnormal Child Psychology 37(4): 469–480.

Zand D, Bultas M, McMillin S. et al. (2018) A pilot of a brief positive parenting program on children newly diagnosed with autism spectrum disorder. Family Process 57(4): 901–914.

Zhou T, Chunli Y (2014). Parenting styles and parents' perspectives on how their own emotions affect the functioning of children with autism spectrum disorders. Family Process, 53:67–79, 2014Zwi M, Jones H, Thorgaard C, York A et al. (2011) Parent training interventions for Attention Deficit Hyperactivity Disorder (ADHD) in children aged 5 to 18 years. The Cochrane Database of Systematic Reviews 12: CD003018.

22 Neuropsychologische Modelle der Entwicklungsstörungen

Tina Schweizer, Thomas Fangmeier, Reinhold Rauh

22.1 Einleitung

Neuropsychologische Modelle sind sowohl relevant für das Verständnis von Ursachen und aufrechterhaltender Bedingungen der Entwicklungsstörungen als auch zur Entwicklung diagnostischer Instrumente und Interventionen. Zudem beeinflussen die zugrundeliegenden neuropsychologischen Fähigkeiten und Beeinträchtigungen die Wahl der Therapie. So können bspw. eingeschränkte Aufmerksamkeits- und Gedächtnisleistungen die Durchführung einer kognitiven Verhaltenstherapie erschweren. Im folgenden Kapitel werden einflussreiche neuropsychologische Modelle zur Erklärung von ASS, ADHS, Tic-Störungen sowie Teilleistungsstörungen und Störungen der Intelligenzentwicklung besprochen.

22.2 Autismus-Spektrum-Störung (ASS)

Bei ASS finden sich Veränderungen der Wahrnehmung und Aufmerksamkeit, des Gedächtnisses, der kognitiven Fähigkeiten, der Exekutivfunktionen sowie teilweise des intellektuellen Niveaus und der Sprache. Die ASS-spezifischen kognitiven Auffälligkeiten sind mit unterschiedlicher Gewichtung in den drei einflussreichen neuropsychologischen Modellen sowie der Spiegelneuronentheorie integriert, welche nachfolgend näher erläutert werden sollen.

In der *Theorie der schwachen zentralen Kohärenz* wird eine verstärkte segmentiert lokale Reizwahrnehmung und -verarbeitung bei ASS im Gegensatz zu einer kontextgebundenen holistischen Reizverarbeitung bei neurotypischen Menschen angenommen. Die Fokussierung auf Details kann mit einer erschwerten Erfassung komplexer Situationen sowie Schwierigkeiten zur Abstraktion einhergehen. Anderseits kann die Fähigkeit, Details kontextfrei verarbeiten und erinnern zu können, die bei ca. 10 % aller Autisten vorliegenden Inselbegabungen (Savant-Fähigkeiten) erklären. Hierbei ist es bspw. möglich, ganze Städte nach einem Hubschrauberflug detailgetreu und perspektivisch korrekt nachzuzeichnen.

In der *Theorie der exekutiven Dysfunktion* wird davon ausgegangen, dass bei ASS eine Beeinträchtigung der kognitiven Kontrollfunktionen im präfrontalen Kortex, v. a. hinsichtlich des zielorientierten Handelns, der Planungsfähigkeit und Flexibilität besteht. Dies könnte die bei ASS häufig vorliegenden repetitiven Verhaltensweisen und Routinen, eng umschriebenen Interessensgebiete sowie die Schwierigkeit, insbesondere kurzfristig Routinen oder Pläne zu verändern, erklären.

Eine verminderte Ausprägung der Theory of Mind (ToM) wird im *Modell der ToM-*

Defizite für ASS angenommen. Dies wird mit einer geringeren Fähigkeit in Verbindung gebracht, Annahmen über mentale Zustände bei anderen, wie Gefühle, Bedürfnisse, Überzeugungen und Ideen sowie Erwartungen oder Absichten, treffen zu können. Eine mögliche Folge davon kann sein, dass das Interaktionsverhalten von Menschen mit ASS von der Umwelt als unangemessen empfunden wird, was zu Missverständnissen oder Konflikten führen kann.

In der *Spiegelneuronentheorie* wird eine Dysfunktion des Spiegelneuronensystems diskutiert, um bspw. die verminderte Verarbeitung von Mimik und Imitation bei ASS zu erklären.

Empirische Befunde deuten diesbezüglich eher auf Besonderheiten der Top-Down-Modulierung bzw. beteiligter Netzwerke mit Einfluss auf das Spiegelneuronensystem hin.

Aktuelle Studien betonen, dass Menschen mit ASS zwar Schwierigkeiten haben, sich in neurotypische, nicht jedoch in Menschen mit ASS hineinzuversetzen. Außerdem zeigen auch neurotypische Menschen Schwierigkeiten, sich in Menschen mit ASS hineinzuversetzen. Dies weist im Gegensatz zu einer defizit-orientierten Erklärung für ASS vielmehr auf ein wechselseitig geringeres Verständnis aufgrund der jeweiligen neurodiversen Ausprägung hin.

22.3 Aufmerksamkeitsdefizit-/Hyperaktivitätsstörung (ADHS)

Menschen mit ADHS zeigen im Vergleich zu neurotypischen Menschen eine verringerte Aufmerksamkeitsspanne sowie ein höheres Level an Hyperaktivität bzw. Impulsivität. Während die kürzere Aufmerksamkeitsspanne über die Lebenszeit erhalten bleibt, scheint sich das Ausmaß der Hyperaktivität bzw. Impulsivität bis ins Erwachsenenalter eher abzuschwächen. Bei ADHS liegen außerdem Abweichungen hinsichtlich der Reaktionszeitvariabilität, Antwortunterdrückung, kognitiven Leistung und Vigilanz, sowie des Arbeitsgedächtnisses vor. Neuropsychologische Modelle zur Erklärung von ADHS nahmen zunächst eine Beeinträchtigung der Aufmerksamkeit an sich an. Im Folgenden sollen insbesondere die seit den 90er Jahren dominierenden Modelle der exekutiven Dysfunktion und deren Erweiterungen um motivationale Aspekte näher erläutert werden.

Diese Top-Down Modelle nehmen verminderte Exekutivfunktionen als zentralen Mechanismus zur Erklärung der Symptomatik von ADHS an. Insbesondere wurde hierbei von einer verminderten Inhibitionsleistung ausgegangen, um Symptome wie Impulsivität, Unaufmerksamkeit und motorische Unruhe zu erklären. Im Alltag gehen verminderte Exekutivfunktionen bspw. mit Schwierigkeiten Entscheidungen zu treffen oder dem häufigen Verlegen von Sachen einher. Das vorherrschende *Inhibitions-Modell nach Barkley* geht davon aus, dass beim hyperaktiven Subtyp von ADHS eine verminderte Reaktionshemmung zu verringerten Exekutivfunktionen wie Arbeitsgedächtnis, Selbstregulation, Internalisierung von Sprache sowie Rekonstitution von Verhalten führt, mit Auswirkung auf die motorische Kontrolle. Auch empirische Studien haben die Wichtigkeit exekutiver Dysfunktionen bezüglich Reaktionshemmung, Arbeitsgedächtnis, Vigilanz und Planungsfähigkeit im Kontext von ADHS bestätigt, jedoch scheinen diese nicht der einzige relevante Faktor zur Erklärung der ADHS-Symptome zu sein. So geht das *Kognitiv-Energetische Modell* ebenfalls von verminderten Exekutivfunktionen aus, nimmt jedoch neben einer verminderten motorischen Organisation insbesondere unzureichende Aktivierungs- und Erregungslevels an, welche als grundlegend für die Besonderheiten der Reaktionsbereitschaft und -genauigkeit bei ADHS angesehen werden. In der darauf basierenden *State Regulation Theory* werden ADHS-Symptome entsprechend v. a. als mangelhafte Anpassung im Sinne der aktiven Herstellung eines adäquaten physiologischen Aktivierungs- und Erregungslevels v. a. im Kontext wenig stimulierender bzw. Belohnungs-assoziierter Aufgaben interpretiert. Hyperaktivität wird hierbei als eine Form der Selbststimulation angesehen. Diese Annahme wird durch Befunde zu Unterschieden der Daueraufmerksamkeit, nicht jedoch der fokussierten Aufmerksamkeit, zwischen Menschen mit ADHS vs. Neurotypischen bestätigt.

Neben verminderten Exekutivfunktionen zeigten sich auch motivationale Besonderheiten wie Schwierigkeiten im Belohnungsaufschub als entscheidend, insbesondere zur Erklärung verschiedener Subtypen von ADHS, was im *Dual Pathway Model* aufgegriffen wurde. Weiterentwicklungen wie das *Triple Pathway Model* beziehen neben geringeren Exekutivfunktion und einer erhöhten Verzögerungsaversion auch Befunde einer veränderten Zeitwahrnehmung bei ADHS mit ein.

Integrative Ansätze wie das *Multiple Pathway Model* nehmen unterschiedliche Ätiologiekonstellationen und daraus resultierende Subtypen von ADHS an. Als relevante empirisch validierte Konstrukte hierfür werden die folgenden angesehen: Abweichungen im Belohnungssystem, der zeitlichen Verarbeitung, im Arbeitsgedächtnis, der intraindividuellen Reaktionszeitvariabilität und der Exekutivfunktionen, was mit dem Zusammenspiel von emotionalen/motivationalen mit kognitiven Regulationsmechanismen begründet wird.

22.4 Tic-Störungen

Bei Tic-Störungen zeigen sich vokale oder motorische Tics. Beim Tourette-Syndrom (TS) treten gleichzeitig komplexe vokale und multiple motorische Tics auf. Bei Menschen mit Tourette-Syndrom findet sich eine verminderte Antwortunterdrückung, Feinmotorikkontrolle, mentale Flexibilität (set-shifting) sowie Daueraufmerksamkeit. Insbesondere zeigen sich exekutive Dysfunktionen im Sinne einer abgeschwächten inhibitorischen Kontrolle, v. a. bei verbalen Antworten (Morand-Beaulieu et al. 2017). Dies kann im Alltag bspw. dazu führen, dass die Betroffenen etwas sozial Unangemessenes rufen, worauf sich andere Menschen von ihnen abwenden. Diskutiert wird außerdem eine veränderte soziale Kognition (einschließlich ToM Defizite), wobei in diesem Bereich noch weitere Forschung nötig erscheint, um ein neuropsychologisches Modell erstellen zu können.

Im Folgenden soll auf den vorherrschenden kognitiven Ansatz der Perception-Action-Binding-Theorie zur Erklärung von Tic-Störungen näher eingegangen werden, welche auf der *Theorie des Event Coding (TEC)* basiert.

In der *Perception-Action-Binding Theorie* wird davon ausgegangen, dass Wahrnehmungen und Handlungen bezüglich eines bestimmten Ereignisses zusammen abgespeichert werden. Beim TS wird von einer verstärkten Wahrnehmung-Handlungs-Kopplung ausgegangen, welche außerdem durch exekutive Kontrolle und Aufmerksamkeit, jedoch auch externe (z. B. sozialer Kontext) und interne (z. B. Stress) Faktoren beeinflusst wird.

22.5 Teilleistungsstörungen

Bei Teilleistungsstörungen werden spezifische Defizite wie bspw. der visuellen und auditiven Reizverarbeitung bei Lese-/Rechtschreibstörungen sowie visuell-räumliche Störungen und ein mangelndes Zahlen-/Mengenverständnis bei der Rechenstörung diskutiert.

Bei allen Teilleistungsstörungen wurden Defizite des Arbeitsgedächtnisses und der Verarbeitungsgeschwindigkeit gefunden. Probleme im sprachlichen Verständnis zeigen sich bei der Lese- und Rechenschwäche, wobei nur die Leseschwäche mit einer geringeren Phonembewusstheit und Benennungsgeschwindigkeit, und nur die Rechenschwäche mit geringerer mentaler Flexibilität (set shifting) assoziiert ist (Willcutt et al. 2013). Für die zugrundeliegenden Probleme im sprachlichen Verständnis wiederum scheinen exekutive Funktionen bezüglich der Daueraufmerksamkeit, Inhibition und v. a. der Arbeitsgedächtnisleistung, Planungsfähigkeit und mentalen Flexibilität relevant zu sein (Follmer et al. 201). Auswirkungen von Teilleistungsstörungen im Alltag sind bspw. schlechtere Schulleistungen und weniger Freude am Lernen mit negativem Einfluss auf das Selbstwertgefühl.

Im Folgenden sollen einflussreiche domänenspezifische und domänenübergreifende neuropsychologische Theorien der Teilleistungsstörungen näher beschrieben werden.

An Theorien zur Erklärung der Lese-/Rechtschreibstörung konnte insbesondere die *Phonologische Defizithypothese* bestätigt werden, welche eine verminderte phonologische Verarbeitung mit Auswirkung auf die Verarbeitung von Schrift postuliert. In der *Double-Deficit Theorie*, welche ebenfalls gut empirisch belegt ist, wird neben phonologischen Schwierigkeiten, eine geringere Benennungsgeschwindigkeit als Indikator einer verminderten orthographischen Verarbeitung als weiterer unabhängiger Faktor für die Entstehung von LRS angenommen. Entsprechend kann beim Vorliegen von sowohl phonologischen als auch orthographischen Defiziten von einem verstärkten Ausmaß von LRS ausgegangen werden.

An Theorien zur Erklärung der Rechenstörung kann v. a. das *Triple Code Model* als relevant und empirisch fundiert angesehen werden. Es wird davon ausgegangen, dass Zahlen und Mengen unterschiedlich repräsentiert und dementsprechend verarbeitet werden. Als basisnumerische Kompetenzfaktoren werden eine verbal-auditive (z. B. »zwei«) und visuell-arabische (z. B. »2«) Repräsentation angenommen, welche beide essenziell für die Funktion der analogen Größenrepräsentation (mentaler Zahlenstrahl) sind. Bei Dyskalkulie wird eine Beeinträchtigung von mindestens einer Komponente bzw. deren Interaktion angenommen.

An domänenübergreifenden Modellen soll das *Arbeitsgedächtnis-Modell von Baddeley* genannt werden, welches Defizite der exekutiven Funktionen bei allen Teilleistungsstörungen annimmt. Die zentrale Exekutive koordiniert die phonologische Schleife (verbale Informationen) und den visuell-räumlichen Notizblock (visuelle Informationen), reguliert die Aufmerksamkeit und ist verantwortlich für Inhibitionsleistungen.

Da nach aktuellen Studien einzelne Mechanismen, wie z. B. spezifische Defizite, die verschiedenen Teilleistungsstörungen nicht ausreichend erklären können, wird vermutlich eher ein Zusammenspiel spezifischer und domänen-übergreifender Mechanismen der Komplexität von Teilleistungsstörungen gerecht.

22.6 Störungen der Intelligenzentwicklung

Das Vorliegen einer Störung der Intelligenzentwicklung geht mit einer Beeinträchtigung der Bereiche Exekutivfunktionen mit Aufmerksamkeit, Gedächtnis, Lernen und Sprache einher. Diese vielfältigen und oft schon seit der Geburt bestehenden Einschränkungen können als grundlegend für nachfolgende, wiederum verlangsamte Entwicklungs- und Lernprozesse angesehen werden und gehen sowohl mit einer geringeren Anpassungsfähigkeit als auch inhärent verminderten Kompensationsmöglichkeiten einher. Für die individuelle Kombination neuropsychologischer Defizite scheint darüber hinaus die spezifische Ursache der Störungen der Intelligenzentwicklung (▶ Kap. 18 und ▶ Kap. 19) relevant zu sein. Mögliche Auswirkungen einer Intelligenzminderung sind eine begrenzte schulische/berufliche Karriere, Schwierigkeit den Alltag selbstständig zu bewältigen sowie Probleme der sozialen Integration.

Im Folgenden sollen aus den bestehenden allgemeinen Intelligenztheorien zwei etablierte Mehrkomponenten-Modelle näher erläutert werden.

Die *Cattell-Horn-Carroll (CHC) Theorie* postuliert ein hierarchisches 3-Schichten-Strukturmodell kognitiver Fähigkeiten. Basierend auf der generellen Intelligenz (g-Faktor) werden allgemeine Fähigkeiten angenommen (wie Arbeitsgeschwindigkeit), welche wiederum, je nach Kombination, spezifische Fähigkeiten (wie Leseflüssigkeit) bedingen.

Die *PASS (Planning, Attention, Simultaneous and Successive cognitive processing) Theorie* der kognitiven Prozessierung geht von den folgenden separaten, aber voneinander abhängigen, funktionalen Systemen aus: Planung, Aufmerksamkeit sowie simultanes und aufeinanderfolgendes Prozessieren.

Die Verwendung von Mehrkomponenten-Modellen der Intelligenz bzw. daraus resultierende kognitiv-neuropsychologische Profile ermöglichen eine bessere Einschätzung der individuellen Stärken und Schwächen bei Störungen der Intelligenzentwicklung sowie der Funktionsfähigkeit und des Unterstützungsbedarfs im Alltag als der IQ-Wert alleine.

22.7 Zusammenfassung

Als zentrales Konstrukt für fast alle Entwicklungsstörungen können die Exekutivfunktionen angesehen werden. Die damit assoziierte Entwicklung des präfrontalen Kortex vom Kindes- bis ins frühe Erwachsenenalter ist eng mit der Entwicklung sozio-kognitiver Konstrukte wie der Theory of Mind, Emotionsregulation und sozialer Interaktion verbunden.

Die einzelnen Modelle erscheinen geeignet um bestimmte Symptome zu erklären, werden jedoch nicht der multifaktoriellen Ätiologie und Symptombreite von Entwicklungsstörungen gerecht. Vielmehr erscheinen Ansätze hilfreich, welche Wechselwirkungen ätiologischer Risiko- und Schutzfaktoren mit neuronalen und kognitiven Faktoren zur Erklärung der charakteristischen Symptomkomplexe von Entwicklungsstörungen postulieren (multiple deficit models). Hierbei wird angenommen, dass mehrere Faktoren sowohl die jeweiligen Symptomkonstellationen als auch Komorbiditäten erklären bzw. dieselben

Faktoren oder Mechanismen verschiedenen Entwicklungsstörungen zugrunde liegen. Dies kann bspw. das häufige gemeinsame Auftreten von ASS, ADHS und Tic-Störungen erklären. Aufgrund der Komplexität ist dieser Ansatz methodisch allerdings schwerer zu überprüfen als Einzelfaktoren innerhalb einer Entwicklungsstörung zu untersuchen. Dennoch sind komplexere Theoriemodelle innerhalb und zwischen diagnostischen Grenzen zu begrüßen, da sie umfassender und somit wahrscheinlich valider der Realität von Entwicklungsstörungen gerecht werden.

Literatur

Follmer DJ (2018) Executive Function and Reading Comprehension: A Meta-Analytic Review. Educ Psychol 53: 42–60.

Morand-Beaulieu S, Grot S, Lavoie J et al. (2017) The puzzling question of inhibitory control in Tourette syndrome: A meta-analysis. Neurosci Biobehav 80: 240–262.

Willcutt EG, Petrill SA, Wu S et al. (2013) Comorbidity between reading disability and math disability: concurrent psychopathology, functional impairment, and neuropsychological functioning. J Learn Disabil 46: 500–516.

23 Neurobiologie der Entwicklungsstörungen

Reinhold Rauh, Thomas Fangmeier, Christoph Klein

23.1 Einleitung

Nach der anfänglichen Euphorie über die Möglichkeiten bildgebender Verfahren v. a. nach Ausrufung der *Dekade des Gehirns* (in den USA für das Jahrzehnt 1990–1999, in Deutschland von 2000–2010) ist die Begeisterung doch einer gewissen Ernüchterung gewichen, als sich mehr und mehr herausstellte, dass sich viele Befunde in Folgestudien nicht replizieren ließen bzw. sich häufig sogar widersprüchliche Ergebnisse fanden. Dies trifft nicht nur für die genetischen oder elektrophysiologischen, sondern gerade auch für die Bildgebungsstudien zu, die ganz im Zentrum der Euphorie der Protagonisten des »century of the brain« standen, und bei diesen vor allem für die anfangs fast ausschließlich querschnittlich angelegten Fall-Kontroll-Designs im Bereich der neuronalen Entwicklungsstörungen. Um einigermaßen belastbare Ergebnisse zu erhalten, mussten die Originalstudien in Übersichtsarbeiten, systematischen Reviews, Metaanalysen und neuerdings auch Megaanalysen zusammenfassend betrachtet und analysiert werden, um sozusagen die Essenz herauszudestillieren. Auch aus diesem Grund beschränken wir uns im Folgenden auf die Ergebnisse von Übersichtsarbeiten oder Meta- bzw. Megaanalysen von Bildgebungsstudien mit Hauptaugenmerk auf strukturelle Veränderungen des Gehirns, da alles andere den Rahmen dieses Kapitels sprengen würde. Einhergehend mit der großen Heterogenität in den Phänotypen der neuronalen Entwicklungsstörungen ist es nicht verwunderlich, dass sich diese Heterogenität auch bei den neurobiologischen Befunden und Modellen zeigt.

23.2 Autismus-Spektrum-Störung (ASS)

Einen Überblick über neuroanatomische Unterschiede des ASS-Gehirns geben Amaral, Schumann und Nordahl (2008) und aktuell Girault und Piven (2020). Schon in den 1990er Jahren wurden in Studien mit Jugendlichen und Erwachsenen erhöhte Gehirnvolumen festgestellt (Piven et al. 1995) und dieser Befund ein paar Jahre später auch in Bildgebungsstudien mit jüngeren Kindern ab einem Alter von zwei Jahren bestätigt (Courchesne et al. 2001), also zu einer Zeit, in der auch das typisch entwickelnde Gehirn sich durch generelles Gehirnwachstum (Verdoppelung des Gehirnvolumens im ersten Lebensjahr), durch die Expansion kortikaler Strukturen, durch die Myelinisierung der Nervenzellen und durch die Etablierung und funktionale Ausdifferenzierung neuronaler Schaltkreise in nicht linearer und hoch dynamischer Art und Weise verändert. Eine gängige Theorie postuliert, dass ASS-Gehirne im Vergleich zum typischen Gehirn zuerst eine Phase eines viel stärkeren Wachstums durchlaufen, die nicht sofort mit der Geburt, sondern erst später im Laufe des ersten Lebensjahrs beginnt (Hazlett et al. 2005), gefolgt von einer Verlangsamung, die im Zusammenhang steht mit einem überproportionalen Anstieg der weißen Substanz (Herbert et al. 2003). Interessanterweise konnte gezeigt werden, dass der Volumenvergrößerung im sechsten bis ca. zwölften Lebensmonat eine Zunahme der kortikalen Oberfläche v. a. im frontalen, im temporalen und auch im parietalen Cortex zeitlich vorausgeht (Hazlett et al. 2011) und damit maßgeblich die folgende Zunahme des Gehirnvolumens zu beeinflussen scheint. Größte Volumenzunahmen werden für den dorsolateralen präfrontalen und den medialen frontalen Cortex festgestellt (Carper et al. 2002; Herbert et al. 2004), während es keine nennenswerten Unterschiede beim orbitofrontalen Cortex zu berichten gibt, der starke Verbindungen mit der subkortikalen Struktur der Amygdala aufweist (Hadjikhani 2021).

Bezüglich subkortikaler Strukturen, insbesondere der Amygdala als besonders wichtige Region des »sozialen Gehirns«, berichten Girault und Piven (2020), dass mehrere Studien eine vergrößerte Amygdala im Kleinkindalter feststellen, während die Vergrößerung anderer subkortikaler Strukturen wie Nucleus caudatus, Pallidum und Putamen sich deutlich seltener replizieren ließ. Noch inkonsistenter sind die Befunde hinsichtlich struktureller Abweichungen im Cerebellum.

Bezüglich des Corpus callosum, die quer zwischen den beiden Großhirnhemisphären verlaufende Faserverbindung, fassen Girault und Piven (2020) den derzeitigen Stand der Studienlage folgendermaßen zusammen: Die Größe des Corpus callosum ist im ersten Lebensjahr bei Kindern, die ASS entwickeln, erhöht im Vergleich zu Kontrollen, gleicht sich mit ca. zwei Jahren an, um irgendwann im dritten Lebensjahr deutlich kleiner zu werden im Vergleich zu den gleichaltrigen Kontrollen.

Zusätzlich wurden in mehreren Studien ein vergrößertes extra-axiales cerebrospinales Flüssigkeitsvolumen schon ab einem Alter von sechs Monaten bei Kindern mit späterer ASS festgestellt: Shen et al. (2018) berichten in ihrer Studie von durchschnittlich 18 % mehr Flüssigkeitsvolumen. Diese Volumenvergrößerung bestand auch noch nach 24 Monaten und korrelierte zudem mit der Schwere der späteren autistischen Symptomatik.

Auch wurden Hinweise auf andersartige strukturelle und funktionelle Konnektivitätsmuster festgestellt. Bezüglich der Entwicklung der weißen Substanz fassen Girault und Piven (2020) die Studienlage folgendermaßen zusammen: Bei Kindern mit (später diagnostizierter) ASS findet sich im ersten Lebensjahr eine erhöhte *fraktionale Anisotropie* (abgekürzt FA; die FA wird als ein Marker der Intaktheit der weißen Substanz interpretiert und hängt auch mit dem Grad der Myelinisierung und mit der axonalen Dichte zusammen), danach eine Verlangsamung der Reifung, was letztendlich zu verringerten FA-Werten führen kann, wie es in den ersten Studien bei älteren Kindern und Erwachsenen beobachtet wurde.

Insgesamt führen auch Girault und Piven (2020) die vielen heterogenen Ergebnisse auf methodische Schwächen vor allem der anfänglichen Bildgebungsstudien zurück. Wie diese Schwächen, v. a. was die Phänotyp-Charakterisierung der Studienteilnehmenden betrifft, überwunden werden können, darauf wird am Schluss dieses Beitrages nochmals eingegangen, weil dies auf alle Bildgebungsstudien für die neuronalen Entwicklungsstörungen zuzutreffen scheint.

23.3 ADHS

Zur Ätiologie der ADHS gibt es in den deutschen Leitlinien die folgende Stellungnahme:

> Die Entstehungsbedingungen sind heterogen und bislang noch nicht vollständig geklärt. Fest steht, dass multiple miteinander agierende Faktoren an der Ätiologie der ADHS beteiligt sind. Dabei spielen vor allem genetische Prädispositionen und prä-, peri- und frühe postnatale Umwelteinflüsse, die die strukturelle und funktionelle Hirnentwicklung beeinflussen, eine entscheidende Rolle. (DGKJP et al. 2017, S. 13)

Die wohl zuverlässigsten Ergebnisse im Bereich der strukturellen Unterschiede in der Hirnentwicklung bei ADHS entstammen den Megaanalysen von Hoogman et al. (2017) und Hoogman et al. (2019), die im Rahmen der *ENIGMA*-(Enhanced Neuroimaging Genetics Through Meta-Analysis)-Initiative, die sich auf ein einheitliches methodisches Analyseprotokoll verständigt hat, gewonnen wurden: In der Arbeit von 2017 werden Ergebnisse hinsichtlich des *intrakraniellen Volumens* (ICV) und der subkortikalen Strukturen berichtet, die am bisher größten Datensatz bei ADHS (n[ADHS] = 1.713 und n[TD] = 1.529 Kontrollen, erhoben an 23 Zentren im Altersbereich von 4–63 Jahren) zusammengestellt und analysiert wurden. In der Megaanalyse aus 2019, die kortikale Strukturen und deren Maße untersucht, sind sowohl die Anzahl der Zentren als auch die Fallzahlen selbst sogar nochmals gesteigert worden (n[ADHS] = 2.246 und n[TD] = 1.934 Kontrollen ebenfalls im Alter von 4–63 Jahren, gemessen an 36 Zentren weltweit), wobei aufgrund der gefundenen Altersabhängigkeit der Ergebnisse in früheren Studien die Teilnehmenden in die drei folgenden Altersgruppen eingeteilt wurden: Kinder (4–14 Jahre; n[ADHS] = 1.081, n[TD] = 1.048), Jugendliche (15–21 Jahre; n[ADHS] = 432 bzw. n[TD] = 347) und Erwachsene (22–63 Jahre; n[ADHS] = 733, n[TD] = 539).

Für den subkortikalen Bereich berichten Hoogman et al. (2017) signifikant kleinere Volumen in der ADHS-Gruppe, im Folgenden gelistet in absteigender Reihenfolge der Größe der Unterschiede anhand des Effektstärkemaßes Cohens d (hier gilt die Konvention: kleiner Effekt: $d \approx \pm 0.2$; mittlerer Effekt: $d \approx \pm 0.5$; großer Effekt: $d \approx \pm 0.8$):

(1) Amygdala ($d = -0.19$),
(2) Nucleus accumbens ($d = -0.15$),
(3) Putamen ($d = -0.14$),
(4) Nucleaus caudatus ($d = -0.11$),
(5) Hippocampus ($d = -0.11$) und
(6) intrakranielles Volumen ($d = -0.10$).

Zu beachten gilt, dass die Unterschiede in der Gruppe der Kinder deutlicher waren als in der Gruppe der Erwachsenen, in der keine signifikanten Unterschiede mehr zu verzeichnen waren. Diese Altersabhängigkeit der Unterschiede spricht demnach für eine Verzögerung in der Gehirnreifung. Die gefundenen Ergebnisse erwiesen sich als stabil selbst unter der statistischen Berücksichtigung der Variablen (Nicht-)Vorhandensein von Komorbiditäten bzw. aktueller Psychostimulanzien-Medikation. Insbesondere die bilaterale Volumenreduktion der Amygdala, des Nucleus accumbens und des Hippocampus bei ADHS waren neue Befunde im Vergleich zu allen bisherigen Metaanalysen.

Für den kortikalen Bereich wurden insgesamt 34 Regionen auf Unterschiede hin untersucht: Bestätigt werden konnten Fall-Kontroll-Unterschiede bei den Kindern in den folgenden 24 Maßen/Regionen bezüglich der Oberfläche (surface area), im Folgenden aufgelistet beginnend mit der größten Effektstärke:

(1) Total surface area ($d = -0.21$),
(2) Gyrus frontalis superior ($d = -0.19$),

(3) lateraler orbitofrontaler Cortex ($d = -0.17$),
(4) medialer orbitofrontaler Cortex ($d = -0.16$),
(5) posteriores Cingulum ($d = -0.16$),
(6) rostrales anteriores Cingulum ($d = -0.16$),
(7) Gyrus temporalis superior ($d = -0.15$),
(8) kaudaler Gyrus frontalis medius ($d = -0.15$),
(9) Gyrus fusiformis ($d = -0.13$),
(10) Isthmus Gyri cinguli ($d = -0.13$),
(11) Gyrus temporalis medius ($d = -0.13$),
(12) rostraler Gyrus frontalis medius ($d = -0.13$),
(13) Gyrus supramarginalis ($d = -0.13$),
(14) inferiorer parietaler Cortex ($d = -0.12$),
(15) Gyrus temporalis Inferior ($d = -0.12$),
(16) lateraler occipitaler Cortex ($d = -0.12$),
(17) Precuneus ($d = -0.12$),
(18) superiorer parietaler Cortex ($d = -0.12$),
(19) Insula ($d = -0.12$),
(20) angrenzende Regionen des Sulcus temporalis superior ($d = -0.10$),
(21) Pars triangularis des Gyrus frontalis inferior ($d = -0.10$),
(22) Gyrus postcentralis ($d = -0.10$),
(23) Gyrus praecentralis ($d = -0.10$) und
(24) Temporalpol ($d = -0.10$).

Die kortikale Dichte hingegen waren nur in den vier Regionen

(1) Temporalpol ($d = -0.18$),
(2) Gyrus fusiformis ($d = -0.17$),
(3) Gyrus praecentralis ($d = -0.16$) und
(4) Gyrus parahippocampalis ($d = -0.15$) nachweislich dünner als bei der Kontrollgruppe.

Interessanterweise waren diese Unterschiede innerhalb der Gruppe der Kinder beim jüngeren Drittel (4–9 Jahre) deutlicher ausgeprägt als bei den älteren Kindern, während sie in der Gruppe der Jugendlichen und in der Gruppe der Erwachsenen statistisch nicht mehr nachweisbar waren. D. h., es gibt auch hier eine starke Alters-/Entwicklungsabhängigkeit der Unterschiede, wobei zusätzlich zu beachten ist, dass die statistische Berücksichtigung der Variablen biologisches Geschlecht, IQ, Vorhandensein von Komorbiditäten bzw. aktueller Psychostimulanzien-Medikation kaum bzw. keine Auswirkungen auf die gefundenen Unterschiede hatte. Die Unterschiede waren vor allem vorhanden in den frontalen, cingulären und den temporalen Hirnregionen.

Durch die großen Stichproben in den beiden Megaanalysen war es möglich, auch sehr kleine Unterschiede zuverlässig zu entdecken – und wie sich zeigte, waren alle Unterschiede klein! Deswegen kann man Giedd (2019) nur zustimmen, dass all diese Maße/Ansätze zu wenig Diskriminationskraft besitzen, um in der klinischen oder diagnostischen Routine von Nutzen zu sein. Von theoretischem Interesse ist jedoch, dass die Bildgebungsstudien belegen, dass nicht nur die Symptomatologie von ADHS selbst, sondern auch die kortikalen Veränderungen nicht kategorialer, sondern dimensionaler Natur zu sein scheinen.

23.4 Spezifische Lernstörungen

Für die spezifischen Lernstörungen beziehen wir uns im Folgenden vor allem auf die Übersichtsarbeit von Ashkenazi et al. (2013), in der viele bildgebende Studien einerseits zur Dyslexie und andererseits zur Dyskalkulie zusammengefasst und hinsichtlich der Art des Zusammenhangs beider spezifischer Lernstörungen diskutiert werden, denn diese treten sehr häufig zusammen auf (Komorbiditätsraten jeweils von ca. 50%; Lewis et al. 1994).

Bezüglich der Dyskalkulie fassen Ashkenazi et al. (2013) die Studienlage folgendermaßen zusammen: Strukturelle und funktionelle Bildgebungsstudien, in denen eine Vielzahl numerischer Aufgabentypen (z. B. symbolischer Zahlenvergleich [«Welche Zahl ist größer?» bei Vorgabe eines Zahlenpaares], perzeptiver Mengenvergleich [«Welches Feld enthält mehr Objekte» bei Vorgabe von zwei Feldern mit unterschiedlicher Anzahl geometrischer Objekte], arithmetische Aufgaben) bearbeitet werden mussten, weisen übereinstimmend auf den rechten *Sulcus intraparietalis* (im Folgenden abgekürzt als IPS) als Hauptort der Defizite bei Kindern und Erwachsenen mit Dyskalkulie hin. Allerdings ist zu beachten, dass in vielen Studien weitere Hirnareale ebenfalls mit den Defiziten assoziiert sind, sodass das Modell eines einfachen defizitären IPS als einheitliche Ursache für Defizite bei Dyskalkulie viel zu kurz greift. Obwohl die Rolle weiterer Hirnregionen jenseits des IPS in vielen früheren Studien oft unterschätzt wurde, wurde im Verlauf neuerer Forschungen immer deutlicher, dass Personen mit Dyskalkulie Defizite in einer räumlich weit verteilten, aber miteinander verbundenen Gruppe von Hirnregionen aufweisen, zu der einerseits der bilaterale IPS und der *Gyrus fusiformis* in der posterioren Gehirnregion und andererseits Regionen des *präfrontalen Cortex* (PFC), nämlich des prämotorischen Cortex und des Gyrus frontalis medius, gehören. Netzwerkanalysen deuten zudem auf mehrere dysfunktionale Schaltkreise hin, bedingt durch Defizite der weißen Substanz, was Ashkenazi et al. (2013) als Beleg für die Annahme anführen, dass Dyskalkulie im Kern als ein Diskonnektionssyndrom beschrieben werden kann. Dabei ist zu beachten, dass bei Kindern mit typischer Entwicklung die Rolle dieser Hirnareale je nach Alter bzw. Entwicklungsstadium und auch nach der Art der durchgeführten numerischen Aufgabe variiert, wobei mit fortschreitender Entwicklung eine verminderte Beteiligung des PFC und eine immer stärker werdende Beteiligung der posterioren Hirnareale zu verzeichnen ist.

Hinsichtlich der spezifischen Lernstörung der Dyslexie stellen Ashkenazi et al. (2013) fest, dass aus zahlreichen funktionellen und strukturellen Bildgebungsstudien mehrere Signalwege von Bedeutung sind, die den orthographischen, den phonologischen und den semantischen Verarbeitungsprozessen zugrunde liegen, und die bei Dyslexie beeinträchtigt sind. Zusammenfassend scheint es, dass Regionen der linken Hemisphäre, vor allem der Gyrus fusiformis, der tempo-parietale Cortex und der Gyrus frontalis inferior, sowie deren funktionelle Konnektivität bei Dyslexie beeinträchtigt sind. Die Rolle anderer Regionen wie des rechten Gyrus frontalis inferior sowie der subkortikalen und zerebellären Regionen ist aufgrund nicht replizierter oder zum Teil widersprüchlicher Befunde noch unklar, und muss zukünftig in besser kontrollierten Studien geklärt werden. Obwohl klar ist, dass der Dyslexie phonologische Defizite zugrunde liegen, ist es auch offensichtlich, dass es viele andere Defizite und Faktoren gibt, die an einer Lesestörung beteiligt sind, wie zum Beispiel die auditive-visuelle Integration und exekutive Funktionen.

23.5 Tic-Störungen und Tourette-Syndrom

Das Tourette-Syndrom als komplexeste Form der Störungen aus der DSM-5-Familie der Tic-Störungen wird als chronische, nicht fortschreitende, hyperkinetische Bewegungsstörung klassifiziert, deren charakteristische Merkmale sich in einem Wechsel von zunehmenden und abnehmenden symptomatischen Verlauf über die Zeit hinweg, eine Zunahme der Symptomatik in Erregungs- oder Stressphasen und eine Abnahme während des Schlafs zeigen. Die Fähigkeit, diese Bewegungen zu unterdrücken, grenzt diese Gruppe von Störungen klar von anderen hyperkinetischen Bewegungsstörungen ab (Barnhill et al. 2017).

Schon früh wurde das Tourette-Syndrom als eine Erkrankung der Basalganglien eingeordnet (Shapiro et al. 1973) und in der Folge stand als neuronales pathophysiologisches Korrelat der kortiko-striato-thalamo-kortikale Kreislauf im Fokus der Tourette-Forschung (McGoldrick 2017; Neuner und Ludolph 2011). Mink (1996) fasst in seinem Review zur Rolle der Basalganglien bei Tourette die Veränderungen folgendermaßen zusammen: Veränderungen in der Aktivität von D2-Rezeptoren führen zu einer Hypoaktivität des *Globus pallidus internus* und einer Hyperaktivität des *Thalamus*. Nach Neuner und Rudolph (2011) spielt neben der Dysregulation auf Ebene der Basalganglien die Interaktion mit kortikalen Arealen eine wichtige Rolle:

> So konnte gezeigt werden, dass die Initialzündung für einen Tic nicht im Bereich der Basalganglien, sondern im supplementär motorischen Cortex (SMA) liegt. Zeitgleich mit der SMA in einer Größenordnung von zwei Sekunden sind nicht die Basalganglien aktiv, sondern ein Areal des anterioren Cingulums. Erst als zweites, eine Sekunde vor dem Tic, ist die Insula aktiv und das Putamen. Mit Beginn des Tics ist das Netzwerk aus primären motorischen Arealen, Basalganglien, Kleinhirn und Hirnstamm voll aktiviert. (Neuner und Ludolph 2011, S. 727)

Bezüglich struktureller Abweichungen werden von Neuner und Ludolph (2011) noch die beiden folgenden Befunde herausgestellt: Zum einen lässt die verminderte fraktionale Anisotropie bei gleichzeitiger erhöhter radialer Diffusivität auf eine Dysregulation in der Myelinisierung schließen (Neuner et al. 2010). Des Weiteren wurden Abweichungen in den Diffusionsparametern gefunden, die weit über die Basalganglien hinausgehen. Insbesondere die veränderten Diffusionsparameter in den langen Assoziationsbahnen und im Corpus callosum stellen für die intra- und interhemisphärische Modulation von Tics einen wichtigen Einflussfaktor dar (Neuner et al. 2011).

23.6 Störungen der Intelligenzentwicklung

Die neurobiologischen Grundlagen einer Vielzahl der syndromalen Störungen der Intelligenzentwicklung sind schon im Rahmen von ▶ Kap. 19 zum Teil angesprochen bzw. auch eingehender beschrieben worden. Durch die enormen Fortschritte der humangenetischen Forschung sind mittlerweile hunderte genetisch bedingter Formen der Störungen der Intelligenzentwicklung identifiziert (Rauch 2010), deren Auswirkungen auf das Nervensystem und das Gehirn unter neurogenetischer Perspektive spezifisch beschrieben und diskutiert werden. Eine Darstellung hier würde den Rahmen dieses Kapitels sprengen.

23.7 Kritische Würdigung

Wie eingangs schon erwähnt, findet die große Heterogenität in den Phänotypen der neuronalen Entwicklungsstörungen ihre Entsprechung in der Heterogenität bei den neurobiologischen Befunden und Modellen. Um in Zukunft zuverlässigere Ergebnisse zu erhalten, sollten künftige Bildgebungsstudien

- das methodisch defizitäre Querschnitts-Design der Kohortenstudien zugunsten längsschnittlicher Designs aufgeben,
- aufgrund der zu erwartenden kleinen Effektstärken mit sehr großen Stichproben arbeiten, die wahrscheinlich nur in Multi-Center-Studien zu erheben sind (siehe z. B. beim oben erwähnten ENIGMA-ADHD-Konsortium)
- zusätzliche Fehlervarianz durch eine einheitliche Methodik (z. B. gleiche Analyseprotokolle) minimieren
- und eine möglichst genaue Charakterisierung der klinischen Phänotypen vornehmen, um Subgruppenanalyen zu ermöglichen und möglicherweise Subtypen zu identifizieren, die eine jeweils eigene Ätiologie aufweisen könnten.

Besonders bei den neuronalen Entwicklungsstörungen mit deren hohen Heritabilitätsraten könnten prospektive High-Risk-Infant-Siblings-Längsschnitt-Studien, also Studien mit jüngeren Geschwistern von betroffenen Kindern, zusätzliche Erkenntnisse zum Verlauf der Gehirnentwicklung bereits zu einer Zeit liefern, in der die diagnostischen Kardinalsymptome der Störung noch gar nicht beobachtet werden können. Für die Autismus-Spektrum-Störung werden diese Art von Studien, wie oben schon erwähnt, bereits durchgeführt. Ob der Einsatz von Methoden des maschinellen Lernens (z. B. *support vector machines*, *deep learning*) das hält, was er z. B. für die Früherkennung/Prädiktion einer neuronalen Entwicklungsstörung im prodromalen Stadium (oder auch subklinische Formen) verspricht, bleibt ebenfalls abzuwarten (Girault und Piven 2020).

23.8 Zusammenfassung

Insgesamt zeigt sich ein sehr heterogener Mix von neurobiologischen Ergebnissen und Modellen nicht nur für die ganze Familie der neuronalen Entwicklungsstörungen, sondern auch für jede einzelne der oben behandelten Entwicklungsstörungen selbst. Somit ist auch den Autorinnen und Autoren vieler Studien zuzustimmen, die sich von groß angelegten und methodisch verbesserten Längsschnittstudien aussagekräftigere Ergebnisse zu den neurobiologischen Grundlagen aller psychiatrischer Störungen versprechen.

Literatur

Amaral DG, Schumann CM, Nordahl CW (2008) Neuroanatomy of autism. Trends Neurosci 31: 137–145.

Ashkenazi S, Black JM, Abrams DA et al. (2013) Neurobiological Underpinnings of Math and Reading Learning Disabilities. J Learn Disabil 46: 549–569.

Barnhill J, Bedford J, Crowley J et al. (2017) A search for the common ground between Tic; Obsessive-compulsive and Autism Spectrum Disorders: part I, Tic disorders. AIMS Genet 4: 32–46.

Carper RA, Moses P, Tigue ZD et al. (2002) Cerebral lobes in autism: Early hyperplasia and abnormal age effects. Neuroimage 16: 1038–1051.

Courchesne E, Karns CM, Davis HR et al. (2001) Unusual brain growth patterns in early life in patients with autistic disorder: an MRI study. Neurology 57: 245–254.

DGKJP, DGPPN, DGSPJ (2017) Langfassung der interdisziplinären evidenz- und konsensbasierten (S3) Leitlinie »Aufmerksamkeitsdefizit- / Hyperaktivitätsstörung (ADHS) im Kindes-, Jugend- und Erwachsenenalter. (https://www.awmf.org/uploads/tx_szleitlinien/028-045l_S3_ADHS_2018-06.pdf, Zugriff am 04.06.2021.)

Giedd JN (2019) The enigma of neuroimaging in ADHD. Am J Psychiatry 176: 503–504.

Girault JB, Piven J (2020) The neurodevelopment of autism from infancy through toddlerhood. Neuroimaging Clin N Am 30: 97–114.

Hazlett HC, Poe M, Gerig G et al. (2005) Magnetic resonance imaging and head circumference study of brain size in autism: birth through age 2 years. Arch Gen Psychiatry 62: 1366–1376.

Hazlett HC, Poe MD, Gerig G et al. (2011) Early brain overgrowth in autism associated with an increase in cortical surface area before age 2 years. Arch Gen Psychiatry 68: 467–476.

Herbert MR, Ziegler DA, Deutsch CK et al. (2003) Dissociations of cerebral cortex, subcortical and cerebral white matter volumes in autistic boys. Brain A J Neurol 126: 1182–1192.

Herbert MR, Ziegler DA, Makris N et al. (2004) Localization of White Matter Volume Increase in Autism and Developmental Language Disorder. Ann Neurol 55: 530–540.

Hadjikhani N (2021) Frontal Lobe Findings in Autism. In: Volkmar FR (Hrsg.) Encyclopedia of Autism Spectrum Disorders. Cham: Springer International Publishing. S. 2087–2094.

Hoogman M, Bralten J, Hibar DP et al. (2017) Subcortical brain volume differences in participants with attention deficit hyperactivity disorder in children and adults: a cross-sectional mega-analysis. The Lancet Psychiatry 4: 310–319.

Hoogman M, Muetzel R, Guimaraes JP et al. (2019) Brain imaging of the cortex in ADHD: A coordinated analysis of large-scale clinical and population-based samples. Am J Psychiatry 176: 531–542.

Lewis C, Hitch GJ, Walker P (1994) The Prevalence of Specific Arithmetic Difficulties and Specific Reading Difficulties in 9- to 10-year-old Boys and Girls. J Child Psychol Psychiatry 35: 283–292.

McGoldrick KD (2017) Tourette's and Tic Disorders. In: Goldstein S, DeVries M (Hrsg.) Handbook of DSM-5 Disorders in Children and Adolescents. Cham: Springer International Publishing. S. 417–430.

Mink JW (1996) Neurobiology of basal ganglia and Tourette syndrome: basal ganglia circuits and thalamocortical outputs. Adv Neurol 99: 89–98.

Neuner I, Kupriyanova Y, Stöcker T et al. (2010) White-matter abnormalities in Tourette syndrome extend beyond motor pathways. Neuroimage 51: 1184–1193.

Neuner I, Kupriyanova Y, Stöcker T et al. (2011) Microstructure assessment of grey matter nuclei in adult tourette patients by diffusion tensor imaging. Neurosci Lett 487: 22–26.

Neuner I, Ludolph AG (2011) Neurobiologische Grundlagen, Klinik und Therapie des Tourette-Syndroms. Fortschritte der Neurol Psychiatr 79: 724–732.

Piven J, Arndt S, Bailey J et al. (1995) An MRI study of brain size in autism. Am J Psychiatry 152: 1145–1149.

Rauch A (2010) Genetik der mentalen Retardierung und Intelligenzminderung. Pädiatrie: 10–14.

Shapiro AK, Shapiro E, Wayne H (1973) Treatment of Tourette's Syndrome with haloperidol, Review of 34 cases. Arch Gen Psychiatry 28: 92–97.

Shen MD, Nordahl CW, Li DD et al. (2018) Extra-axial cerebrospinal fluid in high-risk and normal-risk children with autism aged 2–4 years: a case-control study. Lancet Psychiatry 5: 895–904.

IV Entwicklungsstörungen als Basisstörung/Basisstruktur in Psychiatrie, Psychotherapie und Psychosomatik

24 Entwicklungsstörungen als Basisstruktur

Andreas Riedel, Monica Biscaldi-Schäfer, Almut Zeeck

24.1 Einleitung

Das folgende Kapitel befasst sich damit, dass Entwicklungsstörungen sehr häufig nicht isoliert auftreten, sondern oft von komorbiden Erkrankungen begleitet sind. Dabei kann es sich um zufällige Komorbiditäten handeln (»Läuse und Flöhe«), um systematisch gehäuft auftretende Sekundärerkrankungen (Entwicklungsstörungen disponieren aus verschiedenen Gründen kausal z. B. zu depressiven Erkrankungen) oder auch um Erkrankungen, die aufgrund einer »Verwandtschaft«, also z. B. einer gemeinsamen genetischen oder pathophysiologischen Teilgrundlage, gehäuft gemeinsam auftreten (beispielsweise das Gilles-de-la-Tourette-Syndrom und die Zwangserkrankung). Das Kapitel befasst sich mit all diesen Formen von Komorbidität, mit der ersten Form von Komorbidität (»Läuse und Flöhe«) deshalb, weil auch bei einem zufälligen Zusammentreffen einer Entwicklungsstörung mit einer weiteren psychischen Erkrankung das therapeutische Vorgehen vom üblichen Standard abweichen kann.

Im Zusammenhang mit den Komorbiditäten von Entwicklungsstörungen rückt auch ein Thema in den Fokus, das wissenschaftlich und klinisch kontrovers diskutiert wird, zu regelmäßigen Missverständnissen führt und das in diesem Abschnitt ausführlicher dargelegt werden soll. Es handelt sich dabei um die Frage nach den »milden« oder »subsyndromalen« Varianten von Entwicklungsstörungen, die nach dem klinischen Eindruck der Autoren verschiedenen psychischen Erkrankungen zugrunde liegen können und – insbesondere, wenn sie diagnostisch nicht mit in den Blick genommen werden, – zu schwer verstehbaren, therapieresistenten oder anderweitig ungewöhnlichen Krankheitsverläufen der komorbiden Erkrankungen führen.

Im Zusammenhang mit den Umstellungen auf DSM-5 und ICD-11 findet derzeit eine intensive Diskussion darüber statt, wie die Merkmale tiefgreifender Entwicklungsstörungen aufzufassen und zu verstehen sind, wenn sie nicht als Symptom einer Krankheit, sondern aufgrund eines geringeren Ausprägungsgrades oder einer atypischen Symptomverteilung als Teilsyndrom auftreten. Aus klinischer Sicht stellt sich analog dazu die Frage: Was sollen wir mit denjenigen Individuen machen, die »ein bisschen ADHS«, »autistische Auffälligkeiten« oder »ein halbes Tourette« haben, ohne jeweils die quantitativen Cut-Offs (z. B. in der ADOS-2; Rühl et al. 2016) zu erreichen. Bei Verdacht auf eine milde Variante im Kindesalter taucht das Problem der Stigmatisierung durch eine lebenslange Diagnose auf (für ältere oder bereits pubertierende Kinder subjektiv besonders belastend). Der Nutzen einer Diagnose wird folglich in der KJPP kontrovers diskutiert, u. a., weil Minderjährige weniger Kontrolle über Entscheidung bzgl. Diagnose und Therapie haben. Die Diskussion lässt sich in drei Fragen aufgliedern.

Zuerst einmal wird gefragt, ob es diesen Grenzbereich überhaupt in relevantem Ausmaß gibt, ob Entwicklungsstörungen also *kategoriale* Zustände sind, die sein oder nicht sein können (so wie beispielsweise eine Schwangerschaft) und bei denen Zwischenzustände sehr selten sind (wie beispielsweise eine Blasenmole) oder ob es sich bei Entwicklungsstörungen um die Extremform *dimensionaler* Merkmale handelt, von denen ein Individuum mehr oder weniger aufweisen kann (wie beispielsweise Körpergröße). Hier wäre eine Gauß-ähnliche Verteilungskurve des Merkmals (»Autistische Züge«, »ADHS«-Züge, »Neigung zu Tics«) zu erwarten.

Die zweite Frage betrifft die Relevanz des *Grenzbereiches*. Wie ist das zu beurteilen, wenn ein Individuum Züge z. B. eines ADHS hat? Ist das eine abgeschwächte Krankheit? Eine Persönlichkeitsstörung? Eine Normvariante? Sollte das nicht aus psychiatrischer Sicht vielleicht »gar nichts« sein?

Und drittens stellt sich die Frage, wie mit diesem Grenzbereich umgegangen werden solle. Sollte er, da psychopathologisch ja nicht »diagnosewürdig«, psychiatrisch-psychotherapeutisch als Minor-Variante einer Krankheit behandelt oder vielleicht als »normal« ignoriert werden? Hier gliedert sich dann – wie bei den voll ausgeprägten Entwicklungsstörungen – auch die Frage ein, welche Symptome dann mit dem Ziel der Veränderung angegangen und welche mit dem Ziel der Selbstannahme akzeptiert werden sollten.

24.2 Entwicklungsstörungen: Kategorie oder Dimension?

Am strittigsten ist die Frage *Kategorie oder Dimension* für das Thema Autismus, weswegen die Frage hier auch anhand von ASS etwas genauer erörtert werden soll. Für das Thema ADHS ist der dimensionale Charakter des Merkmals »Unaufmerksamkeit und Hyperaktivität« zumindest in der Theorie weitgehend Konsens. Bezüglich ASS beobachtete Kanner bereits in den 1940er Jahren, dass nicht erkrankte Verwandte autistischer Patienten ähnliche, aber weniger stark ausgeprägte autistische Persönlichkeitsmerkmale aufwiesen. Dieser Befund konnte in den letzten Jahren auch empirisch mehrfach gut nachgewiesen werden (Constantino 2011). Während noch in den 1970er Jahren die Hypothese vertreten wurde, dass das »unterkühlte« Verhalten der Eltern als (psychodynamische) Ursache des Autismus zu verstehen sei, wird diese Beobachtung heute mehrheitlich als Hinweis darauf gewertet, dass eine Vererbung im Rahmen eines polygenetischen Erbganges vorliegt, der bei verschiedenen Angehörigen einer Familie zu mehr oder auch weniger ausgeprägten autistischen (und damit oft unterkühlt wirkenden) Zügen führen kann.

In den letzten zwanzig Jahren hat sich die Wissenschaft vermehrt mit dem Thema autistischer Züge beschäftigt, und neben Untersuchungen von Familien wurden auch populationsbasierte Studien durchgeführt. Auch dabei zeigten sich die subklinischen Varianten von *Autismus* deutlich (Constantino und Todd 2003; Baron-Cohen et al. 2001). Die wahrscheinlich vorliegende gemeinsame genetische Prägung für »autistische Persönlichkeitsmerkmale« bei Gesunden ebenso wie von an primären ASS Erkrankten wurden ebenfalls untersucht (Robinson et al. 2011). Somit mehren sich die Hinweise, dass zumindest die Mehrzahl autistischer Zustände dimensional zu verstehen ist. In den letzten Jahren wurden einige Konzepte vorgestellt, wie diese Grenzbereiche des Autismus einzuordnen seien. Beispielhaft seien die Konzepte von Dell'Osso et al. (2016) und Wheelwright et al. (2010) genannt. Die von Wheelwright et al. vorgeschlagene Definition orientiert sich am Autismus-Spektrum-Quotienten (AQ) nach Baron-Cohen et al. (2001). Danach sollten AQ-Scores unter 23 als »normal« angesehen werden, Scores zwischen 23 und 28 wiesen auf das Vorhandensein des breiteren Autismus-Phänotyps (»Broader Autism Phenotype«) hin, und jene über 28 auf das Vorhandensein des mittleren (29-34) oder engen (>34) Autismus-Phänotyps. Zum näheren Verständnis subsyndromaler Varianten von ASS und auch ADHS siehe Tebartz van Elst (2016).

Epidemiologische Untersuchungen bei *ADHS* zeigen, dass auch dieses deutlich familiär gehäuft auftritt. Verwandte ersten Grades haben ein doppelt bis achtfach erhöhtes Risiko, ebenfalls an ADHS zu erkranken (Faraone et al. 2005; Demontis et al. 2019). Adoptions- und Zwillingsstudien zeigten, dass die familiäre Häufung wesentlich auf genetische Faktoren zurückzuführen ist. Eine Metaanalyse ergab eine durchschnittliche Erblichkeit (Heritabilität) von 0,76, d. h., dass 76 % der phänotypischen Varianz durch genetische Faktoren und ihre Interaktion mit Umweltfaktoren erklärt werden können (Faraone et al. 2005). Die S3-Leilinie zu ADHS konstatiert:

> An der Ätiologie der ADHS sind nach heutigem Wissensstand zahlreiche miteinander interagierende Genvarianten beteiligt. Ein Teil der genetisch bedingten Varianz scheint erklärbar durch häufige Varianten, die per se nicht pathologisch sind und jeweils für sich nur eine geringe Risikoerhöhung bedingen. Zum anderen scheinen auch seltene Genvarianten, die auch bei Autismus und Schizophrenie gefunden wurden, an der Ätiologie von ADHS beteiligt zu sein. (AWMF 2018)

Insbesondere die Beteiligung häufiger Genvarianten weist dabei auf den dimensionalen Charakter der ADHS hin.

Einen Sonderfall bilden dabei die verschiedenen Formen von Autismus und ADHS im Rahmen übergeordneter Syndrome, die häufig mono- oder oligogenetisch (oder auch exogen-organisch) verursacht sind und damit eher einer kategorialen Charakteristik folgen. Diese Erkrankungen hat man oder man hat sie nicht (z. B. Trisomie 21, fragiles X-Chromosom, Tuberöse Sklerose, Alkoholfetopathie, fetales Valproat-Syndrom, Rötelnembryopathie, fetale Zytomegalievirusinfektion) und sie führen mit einer gewissen, meist deutlich erhöhten Wahrscheinlichkeit zu autistischen oder ADHS-Symptomen. Der Anteil mono- oder oligogenetischer Formen liegt allerdings für ASS bei unter 15 % und für ADHS unter 10 %, womit der weitaus überwiegende Anteil der Individuen mit ASS und ADHS als starke Ausprägung eines dimensionalen Geschehens aufzufassen ist.

Aus unserer Sicht überwiegen empirisch deutlich die Hinweise auf eine dimensionale Natur der Entwicklungsstörungen, sodass die Autoren dieses Kapitels die erste Frage mit »Ja, es gibt einen relevanten Grenzbereich; die Merkmale von Entwicklungsstörungen sind weitgehend dimensional verteilt« beantworten. Die Diskussion darüber, ob Entwicklungsstörungen sich besser kategorial oder dimensional verstehen lassen ist, ist unterdessen nicht verstummt. Die meisten Diagnoseinstrumente arbeiten nach wie vor mit klaren Cut-offs (vgl. z. B. Rühl et al. 2016), über die auch heftig gestritten wird. Auch gibt es unter Autismusfachleuten eine starke Fraktion, die einen *Hybridansatz* vertritt, der zwar die Unterscheidung innerhalb des Autismusspektrum als dimensional konzeptualisiert, die Unterscheidung zur »Normalität« aber als kategorial ansieht (vgl. dazu Frazier et al. 2010). Letztlich scheint auch das Konzept der ASS im DSM-5 diesem Hybridansatz zu folgen, während die ADHS als dimensional aufgefasst wird. Es könnte an dieser Stelle darüber spekuliert werden, ob der Wunsch nach einer kategorialen Auffassung von Entwicklungsstörungen nicht auch dem menschlichen Bedürfnis nach Klarheit entspringt, das sich immer eindeutige Grenzen zwischen A und B, zwischen krank und gesund, zwischen Gut und Böse wünscht, um klarer denken und schneller entscheiden zu können. Nach unserer Einschätzung ist dieser Wunsch verständlich, er wird der individuellen menschlichen Realität aber nicht gerecht.

24.3 Bedeutung und Relevanz des Grenzbereichs zwischen Entwicklungsstörung und Normalität

Aus der Annahme einer dimensionalen Struktur von Entwicklungsstörungen resultiert, dass es neben dem eigentlichen ADHS und dem engeren autistischen Spektrum einen »Graubereich« zwischen Normalität und ADHS/Autismus gibt, in welchem die betroffenen Personen zwar qualitativ viele Merkmale von ADHS/ASS aufweisen, im quantitativen Sinne aber die Diagnosekriterien nicht erfüllen. Im Englischen ist hier (s. o.) vom *Broader Autism Phenotype* die Rede, im Deutschen ist dies am besten durch *autistische Züge* oder *autistische Basisstruktur* zu benennen. Für ADHS gibt es bislang keine eindeutige Nomenklatur: Dass es den Bereich zwischen ADHS und »Durchschnittsnormalität« aber gibt, ist jedoch weniger umstritten als im Bereich ASS (AWMF 2016). Solche *Normvarianten* von subsyndromalem Autismus oder ADHS sind bereits im Kindesalter zu sehen. Entsprechende Patienten werden auch in der Kinder- und Jugendpsychiatrie und -psychotherapie immer wieder vorstellig, nicht zuletzt, weil auch bei ihnen die Rate an Komorbiditäten überdurchschnittlich hoch ist. Die psychometrischen ADOS- und ADI-R-Werte sind dann meist grenzwertig ausgeprägt oder unter dem Cut-off. Obwohl die quantitativen Kriterien einer ADHS oder ASS nicht erfüllt sind, entwickeln die Kinder – beispielsweise bei ungünstigem Matching mit den Eltern, wenn diese wenig in der Lage sind, sich in die Schwierigkeiten ihres Kindes einzufühlen und es zu unterstützen, oder anderen ungünstigen Entwicklungsbedingungen (z. B. Ausgrenzung in der Schule) – Verhaltensauffälligkeiten oder sekundäre Störungsbilder, die sie zum Arzt führen und die nicht selten in einem psychoreaktiv-kausalen Zusammenhang mit den dann subsyndromalen ASS- und ADHS-Symptomen stehen. Damit wird auch deutlich, dass der Entwicklungsverlauf von Symptomen vor allem in der Kindheit, trotz der starken *genetischen* Komponente, erheblich von *Umweltfaktoren* beeinflusst wird. Sowohl bei Kindern als auch bei Erwachsenen stellt sich die Frage, wie dann die subsyndromalen Zustandsbilder zu benennen sind – in Anbetracht dessen, dass sie einerseits für eine eigenständige Krankheitsdiagnose zu wenig ausgeprägt sind, andererseits aber als wesentliche kausale Ursache zum aktuellen Leiden beitragen. Werden die ES-Symptome dann doch zu einer Krankheit, sollten wir von einer Persönlichkeitsstörung sprechen, von einem Risikofaktor, oder sollten wir ihn, da er eine Normvariante ist, gar ignorieren?

Die Autoren dieses Beitrages halten es für am sinnvollsten, von einer *Basisstruktur* zu sprechen, wenn alle Symptome einer ASS/ADHS vorhanden sind, aber subsyndromal bleiben. Wichtig ist es hier, die Diagnose *Atypischer Autismus* (ICD-10) zu erwähnen, die trotz (oder wegen?) der unscharfen Definition aktuell häufig vergeben wird (z. B. bei Mädchen, weil sie in der Symptomatik von Jungen abweichen, oder bei Mischformen mit ADHS, weil die Grenzen zwischen hyperkinetischen, impulsiven und ASS-Symptome oft fließend/undefiniert erscheinen). Der Begriff der *Basisstruktur* hat nun erstens den Vorteil, klar benennen zu können, um was es sich handelt, und auch die therapeutischen Implikationen im Blick behalten zu können. Zweitens ist er zuerst einmal wenig pathologisierend, sondern in seinem Begriffscharakter lediglich deskriptiv. Drittens wird deutlich, dass es sich – wie bei voll ausgeprägten Entwicklungsstörungen – um überdauernde Zustände handelt, die nicht in den Fokus therapeutischer Veränderungsbemühungen kommen sollten. Und zuletzt lässt er den Betroffenen, ihren Eltern und Therapeuten auch die Möglichkeit, sie als Normvariante anzusehen, die an sich nicht behandlungsbedürftig ist und durchaus auch Ressourcen und spezifische Stärken mit sich bringt.

Abzugrenzen ist der hier vorgeschlagene Begriff der primär genetisch-biologisch bedingten Basisstruktur vom *Struktur*begriff in der psychodynamischen Theorie, welcher u. a. über die Strukturachse der Operationalisierten Psychodynamischen Diagnostik operationalisiert wurde (OPD; Arbeitskreis OPD 2009). Mit psychischer Struktur sind hier psychische Fähigkeiten wie die Selbst- und Objektwahrnehmung, die Regulation des Selbst (z. B. bezogen auf Affekte und Impulse) sowie von Beziehungen, die Fähigkeit zur Kommunikation mit sich selbst und anderen sowie die Fähigkeit zur Bindung (an innere und äußere Objekte) gemeint, die mehr oder weniger beeinträchtigt sein können. Ätiologisch wird davon ausgegangen, dass diese Fähigkeiten sich zu großen Teilen in der frühen Interaktion des Kindes mit den primären Bezugspersonen herausbilden (auch wenn es genetisch determinierte Einschränkungen geben kann). Es finden sich in dieser Konzeptualisierung viele Ähnlichkeiten mit dem alternativen Modell für Persönlichkeitsstörungen des DSM-5 (Zimmermann et al. 2012). Der psychodynamische Strukturbegriff impliziert eine zumindest begrenzte Veränderbarkeit von strukturellen Einschränkungen durch therapeutische Interventionen (siehe z. B. Rudolf 2012, ▶ Kap. 25). Da letzterer Strukturbegriff klar psychodynamisch konzeptualisiert wird und prinzipiell auch eine therapeutische Veränderbarkeit impliziert, muss auf eine inhaltliche Abgrenzung und Unterscheidung der Strukturbegriffe hier explizit hingewiesen werden.

24.4 Zum klinischen Umgang mit den subsyndromalen Varianten von Entwicklungsstörungen

Für die Kliniker ergibt sich aus der Tatsache, dass bei subsyndromalen Varianten keine klinische Diagnose gestellt werden kann, das Problem, dass die Türen der Hilfesysteme sich nur äußerst schwer öffnen lassen. Die »Lösung«, die primäre Diagnose ADHS oder ASS evtl. doch zu stellen – trotz grenzwertiger oder subsyndromaler Schwere der Symptomatik – hat die bekannte Folge, dass die Diagnosegrenzen immer weiter zum »Normalen« hin verschoben werden und ICD-Diagnosen scheinbar willkürlich an »Gesunde« vergeben werden. In einigen Fällen sind – wie in diesem Kapitel auszuführen sein wird – die komorbiden Erkrankungen ausgeprägt genug, um über diese den Zutritt ins Hilfesystem zu erlangen. Am schwierigsten ist es für diejenigen Individuen, die mit »ein bisschen ADHS, ein bisschen Autismus, ein bisschen Zwangsstörung und ein bisschen Depression« zwischen allen Stühlen sitzen. Gerade hier ist es klinisch von essenzieller Bedeutung, nicht kategorial zu denken, was nämlich tatsächlich zur Folge hätte, dass diese Individuen am Ende »gesundgeschrieben« werden, weil sie die einzelnen Cut-offs nicht erfüllen. Betrachtet man solche Fälle hingegen dimensional, wird oft deutlich, dass auch die Basisstruktur zu einem erheblichen Leiden beitragen kann (nicht muss), wenn beispielsweise keine Kompensationsstrategien erlernt werden konnten oder weitere Vulnerabilitätsfaktoren – wie bspw. eine Neigung zu depressiven Reaktionen – hinzutreten. Kinder mit solcher grenzwertigen Symptomausprägung werden oft zu Ärzten für Kinder- und Jugendpsychiatrie überwiesen, weil die unzureichende Gruppenfähigkeit (bedingt durch Interaktionsdefizite, Reizüberflutung und Missverständnisse in der Kommunikation) die Teilhabe am Unterricht und die Beziehung zu Schulkameraden beeinträchtigt. Das Erkennen der Grundproblematik ist wichtig, um eine gezielte Förderung und Begleitung zu organisieren. Allerdings stellt die Diagnose in diesem Alter auch eine besondere Herausforderung dar, wie oben beschrieben, weil Kinder keine eigenständige Entscheidung treffen können und manchmal, wenn sie älter sind, ihre Diagnose ablehnen und als stigmatisierend empfinden.

An dieser Stelle sei betont, dass die autistische oder ADHS-Basisstruktur nicht nur als Vulnerabilitätsfaktor für bestimmte Erkrankungen aufzufassen ist, sondern wahrscheinlich auch als *Resilienzfaktor* für andere Erkrankungen. Fraglos müssen Merkmale, die sich genetisch so breit durchsetzen, auch eine Reihe von Vorteilen mit sich bringen und die Gesellschaft bereichern. Bei ADHS bspw. sind der breite Fokus der Aufmerksamkeit, die Energie und die Kreativität, die sich bei guter Förderung und Kompensation der Defizite optimal entwickeln können, zu nennen. Es gibt – empirisch allerdings nur unzureichend belegte – Theorien, die davon ausgehen, dass eine autistische Basisstruktur einen Resilienzfaktor für die Entwicklung von Demenzen darstellen könnte (Oberman und Pascual-Leone 2015). Aus klinischer Erfahrung scheinen Menschen mit einer ASS-Basisstruktur auch seltener als andere Menschen alkohol- oder amphetaminabhängig zu werden. Eine ADHS-Basisstruktur könnte auch ein Resilienzfaktor für eine anankastische oder schizoide Persönlichkeitsstörung sein.

Die Bedeutung der Basisstrukturen für Psychosomatik, Psychiatrie und Psychotherapie bei Erwachsenen und Kindern wird in der üblichen klinischen Handhabung nach Einschätzung der Autoren nach wie vor deutlich unterschätzt. Dementsprechend gibt es im deutschsprachigen Raum auch keine quantitativen Untersuchungen dazu, wie häufig autistische oder ADHS-Basisstrukturen in unseren Patientenkollektiven sind. Nach klinischer Erfahrung geschätzt dürften 5–15 % der psychiatrischen und psychosomatischen Patienten eine solche Basisstruktur aufweisen. Intuitiv dürfte den meisten Behandlern klar sein, dass eine Depression oder Essstörung, die auf Basis einer autistischen Struktur gewachsen oder auch nur zufällig mit ihr assoziiert ist, anders zu verstehen und zumindest teilweise auch anders zu behandeln ist als eine Depression oder Essstörung, die auf einer ADHS-Basisstruktur oder mit ihr assoziiert entstanden ist. Und nichtsdestotrotz geht dieses Wissen selten in die Behandlung ein. Bei vielen komorbiden Erkrankungen ist es sinnvoll und oft sogar notwendig, die autistische oder ADHS-Basisstruktur in das Behandlungskonzept miteinzubeziehen und das Wissen über Entwicklungsstörungen mit einfließen zu lassen. An dieser Stelle sollen diesbezüglich nur wenige Beispiele genannt werden, die dann in den folgenden Kapiteln zu den einzelnen komorbiden Erkrankungen weiter ausgeführt werden.

Im Allgemeinen wird zu Recht gefordert, Patienten im Rahmen des ärztlich-therapeutischen Erstgesprächs zunächst einmal mit offenen und eher unkonkreten Fragen zu begegnen, um ihnen so Raum für eigene Anliegen zu geben. Dies ist für die Mehrzahl der Patientengruppen sinnvoll, aber im Umgang mit Menschen mit autistischer Basisstruktur nicht immer hilfreich. Diese sind oft durch offene Fragen verunsicherbar, verstehen nicht, worauf ihr Gegenüber hinauswill, fühlen sich unter Druck gesetzt und reagieren womöglich verärgert. Der Beginn des Gesprächs mit geschlossenen Fragen kann dann sehr hilfreich sein (vgl. dazu auch Riedel und Clausen 2020).

Auch die Differenzierung zwischen den Phänomenen Angst und Reizüberflutung ist bei Menschen mit ASS- oder ADHS-Basisstörung von weitaus größerer Bedeutung als bei anderen Patienten. Der Grund, warum Menschen aus dem Autismusspektrum belebte Plätze als unangenehm erleben und meiden, ist in den meisten Fällen Reizüberflutung. Viele Betroffene können diese aber nicht benennen und übernehmen die Zuschreibung der Außenwelt, dass sie wohl »Furcht« haben müssten; damit ist die Diagnose der *Agoraphobie* schnell gestellt. Die bei Agoraphobie verwendete Expositionstherapie führt allerdings, wenn dem Vermeidungsverhalten nicht Furcht, sondern Reizüberflutung zugrunde liegt, nicht zum erwünschten Nachlassen des unangenehmen Gefühls, sondern sogar zu einer Zunahme, da die Reizüberflutung noch verstärkt wird. Dabei kann sogar eine sekundäre Angst entstehen, und zwar die ganz realistische Angst vor Reizüberflutung. An dieser Stelle ist es wichtig, dass der Therapeut weiß, dass Reizüberflutung bei Menschen mit einer autistischen Basisstruktur nicht habituiert: Es findet also durch wiederholtes Aufsuchen von Marktplätzen kein Gewöhnungseffekt an die Reizflut großer Plätze statt.

Zuletzt sind in der medikamentösen Therapie nicht selten Adaptionen sinnvoll. Beispielsweise können in der antidepressiven Therapie bei ADHS-Basisstruktur eher Bupropion oder Atomoxetin zum Einsatz kommen, da sie auch eine positive Wirkung auf die Basisstruktur haben. Bei ASS-Basisstruktur müssen viele Medikamente – und insbesondere Antipsychotika – deutlich niedriger dosiert werden als bei anderen Patientengruppen, da eine hohe Sensitivität für Nebenwirkungen besteht (▶ Kap. 6.5; Tebartz van Elst 2016).

24.5 Zusammenfassung

Neben syndromalen, voll ausgeprägten Formen von Entwicklungsstörungen findet sich ein großer Bereich von subsyndromal ausgeprägten Formen von Entwicklungsstörungen, die zwar die diagnostischen Cut-Offs nicht erreichen, aber dennoch eine klinische Relevanz haben können. Insbesondere erhöhen sie – oft im Zusammenspiel mit ungünstigen Umweltbedingungen – das Risiko komorbider Erkrankungen. Wir schlagen dafür den Begriff der *Basisstruktur* vor. Diese sollte in die Behandlung der komorbiden Erkrankungen stärker als bisher üblich berücksichtigt werden.

Literatur

Arbeitskreis OPD (2009) Operationalisierte Psychodynamische Diagnostik OPD-2. Das Manual für Diagnostik und Therapieplanung. 2. Aufl. Bern: Huber Verlag.

AWMF (2016) Autismus-Spektrum-Störungen im Kindes-, Jugend- und Erwachsenenalter Teil 1: Diagnostik. (http://www.awmf.org/uploads/tx_szleitlinien/028-018l_S3_Autismus-Spektrum-Stoerungen_ASS-Diagnostik_2016-05.pdf, Zugriff am 17.07.2022).

AWMF (2018) Langfassung der interdisziplinären evidenz- und konsensbasierten S3-Leitlinie »aufmerksamkeitsdefizit-/Hyperaktivitätsstörung (ADHS) im Kindes-, Jugend- und Erwachsenenalter«. (https://www.awmf.org/uploads/tx_szleitlinien/028-045l_S3_ADHS_2018-06.pdf, Zugriff am 17.07.2022).

Baron-Cohen S, Wheelwright S, Skinner R et al. (2001) The autism-spectrum quotient (AQ): evidence from Asperger syndrome/high-functioning autism, males and females, scientists and mathematicians. Journal of Autism and Developmental Disorders 31(1): 5–17.

Constantino JN (2011) The quantitative nature of autistic social impairment. Pediatric Research 69 (5; 2): 55R–62R.

Constantino JN, Todd RD (2003) Autistic traits in the general population: a twin study. Archives of General Psychiatry 60(5): 524–530.

Dell'Osso L, Dalle Luche R et al. (2016) From Asperger's Autistischen Psychopathen to DSM-5 Autism Spectrum Disorder and Beyond: A Subthreshold Autism Spectrum Model. Clin Pract Epidemiol Ment Health 12: 120–131.

Demontis D, Walters RK, Martin J et al. (2019) Discovery of the first genome-wide significant risk loci for attention deficit/hyperactivity disorder. Nature genetics 51(1): 63–75.

Faraone SV, Perlis RH, Doyle AE et al. (2005) Molecular genetics of attention-deficit/hyperactivity disorder. Biological Psychiatry 57(11): 1313–1323.

Frazier TW, Youngstrom EA, Sinclair L et al. (2010) Autism Spectrum Disorders as a Qualitatively Distinct Category from Typical Behavior in a Large, Clinically Ascertained Sample. Assessment 17(3): 308–320.

Oberman LM, Pascual-Leone A (2015). Hyperplasticity in Autism Spectrum Disorder confers protection from Alzheimer's disease. Medical Hypotheses 83(3): 337–342.

Riedel A, Clausen, JJ (2020) Praxiswissen: Autismus-Spektrum-Störungen bei Erwachsenen. 2. Aufl. Köln: Psychiatrie Verlag.

Robinson EB, Koenen KC, McCormick MC et al. (2011) Evidence that autistic traits show the same etiology in the general population and at the quantitative extremes (5 %, 2.5 %, and 1 %). Archives of General Psychiatry 68(11): 1113–1121.

Rühl D, Bölte S, Feineis-Matthews S et al. (2016) Diagnostische Beobachtungsskala für Autistische Störungen (ADOS-2). Bern: Huber Verlag.

Rudolf G (2012) Strukturbezogene Psychotherapie. 3. Auflage. Stuttgart: Schattauer.

Tebartz van Elst L (2016) Autismus und ADHS: Zwischen Normvariante, Persönlichkeitsstörung und neuropsychiatrischer Krankheit. Stuttgart: Kohlhammer.

Wheelwright S, Auyeung B, Allison C et al. (2010) Defining the broader, medium and narrow autism phenotype among parents using the Autism Spectrum Quotient (AQ). Molecular Autism 1: 10.

Zimmermann J, Ehrenthal JC, Cierpka M et al. (2012) Assessing the Level of Structural Integration Using Operationalized Psychodynamic Diagnosis (OPD): Implications for DSM-5. Journal of Personality Assessment 94(5): 522–532.

25 Entwicklungsstörungen und Persönlichkeitsstörungen

Andreas Riedel, Almut Zeeck

25.1 Einleitung

Das Verhältnis von *Entwicklungsstörungen* (ES) und *Persönlichkeitsstörungen* (PS) ist nicht nur differentialdiagnostisch, sondern auch nosologisch unklar. Zwar weisen beide »Arten« von »Störungen« einige Unterschiede auf, z. B. das Erkrankungsalter und den Zeitpunkt der Diagnosestellung (Kindesalter bei ES; Vorläufer im Kindes- und Jugendalter, aber Diagnose im Erwachsenenalter bei PS) oder die implizite Pathogenese (biologischer, weitgehend genetischer Ursprung bei ES; gemischte genetische und durch Entwicklungsbedingungen in Kindheit und Jugendalter bedingte Verursachung bei PS). Sie zeigen aber auch einige Gemeinsamkeiten, beispielsweise, dass Symptome meist dauerhaften, nicht phasenhaften Charakter haben und dass sie (▶ Kap. 24.1) meist einen fließenden Übergang zur Normalität aufweisen. Damit ist die Art der Komorbidität eine andere als z. B. bei dem Verhältnis von ES und Suchterkrankungen oder ES und Depression. Während sich bei diesen Beispielen die eine Erkrankung (z. B. Depression) auf die andere (ES) »aufpfropft«, ist das Verhältnis von Entwicklungsstörung und Persönlichkeitsstörung ein anderes. Da die Konstrukte[1] (und Symptome) überlappen, sind Teile bestimmter ES mit Teilen bestimmter PS identisch, sie werden nur aus unterschiedlichen Blickwinkeln betrachtet. Beispielsweise sind einige Symptome der emotional-instabilen PS bei Vorliegen einer ADHS fast automatisch erfüllt, weil beide Erkrankungen einen nicht unerheblichen Überlappungsbereich aufweisen. Auch z. B. die ASS und die schizoide PS (nach ICD-10) weisen großflächige Überlappungszonen auf, sodass von einer Persönlichkeitsstörung »auf Grundlage« einer Entwicklungsstörung kaum noch zu sprechen ist.

Stellt man also die Frage nach Persönlichkeitszügen, die auf der Grundlage einer ES komorbid entstehen können, sollte man diejenigen Charakteristika gut davon abgrenzen, die bereits zur ES elementar dazugehören (z. B. emotionale Instabilität zum ADHS). Es stellt sich eher die Frage nach Persönlichkeitszügen, die tatsächlich (gehäuft) reaktiv entstehen, wenn als Basis eine ES vorliegt. Die Frage nach der Komorbidität wird insbeson-

---

1 Für das vorliegende Kapitel ist es wichtig, sich klarzumachen, dass Krankheitsbegriffe immer *Konstrukte* sind, die sich über die letzten Jahrzehnte und Jahrhunderte immer wieder verändert haben und die die Realität nach einem spezifischen Raster erfassen. Diagnosekriterien und Kategorien sind immer auch »konstruiert« und könnten theoretisch auch anders festgelegt werden. Da das Verständnis von ES und PS von sehr unterschiedlichen Theorieschulen entwickelt wurde und die Konstrukte daher sehr unterschiedlich sind, sind die Theorien oft schwer miteinander zu verbinden. Gleichwohl beziehen sie sich aber oft auf die gleichen Phänomene und die gleichen Individuen – weswegen man klinisch nicht umhinkommt, sich mit den verschiedenen Konstrukten (und den zugrundeliegenden Theorien) zu befassen, wenn man individuelles Leiden hinreichend verstehen will.

dere dort interessant, wo ES und PS (in ihrem Konstrukt und in ihrer konkreten Beschreibung von Symptomen) *nicht identisch* sind.

Vor dem Hintergrund dieser nosologischen Schwierigkeiten und Unklarheiten wollen wir hier kurz darlegen, wo wir den Unterschied zwischen ES und PS sehen. Hier kommt insbesondere das psychodynamische Verständnis von PS zum Tragen, da es das Konzept der PS am deutlichsten vom Konzept der ES, die ja primär genetisch-biologisch aufgefasst werden, abgrenzt.

Für ein psychodynamisches Verständnis der PS ist der *Strukturbegriff* zentral. Er bezieht sich auf die einem Menschen zur Verfügung stehenden psychischen Funktionen oder Fähigkeiten, mit denen ein inneres Gleichgewicht (bezogen auf das Selbsterleben und den Umgang mit Affekten) und die Beziehungsfähigkeit sichergestellt werden (Leibing und Doering 2006). Dabei wird angenommen, dass zwar vererbte Persönlichkeitszüge und Prädispositionen eine Rolle spielen, diese Fähigkeiten aber im Wesentlichen im Rahmen früher Beziehungs- und Spiegelungserfahrungen erworben werden. Waren letztere nicht ausreichend günstig, also beispielsweise durch Vernachlässigung und inkonsistente, widersprüchliche Bindungserfahrungen geprägt, kann dies im Verlauf der persönlichen Entwicklung eines Individuums später zu einer Persönlichkeitsstörung führen. Die neue, dimensionale Definition von Persönlichkeitsstörung der ICD 11 (WHO 2022) sowie das alternative Modell der Persönlichkeitsstörung des DSM-5 (APA 2013) weisen große Ähnlichkeiten mit dem psychodynamischen Konzept auf und umfassen zwei mögliche Bereiche der Beeinträchtigung: Eine Dimension, die sich auf das Selbsterleben bezieht, und eine zweite, in der es um das Funktionieren in Beziehungen zu anderen Menschen geht.

25.2 Schwierigkeiten der Empirie

Aufgrund der Überlappungsbereiche von ES und PS erscheint es als notwendig, eine Definition dafür zu finden, wie eine PS diagnostiziert werden kann, wenn bereits eine ES vorliegt. Da bislang aber keine solche Definition besteht, werden die Diagnosekriterien für eine PS bei komorbider ES von verschiedenen Autoren notgedrungen willkürlich ausgewählt (und mehr oder weniger transparent gemacht). Die (impliziten) Diagnosekriterien für PS bei ES liegen in dem weiten Bereich zwischen der üblichen Diagnostik z. B. mit SKID-II bzw. SKID-5-PD (ohne Beachtung der ES) und der reinen Verwendung nur derjenigen Diagnosekriterien, die nicht bereits durch die ES abgedeckt sind. Es liegt auf der Hand, dass ersteres Vorgehen zu extrem hohen Komorbiditätszahlen führt, letzteres zu extrem niedrigen (Hofvander et al. 2009; Lugnegård et al. 2011; Asherson et al. 2014; Korsgaard et al. 2016). Daraus wird deutlich, dass Grundlage einer empirischen Erforschung der Frage nach im engeren Sinne komorbiden PS auf der Basis von ES eine einheitliche Definition sein muss, um festzulegen, wie bei zugrundeliegender ES überhaupt PS zu diagnostizieren sind. Solange diese Definition fehlt, ergibt empirische Forschung zu diesem Thema nur eingeschränkt Sinn, da die Ergebnisse immer in sehr hohem Maße von der Form der Diagnosefindung bestimmt sein werden.

In den folgenden Abschnitten soll an bestimmten PS ausgeführt werden, wie das Zusammenspiel von ES und PS aussehen kann. Dabei soll deutlich werden, dass das Spektrum der Verbindungen zischen ES und PS sehr weit ist. Es bewegt sich zwischen einem Pol, an dem ES und PS als Krankheitsentitäten kaum zu unterscheiden sind (ASS und schizoide PS /Merkmalsbereich »Distanzierung« in der ICD-11 als Beispiel), und einem Pol, an dem die ES zwar zu einer PS prädisponiert, die PS sich aber in ihrem Konzept und ihren Symptomen klar von der ES unterscheidet und somit eine echte Komorbidität darstellt (ADHS/ASS und narzisstische PS als Beispiel). Die eingehender dargestellten, konkreten Verbindungen sollen dabei als paradigmatische Beispiele dienen. Eine detailliertere Darstellung der zahlreichen möglichen Komorbiditäten von ES und PS würde an dieser Stelle den Rahmen sprengen und hätte nur mehr Listencharakter.

25.3 Beispielhafte Komorbiditäten

25.3.1 Schizoide Persönlichkeitsstörung

Die *schizoide Persönlichkeitsstörung* nach ICD-10 ist u. a. gekennzeichnet durch emotionale Kühle, Distanziertheit oder flache Affektivität, eine geringe Fähigkeit, warme, zärtliche Gefühle oder auch Ärger anderen gegenüber zu zeigen, eine anscheinende Gleichgültigkeit gegenüber Lob und Kritik, Anhedonie, eine übermäßige Vorliebe für einzelgängerische Beschäftigungen, eine übermäßige Inanspruchnahme durch Fantasie und Introspektion, einen Mangel an engen Freunden oder vertrauensvollen Beziehungen (oder höchstens zu einer Person) und eine deutlich mangelnde Sensibilität im Erkennen und Befolgen gesellschaftlicher Regeln. Der Merkmalsbereich »Distanzierung« in der ICD-11 beschreibt ähnliche Phänomene. Es liegt auf der Hand, dass ein Großteil der Personen mit einer ASS diese Diagnosekriterien allein aufgrund des Autismus (zu dem Einzelgängertum, Ankerfreundschaften, Defizite der sozialen Wahrnehmung und – scheinbare – emotionale Kühle aufgrund reduzierten paraverbalen Ausdrucks meist dazugehören) erfüllt.[2] Auch für einige Diagnosekriterien der *anankastischen Persönlichkeitsstörung* (Merkmalsbereich »Anankastie« in der ICD-11) trifft dies zu (ständige Beschäftigung mit Details, Regeln, Listen, Ordnung, Organisation oder Plänen; Perfektionismus, der die Fertigstellung von Aufgaben behindert; Rigidität und Eigensinn; Vernachlässigung zwischenmenschlicher Beziehungen; unbegründetes Bestehen auf der Unterordnung anderer unter eigene Gewohnheiten). Es dürfte deutlich werden, dass eine Diagnosestellung von PS, wie sie bei Personen *ohne* ES erfolgen kann (z. B. mit SKID-5-PD), bei Menschen mit ES zumindest bei einigen PS zu einer Häufung von falsch-positiven Persönlichkeitsstörungsdiagnosen führen dürfte. Will man das vermeiden, braucht man diagnostisch ein Vorgehen, das passgenau auf die vorliegende ES abgestimmt ist.

Da es – wie beschrieben – keine allgemeingültige Handlungsanweisung dafür gibt, wie bei ES komorbide PS diagnostiziert werden sollten, ist ein pragmatisches Herangehen aus unserer Sicht sinnvoll. Dies könnte etwa wie folgt aussehen: Eine PS wäre nur dann zu

---

2 Dies dürfte auch einer der zentralen Gründe gewesen sein, warum die schizoide PS in DSM-5 nicht aufgenommen wurde. Ob der Verzicht auf die Diagnose »schizoide PS« allerdings eine sinnvolle Lösung ist, muss in Anbetracht dessen, dass es nach klinischer Erfahrung auch Menschen ohne ES gibt, die schizoide Persönlichkeitszüge aufweisen, zumindest kritisch hinterfragt werden.

diagnostizieren, wenn die Symptome des Patienten eindeutig und in verschiedenen Domänen über dasjenige Ausmaß hinausgehen, das bei einer ES zu erwarten wäre. Zu achten wäre dann auf gerade diejenigen Symptome, die bei der zugrundeliegenden ES *nicht* zu den häufigen Symptomen gehören. Beispielsweise wären hier die Anhedonie bei schizoider PS oder die Leistungsbezogenheit, das Befolgen von Konventionen und das Andrängen unerwünschter Impulse bei anankastischer PS zu nennen. Auch erscheint es pragmatisch sinnvoll, nur dann zusätzliche PS-Diagnosen zu stellen, wenn durch sie ein eigener, über die ES hinausgehender, Leidensdruck für Individuum oder Umwelt entsteht.

25.3.2 Emotional-instabile Persönlichkeitsstörung

Die klinisch wahrscheinlich eindrücklichste Verbindung zwischen ES und PS besteht zwischen ADHS und *emotional-instabiler PS*. Auch hier ist zu prüfen, inwieweit es sich lediglich um das Gleiche aus unterschiedlicher Perspektive handelt; bspw. fällt die Abgrenzung für die Symptome *emotionale Instabilität* und *mangelnde Impulskontrolle* zwischen den beiden Entitäten ausgesprochen schwer. Gleichwohl finden sich auch Unterschiede, insbesondere wenn man den *Borderline*-Typus der emotional-instabilen PS (BPS) betrachtet. Hier kommen ein verstärktes Schwarz-Weiß-Denken, die Neigung zu Idealisierung und Entwertung sowie ein unklares Selbstbild zu den mit der ADHS geteilten Symptomen hinzu. Auch instabile, konfliktreiche und oft wechselnde zwischenmenschliche Beziehungen, die durch hohe Intensität und Bedürftigkeit sowie gleichzeitig ein starkes Misstrauen mit Angst vor tatsächlichem oder vermeintlichem Verlassenwerden gekennzeichnet sind, gehören zu den Symptomen einer emotional-instabilen PS, nicht aber zu den Symptomen einer ADHS.

Zusätzlich zur beschriebenen Überlappung der Symptome ist die ADHS auch ein Risikofaktor für bestimmte Lebenserfahrungen, die wiederum zu einer emotional-instabilen PS führen können. Bspw. dürfte eine ADHS das Gelingen von Eltern-Kind-Bindungen und der sozialen Einbindung im Klassenverband erschweren. Daraus wird deutlich, dass die Grenze zwischen Identität und Prädisposition durchaus fließend sein kann: Einige Symptome der ADHS sind mit Symptomen der emotional-instabilen PS identisch (emotionale Instabilität, Impulsivität), manche prädisponieren dazu, eine emotional-instabile PS zu bekommen (Hyperaktivität → soziale Misserfolge → Misstrauen und instabile Bindungen). Zuletzt ist auch denkbar, dass frühe Züge einer emotional-instabilen Persönlichkeitsstörung zur Diagnose einer ADHS führen können.

Aufgrund der geteilten Symptome von ADHS und BPS und der durch die ADHS erhöhten Prädisposition, weitere BPS-Symptome zu entwickeln, ist die Wahrscheinlichkeit, eine emotional-instabile PS zu entwickeln, deutlich erhöht, wenn eine ADHS zugrunde liegt – was sich auch empirisch zeigen ließ (Asherson et al. 2014). Wiederum sind empirische Daten zur Komorbidität ADHS – emotional-instabile PS aufgrund der Überlappung der Symptome der Erkrankungen mit Vorsicht zu interpretieren, es finden sich aber meist Angaben von einer Komorbidität von > 20 % (von ADHS-Diagnosen bei Patienten mit emotional-instabiler PS und umgekehrt) (Asherton et al. 2014).

Klinisch schließt sich hier die Frage an, welche Basis die emotional-instabile PS über das ADHS hinaus hat. Was muss hinzukommen, dass aus einem ADHS eine emotional-instabile PS wird? Beziehungsweise, was sind Entwicklungsbedingungen, die zu der emotional-instabilen PS führen, welche gleichzeitig die Kriterien für ein ADHS erfüllt? Hier kommen vor allem frühe *Traumata* im weitesten Sinne in Frage, welche einen Mangel an Containment und emotionaler Unterstützung sowie widersprüchliche Botschaften durch die primären Bindungspersonen beinhalten, die nicht oder nur begrenzt in der Lage sind, sich in ihr Kind einzufühlen und dieses als eigenständigen Menschen wahrzunehmen, bis zu hin zu direkten körperlichen und sexuellen Traumatisierungen, was beispielsweise bei Schmidt et al. (2018) ausführlich diskutiert wird.

Für die Behandlung erscheint es hier als sinnvoll, sich über die »Komponenten« und deren Gewichtung eingehend klar zu werden, die ein Individuum mit emotional-instabiler PS aufweist. Wie ausgeprägt ist die ADHS-Komponente? Sollte sie medikamentös behandelt werden? Wirkt sich die Medikation positiv auf den Selbstverletzungsdruck aus? Wie relevant sind traumatische Erfahrungen für das Krankheitsbild? Zeigen sich traumabedingte Dissoziationen bzw. liegt zusätzlich eine *posttraumatische Belastungsstörung* vor? Welche Rolle spielt mangelndes oder unzuverlässiges *Containment* durch die Eltern? Welche Rolle spielt mangelnde Konsequenz in der Grenzsetzung durch die Eltern? Im Erwachsenenalter kann auch der psychodynamische Strukturbegriff hilfreich sein. Es könnte z. B. gefragt werden, inwieweit Defizite im Selbst(wert)erleben und der Wahrnehmung anderer bestehen, in der Impuls- und Affektregulation sowie im Bindungsverhalten – mit entsprechenden Konsequenzen für die psychotherapeutische Behandlung (Kernberg et al. 2000; Bateman und Fonagy 2016).

Aus der klinischen Erfahrung auf Borderline-Stationen kann einer emotional-instabilen PS – in einer Minderheit der Fälle – auch eine Autismus-Spektrum-Störung (ASS) zugrunde liegen. Dies erstaunt zwar auf den ersten Blick, ließ sich aber auch empirisch zeigen (Dell´Osso et al. 2018). Meist sind dies Patienten, die zwar auf den ersten Blick Borderline-Symptome zeigen, mit Problemen in der Spannungsregulation, selbstverletzendem Verhalten, dissoziationsähnlichen Zuständen, Schwierigkeiten mit dem Selbstbild und den inneren Präferenzen, auf den zweiten Blick aber aus den, sich auf Borderline-Stationen bildenden, sozialen Bezügen oft herausfallen. Ohne dies an dieser Stelle weiter ausführen zu können, muss die Psychotherapie (übertragungsfokussierte Therapie, mentalisierungsbasierte Therapie ebenso wie dialektisch-behaviorale Therapie) in vielerlei Hinsicht abgewandelt werden, wenn der Borderline-Störung eine ASS oder eine autistische Basisstruktur zugrunde liegt (vgl. Tebartz van Elst et al. 2016). Beispielsweise müssen Dissoziationen besser als sonst von *Overloads* abgegrenzt werden, die Übertragungs- und Gegenübertragungshypothesen müssen kritischer hinterfragt werden und es muss entschiedener geprüft werden, ob die Betroffenen nicht durch die sehr reizintensiven Gruppensettings sensorisch überfordert sind.

25.3.3 Narzisstische Persönlichkeitsstörung

Als Beispiel einer PS, für die eine ES einen Risikofaktor darstellen kann, ohne mit ihr identisch zu sein, soll die *narzisstische PS* genannt werden. Auch wenn diese Diagnose in die ICD-10 und die ICD-11 nicht aufgenommen wurde, so ist sie doch eine häufig vergebene und viel diskutierte Diagnose. An dieser Stelle ist sie insofern von Belang, als sie in Bezug auf ES am ehesten als echte Komorbidität zu verstehen ist.

Die ins seelische Zentrum gerückte Selbstwertregulation mit Grandiositätsgefühlen oder Gefühlen von Inferiorität und eigener Insuffizienz gehört diagnostisch zu keiner der in diesem Buch besprochenen ES. Auch die deutlich erhöhte (oder abgewehrte) Kränkbarkeit ist symptomatologisch und konzeptionell von den ES weit entfernt. Somit besteht aus unserer Sicht keine relevante Teilidentität/Überlappung von ES und narzisstischer PS. Sie wird allerdings insofern zur relevanten (und nicht nur zufälligen) Komorbidität, als das Leben mit einer ES durchaus mit einem erhöhten Maß an Schwierigkeiten verbunden ist, ein gutes und stabiles Selbstwertgefühl aufzubauen. Schon die Resonanz bei den eigenen Eltern kann sehr ambivalent ausfallen und viele Patienten mit ES schildern aus Schule, Vereinen und Ausbildungen lange Reihen von sozialen Misserfolgserfahrungen, die es unter Umständen nötig machen, das Selbstwertgefühl durch Perfektionismus, übertriebene Leistungsansprüche, Überheblichkeit und ständige Selbstbespiegelung zu stabilisieren.

In der Therapie narzisstischer Züge bei zugrundeliegender ASS ist es mitunter ausgesprochen schwierig, im Einzelnen herauszuarbeiten, welche Symptome im engeren Sinne als narzisstisch zu interpretieren sind und welche lediglich so aussehen, als seien sie narzisstisch. Menschen mit ASS zeigen (auch wenn sie keine narzisstischen Züge haben) oft ein Verhalten, das als arrogant fehlinterpretiert werden kann, sie betonen häufig, dass sie anders (»besonders«) sind und dass viele Grundannahmen in der Psychotherapie für sie nicht zutreffen. Sie scheinen die fachliche Autorität ihrer Therapeuten ständig rechthaberisch infrage zu stellen und missachten sehr oft soziale Regeln und Konventionen. Letzteres wird dann häufig so interpretiert, als hätten die Betroffenen das Gefühl, dass allgemeine Regeln für sie keine Gültigkeit hätten. Befragt man allerdings die Motive hinter diesem Verhalten, findet sich bei Menschen mit ASS (ohne narzisstische Züge) ein argloses »Nicht-Können« und »Nicht-Verstehen« dieser meist unausgesprochenen Regeln und keineswegs ein Grandiositätsgefühl. Die Kritik am Therapeuten steht oft viel mehr im Dienst der Wahrheitsfindung als im Dienst der Selbstwertregulation. Hier ist Vorsicht geboten, damit Patienten mit der Doppeldiagnose ASS–narzisstische PS nicht bei jedem »sozialen Missgriff« narzisstische Motive unterstellt werden. Oft lässt sich dies durch direktes und kritisches Ansprechen klären: Im Falle eines eher narzisstisch motivierten Verhaltens reagiert der Patient eher gekränkt oder geht in den »Gegenangriff« über, im Falle eines eher autistisch erklärbaren Verhaltens reagiert er in der Regel erstaunt oder sogar neugierig.

25.4 Schlussbemerkungen

Zumindest erwähnt werden sollte der klinische Eindruck, dass neben der Teilidentität/Überlappung von bestimmten ES und PS und der Prädisposition für bestimmte PS bei vorliegenden ES auch eine Art »Schutz« vor bestimmten PS bei vorliegenden ES besteht, d. h. die Auftretenswahrscheinlichkeit bestimmter PS bei bestimmten ES geringer zu sein scheint als in der Durchschnittsbevölkerung. So ist aus unserer Erfahrung die Auftretenswahrscheinlichkeit einer histrionischen PS bei vorliegender ASS sehr gering, ebenso wie die Auftretenswahrscheinlichkeit einer anankastischen oder schizoiden PS bei vorliegender ADHS.

Nach Erfahrung der Autoren wird das Vorliegen von Entwicklungsstörungen und ihrer subsyndromalen Varianten in der klinischen Praxis fast durchweg nur ungenügend in die Behandlung von Persönlichkeitsstörungen einbezogen. Gleichzeitig werden bei der Behandlung von ES oft zusätzlich vorhandene Elemente einer Persönlichkeitsstörung vernachlässigt. Aus unserer Sicht wäre ein Komponentenmodell sinnvoll, das die verschiedenen Elemente auf Symptomebene erfassen und therapeutisch in den Fokus nehmen kann. Relevant ist dies unter anderem für die Frage, welche Symptome eher als kaum veränderbar akzeptiert werden sollten und welche einer (pharmakologischen oder psychotherapeutischen) Veränderung zugänglich sind. Wenn beispielsweise das Symptom *Intellektualisierung* bei einer ASS als Wesenszug verstanden wird, der häufig primär zu einer ASS gehört, kann dieses von Therapeut und Patient eher akzeptiert werden. Zeigt sich hingegen, dass Intellektualisierung eher Teil einer sekundär entstandenen Abwehrformation bei ADHS ist, die dem Schutz vor unangenehmen Gefühlen dient, wird man therapeutisch eher behutsam daran arbeiten, den Ausprägungsgrad des Symptoms zu reduzieren, um den direkten Zugang zur Emotionalität zu erleichtern.

Noch ein Beispiel: Sekundär paranoide oder schizoide Verarbeitungsmodi sind nach unserer Erfahrung gerade dann gut psychotherapeutisch behandelbar, wenn sie auf der Basis einer ES entstanden sind. Insbesondere das Nichtverstehen der Welt (»Warum können die anderen so leicht miteinander kommunizieren?« »Warum macht es den anderen nichts aus, 40 Stunden in der Woche mäßig interessante Arbeit zu verrichten?« »Warum kann ich nicht, was die anderen können?«) führt nicht selten zu einer paranoiden oder schizoiden Grundhaltung (»alle sind gegen mich«; »das Schicksal meint es schlecht mit mir«, »ich will nichts mit all den Blöden zu tun haben«). Bei zugrundeliegender ES kann durch Diagnosestellung, Psychoedukation, Situationsanalysen und auf Basis einer tragfähigen therapeutischen Beziehung ein Erklärungsmodell entwickelt werden, das erklärt, warum die Dinge so sind wie sie sind. Damit werden die Betroffenen oft in der Lage versetzt, ihre vereinfachenden Grundhaltungen aufzuweichen und alternative Sicht- und Verhaltensweisen zuzulassen. Aus der Haltung »alle sind schlecht zu mir« kann sich dann die Erkenntnis entwickeln, dass manche Menschen durchaus in Ordnung sind.

25.5 Zusammenfassung

Das Verhältnis zwischen ES und Persönlichkeitsstörungen ist komplex, da es auf Symptomebene große Überschneidungen gibt und damit ausgeprägte nosologische Unklarheiten bestehen. In der Diagnostik ist jeweils zu klären, welche Auffälligkeiten deutlich über die mit einer ES einhergehenden Auffälligkeiten hinausgehen und damit die (Zusatz-)Diagnose einer Persönlichkeitsstörung rechtfertigen. Dabei ist einerseits zu bedenken, dass eine ES das Risiko, eine Persönlichkeitsstörung zu entwickeln, erhöhen kann. Andererseits können Auffälligkeiten, die vordergründig an eine Persönlichkeitsstörung denken lassen – z. B. scheinbare emotionale Kühle, auffälliges Kontaktverhalten oder flach wirkende Affektivität –, gut vor dem Hintergrund einer ES erklärbar sein und sollten nicht automatisch zur Diagnose einer Persönlichkeitsstörung führen.

Literatur

American Psychiatric Association (APA) (2013) Diagnostic and Statistical Manual of Mental Disorders, Fifth Edition: DSM 5. Arlington, VA: American Psychiatric Publishing.

Asherson P, Young AH, Eich-Höchli D et al. (2014) Differential diagnosis, comorbidity, and treatment of attention-deficit/hyperactivity disorder in relation to bipolar disorder or borderline personality disorder in adults. Curr Med Res Opin 30(8): 1657–1672.

Bateman A, Fonagy P (2016) Mentalization-based treatment for personality disorders: A practical guide. Oxford: Oxford University Press.

Dell'Osso L, Cremone IM, Carpita B et al. (2018) Correlates of autistic traits among patients with borderline personality disorder. Compr Psychiatry 83: 7–11.

Hofvander B, Delorme R, Chaste P et al. (2009) Psychiatric and psychosocial problems in adults with normal-intelligence autism spectrum disorders. BMC Psychiatry 9: 35.

Kernberg O, Dulz B, Sachsse U (2000) Handbuch der Borderline-Störungen. Stuttgart: Schattauer Verlag.

Korsgaard HO, Torgersen S, Wentzel-Larsen T et al. (2016) Personality disorders and Axis I comorbidity in adolescent outpatients with ADHD. BMC Psychiatry 16: 175.

Leibing E, Doering S (2006) Diagnostik von Persönlichkeitsstörungen. Psychotherapeut 51: 229–244.

Lugnegård T, Hallerbäck MU, Gillberg C (2011) Psychiatric comorbidity in young adults with a clinical diagnosis of Asperger syndrome. Res in Dev Disabilities 32(5): 1910–1917.

Schmidt AC, Gablonski TC, Wladika W et al. (2018) Adult ADHD and borderline personality disorder: A pilot study on differences in attachment and early traumatization. Z Psychosom Med Psychother 64(3): 262–280.

Tebartz van Elst L, Richter H, Philipsen A (2016) Autismus-Spektrum-Störung und Borderline Persönlichkeitsstörung. In: Tebartz van Elst L. (Hrsg.) Das Asperger-Syndrom im Erwachsenenalter. 2. Aufl. Berlin: Medizinisch-Wissenschaftliche Verlagsgesellschaft.

World Health Organization (2022) ICD-11 - International Classification of Diseases and Related Health Problems (ICD). (https://icd.who.int/en/, Zugriff am 23.10.2022).

26 Entwicklungsstörungen und Essstörungen

Almut Zeeck, Kathrin Nickel

26.1 Einleitung

Die Zusammenhänge zwischen Entwicklungsstörungen und Essstörungen werden in den letzten Jahren intensiv diskutiert. Ca. 5 % der Patienten, die unter einer Essstörung leiden, erfüllen auch die diagnostischen Kriterien für eine *Autismus-Spektrum-Störung* (ASS), am häufigsten Patienten mit einer *Anorexia nervosa* (AN) (Nickel et al. 2019). Die Angaben zur Häufigkeit einer komorbiden Aufmerksamkeitsdefizit-/Hyperaktivitätsstörung (ADHS) schwanken stark und liegen je nach Studie zwischen 2 % (Welch et al. 2016) und 18 % (Sala et al. 2018). Hier zeigt sich ein gehäuftes Vorkommen bei der *Bulimia nervosa* (BN) und dem aktiven/»bulimischen« Typ der AN (Nickel et al. 2019). Zum gemeinsamen Auftreten von anderen Entwicklungsstörungen und Essstörungen – wie z. B. Tic-Störungen, Intelligenzminderungen oder Lernstörungen – ist noch wenig bekannt.

26.2 Essstörungen

In der ICD-10 werden zwei Hautgruppen von Essstörungen unterschieden: Die AN und die BN. In die ICD-11 wird noch eine weitere Störung, die *Binge-Eating Störung* (BES) aufgenommen, welche auch in das Amerikanische Klassifikationssystem DSM-5 als eigenständige Kategorie eingeführt wurde. In der ICD-11 werden die drei Essstörungen wie im DSM-5 mit den sogenannten »kindlichen Fütterstörungen« in einem Kapitel zusammengeführt.

Die AN ist durch ein selbst herbeigeführtes Untergewicht und eine Körperbildstörung charakterisiert. Die Betroffenen erleben sich trotz Untergewichts als »zu dick« und versuchen ihr Gewicht durch restriktives, oft von strengen Regeln bestimmtes Essverhalten sowie evtl. zusätzlich durch exzessives Sporttreiben, selbstinduziertes Erbrechen oder einen Abführmittelmissbrauch zu beeinflussen (»aktive Form«). Die Mangelernährung hat Folgen auf körperlicher, psychischer und sozialer Ebene: So verstärken sich bei Untergewicht zwanghaft ritualisierte Verhaltensweisen, die Gedanken engen sich ein auf die Beschäftigung mit Ernährung sowie Gewicht, Affekte sind weniger spürbar und ein sozialer Rückzug häufig.

Bei der BN kommt es zu Essanfällen, bei denen die Kontrolle über das Essverhalten verloren geht. Aufgrund einer ausgeprägten Angst vor einer Gewichtszunahme werden gegenregulierende Maßnahmen – wie z. B. selbstinduziertes Erbrechen – ergriffen. Die BES ist ebenfalls durch Essanfälle charakterisiert, aber ohne dass gegenregulierende

Maßnahmen eingesetzt werden. Daher sind ca. 70 % der Betroffenen übergewichtig (Herpertz et al. 2019).

Essstörungen beginnen im Gegensatz zu Entwicklungsstörungen in der Pubertät und Adoleszenz – die BN etwas später als die AN. Der früheste Beginn liegt bei ca. 9–10 Jahren. Die vulnerable Phase für die Entstehung einer AN und BN ist die Zeit des Erwachsenwerdens mit ihren gravierenden körperlichen und seelischen Veränderungen.

Im Gegensatz zur Geschlechterverteilung bei ASS und ADHS leiden deutlich mehr Mädchen/Frauen unter einer Essstörung als Jungen/Männer. Bei der AN und der BN liegt das Verhältnis bei 10:1, bei der BES bei ca. 2:1 (Herpertz et al. 2019).

Weitere zu den Fütter- und Essstörungen zählende Krankheitsbilder sind die sogenannte *Pica* (das Essen nicht nahrhafter, nicht zum Verzehr bestimmter Stoffe), die *Ruminationsstörung* (wiederholtes Hochwürgen und Kauen von Nahrung) und eine *Störung mit Vermeidung oder Einschränkung der Nahrungsaufnahme*, bei welcher sich ein Desinteresse am Essen oder eine Vermeidung der Nahrungsaufnahme aufgrund der sensorischen Merkmale des Essens findet. Vor allem die Pica und die Fütterstörung können bei Entwicklungsstörungen auftreten (s. u.).

26.3 Ähnlichkeiten und Unterschiede in der Symptomatik zwischen Entwicklungsstörungen und Essstörungen

26.3.1 Autismus-Spektrum-Störungen und Essstörungen

ASS und »restriktive« Essstörungen, also vor allem die AN, weisen psychopathologische Ähnlichkeiten auf. Es handelt sich vor allem um die Folgenden:

- Einschränkungen der kognitiven Flexibilität
- Beeinträchtigung der zentralen Kohärenz[1]
- Schwierigkeiten bei der Affektwahrnehmung und -regulation
- Beeinträchtigungen der »Theory of Mind«[2]

- Schwierigkeiten in der sozialen Interaktion
- Restriktives Essverhalten und selektive Nahrungsauswahl

Menschen mit einer AN und Menschen mit einer ASS haben oft Schwierigkeiten, flexibel zwischen verschiedenen Aufgaben hin und her zu wechseln, orientieren sich an Routinen und sind eher auf Details fokussiert, als dass sie das »große Ganze« sehen (Holliday et al. 2005; Westwood et al. 2016). Dies scheint bei der AN bei deutlichem Untergewicht besonders ausgeprägt zu sein, sodass angenommen wird, dass autismusähnliche Züge hier zu einem großen Teil eine Folge der Mangelernährung sind. Einschränkungen der kognitiven Flexibilität fanden sich in leichterer Ausprägung allerdings auch bei gesunden Geschwistern sowie vor und nach der Erkrankung an einer Essstörung (Mandy und Tchanturia 2015), was wiederum auf biologisch-genetische Komponenten hinweisen könnte. Ein weiteres Erklärungsmodell ist,

---

1 Fähigkeit das »große Ganze« zu sehen, bzw. einzelne Wahrnehmungselemente zu einem Gesamtbild zusammenzufügen.
2 Fähigkeit, den intentionalen Zustand anderer Menschen und somit deren Absichten und Gefühle intuitiv zu verstehen.

die eingeschränkte kognitive Flexibilität vor dem Hintergrund zwanghaft-perfektionistischer Persönlichkeitszüge zu verstehen, die sich bei der AN häufig finden.

Patienten mit AN haben Schwierigkeiten im Umgang mit negativen Gefühlen wie z. B. Angst, Ärger oder Einsamkeit und wehren diese sehr stark ab. Impulsdurchbrüche in Überforderungssituationen, wie sie bei der ASS vorkommen können, gehören nicht zum typischen Bild. Ähnlich wie bei ASS ist die Fähigkeit, sich in die emotionalen Zustände anderer einzufühlen (»affektive Empathie«) wenig beeinträchtigt. Ein Teil der Patienten mit AN scheint aber wie Menschen mit einer ASS Einschränkungen der »kognitiven Empathie«[3] zu zeigen. Interessanterweise findet sich bei Patienten mit einer AN, welche auch autistische Züge aufweisen, eine stärkere Beeinträchtigung (Kerr-Gaffney et al. 2020).

Sowohl bei Entwicklungsstörungen als auch bei Essstörungen sind Probleme im Bereich der sozialen Kommunikation und Interaktion mit anderen Menschen typisch, welche aber qualitativ unterschiedlich sind. Menschen mit einer AN sind oft sozial ängstlich und angepasst, sie scheuen Konflikte und fürchten negative Bewertung. Sie sind im Weiteren oft sehr leistungsorientiert, haben Angst vor dem Erwachsenwerden sowie der Nähe zu anderen, welche sie sich aber gleichzeitig wünschen. Menschen mit einer ASS haben aus anderen Gründen Schwierigkeiten Beziehungen zu anderen aufzubauen: Sie zeigen eine qualitative Beeinträchtigung der sozialen Kommunikation, u. a., weil sie häufig ein auffälliges Blickverhalten zeigen und ihre Stimme wenig moduliert ist. Es kommt leicht zu Missverständnissen, da sie mehrdeutige Aussagen wörtlich auslegen und Probleme haben, die Mimik des Kommunikationspartners sowie die Metaebene der Kommunikation zu interpretieren.

Bei ca. 50 % der Kinder mit ASS findet sich eine Vorliebe für ganz bestimmte Lebensmittel (selektives Essen) und eine Einschränkung der Nahrungsaufnahme (»picky eating«). Ähnlichkeiten zwischen dem Essverhalten bei ASS und bei der AN bestehen vor allem darin, dass die Auswahl an Nahrungsmitteln selektiv ist, dass Essverhalten strengen Regeln unterliegt und Betroffene am liebsten allein essen. Während die Nahrungsauswahl bei ASS aber an sensorischen Besonderheiten orientiert ist und eine Angst vor Neuem besteht, orientiert sich diese bei der AN an »gesunden«, niederkalorischen Nahrungsmitteln (Obst, Gemüse) mit dem Ziel der Gewichtsreduktion. Nur bei einer kleineren Gruppe wird ein auffälliges Essverhalten schon vor Beginn der AN beschrieben.

Zusammenfassend kann man sagen, dass sich zwar einige Ähnlichkeiten zwischen einer AN und einer ASS finden, vermutlich aber nur eine kleinere Subgruppe von Menschen mit einer AN eine ASS im engeren Sinne aufweist. Diese Subgruppe zeigt eine insgesamt deutlichere Beeinträchtigung, mit größeren Schwierigkeiten bei der Identifikation von Affekten, mehr kognitiver Rigidität und stärker zwanghaften Zügen (Westwood et al. 2017).

Da ein Großteil der beschriebenen Auffälligkeiten bei der AN durch die Mangelernährung erklärt bzw. durch diese verstärkt werden kann, sollte man im Akutstadium der Erkrankung zurückhaltend sein, die Diagnose einer ASS zu stellen.

26.3.2 Aufmerksamkeitsdefizit-/Hyperaktivitätsstörungen und Essstörungen

Bei der ADHS findet sich im Gegensatz zu den ASS vor allem eine Assoziation mit der BN und der BES, weniger mit der AN (Kaisari

---

3 Kognitive Empathie (»Theory of Mind«/Fähigkeit zum Mentalisieren Anderer) beschreibt die Fähigkeit, sich die Verhaltens- und Reaktionsweisen anderer auf der Basis möglicher innerer Prozesse zu erklären.

et al. 2017; Nickel et al. 2019), bzw. nur mit deren »aktiver Form«. Hier stehen vor allem folgende psychopathologische Ähnlichkeiten im Zentrum:

- Mangelnde Verhaltenskontrolle/Impulsivität
- Hyperaktivität

Während sich eine mangelnde Verhaltenskontrolle bei ADHS in der Schwierigkeit, warten zu können, sowie in häufigem Unterbrechen und Stören anderer zeigt, bezieht sich diese bei Essstörungen vor allem auf das Essverhalten bzw. das Auftreten von Essanfällen. Nicht nur bei der BN, sondern auch der BES wird jedoch eine generell reduzierte Fähigkeit zur Impulskontrolle als ein zentraler zugrundeliegender Faktor angesehen (Kessler et al. 2016).

Eine Hyperaktivität als nicht bewusst beabsichtigte Bewegungsunruhe findet sich bei Essstörungen nur bei schwerem Untergewicht und ist in diesem Fall vor allem physiologisch bedingt. Zwanghaftes Sporttreiben bzw. exzessive körperliche Aktivität (z. B. Treppenlaufen statt Aufzugfahren) sind hingegen häufige Verhaltensmuster, welche vor allem der Gewichts- und Affektregulation dienen. Sie treten erst im Rahmen der Essstörung auf.

In Hinblick auf Aufmerksamkeitsdefizite, die ein weiteres Kernsymptom der ADHS darstellen, zeigten Untersuchungen eine Beeinträchtigung der Konzentration bei Menschen, die an einer AN vom aktiven Typ leiden, aber nicht bei der BN oder der BES. Die Befunde sind vermutlich durch die Mangelernährung erklärbar.

26.4 Zusammenhänge zwischen Entwicklungsstörungen und Essstörungen

26.4.1 Entwicklungsstörungen als prädisponierender Faktor für Essstörungen

Es ist grundsätzlich vorstellbar, dass Menschen mit einer Entwicklungsstörung aufgrund ihrer emotionalen, kognitiven und sozialen Schwierigkeiten ein erhöhtes Risiko aufweisen, in der Pubertät und Adoleszenz an einer Essstörung zu erkranken. Diese Entwicklungsphase erfordert in besonderem Maße das Umgehen mit intensiven Affekten sowie zwischenmenschlichen Situationen. Bei Menschen mit ADHS finden sich auch empirische Hinweise auf ein erhöhtes Risiko, vor allem für die Erkrankung an einer BN (Tistarelli et al. 2020). Auch autistische Züge in der Kindheit scheinen einen Risikofaktor für die Entwicklung einer Essstörung im Jugendalter darzustellen (Karjalainen et al. 2016).

Die Zahl der Studien zu möglichen prädisponierenden genetischen und neurobiologischen Faktoren ist noch begrenzt. In einer Analyse genomweiter Assoziationsdaten ergaben sich keine Hinweise auf überschneidende genetische Korrelate zwischen ASS und der AN (Brainstorm Consortium et al. 2018). Es fand sich hingegen eine genetische Korrelation zwischen ADHS und BN sowie anderen Essstörungen (Yao et al. 2019).

26.4.2 Essstörungen mit komorbider Entwicklungsstörung

Menschen mit AN und einer komorbiden ASS scheinen eine schwerere Essstörungs-

Pathologie aufzuweisen und eine stärkere Beeinträchtigung der sozialen und beruflichen Integration, aber nicht unbedingt einen niedrigeren BMI (Nazar et al. 2018). Der kurzfristige Behandlungserfolg ist nicht schlechter als bei Menschen ohne ASS (Nazar et al. 2018; Tchanturia et al. 2019), es finden sich allerdings Hinweise auf einen möglicherweise ungünstigeren längerfristigen Verlauf (Nazar et al. 2018).

Eine BN scheint bei Mädchen/Frauen mit einer ADHS gehäuft vorzukommen, während sich diese Assoziation bei Jungen/Männern nicht findet (Surman et al. 2006). Auch hier zeigen Studien, dass eine komorbide Entwicklungsstörung mit einem ungünstigeren Verlauf der Essstörung einhergeht. Aufmerksamkeitsdefizite scheinen stärker mit einer schlechten Prognose assoziiert zu sein, als hyperaktive-impulsive Züge (Svedlund et al. 2018).

Dies unterstreicht die Bedeutung einer ausführlichen diagnostischen Abklärung von Menschen mit einer Essstörung in Hinblick auf prämorbide – also schon vor der Essstörung bestehende – Symptome und Beeinträchtigungen, die auf eine Entwicklungsstörung hindeuten könnten.

26.5 Behandlung

26.5.1 Behandlung von Menschen mit einer Essstörung und komorbider Entwicklungsstörung

Dass die Subgruppe von Menschen bzw. Patientinnen und Patienten mit AN und komorbider ASS einen ungünstigeren Verlauf zeigt, hat vermutlich mit ihren sozio-kommunikativen und zwischenmenschlichen Schwierigkeiten zu tun, die es ihnen erschweren, die herkömmlichen Therapieprogramme zu nutzen. Psychotherapeutische Interventionen, welche die Fähigkeit zur Affektwahrnehmung und -differenzierung sowie ein Verständnis zwischenmenschlicher Situationen voraussetzen, könnten Menschen mit einer zusätzlich bestehenden ASS überfordern. Hingegen zeigte sich, dass ein Social-Skills-Training, welches für soziale und emotionale Schwierigkeiten bei chronischer AN entwickelt wurde, auch bei Patientinnen und Patienten mit deutlichen autistischen Zügen wirksam ist (Dandil et al. 2020).

Eine Befragung von Therapeuten ergab, dass sich viele unsicher fühlen und nicht wissen, welche Anpassungen des Vorgehens bei Patientinnen und Patienten mit Essstörungen und einer komorbiden Entwicklungsstörung notwendig sind. Erfahrene Therapeuten scheinen stärker als sonst auf die Identifikation von Affekten zu achten, beziehen die Familie mehr ein und passen ihren eigenen Kommunikationsstil an (Kinnaird et al. 2017).

Die Entwicklung spezifischer Therapieprogramme steht derzeit noch aus. Naheliegend wäre es z. B., Elemente aus Therapieprogrammen für ASS systematisch in das Vorgehen bei Patienten mit einer AN zu integrieren und deren Wirkungen empirisch zu untersuchen. In diesem Sinne wurde auch bei einer Komorbidität zwischen BN und ADHS vorgeschlagen, Elemente der ADHS-Behandlung in das übliche Vorgehen zu integrieren.

26.5.2 Behandlung von auffälligem Essverhalten bei Entwicklungsstörungen

Es sind verschiedene Programme entwickelt worden, um auffälliges Essverhalten bei Kindern mit Entwicklungsstörungen zu beeinflussen. Dieses findet sich vor allem bei ASS und zeigt Überschneidungen mit den kindlichen Fütterstörungen und der »Avoidant Restictive Food Intake Disorder« (ARFID), welche im DSM-5 und der ICD-11 eine eigene Kategorie darstellen und vermutlich im Hinblick auf die Ursachen eine sehr heterogene Gruppe umfassen. Die meisten Programme nutzen behaviorale Techniken – wie z. B. operantes Konditionieren – und beziehen sich auf Kleinkinder. Einige wurden aber auch für ältere Kinder und Jugendliche entwickelt (siehe z. B. Kuschner et al. 2017).

26.6 Zusammenfassung

Es findet sich eine Assoziation zwischen ASS und der AN sowie zwischen ADHS und Essstörungen mit Essanfällen, d. h. der BN, BES sowie der aktiven Form der AN. Die jeweilige Assoziation scheint mit geteilten Temperaments- und Persönlichkeitszügen (perfektionistisch-zwanghaften auf der einen und impulsiven auf der anderen) in Verbindung zu stehen, die ätiologischen Zusammenhänge sind aber noch weitgehend ungeklärt. Autismusähnliche Züge verstärken sich bei der AN im Stadium akuter Mangelernährung.

Eine Subgruppe von Menschen mit einer Essstörung zeigt eine klinisch relevante Komorbidität mit einer Entwicklungsstörung, welche in der Therapie berücksichtigt werden muss, da sonst die Gefahr einer mangelnden »Passung« der Standardbehandlung besteht. Die Entwicklung adaptierter Behandlungskonzepte ist eine wichtige Zukunftsaufgabe.

Literatur

Brainstorm Consortium, Anttila V, Bulik-Sullivan B et al. (2018) Analysis of shared heritability in common disorders of the brain. Science 360: 6395.

Dandil Y, Smith K, Adamson J et al. (2020) Individual cognitive remediation therapy benefits for patients with anorexia nervosa and high autistic features. European Eating Disorders Review 28(1): 87–91.

Herpertz S, Fichter M, Herpertz-Dahlmann B et al. (2019) S3-Leitinie Diagnostik und Behandlung der Essstörungen. 2. Aufl. Heidelberg: Springer Verlag.

Holliday J, Tchanturia K, Landau S et al. (2005) Is impaired set-shifting an endophenotype of anorexia nervosa? American Journal of Psychiatry 162(12): 2269–2275.

Kaisari P, Dourish CT, Higgs S (2017) Attention Deficit Hyperactivity Disorder (ADHD) and disordered eating behaviour: A systematic review and a framework for future research. Clinical Psychology Review 53: 109–121.

Karjalainen L, Gillberg C, Råstam M et al. (2016) Eating disorders and eating pathology in young adult and adult patients with ESSENCE. Comprehensive Psychiatry 66: 79–86.

Kerr-Gaffney J, Harrison A, Tchanturia K (2020) Autism spectrum disorder traits are associated with empathic abilities in adults with anorexia nervosa. Journal of Affective Disorders 266: 273–281.

Kessler RM, Hutson PH, Herman BK et al. (2016) The neurobiological basis of binge-eating disorder. Neuroscience and Biobehavioral Reviews 63: 223–238.

Kinnaird E, Norton C, Tchanturia K (2017) Clinicians' views on working with anorexia nervosa and autism spectrum disorder comorbidity: A qualitative study. BMC Psychiatry 17(1): 292.

Kuschner ES, Morton HE, Maddox BB et al. (2017) The BUFFET Program: Development of a cognitive behavioral treatment for selective eating in youth with autism spectrum disorder. Clinical Child and Family Psychology Review 20(4): 403–421.

Mandy W, Tchanturia K (2015) Do women with eating disorders who have social and flexibility difficulties really have autism? A case series. Molecular Autism 6: 6.

Nazar BP, Peynenburg V, Rhind C et al. (2018) An examination of the clinical outcomes of adolescents and young adults with broad autism spectrum traits and autism spectrum disorder and anorexia nervosa: A multi centre study. International Journal of Eating Disorders 51(2): 174–179.

Nickel K, Maier S, Endres D et al. (2019) Systematic review: Overlap between eating, autism spectrum, and attention-deficit/hyperactivity disorder. Frontiers in Psychiatry 10: 708.

Sala L, Martinotti G, Carenti ML et al. (2018) Attention-deficit/hyperactivity disorder symptoms and psychological comorbidity in eating disorder patients. Eat Weight Disord EWD 23 (4):513–519.

Surman CBH, Randall ET, Biederman J (2006) Association between attention-deficit/hyperactivity disorder and bulimia nervosa: Analysis of 4 case-control studies. The Journal of Clinical Psychiatry 67(3): 351–354.

Svedlund NE, Norring C, Ginsberg Y et al. (2018) Are treatment results for eating disorders affected by ADHD symptoms? A one-year follow-up of adult females. European Eating Disorders Review 26(4): 337–345.

Tchanturia K, Adamson J, Leppanen J et al. (2019) Characteristics of autism spectrum disorder in anorexia nervosa: A naturalistic study in an inpatient treatment programme. Autism: The International Journal of Research and Practice 23(1): 123–130.

Tistarelli N, Fagnani C, Troianiello M et al. (2020) The nature and nurture of ADHD and its comorbidities: A narrative review on twin studies. Neuroscience and Biobehavioral Reviews 109: 63–77.

Welch E, Jangmo A, Thornton LM et al. (2016) Treatment-seeking patients with binge-eating disorder inthe Swedish national registers: clinical course and psychiatric comorbidity. BMC Psychiatry 16:163.

Westwood H, Mandy W, Tchanturia K (2017) The association between symptoms of autism and neuropsychological performance in females with Anorexia Nervosa. Psychiatry Research 258: 531–537.

Westwood H, Stahl D, Mandy W et al. (2016) The set-shifting profiles of anorexia nervosa and autism spectrum disorder using the Wisconsin Card Sorting Test: A systematic review and meta-analysis. Psychological Medicine 46(9): 1809–1827.

Yao S, Kuja-Halkola R, Martin J et al. (2019) Associations between attention-deficit/hyperactivity disorder and various eating disorders: A Swedish nationwide population study using multiple genetically informative approaches. Biological Psychiatry 86(8): 577–586.

27 Entwicklungsstörungen und Angsterkrankungen

Katharina Domschke

27.1 Einleitung

Angsterkrankungen umfassen nach ICD-10 die *Phobischen Störungen* mit der Agoraphobie, der Sozialen Phobie und den Spezifischen Phobien, weiterhin die *Anderen Angststörungen* mit der Panikstörung, der Generalisierten Angststörung und der Diagnose *Angst und Depression gemischt* sowie nach DSM-5 zusätzlich die Trennungsangststörung und den selektiven Mutismus. Angststörungen stellen mit einer Zwölf-Monatsprävalenz von 14 % und ca. 61,5 Millionen Betroffenen in der Europäischen Union die häufigsten Erkrankungen im Bereich psychischer Erkrankungen dar und gehen mit einer hohen sozioökonomischen Belastung einher. Frauen sind etwa zweimal häufiger von Angststörungen betroffen als Männer. Das mittlere Ersterkrankungsalter liegt für die Spezifischen Phobien und die Trennungsangst zwischen 15 und 17 Jahren, für die Panikstörung bei 23 Jahren und für die Generalisierte Angststörung bei 30 Jahren. Angststörungen gehen mit einer hohen Komorbidität mit anderen Angsterkrankungen, Depression, Alkohol- und Drogenabhängigkeit (siehe Ströhle et al. 2018).

Angesichts der individuellen wie sozioökonomischen Bedeutung von Angsterkrankungen soll in diesem Kapitel auf Angstsymptome, auf die parallele oder sequenzielle Komorbidität von Entwicklungsstörungen mit Angsterkrankungen sowie auf die Therapie und Prävention von Angstsymptomen bzw. Angsterkrankungen bei Entwicklungsstörungen exemplarisch für die Autismus-Spektrum-Störungen (ASS) eingegangen werden.

27.2 Epidemiologie

Bereits Kanner beobachtete ein »anxiously obsessive desire for the maintenance of sameness« (Kanner 1943: 245) bei Patienten mit Autismus, d. h. betrachtete Angst als ein integrales Symptom der Erkrankung. Auch die dritte Auflage des DSM (DSM-III) zählte Angstsymptome wie »intense and unusual anxieties«, »sudden, excessive anxiety« und »unexplained panic attacks« noch zu den Kriterien von Autismus-Spektrum-Störungen, während sie in den nachfolgenden Editionen nicht mehr als Kernsymptome von ASS aufgeführt werden, sondern eher als komorbide Symptome bzw. getrennte kategoriale Erkrankungen verstanden werden.

Tatsächlich sind dimensionale Angstsymptome bei 11–84 % und subklinische Angst bei 56 % der Kinder bzw. Jugendlichen mit ASS zu beobachten (Strang et al. 2012; White et al. 2009). Im Vergleich zu sich typisch entwickelnden Kindern, aber auch tendenziell im Vergleich zu einer klinischen Vergleichsgruppe von Kindern mit anderen psychischen Erkrankungen tritt laut einer jüngeren Metaanalyse von 83 Studien bei Patienten mit ASS Angst als dimensionales Symptom deutlich häufiger auf, wobei dies v. a. auf Kinder mit einem höheren IQ und Alter zutraf (van Steensel und Heeman 2017).

Autismus-Spektrum-Störungen weisen weiterhin eine hohe Komorbidität mit Angsterkrankungen als kategoriale nosologische Entitäten auf. Laut einer Metaanalyse von 31 Studien mit insgesamt 2.121 Patienten mit ASS im Alter von < 18 Jahren wurde bei 39,6 % der Patienten – und damit etwa zweimal häufiger als bei sich typisch entwickelnden Kindern – zusätzlich eine Angsterkrankung diagnostiziert (Spezifische Phobien: 29,8 %; Soziale Phobie: 16,6 %; Agoraphobie: 16,6 %; Generalisierte Angststörung: 15,4 %; Trennungsangststörung: 9,0 %; Panikstörung: 1,8 %) (Costello et al. 2005). Dabei scheint bei älteren Kindern die Generalisierte Angsterkrankung vorzuherrschen, während die Trennungsangststörung v. a. bei jüngeren Kindern eine Rolle spielt (van Steensel et al. 2011). Bei erwachsenen Patienten mit ASS (mittleres Alter: 30,9 Jahre) lagen in einer Metaanalyse von 30 Studien und 26.070 Patienten die Punkt- bzw. Lebenszeitprävalenzen für Angsterkrankungen bei 27 % bzw. 42 % (Soziale Phobie: 29 % bzw. 20 %; Generalisierte Angststörung: 18 % bzw. 26 %; Panikstörung/Agoraphobie: 15 % bzw. 18 %; Spezifische Phobien: 6 % bzw. 31 %; Trennungsangststörung: 3 % bzw. 21 %) (Hollocks et al. 2019).

Nur wenige Studien haben einen longitudinalen Ansatz in Kohorten verfolgt, der die Beurteilung von sequenzieller Komorbidität erlaubt. Erste Ergebnisse sprechen dafür, dass eher ASS das Auftreten von Angstsymptomen vorhersagen als umgekehrt (Hallett et al. 2013). Andere Studien hingegen deuten darauf hin, dass frühkindliche Angst und Schüchternheit durchaus auch für eine spätere Entwicklung von ASS-Symptomen prädisponieren können (Shephard et al. 2018).

27.3 Diagnostik

Diese hohe Komorbidität von Angst bzw. Angsterkrankungen und ASS erfordert eine sorgfältige Differentialdiagnostik. Hierzu werden allgemeine Fragebögen zu Angstsymptomen wie das *Child and Adolescent Symptom Inventory* (CASI), die *Multidimensional Anxiety Scale for Children* (MASC-C), das *Screen for Child Anxiety and Related Emotional Disorders* (SCARED) oder die *Spence Child Anxiety Scale* (SCAS) herangezogen. Zudem wurden ASS-spezifische Fragebögen zur Erfassung von Angst entwickelt wie etwa die *Anxiety Scale for Children with Autism Spectrum Disorder* (ASC-ASS) oder das *Anxiety Disorders Interview Schedule with Autism Spectrum Addendum* (ADIS/ASA), die die Differentialdiagnose zu kategorialen Angsterkrankungen erlauben und gleichzeitig Angst-ähnliche Symptome im Rahmen von ASS erfassen. Bei diesen von Kerns et al. (2017) als »atypischen« oder »ambigen« bezeichneten Angstsymptomen spielen ASS-spezifische Domänen wie sensorische Sensibilität, soziale Unberechenbarkeit, Alexithymie, negative soziale Interaktionen, Rigidität sowie die Angst vor Veränderung und unüblichen Stimuli eine Rolle. Für Erwachsene liegt die *Autism Spectrum Disorders - Comorbidity for Adults Scale* (ASS-CA) vor (zur Übersicht siehe Lecavalier et al. 2014).

27.4 Klinische und psychosoziale Relevanz

Die Beziehung zwischen ASS und Angst scheint bidirektional zu sein. Wie oben dargestellt wird vermutet, dass zum einen ASS die Vulnerabilität für Angst und Angsterkrankungen erhöht, zum anderen Angst und Angsterkrankungen ASS-typische Symptome wie stereotype und rigide Verhaltensweisen (Rodgers et al. 2012) und Schwierigkeiten in sozialen Funktionen und Fertigkeiten des täglichen Lebens negativ beeinflussen (Duvekot et al. 2018). So hatten Jugendliche mit ASS und Angstsymptomen im Vergleich zu Jugendlichen mit ASS ohne Angst häufiger soziale Schwierigkeiten v. a. in den Bereichen *Social Cognition*, *Social Communication*, *Social Motivation* und *Restricted Interests and Repetitive Behavior* der *Social Responsiveness Scale* (SRS-2) (Factor et al. 2017; McVey et al. 2018) und zeigten auch im Längsschnitt über zwei Jahre eine Verschlechterung der sozialen Kommunikationsfähigkeit (Dukevot et al. 2018). Weitere Studien bei jugendlichen Patienten mit ASS erbrachten Assoziationen von Angst mit unangemessener Sprache, Irritabilität und Hyperaktivität, vermehrt stereotypem Verhalten, einem höheren autismusspezifischen Symptomschweregrad (Hallett et al. 2013; Sukhodolsky et al. 2008) sowie einer erhöhten Rate an selbstverletzendem Verhalten, negativen Kognitionen, depressiven Symptomen und elterlicher Belastung (Farrugia und Hudson 2006; Kerns et al. 2015). Spezifisch soziale Ängste waren bei jugendlichen ASS-Patienten mit weniger Empathie und sozialer Verantwortlichkeit (Chang et al. 2012) sowie einer erhöhten Aggressivität verbunden (Pugliese et al. 2013). Das in sozialen Ängsten gründende Vermeidungsverhalten sozialer Situationen wiederum führte zu einer verminderten Fähigkeit zu sozialer Interaktion im Rahmen der ASS und damit letztlich der Aufrechterhaltung der sozialen Ängste (Wood und Gadow 2010). Schließlich gingen komorbide Angsterkrankungen mit einer signifikant erniedrigten Lebensqualität bei Kindern mit ASS einher (van Steensel et al. 2012).

27.5 Therapie

Die leitliniengerechte, evidenzgestützte Behandlung von Angststörungen erfolgt sowohl psychotherapeutisch durch v. a. *kognitive Verhaltenstherapie* (KVT) als auch medikamentös durch selektive Serotoninwiederaufnahmehemmer (SSRI), *Serotonin- und Noradrenalinwiederaufnahmehemmer* (SNRI) und – bei der Generalisierten Angststörung – den Calcium-Kanal Modulator *Pregabalin* (siehe Ströhle et al. 2018).

Die kognitive Verhaltenstherapie (KVT) mit den drei Kernelementen *Psychoedukation*, *Exposition* und *kognitive Restrukturierung* ist auch bei Patienten mit ASS in der Behandlung von Angstsymptomen und komorbiden Angsterkrankungen wirksam. Eine rezente Metaanalyse von 23 Studien ergab eine moderate Effektstärke für die KVT hinsichtlich der Reduktion von Angstsymptomen bei Kindern mit ASS ($g = -0.66$), wobei diese zunahm, wenn die Eltern in die Therapie involviert wurden ($g = -0.85$) (Perihan et al. 2019). Zudem wurden einige Programme spezifisch für Angst bei Patienten mit ASS adaptiert wie z. B. *Exploring Feelings*, eine kognitive Verhaltenstherapie von Angst bei Kindern mit ASS oder die *Facing Your Fears - Adolescent Version* (FYF-A) für Jugendliche. Weitere Programme wie die Adaptation des *Cool Kids Anxiety Program* für ASS (Cool Kids ASS) oder das *Treatment of Anxiety in Late Adolescents with Autism* (TALAA) sind derzeit in Erprobung bzw. erscheinen aufgrund erster Ergebnisse vielversprechend. Diese ASS-spezifischen Modifikationen der typischen KVT (*modified cognitive-behavioral therapy*, MCBT) bei Angst beinhalten z. B. die verstärkte Betonung von Verhaltenselementen, die Nutzung von Sonderinteressen als Belohnung, Einbezug der Eltern sowie ein Social-Skills-Training.

Die medikamentöse Therapie von Angst und Angsterkrankungen bei ASS ist ungleich schlechter untersucht. Einzelne Studien berichten einen positiven Effekt von Risperidon, Buspiron und SSRIs (zur Übersicht siehe Vasa et al. 2016). Der Einsatz der bei Angsterkrankungen als *First-Line*-Substanzen eingesetzten SSRIs wird bei ASS allerdings dadurch verkompliziert, dass hier Nebenwirkungen wie erhöhte emotionale Labilität, Impulsivität, Irritabilität und Aktivität sowie Schlafstörungen mit lebendigem Träumen besonders ausgeprägt sein können, sodass niedrige Einstiegsdosen und ein langsames Aufdosieren zusammen mit einem engmaschigen klinischen Monitoring empfohlen werden (zur Übersicht siehe Kolevzon et al. 2006; Delli et al. 2018).

27.6 Zusammenfassung

Dimensionale Angstsymptome werden bei 11–84 %, kategoriale Angsterkrankungen bei 40 % der Kinder und Jugendlichen mit ASS sowie 27 % der erwachsenen ASS-Patienten diagnostiziert. Longitudinale Studien legen nahe, dass Angsterkrankungen den ASS sequenziell eher folgen als umgekehrt. Die Diagnostik ist durch ASS-typische »ambige« Angstsymptome im Sinne eines »diagnostic overshadowing« erschwert. Dem kann durch ASS-spezifische Fragebögen zur Erfassung von Angst wie der ASC-ASS, dem ADIS/ASA oder – für Erwachsene – der ASS-CA begegnet werden. Angst und Angsterkrankungen bei ASS gehen mit einer Verschlechterung der sozialen Kompetenzen und rigiden Verhaltensweisen, Irritabilität, Aggressivität und Hyperaktivität, einer erhöhten Rate an selbstverletzendem Verhalten, negativen Kognitionen, depressiven Symptomen und elterlicher Belastung sowie einer schlechteren Lebensqualität einher. Risikofaktoren und Mediatoren von Angst bei ASS scheinen ein höheres Lebensalter, ein relativ höherer IQ und bessere verbale Fähigkeiten, »intolerance of uncertainty«, »sensory over-responsivity«, eine erhöhte interozeptive Sensibilität sowie das weibliche Geschlecht zu sein. Die Befunde zu biologischen Markern sind noch uneinheitlich (zur Übersicht siehe McVey 2019). Therapeutisch sind modifizierte, spezifisch auf Patienten mit ASS angepasste kognitiv-verhaltenstherapeutische Interventionen wie die Programme *Exploring Feelings*, FYF-A, *Cool Kids ASS* oder *TALAA* wirksam. Medikamentös kommen – wie auch bei Angsterkrankungen – primär selektive Serotonin-Wiederaufnahmehemmer (SSRIs) zum Einsatz, wobei angesichts der bei ASS ggf. ausgeprägteren Nebenwirkungen wie erhöhter Impulsivität und Aktivität sowie Schlafstörungen niedrige Einstiegsdosen und ein langsames Aufdosieren empfohlen werden.

Im Hinblick auf diagnostische Aspekte und insbesondere den sequenziellen Zusammenhang zwischen ASS und Angst bzw. Angsterkrankungen sind weitere longitudinale Studien erforderlich, in denen ausreichend große Kohorten von Probanden hinsichtlich des chronologischen Auftretens von Psychopathologie in Synopse mit Lebensereignissen und biologischen Markern untersucht werden. Angesichts der o. a. Schwierigkeit, ASS-spezifische »atypische« Angst-Symptome von »traditionellen« Angst-Symptomen zu unterscheiden, werden dabei eine weitere Evaluation und Ausdifferenzierung der Instrumente zur Messung von Angst bei ASS notwendig sein. Neben psychometrischen Werkzeugen könnten in Zukunft auch biologische, z. B. physiologiegestützte Analysen hilfreich sein, bei Patienten mit ASS – im Falle eines niedrigeren IQs – Angst bzw. Angsterkrankungen zu diagnostizieren.

Therapeutisch lässt sich aus der herausragenden Rolle der »sensory over-responsivity« bei der Vermittlung von Angst bei ASS ableiten, dass die Schaffung sensorisch neutraler Umweltbedingungen in der Prävention und Therapie von Angstsymptomen bzw. -erkrankungen bei Patienten mit ASS berücksichtigt werden sollte. Weiterhin wären zuverlässige prädiktive – sowohl klinische wie biologische – Marker von Angst bei ASS wünschenswert, um auf deren Basis indizierte präventive bzw. frühinterventionelle Maßnahmen anbieten zu können.

Zusammenfassend können eine gezieltere Diagnostik sowie die Identifikation von sowohl klinisch-neuropsychologischen als auch biologischen prädiktiven Markern zu einer frühzeitigen, individualisierten und damit effektiveren Therapie sowie einer indizierten Prävention von Angst und Angsterkrankungen bei Entwicklungsstörungen führen und damit den Verlauf der ASS-spezifischen Symptomatik und die Lebensqualität der Patienten sowie deren Familien positiv beeinflussen.

Literatur

Chang, Y-C, Quan J, Wood JJ (2012) Effects of Anxiety Disorder Severity on Social Functioning in Children with Autism Spectrum Disorders. J Dev Phys Disabil 24: 235–245.

Costello EJ, Egger HL, Angold, A (2005) The developmental epidemiology of anxiety disorders: Phenomenology, prevalence, and comorbidity. Child Adolesc Psychiatr Clin N Am 14: 631–648.

Delli CKS, Polychronopoulou SA, Kolaitis GA et al. (2018) Review of interventions for the management of anxiety symptoms in children with ASD. Neurosci Biobehav Rev 95: 449–463.

Duvekot J, van der Ende J, Verhulst FC et al. (2018) Examining bidirectional effects between the autism spectrum disorder (ASS) core symptom domains and anxiety in children with ASS. J Child Psychol Psychiatry 59: 277–284.

Factor RS, Ryan SM, Farley JP et al. (2017) Does the Presence of Anxiety and ADHD Symptoms Add to Social Impairment in Children with Autism Spectrum Disorder? J Autism Dev Disord 47: 1122–1134.

Farrugia S, Hudson J (2006) Anxiety in Adolescents with Asperger Syndrome: Negative Thoughts, Behavioral Problems, and Life Interference. Focus Autism Dev Dis 21: 25–35.

Hallett V, Ronald A, Colvert E et al. (2013) Exploring anxiety symptoms in a large-scale twin study of children with autism spectrum disorders, their co-twins and controls. J Child Psychol Psychiatry 54: 1176–1185.

Hollocks MJ, Lerh JW, Magiati I et al. (2019) Anxiety and depression in adults with autism spectrum disorder: a systematic review and meta-analysis. Psychol Med 49: 559–572.

Kanner L (1943) Autistic disturbances of affective contact. Nervous Child 2: 217–250.

Kerns CM, Kendall PC, Berry L et al. (2014) Traditional and atypical presentations of anxiety in youth with autism spectrum disorder. J Autism Dev Disord 44: 2851–2861.

Kerns CM, Renno P, Kendall PC et al. (2017) Anxiety Disorders Interview Schedule-Autism Addendum: Reliability and Validity in Children With Autism Spectrum Disorder. J Clin Child Adolesc Psychol 46: 88–100.

Kolevzon A, Mathewson KA, Hollander E (2006) Selective serotonin reuptake inhibitors in autism: a review of efficacy and tolerability. J Clin Psychiatry 67: 407–414.

Lecavalier L, Wood JJ, Halladay AK et al. (2014) Measuring anxiety as a treatment endpoint in youth with autism spectrum disorder. J Autism Dev Dis 44: 1128–1143.

McVey AJ (2019) The neurobiological presentation of anxiety in autism spectrum disorder: A systematic review. Autism Res 12: 346–369.

McVey AJ, Schiltz HK, Haendel AD et al. (2018) Social difficulties in youth with autism with and without anxiety and ADHD symptoms. Autism Res 11: 1679–1689.

Perihan C, Burke M, Bowman-Perrott L et al. (2019) Effects of Cognitive Behavioral Therapy for Reducing Anxiety in Children with High Functioning ASS: A Systematic Review and Meta-Analysis. J Autism Dev Disord 50: 1958–1972.

Pugliese CE, White BA, White SW et al. (2013) Social anxiety predicts aggression in children with ASS: clinical comparisons with socially anxious and oppositional youth. J Autism Dev Disord 43: 1205–1213.

Rodgers J, Glod M, Connolly B et al. (2012) The relationship between anxiety and repetitive behaviours in autism spectrum disorder. J Autism Dev Disord 42: 2404–2409.

Shephard E, Bedford R, Milosavljevic B et al. (2018) BASIS Team. Early developmental pathways to childhood symptoms of attention-deficit hyperactivity disorder, anxiety and autism spectrum disorder. J Child Psychol Psychiatry 60: 963–974.

Strang JF, Kenworthy L, Daniolos P et al. (2012) Depression and Anxiety Symptoms in Children and Adolescents with Autism Spectrum Disorders without Intellectual Disability. Res Autism Spectr Disord 6: 406–412.

Ströhle A, Gensichen J, Domschke K (2018) The Diagnosis and Treatment of Anxiety Disorders. Dtsch Arztebl Int 155(37): 611–620.

Sukhodolsky DG, Scahill L, Gadow KD et al. (2008) Parent-rated anxiety symptoms in children with pervasive developmental disorders: frequency and association with core autism symptoms and cognitive functioning. J Abnorm Child Psychol 36: 117–228.

van Steensel FJ, Bögels SM, Perrin S (2011) Anxiety disorders in children and adolescents with autistic spectrum disorders: a meta-analysis. Clin Child Fam Psychol Rev 14: 302–317.

van Steensel FJA, Bögels SM, Dirksen CD (2012) Anxiety and quality of life: Clinically anxious children with and without autism spectrum disorders compared. J Clin Child Adolesc Psychol 41: 731–738.

van Steensel FJA, Heeman EJ (2017) Anxiety Levels in Children with Autism Spectrum Disorder: A Meta-Analysis. J Child Fam Stud 26: 1753–1767.

Vasa RA, Mazurek MO, Mahajan R et al. (2016) Assessment and Treatment of Anxiety in Youth With Autism Spectrum Disorders. Pediatrics 137: 115–223.

White SW, Oswald D, Ollendick T et al. (2009) Anxiety in children and adolescents with autism spectrum disorders. Clin Psychol Rev 29: 216–229.

Wood JJ, Gadow KD (2010) Exploring the nature and function of anxiety in youth with autism spectrum disorders. Clin Psychol (New York) 17: 281–292.

28 Entwicklungsstörungen als Grundlage von Suchterkrankungen

Ismene Ditrich, Swantje Matthies

28.1 Einleitung

Biologische, soziale und psychologische Faktoren (z. B. Impulsivität, Sensation Seeking) sowie psychiatrische Komorbiditäten begünstigen die Entstehung von Suchterkrankungen. Entwicklungsstörungen (ES) gehen meist mit Risikofaktoren aus all diesen Bereichen einher. Während eine ADHS als Basisstörung von Suchterkrankungen wenig umstritten ist (▶ Kap. 24), gibt es nur wenige Untersuchungen zur Relevanz anderer ES für Sucht. Dennoch häufen sich Hinweise dafür, dass auch andere ES mit Risikofaktoren für die Entstehung von Suchterkrankungen einhergehen.

28.2 ADHS als Grundlage von Suchterkrankungen

Bis zu 80 % der Erwachsenen mit einer ADHS leiden an einer komorbiden psychischen Störung. Oft führen insbesondere diese Komorbiditäten dazu, dass die Betroffenen psychiatrisch vorstellig werden. Erst bei der Diagnostik oder im Krankheits- und Behandlungsverlauf wird erkennbar, dass eine ADHS als zugrundeliegende Störung in Betracht kommt.

Suchterkrankungen gehören mit bis zu 70 % neben Persönlichkeitsstörungen, affektiven Störungen, Angststörungen und Lernstörungen zu den häufigsten komorbiden Störungen bei ADHS im Erwachsenenalter (Bernardi et al. 2012). Umgekehrt haben etwa ein Viertel der Patienten mit Suchterkrankung auch eine ADHS (van Emmerik-van Oortmerssen et al. 2012). Eine ADHS im Kindesalter ist ein Prädiktor für die Entwicklung von Suchterkrankungen im Erwachsenenalter (Molina und Pelham 2003). Die Stärke des Zusammenhangs zwischen ADHS und komorbiden Suchterkrankungen wird mit mindestens dem doppelten Risiko im Vergleich zur Normalpopulation angegeben (Kessler et al. 2006; Klein et al. 2012).

28.2.1 Entstehung von Suchterkrankungen auf Basis einer ADHS

Sowohl biologisch-genetische Zusammenhänge als auch psychologische Verstärkungsmechanismen werden als Ursachen für die hohe Vergesellschaftung von ADHS und Suchterkrankungen angenommen (Wilens 2007). Durch die Verschiedenartigkeit der Symptomdomänen bei ADHS scheinen die Patienten für verschiedene Substanzklassen anfällig zu sein. Während stimulierende Substanzen wie z. B. Nikotin oder Kokain zeitweise zu einer verbesserten kognitiven Leistungs- und Konzentrationsfähigkeit beizutragen scheinen, werden Alkohol, Cannabis, Benzodiazepine und Opiate missbraucht, um innere Unruhe und emotionale Dysregulation zu reduzieren. Der Einstieg in den Substanzkonsum bei Kindern und Jugendlichen mit ADHS wird durch Risikobereitschaft, Sensation Seeking und Impulsivität gefördert. Der frühe Substanzgebrauch scheint bei Jugendlichen und jungen Erwachsenen mit ADHS rasch zu einer Suchterkrankung zu führen, oft mit schwergradiger Abhängigkeit, deren isolierte Behandlung oft weniger effektiv gelingt.

Allerdings können Symptome einer Suchterkrankung bei Patienten ohne ADHS auch als ADHS-Symptome fehlgedeutet werden. Beispielsweise können Konzentrationsstörungen und Unruhe auftreten, die fälschlicherweise einer ADHS zugeordnet werden oder eine solche imitieren.

Jede Patientin und jeder Patient sollte deshalb im Rahmen der Diagnosestellung einer ADHS auf das Vorliegen von Missbrauch oder Abhängigkeit von Alkohol, Medikamenten (insbesondere Benzodiazepine, Non-Benzodiazepin-Hypnotika und Opioid-Analgetika) oder illegalen Substanzen gescreent werden. Dies erfolgt im Regelfall durch Befragung, gegebenenfalls aber auch durch Laboruntersuchungen. Da die Suchterkrankungen zu den häufigsten Komorbiditäten von ADHS im Erwachsenenalter gehören, sollte umgekehrt bei allen Patientinnen und Patienten mit Suchterkrankung ein Screening auf eine ADHS erfolgen (Crunelle et al. 2018), wobei die Unterscheidung von ADHS-Symptomen und Beeinträchtigungen durch Substanzkonsum und/oder Entzugssymptome nicht immer einfach ist. Der Fokus sollte daher bei der diagnostischen Abklärung auf Zeiten ohne Substanzkonsum gelegt werden. Im Zweifelsfall sollte zu verschiedenen Zeitpunkten und insbesondere nach einer ausreichenden Abstinenzphase eine erneute Diagnostik zu ADHS-Symptomen erfolgen (Crunelle et al. 2018).

28.2.2 Behandlung von Suchterkrankungen mit komorbider ADHS

Ein fortgesetzter Suchtmittelkonsum stellt eine relative Kontraindikation für die Behandlung der ADHS mit Stimulanzien dar. Es sollten zunächst eine Entgiftung und anschließend regelmäßige Drogenscreenings durchgeführt werden. Nach einer angemessenen Abstinenzzeit kann eine Behandlung mit Stimulanzien auch beim Vorliegen von Suchterkrankungen in Erwägung gezogen werden. Die Autorinnen und Autoren eines rezenten Konsensusstatements zur Behandlung der Komorbidität von ADHS und Sucht plädieren für eine frühe simultane und integrierte Behandlung beider Erkrankungen, die sowohl Pharmako- als auch Psychotherapie umfasst (Crunelle et al. 2018).

Die Behandlung der ADHS-Symptomatik bei Patienten mit Suchterkrankungen scheint die Adhärenz für die Entzugsbehandlung zu steigern (Skoglund et al. 2016). Die Behandlung der ADHS führt zwar nicht automatisch zur Besserung der Suchterkrankung, verschlechtert sie aber auch nicht (Cunill et al. 2015). Patienten sollten sorgfältig hinsichtlich eines möglichen Miss- und Fehlgebrauchs von Stimulanzien überwacht werden. Bei hohem Missbrauchspotential sollte primär eine medikamentöse Behandlung mit Atomoxetin erwogen werden, außerdem sollten langwirksame Substanzen aufgrund des langsameren Anflutens bevorzugt werden. Es existieren Hinweise, dass bei Menschen mit einer ADHS und Suchterkrankung eine höhere Dosierung von ADHS-spezifischen Medikamenten notwendig sein kann (Levin et al. 2015).

28.3 Autismus-Spektrum-Störungen als Grundlage von Suchterkrankungen

Suchterkrankungen galten lange Zeit als seltene Komorbiditäten der Autismus-Spektrum-Störungen (ASS). Die Häufigkeitsschätzungen von Suchterkrankungen bei ASS schwanken gemäß einem Review von Arnevik und Helverschou (2016) zwischen 0,7 % und 36 %. Dieselben Autoren stellten auch fest, dass das Screening auf Suchterkrankungen nicht standardmäßig in der Diagnostik durchgeführt wird. Im Rahmen des *Life Course Outcomes Research Program* der Drexel University wurde bei jungen Erwachsenen mit ASS Risikoverhalten abgefragt. Dabei zeigte sich, dass 31 % mindestens ein alkoholisches Getränk im letzten Monat konsumiert, 15 % im letzten Monat Zigaretten geraucht und 8 % innerhalb der letzten 30 Tage illegale Drogen konsumiert hatten (Roux et al. 2015). ASS sind klinisch sehr heterogen, sodass von großen Unterschieden bzgl. der Anfälligkeit für Suchterkrankungen innerhalb der Gruppe der von einer ASS-Betroffenen ausgegangen wird. Es gibt Hinweise darauf, dass das Risiko einer Suchterkrankung bei hochfunktionalem Autismus höher ist, da die erfolgreichere Kompensation der sozialen und kommunikativen Defizite die Wahrscheinlichkeit für einen Kontakt mit Suchtmitteln erhöht (Sizoo et al. 2009).

28.3.1 Entstehung von Suchterkrankungen auf Basis einer ASS

Es wurde lange Zeit angenommen, dass ASS aufgrund von Introvertiertheit und Kommunikationsdefiziten der Betroffenen mit einer niedrigeren Prävalenz von Suchterkrankungen einhergehen würden, da die Wahrscheinlichkeit eines Kontaktes zu Gleichaltrigen und damit zu Drogen geringer sei als in der Durchschnittsbevölkerung (Santosh und Mijovic 2006). Als weiterer protektiver Faktor wurde ein geringeres Risikoverhalten bzw. Sensation Seeking beschrieben.

Andere autistische Symptome können hingegen einen Risikofaktor für die Entstehung von Suchterkrankungen darstellen. Junge Menschen mit einer ASS sind beispielsweise anfälliger dafür, von Gleichaltrigen ausgenutzt zu werden und Gruppenzwang zu folgen. Kommunikationsdefizite erschweren zusätzlich das Neinsagen (Isenberg et al. 2019). ASS-bedingte stereotype und repetitive Verhaltensweisen können das Fortschreiten eines Substanzkonsums hin zu einer Abhängigkeit beschleunigen. Die häufig bestehende soziale Isolation wiederum kann zwar initial verhindern, dass Kontakt zu Suchtmitteln entsteht – sie stellt aber gleichzeitig einen Risikofaktor für die Entstehung einer Abhängigkeit dar (Alwis et al. 2014).

Die psychologischen Gründe für Substanzmissbrauch bei ASS sind vielfältig. Betroffene mit einer ASS gaben an, Alkohol und illegale Drogen zu konsumieren, um »Probleme zu vergessen«, »den Kopf frei zu bekommen«, »soziale Interaktion zu erleichtern« oder »mit Frustration umzugehen« (Kronenberg et al. 2015). Selbstmedikation von Ängsten, Depression, Schlafstörungen, Gehemmtheit und ADHS-Symptomen sind weitere typische, wenn auch nicht ASS-spezifische Auslöser für Substanzkonsum (Clarke et al. 2016).

Dabei kommt es zu einer kurzfristigen Entlastung mit nachfolgenden langfristigen Nebenwirkungen, wie zum Beispiel der zusätzlichen Verstärkung von Defiziten der Exekutivfunktionen oder dem Verlust der Tagesstruktur (Lalanne et al. 2017).

28.3.2 Behandlung von Suchterkrankungen mit komorbider ASS

Das Risiko für den Abbruch einer Suchtbehandlung liegt insgesamt und unabhängig von Komorbiditäten bereits bei fast 50 % (Brorson et al. 2013). Wenn Komorbiditäten nicht berücksichtigt werden, steigt das Risiko für einen Therapieabbruch noch.

ASS-Symptome können die Behandlung einer Suchterkrankung auf vielfältige Weise komplizieren, beispielsweise durch Defizite in der Kommunikation, herabgesetzte Introspektionsfähigkeit und Herausforderungen in der soziale Interaktionen (Isenberg et al. 2019).

Etwa die Hälfte der Patienten mit einer ASS leiden an sozialen Ängsten. Die Teilnahme an Gruppentherapien und Selbsthilfegruppen ist dadurch deutlich erschwert und kann durch Zunahme von Angst und Anspannung den Substanzkonsum triggern, anstatt die Abstinenzerhaltung zu fördern (Isenberg et al. 2019). Das Profitieren von Gruppentherapien kann darüber hinaus durch Schwierigkeiten mit dem Perspektivwechsel herabgesetzt sein.

In der Kommunikation sollte Rücksicht auf möglicherweise herabgesetzte Verarbeitungsgeschwindigkeit und Exekutivfunktion genommen werden, da sowohl ASS als auch Suchterkrankungen hier beeinträchtigend wirken können (Isenberg et al. 2019). Ein konkretistisches Sprachverständnis kann außerdem dazu führen, dass Substanzkonsum nur mitgeteilt wird, wenn explizit danach gefragt wird. Bei jungen Patienten mit einer ASS und Sucht kann ein Miteinbeziehen der Eltern in die Behandlung hilfreich sein (Isenberg et al. 2019).

28.4 Andere ES als Grundlage von Suchterkrankungen

Die Befundlage zu Risiko- und Schutzfaktoren für die Entstehung einer Suchterkrankung im Jugendalter ist heterogen. Es gibt Hinweise darauf, dass Impulsivität, Verhaltensstörungen und schlechtere soziale Fertigkeiten Risikofaktoren für die Entstehung einer Suchterkrankung sind (Kaplow et al. 2002). 60 % der Jugendlichen mit Suchterkrankungen, besonders diejenigen mit frühem Beginn des Substanzkonsums, haben eine weitere psychische Störung, vor allem Störungen des Sozialverhaltens (Armstrong und Costello 2002).

Umschriebene Lernstörungen wie die Lese-Rechtschreib-Schwäche (LRS) erhöhten das Risiko für Suchterkrankungen (The National Center on Addiction and Substance Abuse at Columbia University 2000). Eine mögliche Ursache dafür könnte die häufige Komorbidität von LRS und ADHS sein. Aber auch unabhängig von Komorbiditäten sind Teilleistungsschwächen und Schulleistungsversagen im Jugendalter häufig mit psychologischen Faktoren assoziiert, die die Anfälligkeit für Suchterkrankungen erhöhen (Jhanjee 2015).

Eine dänische Kohortenstudie zeigte, dass die Mortalität von Patienten mit *Tourette-Syndrom* (TS) erhöht ist und die Mehrheit der Betroffenen mindestens eine, mehr als die Hälfte der Betroffenen zwei Komorbiditäten entwickeln werden (Hirschtritt et al. 2015). Komorbiditäten, die mit einem vorzeitigen Versterben assoziiert werden konnten, waren vor allem affektive Störungen, aber auch Substanzmissbrauch. Die Autoren zogen die Schlussfolgerung, dass auch bei TS auf die Entwicklung von komorbiden Suchterkrankung gescreent werden sollte.

28.5 Zusammenfassung

Mit Ausnahme der ADHS ist der Zusammenhang von ES und Suchterkrankungen noch wenig untersucht. Biologische, psychologische sowie soziale Faktoren und Komorbiditäten, die häufig mit ES einhergehen, überschneiden sich auffällig mit den Risikofaktoren für Suchterkrankungen. Während lange Zeit davon ausgegangen wurde, dass ASS selten mit Suchterkrankungen einhergehen, muss mittlerweile von einer größeren Dunkelziffer und einer höheren Relevanz der Komorbidität als bisher angenommen ausgegangen werden.

Gleichzeitig kann eine Suchterkrankung auch zu Verhaltensauffälligkeiten führen, die mit einer ES verwechselt werden können. Diagnostisch ist neben einem konsequenten Screening auf Substanzgebrauch die Erfassung von Quer- und Längsschnittsymptomatik bedeutsam. Die Prognose der Suchterkrankung hängt maßgeblich von einer frühzeitigen Diagnose und von der Berücksichtigung einer möglichen (Basis-)ES im Rahmen der Behandlung ab.

Literatur

Alwis D de, Agrawal A, Reiersen AM et al. (2014) ADHD symptoms, autistic traits, and substance use and misuse in adult Australian twins. J Stud Alcohol Drugs 75: 211–221.

Armstrong TD, Costello EJ (2002) Community studies on adolescent substance use, abuse, or dependence and psychiatric comorbidity. J Consult Clin Psychol 70: 1224–1239.

Arnevik EA, Helverschou SB (2016) Autism Spectrum Disorder and Co-occurring Substance Use Disorder - A Systematic Review. Subst Abuse 10: 69–75.

Bernardi S, Faraone SV, Cortese S et al. (2012) The lifetime impact of attention deficit hyperactivity disorder: results from the National Epidemiologic Survey on Alcohol and Related Conditions (NESARC). Psychol Med 42: 875–887.

Brorson HH, Ajo Arnevik E, Rand-Hendriksen K et al. (2013) Drop-out from addiction treatment: a systematic review of risk factors. Clin Psychol Rev 33: 1010–1024.

Clarke T, Tickle A, Gillott A (2016) Substance use disorder in Asperger syndrome: An investigation into the development and maintenance of substance use disorder by individuals with a diagnosis of Asperger syndrome. Int J Drug Policy 27: 154–163.

Crunelle CL, van den Brink W, Moggi F et al. (2018) International Consensus Statement on Screening, Diagnosis and Treatment of Substance Use Disorder Patients with Comorbid Attention Deficit/Hyperactivity Disorder. Eur Addict Res 24: 43–51.

Cunill R, Castells X, Tobias A et al. (2015) Pharmacological treatment of attention deficit hyperactivity disorder with co-morbid drug dependence. J Psychopharmacol (Oxford) 29: 15–23.

Hirschtritt ME, Lee PC, Pauls DL et al. (2015) Lifetime prevalence, age of risk, and genetic relationships of comorbid psychiatric disorders in Tourette syndrome. JAMA Psychiatry 72: 325–333.

Isenberg BM, Yule AM, McKowen JW et al. (2019) Considerations for Treating Young People With Comorbid Autism Spectrum Disorder and Substance Use Disorder. J Am Acad Child Adolesc Psychiatry 58: 1139–1141.

Jhanjee S (2015) Dyslexia and Substance Abuse: The Under-Recognized Link. Indian J Psychol Med 37: 374–375.

Kaplow JB, Curran PJ, Dodge KA (2002) Child, parent, and peer predictors of early-onset substance use: a multisite longitudinal study. J Abnorm Child Psychol 30: 199–216.

Kessler RC, Adler L, Barkley R et al. (2006) The prevalence and correlates of adult ADHD in the United States: results from the National Comorbidity Survey Replication. Am J Psychiatry 163: 716–723.

Klein RG, Mannuzza S, Olazagasti MAR et al. (2012) Clinical and functional outcome of childhood attention-deficit/hyperactivity disorder 33 years later. Arch Gen Psychiatry 69: 1295–1303.

Kronenberg LM, Goossens PJJ, van Busschbach J et al. (2015) Coping styles in substance use disorder (SUD) patients with and without co-occurring attention deficit/hyperactivity disorder (ADHD) or autism spectrum disorder (ASD). BMC Psychiatry 15: 159.

Lalanne L, Weiner L, Bertschy G (2017) Treatment of Addiction in Adults with Autism Spectrum Disorder. In: Matson JL (Hrsg) Handbook of Treatments for Autism Spectrum Disorder. Cham: Springer International Publishing. S. 377-395

Levin FR, Mariani JJ, Specker S et al. (2015) Extended-Release Mixed Amphetamine Salts vs Placebo for Comorbid Adult Attention-Deficit/Hyperactivity Disorder and Cocaine Use Disorder: A Randomized Clinical Trial. JAMA Psychiatry 72: 593–602.

Molina BSG, Pelham WE (2003) Childhood predictors of adolescent substance use in a longitudinal study of children with ADHD. J Abnorm Psychol 112: 497–507.

Roux AM, Shattuck PT, Rast JE et al. (2015) National Autism Indicators Report: Transition into Young Adulthood, Philadelphia, PA: Life Course Outcomes Research Program. (https://drexel.edu/autismoutcomes/publications-and-reports/publications/National-Autism-Indicators-Report-Transition-to-Adulthood/, Zugriff am 26.08.2020).

Santosh PJ, Mijovic A (2006) Does pervasive developmental disorder protect children and adolescents against drug and alcohol use? Eur Child Adolesc Psychiatry 15: 183–188.

Sizoo B, van den Brink W, van Gorissen Eenige M et al. (2009) Personality characteristics of adults with autism spectrum disorders or attention deficit hyperactivity disorder with and without substance use disorders. J Nerv Ment Dis 197: 450–454.

Skoglund C, Brandt L, Almqvist C et al. (2016) Factors Associated With Adherence to Methylphenidate Treatment in Adult Patients With Attention-Deficit/Hyperactivity Disorder and Substance Use Disorders. J Clin Psychopharmacol 36: 222–228.

The National Center on Addiction and Substance Abuse at Columbia University (2000) Substance Abuse and Learning Disabilities: Peas in a Pod or Apples and Oranges? (https://files.eric.ed.gov/fulltext/ED452630.pdf, Zugriff am 26.08.2020).

van Emmerik-van Oortmerssen K, van de Glind G, van den Brink W et al. (2012) Prevalence of attention-deficit hyperactivity disorder in substance use disorder patients: a meta-analysis and meta-regression analysis. Drug Alcohol Depend 122: 11–19.

Wilens TE (2007) The nature of the relationship between attention-deficit/hyperactivity disorder and substance use. J Clin Psychiatry 68 Suppl 11: 4–8.

29 Entwicklungsstörungen als Grundlage von depressiven Störungen

Andreas Riedel

29.1 Einleitung

Depression ist nach aktuellem psychiatrisch-psychotherapeutischem und psychosomatischem Sprachgebrauch ein Omnibusbegriff für viele Formen von Verstimmtheit, die mit reduziertem Antrieb und einer verringerten Fähigkeit, sich zu freuen, einhergehen. Und Depression ist meist die unkomplizierteste Begründung, warum ein Patient psychiatrisch, psychosomatisch und psychotherapeutisch behandelt werden sollte. Daraus ergibt sich, dass der Begriffsraum der Depression sehr unscharfe Grenzen hat und Zustände abdeckt, die sehr unterschiedliche Ätiologien aufweisen. Ob diese Ausweitung des Depressionsbegriffs auf verschiedenste Formen des »Schlecht-Gehens« und der damit einhergehende nosologische Verzicht auf kausale Modelle, der auch in der ICD-11 beibehalten wird, sinnvoll ist oder nicht, soll nicht Gegenstand dieses Kapitels sein. Nur so viel sei gesagt: Die Wiedereinengung des Depressionsbegriffs auf rein »melancholische« oder »endogene« Formen, die sich als Gegenbewegung zur grenzunscharfen Begriffsausbreitung ja geradezu aufdrängt, wäre nur dann sinnvoll, wenn all die anderen Formen der Verstimmtheit einen eigenen Namen bekämen und die anderen Omnibuspassagiere nicht zu namenlosem Leiden verdammt würden. Die Lebenszeitprävalenz für erwachsene Deutsche (18–65 Jahre), mindestens einmal an einer unipolaren oder anhaltenden depressiven Störung zu erkranken, beträgt nach einer Studie von Jacobi et al. (2004) 17,1 %. Insgesamt erkranken 8,2 %, d. h. 5,3 Mio. der erwachsenen Deutschen (18–79 Jahre), im Laufe eines jeden Jahres an einer unipolaren oder anhaltenden depressiven Störung (Jacobi et al. 2014). Depressionen gehören damit (auch) in der allgemeinen Bevölkerung zu den häufigsten Erkrankungen.

29.2 Empirische Befunde

Der Omnibuscharakter des Depressionsbegriffs und die Häufigkeit der Erkrankung lassen schon vermuten, dass viele Wege von Entwicklungsstörungen ausgehen und zur Depression führen. Bezogen auf *Autismus-Spektrum-Störungen* (ASS) sind depressive Störungen im Erwachsenenalter mit Abstand die häufigste Komorbidität (Hofvander et al. 2009; Lehnhardt et al. 2012; Lugnegård et al. 2011). Auch bei Kindern mit ASS sind Depressionen deutlich häufiger als bei neurotypischen Kindern. In einer Studie von Leyfer et al. zeigten 24 % der untersuchten Kinder mit ASS deutliche depressive Symptome (Leyfer et al. 2006). In verschiedenen Studien an Erwachsenen mit ASS war die Prävalenz an depressiven Erkrankungen sogar noch höher: 45 % (Hofvander et al. 2009), 31 % (Joshi et al. 2013), 30 % (Lehnhardt et al. 2012) und 49 % (Riedel et al. 2016) in jeweils unterschiedlichen untersuchten Populationen. Bezüglich der Verlaufsformen der Depression berichten Lugnegård et al. (2011), dass 20 % der Erwachsenen mit ASS eine einmalige depressive Episode und 50 % rezidivierende depressive Episoden erleiden. Die Wahrscheinlichkeit, über die Lebensspanne an einer oder mehreren depressiven Episode(n) zu erkranken, liegt nach dieser Studie für Personen mit ASS bei 70 %. Das ist deutlich höher als in der Normalbevölkerung (17,1 %, s. o.).

Sucht man »umgekehrt«, also nach autistischen Zügen bei depressiven Patienten, finden sich ebenfalls signifikante Auffälligkeiten, wenn auch die Anzahl der Studien dazu noch gering ist. In einer von Takara & Kondo (2014) durchgeführten Studie wurde bei immerhin 16 % der depressiven Erwachsenen, die zum ersten Mal eine psychiatrische Klinik aufsuchten, eine zusätzliche ASS diagnostiziert. Towbin et al. (2005) untersuchten autistische Züge bei Kindern mit depressiven Störungen und Angststörungen und konnten zeigen, dass 48 % der Kinder mit depressiven Störungen und/oder Angststörungen deutliche autistische Züge aufwiesen, woraus gefolgert werden kann, dass ASS einer der Hauptfaktoren für Depressionen bei Kindern sein dürfte. Domes et al. (2016) untersuchten erwachsene Patienten mit Depressionen auf autistische Züge und Defizite der Perspektivübernahmefähigkeit. Interessanterweise unterschieden sie dabei episodische von chronischen Formen der Depression. Beide Gruppen depressiver Patienten wiesen im Vergleich zu gesunden Kontrollpersonen höhere Werte autistischer Merkmale und ein geringeres Maß an Perspektivenübernahme auf. Im Gegensatz zu episodisch depressiven Patienten berichteten chronisch depressive Patienten über eine signifikant höhere Beeinträchtigung der sozialen Fähigkeiten und ein höheres Maß an persönlichem Stress bei sozialen Interaktionen. Auch in einer eigenen Studie wiesen fast 50 % der Erwachsenen mit chronischer Depression erhöhte autistische Züge auf. Eine Untergruppe von 6,5 % erfüllte sogar die diagnostischen Kriterien für eine ASS (Radtke et al. 2019). Dabei ist bislang nicht geklärt, inwieweit eine chronische Depression autismusähnliche Symptome hervorrufen kann, die nicht als entwicklungsstörungsbedingt zu verstehen wären. Dies erschwert die Interpretierbarkeit des Studienergebnisses. In der Zusammenschau mit den anderen berichteten Ergebnissen besteht allerdings kein Zweifel daran, dass autistische Züge (als ASS oder auch als subsyndromale Variante) einen großen Risikofaktor dafür darstellen, sekundär an Depressionen zu erkranken.

Bei *ADHS* zeigt sich epidemiologisch ein ähnliches Bild, wobei eine größere Nähe zu *bipolaren Erkrankungen* besteht. Die Komorbiditätsrate schwankt sehr stark zwischen 10 %–78 % für unipolare Depression und 3 %–14 % für die bipolare affektive Störung (Scherk 2007). In einer jüngeren populationsbasierten Studie aus Taiwan wurde bei 18,9 % der Patienten mit ADHS und depressiven Symptomen eine bipolare Störung diagnostiziert (Chen et al. 2015). In einer schwedischen Registerstudie fand sich für Depression bei Erwachsenen mit ADHS eine Lebenszeitprävalenz von 42,3 %, was zwar etwas niedriger als bei ASS, aber dennoch erschreckend hoch ist (Chen et al. 2018).

Auch Patienten mit einem *Gilles-de-la-Tourette-Syndrom* zeigen komorbide depressive Symptome, wobei empirische Studien – wie bei ADHS – zu sehr unterschiedlichen Ergebnissen kamen und die Komorbiditätsraten zwischen 13 % und 76 % schwanken (Rizzo et al. 2017). Die Depressionsrate scheint dabei deutlich mit der Schwere der Tics, einer Komorbidität mit (zusätzlichem) ADHS oder Ängsten korreliert zu sein (ebd.). Bei zugrundeliegendem Tourette-Syndrom scheinen (häufiger als bei Personen ohne Tourette-Syndrom) häufiger Depressionen aufzutreten, bei denen Irritabilität und Unruhe als Symptome im Vordergrund stehen (Piedad und Cavanna 2016).

29.3 Kausale Verbindungen

Da Depressionen bei Personen mit Entwicklungsstörungen empirisch deutlich häufiger vorkommen als bei Personen ohne Entwicklungsstörungen, ist es sehr wahrscheinlich, dass Entwicklungsstörungen als kausale Teilursache von Depressionen aufzufassen sind. Von wesentlicher Bedeutung, aber sowohl allgemein als auch individuell schwer zu beantworten ist dabei die Frage, auf welchen pathogenetischen Wegen konkret die Depression aus der jeweiligen Entwicklungsstörung entsteht. Empirische Daten dazu liegen nicht vor, sodass eine allgemeine Gewichtung (also: Welcher Weg trägt wie stark zum Entstehen einer Depression bei?) nicht möglich ist. Da dies nach klinischer Erfahrung individuell auch sehr unterschiedlich ist, wäre die Aussagekraft eines *allgemeinen* pathogenetischen Modells auch nur sehr begrenzt. Nichtsdestotrotz ist es oft sinnvoll, für den jeweiligen Patienten ein *individuelles* pathogenetisches Modell zu entwerfen. Einige der potenziellen Komponenten eines solchen Modells sollen im Folgenden ausgeführt werden.

Aus Theorie und klinischer Erfahrung heraus führen sehr viele Wege von den Entwicklungsstörungen zur Depression, die natürlich auch in komplexer Weise interagieren können. Die Mannigfaltigkeit der Verbindungen ist sicher eine Teilantwort auf die Frage, warum die Prävalenz depressiver Erkrankungen bei Entwicklungsstörungen so hoch ist. Betrachtet man die »klassischen« kausalen Komponenten von Depressionen (Endogenität, Neurose, aktuelle Reaktion, organische Anteile), finden sich für alle vier Anteile ein deutlich erhöhtes Risiko bei Entwicklungsstörungen. So scheinen ASS und unipolare Depressionen eine teilweise überschneidende genetische Grundlage zu haben, ebenso wie ADHS und bipolare Störungen – was zu einer erhöhten Anfälligkeit für die *endogene* Komponente von Depressionen bei ASS und ADHS führt. Sowohl ASS als auch ADHS stellen mit Sicherheit einen Risikofaktor für ausgeprägte interaktionelle Schwierigkeiten im Kindesalter dar, mit der Folge von *neurotischen* (z. B. grundsätzlich misstrauisch-zurückgezogenen, aggressiv-expansiven oder überwertig an Selbstwertstabilisation orientierten) Grundhaltungen oder auch Bindungsstörungen. Auch das Risiko, im Beruf zu scheitern, im Erwachsenenalter zu vereinsamen, schwer zu verunfallen (ADHS) oder von institutioneller Hilfe abhängig zu sein, ist erhöht, einhergehend mit dem erhöhten Risiko einer *reaktiven* Depressionskomponente. Schließlich ist mit der erhöhten Prävalenz an Suchtkrankheiten (ADHS > Tourette > ASS) auch das Risiko einer *organischen* Depressionskomponente gesteigert, z. B. durch Alkohol-, Opioid-, THC- oder Nikotinabhängigkeit.

Potenzielle kausale Wege von Autismus und ADHS zur Depression sind in den ▶ Abb. 29.1 und ▶ Abb. 29.2 dargestellt. Wie man sieht, sind es viele und das Gebiet ist recht unübersichtlich. Vielleicht können die Abbildungen dabei helfen zu klären, welche Wege bei welchem individuellen Patienten wie stark gewichtet zum depressiven Gesamtbild beigetragen haben. Eine eingehende Analyse jedes Einzelfalles ist aus Sicht der klinischen Erfahrung sinnvoll und notwendig. In Anbetracht der Fülle der genannten Verbindungen muss es fast verwundern, dass die Mehrheit der Menschen mit Entwicklungsstörungen nicht oder lediglich einmal im Leben an einer Depression erkrankt.

29 Entwicklungsstörungen als Grundlage von depressiven Störungen

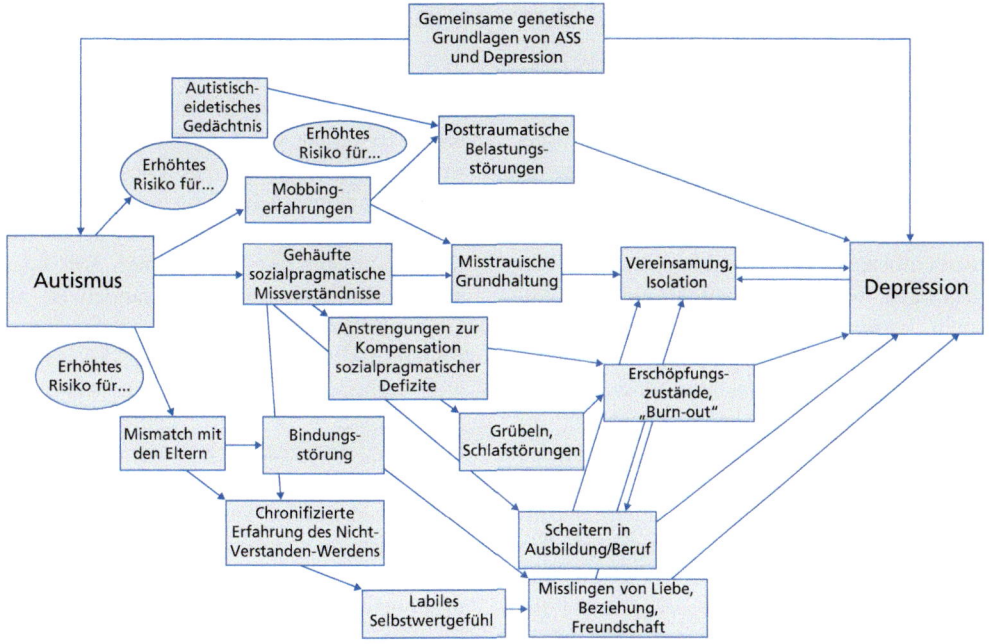

Abb. 29.1: Potenzielle Wege von ASS zur Depression

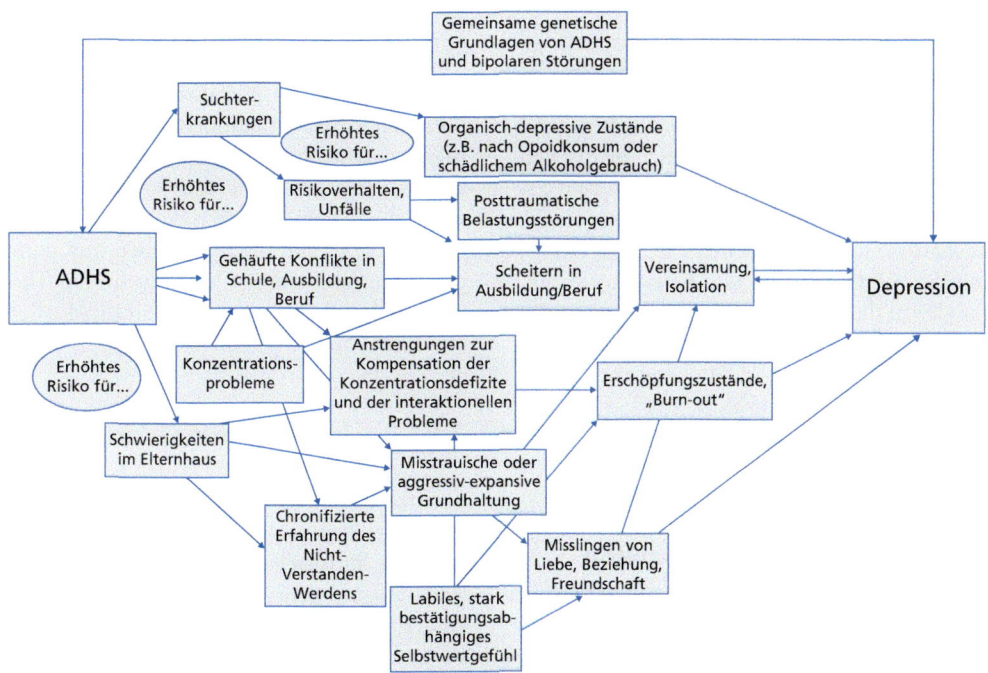

Abb. 29.2: Potenzielle Wege von der ADHS zur Depression

29.4 Diagnostische und therapeutische Implikationen

Nach Erfahrung des Autors wird das Vorliegen von Entwicklungsstörungen und insbesondere ihrer subsyndromalen Varianten in der klinischen Praxis fast durchweg nur ungenügend in die Behandlung von Depressionen einbezogen. Auch pathogenetische Überlegungen, wie im vorigen Abschnitt dargestellt, kommen meist zu kurz. Die Depressionstherapie ist nach wie vor oft implizit von der Idee geleitet, das *eine* ideale (psychotherapeutische oder pharmakologische) Mittel für den ganzen Omnibus der Depression zu finden, das dem Behandler wie dem Patienten die individuelle Analyse des Leidens erspart. Dies führt zu einer m. E. ungenügenden Differenzierung der Depressionstherapie und verhindert leider oft, dass der einzelne Behandler Erfahrung damit sammeln kann, welche therapeutische Methode bei welchem depressiv gewordenen Individuum am vielversprechendsten ist. Nicht zuletzt hat diese mangelnde pathogenetische Differenzierung zur Folge, dass zu wenig Studien zur Frage der Differentialtherapie existieren und eine evidenzbasierte Grundlage dafür weitgehend fehlt. Die hier angedeuteten therapeutischen Implikationen sind daher der klinischen Erfahrung entnommen und keineswegs als gesichert richtig zu betrachten. Es sollen dabei einige ausgewählte Punkte benannt werden, an denen die Depressionsbehandlung von der Standardbehandlung abweichen kann, wenn ein Autismus oder ADHS zugrunde liegt. Dass diese Punkte nur als Beispiele zu verstehen sind, nicht als vollständige Liste, versteht sich von selbst.

29.4.1 Umgang mit sozialen Situationen

Beispielsweise werden Patientinnen und Patienten in der Behandlung von Depressionen meist dazu angehalten, gegen einen inneren Widerstand in Kontakt mit anderen Menschen zu gehen, sich Gesellschaft zu suchen und weniger allein zu sein. Dieses – in den meisten Fällen auch völlig angemessene – Vorgehen stößt bei Patienten, bei denen die Depression auf der Ebene einer ASS oder autistischen Basisstruktur entstanden ist, an Grenzen: Das Unwohlsein in sozialen Situationen, das viele Menschen mit ASS aufweisen, verbessert sich keineswegs, wenn sie gegen ihren Willen unter Leute gehen; sie kommen nur zusätzlich unter Stress. Sie lernen, wenn man sie ins »kalte Wasser« der komplexen sozialen Situationen wirft, gerade *nicht*, darin zu schwimmen, sondern sie erleben häufig nur ein erneutes Nichtverstehen und Nicht-Verstandenwerden, was Stress und Depression noch weiter verstärkt. Soziale Situationen müssen für Menschen aus dem Autismusspektrum (besonders, wenn sie noch zusätzlich depressiv sind) individuell – und meist niedrig – »dosiert« werden, und der Therapeut sollte so detailliert wie möglich soziale Situationen und ihre Regeln erklären können. Soziale Situationen müssen also weniger »eingewöhnt« als analytisch verstanden werden, um den Patienten zu helfen. Dies stellt einen vom üblichen Vorgehen abweichenden Therapieansatz dar, der nur dann gezielt gewählt werden kann, wenn der Therapeut die Basisstruktur des individuellen Patienten »auf dem Schirm« hat.

29.4.2 Umgang mit Overloads

Sowohl Patienten aus dem engeren autistischen Spektrum als auch Patienten, die im weiteren autistischen Spektrum zu verorten sind, zeigen gehäuft Overloads, wenn sie zusätzlich depressiv werden. Das heißt, dass sie rasch in Reizüberflutungszustände kommen, in denen sie dann dissoziationsähnliche Bilder zeigen, die bis zum Mutismus gehen können. Der reine »Aufbau antidepressiver Aktivitäten« kann hier schnell in gehäuften Reizüberflutungszuständen enden, die die Depression eher verstärken als lindern. Eine von Depressionsbehandlern oft unterschätzte therapeutische Rolle spielt bei Patienten mit zugrundeliegender ASS (und gelegentlich auch ADHS) der mechanische Reizschutz durch Hörfilter, Noise-Cancelling-Kopfhörer, Sonnenbrillen und wenig hautirritierende Kleidung, die das Risiko von Overloads meist klar reduzieren.

29.4.3 Vorsicht bei Kompensation durch Hyperfokussierung

Bei Patienten, die auf Basis einer ADHS eine Depression entwickelt haben, findet sich nach klinischer Erfahrung häufiger das folgende Muster: Gerade bei guten kognitiven Fähigkeiten sind viele Patienten mit ADHS einige Jahre in der Lage, Konzentrations- und Aufmerksamkeitslenkungsprobleme durch Hyperfokussierung zu kompensieren. Sie bewältigen damit Schule und Ausbildung, bekommen dann aber deutliche Schwierigkeiten in einem Arbeitsalltag, der die oft viele Stunden während Beschäftigung mit eher »langweiligen« Routinetätigkeiten erfordert. Dies führt entweder zu einer hohen Fehlerrate und subjektiver Frustration aufgrund einer als unbefriedigend empfundenen Tätigkeit oder zum Versuch, eine 40-Stunden-Woche im Hyperfokus zu bewältigen. Ersteres führt zu häufigen Arbeitsplatzwechseln und abknickenden Karrieren, Letzteres zu massiven Erschöpfungszuständen. Beide Varianten sind stark mit dem Risiko behaftet, eine Depression zu entwickeln, in ersterem Fall eher über das Scheitern in der Arbeitswelt mit Selbstwertzweifeln und sozialem Abstieg, in letzterem Fall eher über eine »burn-out«-artige Symptomatik mit zunehmenden Konzentrationsstörungen, Schlafstörungen, abnehmender Belastbarkeit und Antriebsverlust.

29.4.4 Sinnvolle und schädliche Medikamentenindikationen

Psychopharmakologisch muss hier eingehend an den expliziten und impliziten Zielen der Therapie gearbeitet werden. Die meisten Patienten gehen unausgesprochenermaßen davon aus, dass das Ziel der Pharmakotherapie die Wiederherstellung der vormaligen Hyperfokussierungsfähigkeit ist. Wenn der Behandler hier nicht gegensteuert, laufen Arzt und Patient in die Falle, dass sie Antidepressiva und Stimulantien als »Doping« einsetzen, die Medikamente überdosieren und sich über die nach wenigen Monaten nachlassende Wirkung wundern. Aus diesem Grund brauchen ADHS-Patienten eine ausführliche Psychoedukation, was die sinnvollen (Verbesserung der Daueraufmerksamkeit bei Stimulantien, Verbesserung von Stimmung und Antrieb bei Antidepressiva) und nicht sinnvollen (Euphorisierung, Verlängerung der Fähigkeit zur Hyperfokussierung, Reduktion des Erholungsbedürfnisses) Ziele der Pharmakotherapie sind. Dabei kommt es nicht selten vor, dass Patienten ihre kurzfristig sehr hohe Leistungsfähigkeit im Rahmen der Hyperfokussierung vermissen und sich daran stören, dass sie diese hohen Konzentrations- und Leistungslevel unter (angemessen dosierter) Medikation nicht mehr erreichen. Dies mit den Patienten durchzuarbeiten, ist nicht zuletzt deshalb notwendig, um Missbrauch der Medikation vorzubeugen.

29.4.5 Organisation und Strukturierung der Arbeit

Weiterhin bedarf es bei depressiv dekompensierten Erwachsenen mit ASS und ADHS häufig einer besseren Strukturierung der Arbeit mit klar definierten Arbeits- und Pausenphasen, einem Schutz vor Außenreizen (ASS) und Ablenkung (ADHS) sowie Strategien, die eigene Ablenkbarkeit und die Suche nach Ablenkung (ADHS) besser zu erkennen, um ggf. auch bewusst gegensteuern zu können. Was bei der Diagnose einer ASS meist fragloser akzeptiert wird, ist bei einer ADHS oft weniger leicht hinzunehmen: In der Arbeitswelt ist eine ADHS nicht selten eine »Behinderung«, die dazu führt, dass viele Schritte in der Entwicklung (Gestaltung einer 40-Stunden-Arbeitswoche, beruflicher Aufstieg, Gründung einer Familie), die für Andere wie »normal« erscheinen, für die Betroffenen mit erheblichen Anstrengungen und Mühen verbunden sind. Hierzu eine (selbst- und welt-)akzeptierende Haltung zu finden, ist oft Aufgabe der Depressionstherapie bei zugrundeliegender ADHS und ASS.

29.4.6 Psychopharmakologische Differentialindikationen

Auch bei der Wahl der *Pharmakotherapie* kann eine zugrundeliegende Entwicklungsstörung die Differentialtherapie deutlich beeinflussen (wobei die hier genannten klinischen Erfahrungen keineswegs als evidenzbasiert betrachtet werden sollten). Insbesondere bei ASS ergeben sich schon beim Ansetzen der Medikation oft Schwierigkeiten, da Nebenwirkungen von Menschen aus dem Autismusspektrum oft bewusster und störender wahrgenommen werden als von neurotypischen depressiven Patienten. Das heißt: Antidepressiva sollten bei ASS (oft) langsamer eindosiert werden als üblich. Viele Menschen mit ASS und Depression neigen zu abendlichem Grübeln mit ausgeprägten Einschlafstörungen, was – neben schlafhygienischen Maßnahmen – auf sedierende trizyklische Antidepressiva oder Melatoninpräparate oft gut anspricht. Zu Orexinantagonisten liegen uns aktuell noch zu wenig Erfahrungen vor, das Rationale (Reduktion der nächtlichen Wachheit) scheint aber bei ASS (und evtl. auch ADHS aufgrund des kompensatorischen »Aufdrehens« gegen Abend) sehr passend. Auch kommt bei Erwachsenen mit ASS, die eine deutliche phasenhafte Komponente einer unipolaren Depression aufweisen, nach klinischer Erfahrung des Autors öfter als bei neurotypisch Depressiven der Einsatz Tranylcypromin in Betracht, da Menschen mit ASS häufig gut klare Regeln einhalten und Listen führen können, was bei Tranylcypromin notwendig ist (tyraminfreie oder -arme Diät muss eingehalten, Nahrungsmittel müssen zeitweise protokolliert werden). Das hochwirksame Antidepressivum kommt wahrscheinlich deshalb selten zum Einsatz, weil Diät und das Führen von Nahrungsmittellisten für viele neurotypisch Depressive sehr aversiv ist. Dieser Nachteil gilt für viele Erwachsene mit ASS nicht.

Patienten mit ADHS und Depressionen profitieren häufiger und besser als Patienten ohne ADHS auch hinsichtlich depressiver Symptome von Atomoxetin und von Substanzen mit dopaminerger Komponente, z. B. Bupropion. Auch eine Behandlung oder Augmentation mit Lithium scheint bei Patienten mit zugrundeliegendem ADHS häufiger gut zu wirken als bei anderen Patienten.

29.5 Zusammenfassung

Depressionen treten sehr häufig gemeinsam mit Entwicklungsstörungen (ES) auf und sind im Erwachsenenalter sogar die häufigste Komorbidität. Pathogenetische Faktoren, die von ES zu depressiven Erkrankungen führen können, betreffen u. a. gemeinsame genetische Grundlagen, die mit ES einhergehende Prädisposition zu kindheitlichen Erfahrungen des Nicht-Verstanden-Werdens, Nicht-Angenommen-Werdens oder Nicht-Zugehörens und das mit ES einhergehende, erhöhte Risiko, an Aufgaben der Lebensbewältigung im Erwachsenenalter zu scheitern. Bei Patienten, die an einer ES mit komorbider Depression leiden, empfiehlt es sich, ein individuelles Modell der Pathogenese zu erstellen und in die Therapie der Depression sowohl die zugrundeliegende ES als auch die individuellen pathogenetischen Wege von der ES zur Depression einzubeziehen.

Literatur

Chen MH, Chen YS, Hsu YU et al. (2015) Comorbidity of ADHD and Subsequent Bipolar Disorder Among Adolescents and Young Adults With Major Depression: A Nationwide Longitudinal Study. Bipolar Disord 17(3): 315–322.

Chen Q, Hartman CA, Haavik J et al. (2018) Common psychiatric and metabolic comorbidity of adult attention-deficit/hyperactivity disorder: A population-based cross-sectional study. PLoS One 13(9): e0204516.

Domes G, Spenthof I, Radtke M et al. (2016) Autistic traits and empathy in chronic vs. episodic depression. J Affect Disord 195: 144–147.

Hofvander B, Delorme R, Chaste P et al. (2009) Psychiatric and psychosocial problems in adults with normal-intelligence autism spectrum disorders. BMC Psychiatry 9: 35.

Jacobi F, Wittchen HU, Hölting C et al.(2004). Prevalence, co-morbidity and correlates of mental disorders in the general population: results from the German Health Interview and Examination Survey (GHS) Psychological Medicine 34: 597–611.

Jacobi F, H, Höfler M, Siegert J et al. (2014) Psychische Störungen in der Allgemeinbevölkerung. Studie zur Gesundheit Erwachsener in Deutschland und ihr Zusatzmodul »Psychische Gesundheit« (DEGS1-MH). Nervenarzt 85(1): 77–87.

Joshi G, Wozniak J, Petty C et al. (2013) Psychiatric comorbidity and functioning in a clinically referred population of adults with autism spectrum disorders: a comparative study. Journal of Autism and Developmental Disorders 43(6): 1314–1325.

Lehnhardt FG, Gawronski A, Volpert K et al. (2012) Psychosocial functioning of adults with late diagnosed autism spectrum disorders--a retrospective study. Fortschritte Der Neurologie-Psychiatrie 80(2): 88–97.

Leyfer OT, Folstein SE, Bacalman S et al. (2006) Comorbid psychiatric disorders in children with autism: interview development and rates of disorders. Journal of Autism and Developmental Disorders 36(7): 849–861.

Lugnegård T, Hallerbäck MU, Gillberg C (2011) Psychiatric comorbidity in young adults with a clinical diagnosis of Asperger syndrome. Research in Developmental Disabilities 32(5): 1910–1917.

Piedad JCP, Cavanna AE (2016) Depression in Tourette syndrome: A controlled and comparison study. J Neurol Sci 364: 128–132.

Radtke M, Wiczoreková D, Normann C et al. (2019) Exploring autistic traits in adults with chronic depression: A clinical study. Research in Autism Spectrum Disorders 65:34–45.

Riedel A, Schröck C, Ebert D et al. (2016) Überdurchschnittlich ausgebildete Arbeitslose – Bildung, Beschäftigungsverhältnisse und Komorbiditäten bei Erwachsenen mit hochfunktionalem Autismus in Deutschland 43(1): 38–44.

Rizzo R, Gulisano M, Martino D et al. (2017) Gilles de la Tourette Syndrome, Depression, Depressive Illness, and Correlates in a Child and Adolescent Population. J Child Adolesc Psychopharmacol. 27(3): 243–249.

Scherk H (2007) ADHS und affektive Erkrankungen im Erwachsenenalter. In: Freitag CM, Retz W (Hrsg.) ADHS und komorbide Erkrankungen. Stuttgart: Kohlhammer. S. 119–129.

Takara K, Kondo T (2014) Autism spectrum disorder among first-visit depressed adult patients: diagnostic clues from backgrounds and past history. General Hospital Psychiatry 36(6): 737–742.

Towbin KE, Pradella A, Gorrindo T et al. (2005) Autism Spectrum Traits in Children with Mood and Anxiety Disorders. Journal of Child and Adolescent Psychopharmacology 15(3): 452–464.

30 Entwicklungsstörungen und Zwangserkrankungen

Andreas Riedel

30.1 Einleitung

Zwangserkrankungen sind mit Entwicklungsstörungen enger verbunden als viele andere Erkrankungen. Mit einer Lebenszeitprävalenz von 1–3 % sind sie verhältnismäßig häufig, werden aber nicht selten von Patienten verschwiegen und von Ärzten und Psychologen übersehen. Es ist bei Vorliegen von Entwicklungsstörungen daher unabdingbar, auch nach Zwangssymptomen zu fragen. Dass die Zwangserkrankung – oder zumindest ein Subtypus von ihr – auch selbst als Entwicklungsstörung aufgefasst werden könnte, ist an anderer Stelle ausführlich abgehandelt (▶ Kap. 15).

30.2 ADHS und Zwangserkrankungen

Zwischen ADHS und Zwangsstörung besteht nach Auffassung vieler Autoren – und auch nach den klinischen Erfahrungen des Autors – eine deutliche Verbindung. Abramovitch et al. (2015) fassen in einem Review zusammen, dass in unterschiedlichen Studien 0–23 % der erwachsenen Zwangspatienten auch die Diagnosekriterien für eine ADHS erfüllten. Bei Kindern und Jugendlichen erwies sich die Komorbiditätsrate in den meisten Studien als noch höher; ca. 30 % der Kinder und Jugendlichen mit einer Zwangsstörung litten unter einer zusätzlichen ADHS (Geller et al. 2002). Diese Befunde weisen darauf hin, dass Betroffene mit früh beginnenden Zwängen häufiger eine komorbide ADHS zeigen als jene, deren Zwangsstörung später einsetzt. Auch bei Brem et al. (2014) wird darauf hingewiesen, dass die hohe Komorbiditätsrate vor allem früh beginnende Zwangsstörungen betrifft. Dies legt nahe, dass es unterschiedliche Subtypen von Zwangsstörungen gibt und diese unterschiedliche Komorbiditäten aufweisen.

Bei dem Zusammenhang zwischen ADHS und Zwangsstörung handelt es sich nach aller Wahrscheinlichkeit um die Kombination einer primär genetischen/neurobiologischen Verbindung mit einem Kompensationsmechanismus, der lerntheoretisch/psychodynamisch verstehbar ist. Brem et al. (2014) weisen auf eine teilweise gemeinsame genetische Grundlage beider Erkrankungen und verwandte Störungen der Exekutivfunktionen hin. Beiden Störungsbildern ist gemein, dass sie mit einer maladaptiven Aufmerksamkeitsausrichtung verbunden sind – jedoch vor sehr unterschiedlichem Hintergrund: Zwangspatienten können durch die einseitige Wahrnehmungslenkung auf Gefahrenstimuli (z. B. Tropfen, Flecken, scharfe Gegenstände, Schalter, Türklinken usw.) sowie eine hierdurch eingeschränkte Kapazität zur generellen Informationsverarbeitung andere externe Informationen und Reize vernachlässigen oder verzögert auf sie reagieren. Dabei besteht zwar keine prinzipielle Schwierigkeit, die Aufmerksamkeit zu bündeln (Moritz et al. 2009), die resultierende Unaufmerksamkeit kann aber derjenigen einer ADHS ähneln.

Lerntheoretisch betrachtet können Zwangshandlungen als Reaktion auf vorangegangene Unaufmerksamkeit oder Hyperaktivität (z. B. Schulhefte oder Termine vergessen, Herd nicht ausgeschaltet haben, Dinge umstoßen oder schmutzig sein, ohne das zu bemerken – und dafür immer wieder kritisiert werden) bzw. als Kompensationsstrategie gegen die ADHS-Symptomatik angesehen werden. Deutlicher als in anderen Konstellationen scheinen Zwangshandlungen, wenn sie auf Basis einer ADHS auftreten, aus klinischer Sicht Sinn zu ergeben (▶ klinisches Beispiel unten). Psychotherapeutisch steht dann oft die Arbeit an alternativen Strategien der Selbstkontrolle und des Selbstmonitorings im Vordergrund. Psychoedukation zu ADHS verhilft vielen Patienten mit dieser komorbiden Konstellation zu einem weniger kritischen Selbstbild und reduzierten Selbstvorwürfen bei Fehlern und Ungeschicklichkeit. Im Verlauf der Therapie wird oft auch eine ADHS-geeignetere Gestaltung des Umfeldes möglich (z. B. Wahl des Arbeitsplatzes und der Hobbies), und das rigide Festhalten am »Ich muss das schaffen« kann durch ein »Vielleicht liegt mir jene Tätigkeit besser als diese« ersetzt werden.

Klinisches Beispiel

Ein 34-jähriger Fliesenleger wird zur Expositionstherapie zugewiesen. Er berichtet, dass er schon immer »schusselig« war, Dinge vergaß und ihm gehäuft Missgeschicke passierten. Stillsitzen und Konzentrieren in der Schule sei »ein Horror« gewesen. Seine Eltern hätten durch restriktive Erziehungsmaßnahmen und rigideste Strukturen versucht, ihm Ordnung beizubringen. Auch in der Lehre sei es schwierig gewesen und er habe die Rückmeldung bekommen, dass er im Leben scheitern würde, wenn er nicht weniger Fehler mache. Nachdem er – noch in der Lehrzeit – vergessen hatte, eine Kerze zu löschen, sei es zu einem Zimmerbrand gekommen.

Danach habe er begonnen, jeweils vor dem Verlassen der Wohnung einen »Check« durchzuführen, um sicherzugehen, dass so etwas nicht erneut passiere. Er habe sich zunehmend vorgestellt, dass ein Kabelbrand auftreten könne, wenn er nicht alle Stecker aus den Steckdosen ziehe. Den Herd habe er erst einmal, dann immer öfter kontrolliert, zuletzt habe er die Kontrolle des Herdes genau zwanzigmal durchführen müssen. Zusätzlich habe er nach Verlassen der Wohnung noch mittels Erinnerung und Handyfotos rekonstruieren müssen, ob er alle Kontrollen durchgeführt habe, weswegen er dann insgesamt 90 Minuten beschäftigt war, bevor er die Wohnung verlassen konnte. Auch am Arbeitsplatz habe er zu kontrollieren begonnen, was einerseits seine Fehlerrate senkte, andererseits aber enorm zeitaufwendig war.

Zum Zeitpunkt der Behandlung der Zwangserkrankung ist der Patient durch die Zwangserkrankung massiv eingeschränkt, kann seine elektrischen Geräte nicht mehr verwenden und oft stundenlang seine Arbeit aufgrund von Kontrollzwängen nicht beenden. Die Expositionstherapie steht deutlich vor der Herausforderung, dass aufgrund der hohen Funktionalität der Zwänge zwingend Alternativstrategien gefunden werden müssen, Fehlerrate und Unfallrisiko zu senken. Nach der Diagnosestellung einer komorbiden ADHS werden neben einer Einstellung auf Methylphenidat die Mehrzahl der Kontrollzwänge eher optimiert als exponiert, zumindest so lange, bis dem Patienten Möglichkeiten zur Verfügung stehen, seine Fehlerrate auf nicht zwanghaftem Wege zu reduzieren. In psychodynamischen Anteilen der Therapie steht die Arbeit an sehr rigiden und entwertenden Über-Ich-Strukturen im Vordergrund, mit dem Ziel einer besseren Selbstannahme und Selbstfürsorge.

30.3 Autismus und Zwangserkrankungen

Auch Autismus-Spektrum-Störungen (ASS) und Zwangserkrankungen scheinen recht eng in Verbindung zu stehen. Bejerot et al. (2001) zeigten, dass 20 % der untersuchten Patienten mit Zwangserkrankung deutliche autistische Züge (oder eine ASS) aufwiesen. Auch für Kinder und Jugendliche mit Zwangserkrankungen ließ sich diese erhöhte Rate an deutlichen autistischen Zügen nachweisen (Ivarsson und Melin 2008). Cath et al. (2008) gehen von einer relevanten Überlappungszone bezüglich der Symptome beider Erkrankungen aus. Naaijen et al. (2017) konnten zeigen, dass der Glutamat-Stoffwechsel im anterioren Cingulum bei Patienten mit ASS und Patienten mit Zwangsstörungen in ähnlicher Weise verändert ist, was auf eine verwandte Pathophysiologie der beiden Störungen hinweisen könnte.

Klinisch besteht bei gemeinsamem Auftreten von ASS und Zwangsstörungen oft die differentialtherapeutische Herausforderung, jede einzelne zwangsnah anmutende Handlung daraufhin zu prüfen, ob es sich bei ihr tatsächlich um Zwangshandlungen oder um autistische Rituale oder Stereotypien handelt. Dies ist vor allem deshalb von entscheidender Bedeutung, weil bei Individuen mit ASS und komorbiden Zwangsstörungen meist beide Symptomenkomplexe auftreten, die aber jeweils therapeutisch sehr unterschiedlich angegangen werden sollten. Einige Kriterien für die Unterscheidung von Zwangshandlungen und autistischen Ritualen/Stereotypien sind in ▶ Tab. 30.1 zusammengefasst. Während »echte« Zwangshandlungen einer Expositionstherapie zugänglich sind und es meist sinnvoll ist, Zwangshandlungen auch weitgehend »vollständig« zu behandeln, muss bei autistischen Routinen sehr genau geprüft werden, ob überhaupt die Notwendigkeit besteht, sie zu verändern. Viele Routinen sind zur Strukturierung des Tages, viele Stereotypien zur Strukturierung des Augenblicks sinnvoll und gut. Ein Veränderungsbedarf besteht nur dann, wenn die Routinen unnötig viel Zeit in Anspruch nehmen, nicht den gewünschten Effekt erzielen, also dysfunktional sind, oder aufgrund ihrer Inflexibilität das gute Leben behindern. Während in der Expositionstherapie sinnvoller Weise vom Therapeuten dazu geraten wird, verbleibende »Zwangsinseln« zu exponieren, sollte die Veränderung von autistischen Routinen dialogisch mit dem Patienten abgestimmt werden. Natürlich sollte es keineswegs darum gehen, die Routinen vollständig zu eliminieren; vielmehr sollte es das Ziel sein, die Routinen funktionaler und (wo notwendig) durch Algorithmen flexibler zu gestalten (▶ klinisches Beispiel).

Klinisches Beispiel

Eine 56-jährige, seit vielen Jahren berentete, gelernte Buchhalterin wird zur Expositionsbehandlung ihrer Zwangsstörung stationär aufgenommen. Im Kontakt ist sie wenig introspektionsfähig sowie sehr anpassungsbereit und übernimmt rasch Deutungsmuster ihrer Therapeuten. Von vergangenen Expositionsbehandlungen hat sie nach eigenen Angaben jeweils kurzfristig profitiert, sei aber jeweils nach wenigen

Monaten in Erschöpfungszustände geraten und dann hätten »die Zwänge wieder begonnen«. Aufgrund deutlicher Auffälligkeiten der Kommunikation und wechselseitigen sozialen Interaktion wird stationär zusätzlich zur Zwangsstörung eine ASS diagnostiziert. Rückblickend wird deutlich, dass in Vorbehandlungen sowohl echte Putz- und Waschzwänge (mit Angst-Zwangs-Dynamik und deutlich ich-dystonem Charakter) als auch eine lange Reihe von ich-syntonen Ritualen (Aufstehritual, ritualisierte Mahlzeiten, ritualisiertes Aufräumen der Wohnung, Zu-Bett-Geh-Ritual) mittels Exposition behandelt worden sind.

Da die Patientin hochgradig anpassungsbereit und wenig introspektionsfähig ist, hat sie zugelassen, dass sie auch beübte, ihre (ich-syntonen) Rituale wegzulassen und stattdessen »spontan« in den Tag hineinzuleben. Dies gelang ihr zumindest teilweise, allerdings unter hohem Stress und mit zunehmender Erschöpfung. Da sie sich »zwanghaft« an die Vorgabe hielt, die Dinge möglichst niemals »immergleich« zu machen, geriet ihr Leben zunehmend aus den Fugen, und sie kehrte notgedrungen in die alten Verhaltensmuster zurück, was auch die Wasch- und Putzrituale beinhaltete.

Durch die Doppeldiagnose ASS und Zwangsstörung wird während des aktuellen stationären Aufenthaltes für den Therapeuten die Notwendigkeit klar, zwischen Zwangshandlungen und autistischen Ritualen besser zu trennen, und die Patientin lernt nach und nach, dass sie auf ritualisierte Abläufe in hohem Maße angewiesen ist und diese ihr Sicherheit und Ruhe im Leben geben. In differentialtherapeutischer Kleinarbeit wird dann mit der Patientin herausdestilliert, welche Handlungen echte Zwangshandlungen sind, welche Rituale funktional sind und welche Rituale die Patientin an einem guten Leben eher hindern. Therapeutisch werden Zwangshandlungen dann klassisch exponiert, funktionale Rituale gepflegt und wertgeschätzt und dysfunktionale Rituale in funktionale Rituale umgewandelt. Beispielsweise wird ein 30-minütiges Zähneputzritual auf drei Minuten verkürzt und eine morgendliche »Teezeremonie« von fünf Durchgängen auf einen Durchgang reduziert. Hierbei zeigt sich – nachdem der Sinn der Maßnahme ausführlich erklärt wurde –, dass die Patientin Rituale ohne größere Probleme umstellen kann, bei echten Zwangshandlungen aber einer längeren Expositions- und Übungsphase bedarf, da hier bei Reaktionsverhinderung deutliche Ängste – z. B. vor Kontamination – und ein damit verbundener starker Handlungsdruck auftritt. Mit der Differenzierung der Symptome und dem differentialtherapeutischen Herangehen steigt die Compliance der Patientin deutlich und eine nachhaltige Reduzierung der echten Zwangshandlungen kann erreicht werden.

Tab. 30.1: Unterscheidungsmerkmale von Zwangshandlungen und autistischen Ritualen

Zwangshandlung	Autistisches Ritual
Ich-dyston (Patient ist nicht einverstanden damit, dass er etwas tut)	Ich-synton (Handlung wird als angenehm und strukturierend erlebt)
Angst-Zwangs-Dynamik (wenn die Handlung unterlassen wird, treten massive irrationale Ängste oder Ekelgefühle auf, bspw. dass etwas Schlimmes passieren könnte)	Keine Angst-Zwangs-Dynamik (das Unterlassen des Rituals wird als unangenehm und »ducheinanderbringend« erlebt, es treten aber keine irrationalen Befürchtungen auf

Tab. 30.1: Unterscheidungsmerkmale von Zwangshandlungen und autistischen Ritualen – Fortsetzung

Zwangshandlung	Autistisches Ritual
Tendenz zur Zunahme und Ausbreitung auf weitere Lebensbereiche	Eher gleichbleibende Intensität, keine Tendenz zur Zunahme
Durch rationale Überlegung kaum beeinflussbar	Beeinflussbar durch gute Argumente
Häufig gehen den Zwangshandlungen Zwangsgedanken voraus, die durch die Handlungen »neutralisiert« werden sollen	Kein vorgängiges oder gleichzeitiges Auftreten von Zwangsgedanken
Gegen die Zwangshandlungen wird (oder wurde) Widerstand geleistet	Kein Widerstand gegen Ausführung des Rituals

30.4 Gilles-de-la-Tourette-Syndrom und Zwangserkrankungen

Die Tic-Störungen und das Tourette-Syndrom werden in der ICD-11 den Erkrankungen des Nervensystems zugeordnet und nicht – wie im DSM-5 – als Entwicklungsstörung (»Neurodevelopmental Disorder«) aufgefasst. Wie in der Einleitung des vorliegenden Buches ausführlich dargelegt, werden die Tic-Störungen und das Tourette-Syndrom im Rahmen dieses Bandes wie im DSM-5 als Entwicklungsstörungen verstanden. Obwohl also die Tic-Störungen und die Zwangsstörung in der ICD-11 in vollkommen unterschiedlichen Kapiteln abgehandelt werden, herrscht über die Verwandtschaft der beiden Erkrankungen kaum ein Dissens.

Zuerst einmal ist auf eine Reihe von Parallelen der beiden Erkrankungsgruppen hinzuweisen. Auf Symptomebene können Tics teilweise umfassende und längere Handlungssequenzen umfassen und hierdurch Zwängen ähneln (Lakatos und Reinecker 2016) oder sogar Übergangsphänomene bilden. Eine weitere phänomenologische Ähnlichkeit besteht darin, dass von Betroffenen berichtet wird, dass sowohl Tics als auch Zwänge eine Entspannungswirkung nach Ausführung der jeweiligen Handlungen entfalten (Moll und Rothenberger, 1999). Die phänomenologische Nähe wird von vielen Autoren so interpretiert, dass zwischen der Zwangsstörung und den Tic-Störungen/dem Tourette-Syndrom ein fließender Übergang besteht (Yu et al. 2015). In verschiedenen Studien wiesen 40–75 % der Patienten gleichzeitig Symptome der jeweils anderen Störung auf, wenn primär eine Tic-Störung/ein Tourette-Syndrom oder eine Zwangsstörung diagnostiziert wurde (Nordstrom und Burton, 2002). Passend dazu ließ sich auch eine gemeinsame genetische Grundlage beider Erkrankungen nachweisen (Nordstrom und Burton, 2002; Yu et al. 2015). Folglich werden die beiden Erkrankungen als »verwandt« und das Tourette-Syndrom von einigen Autoren als *Zwangs-Spektrum-Störung* aufgefasst (vgl. dazu Hollander et al. 2009). Das gemeinsame Auftreten von Tourette-Syndrom und Zwangsstörungen ist damit nicht als »echte Komorbidität« zu verstehen, sondern vielmehr als Ausdruck eines Symptomkontinuums von Tics und Zwängen. Im DSM-5 wird dieser »Verwandtschaft« durch die Subkategorie »Zwang mit komorbiden Tics« Rechnung getragen. Kritisch sei hier angemerkt, dass unsere klinische Erfahrung zwar ein gehäuftes gemeinsames Auftreten der beiden Störungen bestätigen kann, sowie eine häufige Familienanamnese von Zwängen *und* Tics bei Individuen mit einer der beiden Erkrankungen, nicht aber die in der Literatur genannte Häufigkeit der Übergangsphänomene und des gemeinsamen Auftretens.

Nichtsdestotrotz finden sich klinisch bei gemeinsamem Auftreten eines Tourette-Syndroms und einer Zwangsstörung immer wieder psychopathologische Phänomene, die »zwischen« Zwangshandlung und Tic zu verorten sind. Beispielsweise können tic-artige Bewegungen Zwangsgedanken vorausgehen und bei Unterlassen massive irrationale zwangstypische Ängste auftreten. Oder es kann bei Zwangshandlungen die Angst-Zwangs-Dynamik fehlen, und sie können von Tic-Aura-ähnlichen Phänomenen eingeleitet werden. Therapeutisch stellen diese Übergangsphänomene durchaus größere Herausforderungen dar, da oft sehr aufwendig geklärt werden muss, ob sie eher auf Expositionsbehandlung oder *Habit Reversal* ansprechen. Auch medikamentös ist dann oft nur durch »trial and error« zu klären, ob eher eine antidopaminerge oder serotonerge Behandlung wirksam ist.

30.5 Zusammenfassung

Die Komorbidität von Zwangserkrankungen mit Entwicklungsstörungen (ES) ist häufig. Insbesondere mit dem Gilles-de-la-Tourette-Syndrom scheint die Zwangsstörung »verwandt« zu sein, weswegen das Tourette-Syndrom von manchen Autoren auch als »Zwangs-Spektrum-Störung« aufgefasst wird. Therapeutisch sollte bei der Kombination von ADHS und Zwangsstörung der häufige Kompensationscharakter der Zwangssymptome für ADHS-Flüchtigkeitsfehler im Blick behalten werden. Bei der Kombination von ASS und Zwangsstörung ist es oft mühsam, die Einzelsymptome den Bereichen *Zwang* und *Ritual* korrekt zuzuordnen, was aber für ein adäquates therapeutisches Vorgehen unabdingbar ist. Bei der Kombination von Zwangsstörung und Tic-Störung treten häufig auch Übergangssymptome zwischen Zwangshandlungen und Tics auf.

Literatur

Abramovitch A, Dar R, Mittelman A et al. (2015) Comorbidity between attention deficit / hyperactivity disorder and obsessive-compulse disorder across the lifespan: A systematic and critical review. Harvard Review of Psychiatry, 23(4): 245–262.

Bejerot S, Nylander L, Lindström E (2001) Autistic traits in obsessive-compulsive disorder. Nord J Psychiatry 55(3): 169–176.

Brem S, Grünblatt E, Drechsler R et al. (2014) The neurobiological link between OCD and ADHD. Atten Defic Hyperact Disord 6(3): 175–202.

Cath DC, Ran N, Smit JH et al. (2008) Symptom overlap between autism spectrum disorder, generalized social anxiety disorder and obsessive-compulsive disorder in adults: a preliminary case-controlled study. Psychopathology 41(2): 101–110.

Geller DA, Biederman J, Faraone SV et al. (2002) Attention-deficit/hyperactivity disorder in children and adolescents with obsessive compulsive disorder: Fact oder artifact? Journal of the Amercian Academy of Child and Adolescent Psychiatry 41(1): 52–58.

Hollander E, Kim S, Braun A et al. (2009) Cross-cutting issues and future directions for the OCD spectrum. Psychiatry Research 170(1): 3–6.

Ivarsson T, Melin K (2008) Autism spectrum traits in children and adolescents with obsessive-compulsive disorder (OCD). J Anxiety Disord 22(6): 969–978.

Lakatos A, Reinecker A (2016) Kognitive Verhaltenstherapie bei Zwangsstörungen. Göttingen: Hogrefe.

Moll GH, Rothenberger A (1999) Nachbarschaft von Tic und Zwang. Nervenarzt 70(1): 1–10.

Moritz S, von Mühlenen A, Randjbar S et al. (1999) Evidence for an attentional bias for washing- and checking-relevant stimuli in obsessive-compulsive disorder. Journal of the International Neuropsychological Society 15 (3): 365–371.

Naaijen J, Zwiers MP, Amiri H et al. (2017) Fronto-Striatal Glutamate in Autism Spectrum Disorder and Obsessive Compulsive Disorder. Neuropsychopharmacology 42(12): 2456–2465.

Nordstrom EJ, Burton FH (2002) A transgenic model of comorbid Tourette's syndrome and obsessive-compulsive disorder circuitry. Molecular Psychiatry 7: 617–625.

Yu D, Mathews CA, Scharf JM et al. (2015) Cross-Disorder Genome-Wide Analyses Suggest a Complex Genetic Relationship Between Tourette Syndrome and Obsessive-Compulsive Disorder. Am J Psychiatry 172(1): 82–93.

31 Entwicklungsstörungen und psychotische Störungen

Ludger Tebartz van Elst

31.1 Einleitung

Die Frage nach einem konzeptionellen Zusammenhang zwischen Entwicklungsstörungen (ES) und psychotischen Störungen (PS) wurde bereits in Kapitel 16 thematisiert (▶ Kap. 16). An dieser Stelle soll insbesondere der Frage nachgegangen werden, ob und inwiefern psychotische Episoden als Bestandteil der ES verstanden werden können und welche Konsequenz ein solcher Zusammenhang aus klinischer Perspektive für die Diagnostik und Therapie hat.

Dabei soll zunächst der Frage nachgegangen werden, wie häufig psychotische Episoden bei Menschen mit ES zu beobachten sind.

31.2 Prävalenz von psychotischen Störungen bei den Entwicklungsstörungen

Die Frage nach der Prävalenz psychotischer Episoden bei ES hängt offensichtlich auch davon ab, ob es sich bei den in Frage stehenden ES um primäre oder sekundäre Varianten handelt oder nicht (▶ Kap. 17). Um dies zu veranschaulichen, sei zunächst das Beispiel einer sekundär genetischen ES betrachtet. Etwa im Falle des *22q11-Syndroms* als eine der häufigsten genetischen strukturellen Variationen in der Medizin. Hier wird rasch klar, dass sowohl Störungen der *Intelligenzentwicklung* (SI), eine *Aufmerksamkeitsdefizit-/Hyperaktivitätsstörung* (ADHS) als auch *Autismus-Spektrum*-Störungen (ASS) sehr häufig vorkommen (Swillen und McDonald-McGinn 2018). Diese Beobachtung illustriert anschaulich die kausale Verwandtschaft dieser verschiedenen ES miteinander. Gleichzeitig entwickeln nach neuesten Daten 20–40 % der Betroffenen bis zum Ende der 3. Lebensdekade eine schizophreniforme Störung, was die Verwandtschaft der ES und PS eindrücklich illustriert (Tebartz van Elst 2017).

Dennoch können solche Zahlen nicht ohne weiteres auf die Konstellation einer primär idiopathischen IM, ASS oder ADHS übertragen werden. Gleichzeitig muss betont werden, dass die Literatur zu dieser Thematik aktuell noch sehr dünn ist, auch deshalb, weil das Thema der ES mit der Einführung von DSM-5 und ICD-11 erst in dieser Form in der Breite der neuropsychiatrischen Forschung ankam. Zuvor wurden ES in der Erwachsenenpsychiatrie mit Wahrscheinlichkeit häufig übersehen (Kim-Cohen et al. 2003). In ▶ Tab. 31.1 sind vor diesem Hintergrund die Prävalenzzahlen von psychotischen Störungsbildern bei den verschiedenen großen ES gemäß erster Studien zusammengefasst. Dabei fällt auf, dass für alle großen ES im Sinne von SI, ASS, ADHS und TS klare Hinweise auf eine erhöhte Prävalenz von psychotischen Störungen im späteren Leben gefunden werden können, wobei berücksichtigt werden muss, dass die allgemeine Prävalenz von schizophreniformen Psychosen mit 0,7–1 % angegeben wird (Tebartz van Elst 2017).

Tab. 31.1: Prävalenz psychotischer Störungen bei den großen Entwicklungsstörungen (ES) Störungen der Intelligenzentwicklung (SI), Autismus-Spektrum-Störungen (ASS), Aufmerksamkeitsdefizit-/Hyperaktivitätsstörung (ADHS) und Tic-Störungen (TS). [1] = Tsakanikos et al. 2006, [2] = Marín et al. 2018, [3] = Hofvander et al. 2009, [4] = Dalsgaard et al. 2014, [5] = Kerbeshian et al. 2009

Primärdiagnose Entwicklungsstörung	SI	ASS	ADHS	TS
Prävalenz späterer psychotischer Störungen	16,8 %[1]	6–16 %[2,3]	3,8 %[4]	2,5 %[5]

31.3 Prävalenz von Entwicklungsstörungen bei Psychosen

Umgekehrt gibt es auch Evidenz dafür, dass die Prävalenz von Entwicklungsstörungen in der Vorgeschichte bei Menschen mit der Eingangsdiagnose einer Psychose erhöht ist, wobei sich hier für die Tic-Störungen keine belastbaren Zahlen finden (▶ Tab. 31.2). Auch zeigt hier die hohe Varianz der Zahlen bei den ASS, dass das Thema in vielen Studien nur ansatzweise überhaupt berücksichtigt wurde, was die auffällig niedrigen Prävalenzraten in manchen Stichproben erklärt.

Insgesamt fällt auf, dass insbesondere zwischen den ASS und den psychotischen Störungen eine höhere Überlappung zu bestehen scheint, während dies für die ADHS, IM und die Tic-Störungen weniger klar oder auch gar nicht objektiviert werden kann. Es muss aber an dieser Stelle noch einmal darauf hingewiesen werden, dass die Datenlage aktuell extrem dünn ist, kaum Studien publiziert wurden und die wenigen publizierten Studien deutliche methodische Limitationen aufweisen. Hier ergibt sich ein dringender Forschungsbedarf für die Zukunft.

Tab. 31.2: Prävalenz der großen Entwicklungsstörungen (ES) Störungen der Intelligenzentwicklung (SI), Autismus-Spektrum-Störungen (ASS), Aufmerksamkeitsdefizit-/Hyperaktivitätsstörung (ADHS) und Tic-Störungen (TS) bei der Primärdiagnose einer psychotischen Störung ([1] = Strålin und Hetta 2019; [2] = Kincaid et al. 2017)

Primärdiagnose einer psychotischen Störung	IM	ASS	ADHS	TS
Prävalenz retrospektiv diagnostizierter Entwicklungsstörungen	2,5 %[1]	1–52 %[2]	8,6 %[1]	?

Dass es eine Assoziation zwischen den ASS und den psychotischen Störungen gibt, ist dagegen eine altbekannte, empirisch gut belegte, klinische Tatsache (Selten et al. 2015), die auch ihren Eingang in die ICD-10-Klassifikation gefunden hat. Denn dort wird unter der Beschreibung des Asperger-Syndroms in der Kategorie F84.5 ausdrücklich Bezug darauf genommen, dass im frühen Erwachsenenalter gelegentlich psychotische Episoden auftreten (WHO 1991). Dies kann aus eigener klinischer Erfahrung nur bestätigt werden. Häufig handelt es sich dabei um klassisch schizophreniforme Syndrome, die aber oft im Kontext von Stress- und Überforderungssituationen auftreten gemeinsam mit perzeptiven Überlastungsreaktionen (Reizüberflutung bzw. *Overload*), emotionalen Affektdurchbrüchen (Wutattacken bzw. *Meltdown*) oder dissoziativ-katatonen oder selbstverletzenden Verhaltensmustern (*Shutdown*).

Mit Einführung von DSM-5 (APA 2013, 2015) und ICD-11 (WHO 2020) wurde dagegen die Differenzierung der autistischen Störungen in einen frühkindlichen, einen atypischen und einen Asperger-Autismus aufgegeben. Im DSM-5 wird eine paranoid-halluzinatorische Syndromatik explizit als nicht zu den ASS gehörig aufgeführt, während katatone Syndrome als mit der Störung vereinbar beschrieben werden (APA 2013, 2015). In der aktuell vorliegenden ICD 11 Definition autistischer Störungen wird wie im DSM 5 nicht davon ausgegangen, dass gelegentliche psychotische Dekompensationen in das klinischen Bild eines Autismus aufgehen können. Damit wird an dieser Stelle Abstand genommen von der oben beschriebenen, im ICD 10 noch anerkannten klinischen Beobachtung, was aus Sicht des Autors bedauerlich ist (WHO 2022).

31.4 Diagnostik und Therapie bei komorbiden Entwicklungsstörungen und Psychosen

Aus klinischer Perspektive ist es wichtig, die Komorbidität von ES und psychotischen Störungen bei der Diagnostik und Therapie zu berücksichtigen, wobei auch die wechselseitigen Überlappungen der ES untereinander miterwogen werden sollten (Cravedi et al. 2017). Die Bedeutung dieses Punktes ergibt sich insbesondere aus der Tatsache, dass die syndromal oder subsyndromal vorhandenen ES den klinischen Phänotyp einer psychotischen Störung relevant modulieren können.

So kann es z. B. der Fall sein, dass bei Menschen mit IM oder nicht sprechenden autistischen Patienten sich eine paranoide Psychose entwickelt, aber wegen der eingeschränkten Kommunikation seitens der Diagnostiker nicht erkannt wird. In einem solchen Fall würden therapeutische Optionen etwa in Form einer antipsychotischen Medikation übersehen.

Bei nicht erkannter, vorbestehender IM könnten etwa neurokognitive Defizite fehlerhaft auf eine antipsychotische Medikation hin attribuiert werden, was dann ein unnötiges Absetzen mit ggfls. negativen Konsequenzen zur Folge haben könnte. Gleiches gilt für ADHS-bedingte kognitive Defizitprofile.

Schließlich können typische autistische Stressreaktionen mit dissoziativen Aus-dem-Kontakt-gehen und selbstverletzenden Verhaltensweisen oder aber die typischen, somatisierenden, überwertigen Erlebnismuster autistischer Menschen als primär psychotisch ausgedeutet werden, was dann ggfls. zu einer neuroleptischen Dauermedikation führen könnte, ohne dass dies unbedingt indiziert ist.

Für die klinische Unterscheidung kritisch ist die Tatsache, dass der syndromale Phänotyp einer ES jeweils seit der ersten Dekade im Sinne einer strukturellen Besonderheit der betroffenen Menschen existieren muss. Die psychotische Episode entwickelt sich dagegen de novo in der Regel frühestens in der 2.

Dekade und ist – außer bei Chronifizierung – primär als phasischer Zustand zu begreifen.

Nach klinischer Erfahrung spielt darüber hinaus die Erkenntnis, dass ein Patient mit einer Psychose diese vor dem Hintergrund einer ES entwickelt, auch eine wichtige Rolle in Hinblick auf die psychotherapeutische und pharmakologische Therapieplanung.

So muss zunächst z. B. bei gleichzeitiger Psychose- und ADHS-, ASS- oder Tic-Diagnose besonderes Augenmerk auf das Vorliegen einer sekundären Variante gelegt werden (▶ Kap. 17). Denn diese Koinzidenz könnte z. B. ein Hinweis auf das Vorliegen eines Klinefelter-, Fragilen-X- oder 22q11-Syndroms sein (▶ Kap. 14). Im Falle der Diagnose eines Klinefelter-Syndroms ergäben sich dann auch weitere therapeutische Konsequenzen wie z. B. die Indikation für einen Ausgleich des wahrscheinlichen Testosteronmangels.

Bei Vorliegen einer Komorbidität von psychotischen und ADH-Störungen muss therapeutisch auch der Einsatz von Stimulantien erwogen werden, was regelmäßig nicht bedacht wird, wenn eine ADHS als Basisstörung nicht erkannt wurde (Hollis et al. 2019).

Werden ASS und psychotische Störungen gemeinsam diagnostiziert, so sollte zunächst erwogen werden, ob das psychotische Syndrom nicht im Sinne der ICD-10-Definition (paranoide Psychose) oder der DSM-5-Definition (Katatonie) noch im Autismus aufgehen könnte und gar keine separate Schizophrenie diagnostiziert werden muss. Diese Klassifikation ist sowohl für Patienten als auch für Angehörige nach klinischer Erfahrung oft von sehr großer Bedeutung.

Schließlich müssen in einer solchen Konstellation die Besonderheiten in Hinblick auf die Auswahl und Verabreichung von Psychopharmaka für autistische Menschen beachtet werden (Tebartz van Elst 2016), da durch die Tatsache, dass sich später eine psychotische Episode entwickelt natürlich die ASS-Diagnose nicht aufgehoben wird.

Von besonderer Bedeutung ist es schließlich auch, das Augenmerk vor allem auf hochfunktionale Varianten der SI zu legen. Dies ist aktuell in der Erwachsenenpsychiatrie fast noch gar nicht der Fall. Insbesondere in Konstellationen, in denen der verbale IQ durchschnittlich, der performative IQ aber deutlich unterdurchschnittlich entwickelt ist, führt dies regelmäßig zu nicht erkannten Überlastungsreaktionen, die meist zu depressiven, gelegentlich aber auch psychosenahen Dekompensationen führen können. In einer solchen Situation kann die korrekte Identifizierung des unausgewogenen IQ-Profil der Schlüssel für das Verständnis der sozialen Schwierigkeiten und daraus resultierenden Problemen und Missverständnissen sein.

Schließlich muss auch noch darauf hingewiesen werden, dass die korrekte Diagnose einer ES bei psychotischen Patienten psychotherapeutische Konsequenzen hat. Denn Maßnahmen wie z. B. das Habit-Reversal-Training bei TS oder Gruppentherapien zum sozialen Kompetenztraining bei ASS oder ADHS sind natürlich auch indiziert, wenn entsprechende Patienten psychotische Syndrome entwickeln. Das sozialpsychiatrische Therapiekonzept wird in Hinblick auf den Erwartungshorizont der avisierten beruflichen Rehabilitation entscheidend geprägt vom Intelligenzprofil der behandelten Patienten und ist zum Scheitern verurteilt, wenn etwa nicht erkannt wird, dass prämorbid bei einem durchschnittlichen verbalen IQ von 100 der performative IQ bei 70–80 liegt.

31.5 Zusammenfassung

Die wechselseitige Vergesellschaftung von ES und PS wird bislang in der Erwachsenenpsychiatrie und -psychotherapie kaum beachtet. Dabei ist es sowohl diagnostisch als auch therapeutisch von hoher Bedeutung, eine möglicherweise vorliegende ES als Basisstörung einer sich vor diesem Hintergrund entwickelnden Psychose zu identifizieren. Zum einen könnte diese Beobachtung der Schlüssel für ein besseres kausales Verständnis der Gesamtsymptomatik sein. Denn wenn diese Beobachtung z. B. zur Diagnose eines 22q11-, Fragilen-X- oder Klinefelter-Syndroms führt, so ist damit die wahrscheinliche Ursache aller entwicklungsbedingten Auffälligkeiten gefunden. In einer solchen Konstellation kann dann eine nosologisch starke, ätiopathogenetische Diagnose z. B. eines 22q11-Syndroms mit ADHS, ASS und psychotischem Phänotyp gestellt werden. Die so gestellte Diagnose stellt sich dann deutlich valider dar als eine alleinige Syndromdiagnose gemäß DSM- oder ICD-Kriterien, was von hoher Bedeutung für das Krankheitsmodell, das Selbstverständnis der Betroffenen und ihrer Angehörigen aber etwa auch für die genetische Beratung sein kann. Bei sorgfältiger Eigen- und Fremdanamnese (sofern möglich) können ES-Diagnosen valide auch im späteren Alter gestellt werden, da sie sich regelhaft in der ersten Lebensphase der Betroffenen manifestieren, also meist deutlich vor der Entwicklung von psychotischen Episoden. Wie oben ausgeführt hat die korrekte Identifikation einer ES bei psychotischen Patienten darüber hinaus weitreichende Implikationen für die pharmakologische und psychotherapeutische Therapie.

Literatur

American Psychiatric Association (APA) (2013) Diagnostic and Statistical manual of Mental Disorders. Fifth Edition. Washington, DC: American Psychiatric Publishing.

American Psychiatric Association (APA) (2015). Diagnostisches und Statistisches Manual Psychischer Störungen. DSM-5. Herausgegeben von Peter Falkai und Hans-Ulrich Wittchen. Göttingen: Hogrefe Verlag.

Cravedi E, Deniau E, Giannitelli M et al. (2017) Tourette syndrome and other neurodevelopmental disorders: a comprehensive review. Child Adolesc Psychiatry Ment Health 41: 59. doi: 10.1186/s13034-017-0196-x.

Dalsgaard S, Mortensen PB, Frydenberg M et al. (2014) Association between attention-deficit hyperactivity disorder in childhood and schizophrenia later in adulthood. Eur Psychiatry 29: 259–263.

Hofvander B, Delorme R, Chaste P et al. 2009) Psychiatric and psychosocial problems in adults with normal-intelligence autism spectrum disorders. BMC Psychiatry 10(9): 35. doi: 10.1186/1471-244X-9-35.

Hollis C, Chen Q, Chang Z et al. (2019) Methylphenidate and the risk of psychosis in adolescents and young adults: a population-based cohort study. Lancet Psychiatry 6: 651–658.

Kerbeshian J, Peng CZ, Burd L (2009) Tourette syndrome and comorbid early-onset schizophrenia J Psychosom Res 67: 515–523.

Kim-Cohen J, Caspi A, Moffitt TE et al. (2003) Prior juvenile diagnoses in adults with mental disorder: developmental follow-back of a prospective longitudinal cohort. Arch Gen Psychiatry 60: 709–717.

Kincaid DL, Doris M, Shannon C et al. (2017) What is the prevalence of autism spectrum disorder and ASD traits in psychosis? A systematic review Psychiatry Res 250: 99–105.

Marín JL, Rodríguez-Franco MA, Chugani VM et al. (2018) Prevalence of Schizophrenia Spectrum Disorders in Average-IQ Adults with Autism Spectrum Disorders: A Meta-analysis. J Autism Dev Disord 48: 239–250.

Selten J-P, Lundberg M, Rai D et al. (2015) Risks for non-affective psychotic disorder and bipolar disorder in young people with autism spectrum disorder: a population-based study. JAMA Psychiatry 72: 483–489.

Strålin P, Hetta J (2019) First episode psychosis and comorbid ADHD, autism and intellectual disability. Eur Psychiatry 55: 18–22.

Swillen A, McDonald-McGinn D (2015) Developmental trajectories in 22q11.2 deletion Am J Med Genet C Semin Med Genet 169: 172–181.

Tebartz van Elst L, Pick M, Biscaldi M et al. (2013) High-functioning autism spectrum disorder as a basic disorder in adult psychiatry and psychotherapy: psychopathological presentation, clinical relevance and therapeutic concepts. Eur Arch Psychiatry Clin Neurosci 263: 189–196.

Tebartz van Elst (2016) Medikamentöse Therapie. In Tebartz van Elst (Hrsg.) Das Asperger-Syndrom im Erwachsenenalter und andere hochfunktionale Autismus-Spektrum-Störungen. 2. Aufl. Medizinisch Wissenschaftliche Verlagsgesellschaft. S. 264 ff.

Tebartz van Elst (2017) Vom Anfang und Ende der Schizophrenie. Eine neuropsychiatrische Perspektive auf das Schizophrenie-Konzept. Stuttgart: Kohlhammer Verlag.

Tsakanikos E, Bouras N, Sturmey P et al. (2006) Psychiatric co-morbidity and gender differences in intellectual disability. J Intellect Disabil Res 50: 582–587.

Weltgesundheitsorganisation (WHO) (1991) Internationale Klassifikation psychischer Störungen. ICD-10 Kapitel V (F). Klinisch-diagnostische Leitlinien. Herausgegeben von H. Dilling, W. Mombour, M.H. Schmidt. Bern: Verlag Hans Huber.

Weltgesundheitsorganisation (WHO) (2020) International Classification of Diseases. https://icd.who.int/browse11/l-m/en.

32 Entwicklungsstörungen und Funktionelle Körperbeschwerden

Claas Lahmann

32.1 Phänomenologie

Funktionelle Körperbeschwerden sind ein weltweit verbreitetes Phänomen und stellen in fast allen Bereichen der Medizin eine große klinische Herausforderung dar, da die Beschwerden zwar oft als sich akut entwickelnd imponieren, in ihrer Ätiopathogenese jedoch meist einen langen, in der Entwicklungsgeschichte verwurzelten Hintergrund aufweisen – und dies sowohl auf biologischer, mentaler als auch sozialer Ebene.

Während die Beschwerden in der ICD-10-Klassifikation unter der *Gruppe der somatoformen Störungen*, im DSM-5 als *somatischen Belastungsstörung* und im ICD-11 künftig als *Körperliche Belastungsstörung* gefasst werden, wird im klinischen Sprachgebrauch häufig von *funktionellen Beschwerden* gesprochen. Diese zeichnen sich durch anhaltende oder häufig wiederkehrende, als beeinträchtigend erlebte Körpersymptome aus, für die auch nach angemessener somatischer Diagnostik keine ausreichende organmedizinische Erklärung gefunden werden kann.

Die geklagten Beschwerden können meist einer von drei Hauptgruppen zugeordnet werden:

- Funktionelle Störungen in verschiedenen Organsystemen, wie Palpitationen, Schwindel, Obstipation, Diarrhoe oder Empfindungsstörungen
- Schmerzen unterschiedlicher Lokalisation
- Beschwerden im Kontext von Müdigkeit und chronischer Erschöpfung

Die betroffenen Patienten sind in ihrer Alltagsfunktion deutlich und nachhaltig beeinträchtigt und empfinden diese Störungen als eine starke Beeinträchtigung der Alltagsfunktionen (Harris et al. 2009). Sie sind typischerweise von einer körperlichen Ursache ihrer Beschwerden überzeugt und stehen einer integrierten psychosomatischen Betrachtung der Beschwerden vor allem initial meist sehr ablehnend gegenüber. Dies erschwert den Aufbau einer tragfähigen Arzt-Patienten-Beziehung und führt zu oft langwierigen Krankheitsverläufen mit zahlreichen somatisch ausgerichteten Therapieversuchen. Die damit einhergehende, repetitiv erlebte Enttäuschung über die Beschwerdepersistenz trotz anfänglicher Hoffnung in den jeweils nächsten Therapieversuch führt nicht selten zu einer Unzufriedenheit mit dem aktuellen Behandler und zu konsekutiven Arztwechseln – ein Phänomen, das auch unter den Begriffen *Doctor-Hopping* oder *Doctor-Shopping* bekannt ist (vgl. Lahmann et al. 2009).

In der Folge bedingt das Krankheitsbild eine überproportionale, dysfunktionale und vor allem kostenintensive Inanspruchnahme des Gesundheitssystems (Poloni et al. 2019).

Zugleich nehmen in einem Zeitraum von zwölf Monaten jedoch nur weniger als 40% der Patienten eine psychotherapeutische Mitbehandlung in Anspruch; ein höheres psychotherapeutisches Inanspruchnahmeverhalten ist dabei mit höherer Symptomschwere, Psychopharmakotherapie sowie frequenter Diskussion psychosozialer Belastungen im hausärztlichen Setting assoziiert, während die Empfehlung von Psychotherapie alleine keinen Einfluss auf die Inanspruchnahme hat (Kuby et al. 2019).

Interessanterweise sind Gesundheitsängste, die sich auf die modernen Technologien und Themen wie Elektrosmog, Umweltgifte, Schadstoffe in Nahrung und Haushaltsprodukten etc. beziehen und die nicht nur im hausärztlichen Kontext häufig geäußert werden, nur sehr schwach mit funktionellen Körperbeschwerden assoziiert (Köteles et al. 2020).

32.2 Epidemiologie

Angaben zur Häufigkeit somatoformer Störungen schwanken stark, je nachdem, ob die Prävalenz in der Allgemeinbevölkerung, in der ambulanten oder stationären Versorgung betrachtet wird.

In einem Review europäischer Daten aus dem Jahr 2010 zeigte sich eine Einjahresprävalenz einer beliebigen somatoformen Störung von knapp fünf Prozent (Wittchen et al. 2011).

In der hausärztlichen Versorgung machen medizinisch unerklärte Symptome zwei Drittel aller berichteten Symptome aus, wobei Frauen, jüngere Personen und Nichtmuttersprachler die höchsten Raten aufwiesen; die 12-Monats-Prävalenz für somatoforme Störungen liegt hier bei 23 % (Steinbrecher et al. 2011). Schmerzbeschwerden stellen dabei die größte Gruppe unter den nicht ausreichend erklärbaren Körperbeschwerden dar.

Typischerweise treten somatoforme Beschwerden in Kombination mit anderen psychischen Beeinträchtigungen auf. Insbesondere besteht eine hohe Komorbidität mit Angststörungen sowie depressiven Erkrankungen (Kohlmann et al. 2016). Hieraus ergibt sich die Notwendigkeit einer gezielten Diagnostik möglicher Angst- bzw. depressiver Beschwerden, zumal eine derartige Komorbidität sich deutlich verschlechternd auf die ohnehin beeinträchtigte Lebensqualität auswirkt (Shih-Cheng et al. 2019).

32.3 Verlauf und Prognose

Es liegen nur wenige verlässliche Daten über den Verlauf somatoformer Störungen vor. Eine Studie aus Deutschland mit Adoleszenten und jungen Erwachsenen aus der Allgemeinbevölkerung zeigte, dass es während eines Zeitraums von etwa dreieinhalb Jahren bei 52 % der Betroffenen zu einer Remission kam – d. h. 48 % litten auch zum Follow-up-Zeitpunkt an den Beschwerden (Lieb et al. 2002). Studien zum Krankheitsverlauf im Bevölkerungsdurchschnitt haben gezeigt, dass die Hälfte bis drei Viertel der Patienten mit medizinisch nicht hinreichend erklärten Beschwerden sich mit der Zeit bessern, während bei 10–30 % eine Verschlechterung eintritt. Ein prognostisch relevanter Faktor für den Verlauf scheint dabei die Anzahl somatoformer Beschwerden bei Beginn der Erkrankung zu sein (olde Hartmann et al. 2009).

Von großer prognostischer Bedeutung ist darüber hinaus die frühzeitige Diagnosestellung, die nicht nur eine – dann mit höheren Erfolgsaussichten verbundene – frühzeitige Therapie ermöglicht, sondern auch eine weitere, nicht indizierte und im Falle invasiver Maßnahmen auch potenziell gefährliche Diagnostik verhindern kann. Die ist besonders mit Blick auf die immer noch erhebliche zeitliche Latenz der Diagnosestellung relevant; in einer Hamburger Stichprobe von 139 allgemeinmedizinischen Patienten mit gesicherten somatoformen Störungen vergingen im Median 23 Jahre (!) bis zur korrekten Diagnosestellung (Herzog et al. 2018), was auch darauf hindeutet, dass bei Körperbeschwerden oft gar nicht oder nur sehr spät an eine mögliche funktionelle bzw. somatoforme Genese gedacht wird oder die Diagnosestellung unzureichend ist.

32.4 Diagnostik und Klassifikation

Dieselben Beschwerden können sowohl Symptome einer körperlichen Erkrankung als auch Ausdruck einer psychosomatischen Störung sein. Diese unklare Ausgangslage erfordert eine angemessene organmedizinische Diagnostik sowie eine gründliche Anamnese und psychopathologische Exploration. Dabei sollten sowohl der somatische als auch der psychosoziale Bereich im Sinne einer sogenannten Simultandiagnostik gleichzeitig Berücksichtigung finden. Das Abwarten der somatischen Ausschlussdiagnostik trotz Hinweisen auf psychosoziale Belastungsfaktoren ist kontraindiziert.

Anamnestisch sollten neben aktuellen und früheren Beschwerden auch das Inanspruchnahmeverhalten sowie vorangegangene diagnostische bzw. therapeutische Bemühungen möglichst vollständig erhoben werden. Von diagnostischem Interesse sind ferner der Umgang des Patienten mit seinen Beschwerden wie auch sein subjektives Störungsmodell.

Zusätzlich sollte aktiv nach weiteren Beschwerdedimensionen wie Angst, Depression und Symptomen einer Traumafolgestörung gefragt werden. Insbesondere letzteres ist vor unter entwicklungsgeschichtlicher Perspektive bedeutsam, da Patienten mit somatoformen Störungen häufig Belastungsfaktoren aus der Kindheit, wie Vernachlässigung, Verlust eines Elternteils oder Gewalterfahrungen aufweisen (Winding et al. 2019, Sack et al. 2007).

Bei Patienten mit schweren funktionellen, somatoformen Körperbeschwerden sollte ein erhöhtes Suizidrisiko beachtet und Suizidgedanken oder -impulse aktiv eruiert werden (Wiborg et al. 2013). Spezifische Risikofaktoren für Suizidalität sind eine hohe Beschwerde- bzw. Schmerzintensität, lange Beschwerdedauer, bei im Vordergrund stehender Schmerzsymptomatik vor allem Bauch-, Kopf-, oder Rückenschmerzen, multilokuläre Schmerzen bzw. Ganzkörperschmerzen sowie Depressivität, Hoffnungslosigkeit, Suchtverhalten, konkrete Suizidvorstellungen oder entsprechende Vorbereitungen sowie vorangegangene Suizidversuche und eine positive Familienanamnese für Suizid. Je nach eigener Erfahrung und diagnostischer Kompetenz, insbesondere aber bei einem eigenen Gefühl von Unsicherheit sollte der Patient umgehend psychiatrisch vorgestellt werden.

Im diagnostischen System nach ICD-10 werden somatoforme Störungen im Kapitel F45 eingeordnet (Dilling et al. 2008). Im Einzelnen handelt es sich dabei um folgende Diagnosen:

- Somatisierungsstörung (F45.0)
- Undifferenzierte Somatisierungsstörung (F45.1)

- Hypochondrische Störung (F45.2)
- Somatoforme autonome Funktionsstörung (F45.3)
- Anhaltende somatoforme Schmerzstörung (F45.4)
- Sonstige somatoforme Störungen (F45.8)

32.5 Ätiologische Modelle

Hinsichtlich Prädisposition, Auslösung und Aufrechterhaltung somatoformer Beschwerden sind multiple Faktoren in Betracht zu ziehen – bisher existiert kein einheitliches Modell der Verursachung somatoformer Beschwerden und Störungen. Sowohl individuelle Faktoren wie genetische Veranlagung, biografische Belastungsfaktoren, Persönlichkeitsmerkmale, somatische Vor- bzw. Grunderkrankungen oder eine erhöhte Körperaufmerksamkeit als auch soziokulturelle Gegebenheiten spielen dabei eine Rolle (Lahmann et al. 2010; Rief et al. 2007). Allen Modellen ist jedoch gemein, dass sie – bis auf funktionelle Beschwerden als psychophysiologische Korrelate von intensivem akutem Stress – immer auch ontogenetische Anteile umfassen.

Im Zentrum *kognitiv-behavioraler Modelle* (Rief et al. 2007) steht die Neigung, Körpersensationen generell schnell als bedrohlich zu bewerten. Im Sinne einer somatosensorischen Amplifikation werden alltägliche Körpermissempfindungen oder auch tatsächliche Symptome einer körperlichen Erkrankung besonders beachtet und führen über diese Fokussierung zu einem immer stärkeren Beschwerdeerleben. Diese Wahrnehmungen werden in katastrophisierender Weise interpretiert und von erhöhter Sorgenneigung und Erwartungseffekten hinsichtlich künftig auftretender Beschwerden begleitet. Dadurch kommt es zu einer Aufmerksamkeitsfokussierung und in der Folge zu einem erhöhten psychophysiologischen Anspannungsniveau, welches wiederum die dysfunktional attribuierte Körperwahrnehmung verstärkt. Zu den aufrechterhaltenden Faktoren zählen neben diesen kognitiven und physiologischen Prozessen auch Verhaltensfaktoren, wie die Vermeidung körperlicher Aktivität oder das Absuchen des Körpers nach Krankheitszeichen (»checking behavior«), sowie soziale Faktoren wie z. B. ein aktives Rentenbegehren (oder ein Berentungsprozess, der sich auch gegen den inneren Wunsch des Patienten aus sozialversicherungsrechtlichen Gründen vollzieht).

Aktuelle *psychodynamisch-interpersonelle Modelle* fokussieren vor allem auf das Affekt- und Beziehungserleben sowie eine gestörte Beziehung zum eigenen Körper. Der Ursprung hierfür ist in maladaptiven Erfahrungen mit dem eigenen Körper in frühen Entwicklungsphasen zu sehen. Diese maladaptiven Erfahrungen können aus physischen, sexuellen oder Beziehungstraumatisierungen, aber auch aus angeborenen körperlichen Beeinträchtigungen oder körperlichen Erkrankungen erwachsen. In der Folge ist die Entwicklung einer zunehmenden Differenzierung körperlich-emotionaler Abläufe beeinträchtigt. Die Person kann körperliche Sensationen selbst nur ungenügend regulieren, erlebt anstelle eines Miteinanders von Affekt und Körpersensation (Affektkorrelat) nur das körperliche Pendant eines Affekts (Affektäquivalent), ohne den zugrunde liegenden Affekt klar zu spüren, und bildet kompensatorisch ein dysfunktionales Hilfesuchverhalten aus. Das auf körperliche (Miss-)Empfindungen ausgerichtete eigene Körpererleben mündet in ein einseitig somatisches Krankheitsmodell. Die Bedeutung biographisch früher Interaktionserfahrungen wird durch Befunde der Bindungsforschung gestützt, wonach Patienten mit somatoformen Beschwerden vermehrt unsichere Bindungsmuster aufweisen und somit biographische frühe Interaktionserfahrungen das Bindungssystem im Sinne einer Entwicklungsstörung nachhaltig beeinflussen können (vgl. Lahmann et al. 2010).

Im Rahmen *psychophysiologisch-psychobiologischer Modelle* wird angenommen, dass somatoforme Beschwerden das Ergebnis zweier zentraler Prozesse sind: Erstens gehäufter Körpersignale aufgrund zahlreicher, zumeist biologischer Faktoren (z. B. chronisch aktivierte Hypothalamus-Hypophysen-Nebennierenrinden-Achse); zweitens einem gestörten Filtersystem, sodass eine adäquate Hemmung ausbleibt und die Reize vermehrt ins Bewusstsein gelangen (Kim et al. 2019). Insbesondere für die chronischen Schmerzen liegen weitere neurobiologische Forschungsbefunde vor, die vor allem auf die Stressverarbeitung sowie Veränderungen im Bindungssystem fokussieren. Experimentalpsychologische Studien zeigen in beeindruckender Weise, wie subjektiv gefärbt und wie leicht störbar das Erleben des Körperselbst ist, das bei somatoformen Störungen im Zentrum der Störungsmodelle steht.

Experimentell konnte neben Veränderungen in der Verarbeitung körpereigener Signale auch eine im Vergleich zu Gesunden erhöhte Rigidität in der multisensorischen Perzeption nachgewiesen werden (Perepelkina et al. 2019), die mit der klinischen Erfahrung in Einklang zu bringen ist, dass funktionelle Körperbeschwerden oft eine erstaunliche Penetranz aufweisen.

Als kompaktes und den meisten Patienten gut zu vermittelndes Störungsmodell bietet sich das Modell eines *gestörten Filtersystems* an, das im Körper generierte Sensationen, die in Situationen erhöhter Belastung natürlicherweise zunehmen, erstens zu ungefiltert der bewussten Wahrnehmung zuführt (»Attention«) und dann als Anzeichen einer potenziell bedrohlichen Erkrankung missinterpretiert werden (»Attribution«).

Die vorliegenden Befunde zu strukturellen neurobiologischen Veränderungen bei funktionellen Körperbeschwerden und somatoformen Störungen sind noch weit von einem schlüssigen Gesamtbild entfernt, deuten jedoch darauf hin, dass somatoforme Störungen durch selektive Veränderungen großer Hirnnetzwerke gekennzeichnet sind, die mit kognitiver Kontrolle, Emotionsregulation und -verarbeitung, Stress und somatisch-viszeraler Wahrnehmung assoziiert sind (Rossetti et al. 2021).

Allerdings lassen sich die oben skizzierten Befunde gut im Sinne einer Entwicklungsstörung fassen, die ihren Ursprung potenziell in biographisch frühen Interaktionsmuster hat. Diese wiederum können über ein allgemein erhöhtes Stressniveau einschließlich einer anhaltenden und ängstlich gefärbten körperlichen Selbstbeobachtung über die Zeit auch zu psychophysiologischen Veränderungen führen.

32.6 Psychosomatisch-psychotherapeutische Behandlung

Es liegt im somatisch ausgerichteten Krankheitsmodell der Patienten begründet, dass sie sich durch eine Überweisung zum Psychosomatiker, Psychiater oder Psychotherapeuten häufig abgeschoben und in ihrem körperlichen Leiden nicht ausreichend ernst genommen fühlen, was die zeitnahe Einleitung einer indizierten psychosomatisch-psychotherapeutischen Behandlung oft erschwert.

Mehr als bei anderen psychischen oder psychosomatischen Störungen kommt daher der psychosomatischen Grundversorgung eine zentrale Rolle zu, wie sie auch in der 2018 aktualisierten S3-Leitlinie »Funktionelle Körperbeschwerden« empfohlen wird (Roenneberg et al. 2019).

Sollte diese psychosomatische Grundversorgung nicht zu einer Besserung oder zumindest Stabilisierung der Symptomatik führen, ist im nächsten Schritt eine psychosomatische bzw. psychiatrisch-psychotherapeutische Mitbehandlung anzustreben. Mitbehandlung bedeutet im Idealfall, dass ein Austausch zwischen somatischem Facharzt und dem Psychosomatiker, Psychotherapeuten bzw. Psychiater erfolgt. Wenn auch dies nicht zu einem ausreichenden Behandlungserfolg führt, bietet sich eine stationäre, multimodale psychosomatische Behandlung an.

Eine Untersuchung von Martin et al. (2007) konnte zeigen, dass bereits eine einmalige, vierstündige verhaltenstherapeutisch orientierte Gruppentherapie zu einer Reduktion des Inanspruchnahmeverhaltens und zu einer Besserung der körperlichen Beschwerden führte.

Hinsichtlich der psychotherapeutischen Behandlung somatoformer Störungen ist die empirische Evidenz für die Wirksamkeit kognitiver Verhaltenstherapie am besten; sie führt zu einer deutlichen und klinisch signifikanten Reduktion der körperlichen Beschwerden, komorbider psychischer Beeinträchtigungen und zu einer Besserung der Alltagsfunktion (Liu et al. 2019). Auch für die psychodynamische Therapie somatoformer Beschwerden liegt mittlerweile gesicherte empirische Evidenz vor (Henningsen et al. 2018, Sattel et al. 2012). Dies erleichtert die Überweisung von Patienten in psychotherapeutische Behandlung, da bei der ohnehin weiterhin schwierigen Therapieplatzsuche nicht noch zusätzlich auf die Auswahl des psychotherapeutischen Verfahrens geachtet werden muss.

Die S3-Leitlinien zum Umgang mit Patienten mit nicht-spezifischen, funktionellen und somatoformen Körperbeschwerden (Roenneberg et al. 2019) fassen allgemeine Empfehlungen und Grundstrategien im Umgang mit somatoformen Beschwerden unter Berücksichtigung aktueller Evidenz zusammen und werden derzeit überarbeitet. Zudem hat ein Expertenteam der Fachgruppe Klinische Psychologie und Psychotherapie in der Deutschen Gesellschaft für Psychologie eine evidenzbasierte Leitlinie zur Psychotherapie somatoformer Störungen und assoziierter Syndrome erstellt, die auf dem aktuellen Kenntnisstand zu wirksamen Psychotherapien sowie zur Kombination von Psychotherapie mit Pharmakotherapie bei diesen Störungen basiert und spezifische psychosomatisch-psychotherapeutische Behandlungsempfehlungen bei einzelnen Störungsbildern gibt (Martin et al. 2013).

32.7 Zusammenfassung

Im Fokus des subjektiven Beschwerdeerlebens stehen bei somatoformen Störungen körperliche Symptome, die die Patienten initial und nicht selten auch über längere Zeiträume primär organmedizinische Hilfe suchen lässt. Meist finden sich neben Symptomen der vegetativen Stimulation, Schmerzen sowie Erschöpfungsbeschwerden.

Ohne dass die Ätiopathogenese abschließend geklärt ist, existieren psychophysiologisch-neurobiologische, verhaltenstherapeutisch-verhaltensmedizinische sowie psychodynamische Erklärungsmodelle, die allesamt die sukzessive Entwicklung über einen längeren Zeitraum mit besonderer Bedeutung von Lebenserfahrungen in biographisch früheren Phasen betonen und somit auch als Ausdruck einer biopsycho-sozialen Entwicklungsstörung zu verstehen sind. Gerade letztere fokussieren auf die Bedeutung von dysfunktionalen Entwicklungserfahrungen die als Resultat einer ungenügenden Mentalisierung die Neigung bedingen, auf psychosoziale Belastungen mit überwiegend körperlichen Beschwerden zu reagieren.

Da das Krankheitsverständnis der Betroffenen überwiegend somatisch ausgerichtet ist, führen sowohl die häufig gestellten somatischen Verlegenheitsdiagnosen und frustranen symptomatischen Therapieversuchen ebenso wie eine ungenügend vorbereitete Überweisung in psychotherapeutische Behandlung häufig zu Enttäuschungserleben.

Literatur

Dilling H, Mombour W, Schmidt MH (2008) Internationale Klassifikation psychischer Störungen: ICD-10 Kapitel V (F) Klinisch-diagnostische Leitlinien. Bern: Verlag Hans Huber.

Harris AM, Orav EJ, Bates DW et al. (2009) Somatization increases disability independent of comorbidity. J Gen Int Med 24: 155–161.

Henningsen P, Zipfel S, Sattel H et al. (2018) Management of Functional Somatic Syndromes and Bodily Distress. Psychother Psychosom 87: 12–31.

Herzog A, Shedden-Mora MC, Jordan P et al. (2018) Duration of untreated illness in patients with somatoform disorders. J Psychosom Res 107: 1–6.

Kim SM, Hong JS, Min KJ et al. (2019) Brain Functional Connectivity in Patients with Somatic Symptom Disorder. Psychosomatic Medicine 81: 313–318.

Kohlmann S, Gierk B, Hilbert A et al. (2016) The overlap of somatic, anxious and depressive syndromes: A population-based analysis. J Psychosom Res 90: 51–56.

Köteles F, Szemerszky R, Witthöft M et al. (2020) No evidence for interactions between modern health worries, negative affect, and somatic symptom distress in general populations. Psychology & Health 36(11): 1384–1396.

Kuby AK, Löwe B, Fabisch AB et al. (2019) Predictors of Seeking Psychotherapy in Primary Care Patients with High Somatic Symptom Burden. Behavioral Medicine 45: 231–239.

Lahmann C, Henningsen P, Dinkel A (2010). Somatoforme und funktionelle Störungen. Nervenarzt 81: 1383–1394.

Lahmann C, Henningsen P, Noll-Hussong M et al. (2010). Somatoforme Störungen. Psychother Psychosom Med Psychol 60: 227–233.

Lieb R, Zimmermann P, Friis P et al. (2002) The natural course of DSM-IV somatoform disorders and syndromes among adolescents and young adults: a prospective-longitudinal community study. Eur Psychiatry 17: 321–331.

Liu J, Gill NS, Teodorczuk A et al. (2019) The efficacy of cognitive behavioural therapy in somatoform disorders and medically unexplained physical symptoms: A meta-analysis of randomized controlled trials. J Affect Disord 245: 98–112.

Martin A, Härter M, Henningsen P et al. (Hrsg.) (2013) Evidenzbasierte Leitlinie zur Psychotherapie somatoformer Störungen und assoziierter Syndrome. Göttingen: Hogrefe.

Martin A, Rauh E, Fichter M et al. (2007) A one-session treatment for patients suffering from medically unexplained symptoms in primary care: a randomized controlled trial. Psychosomatics 48: 294–303.

olde Hartman TC, Borghuis MS et al. (2009) Medically unexplained symptoms, somatisation disorder and hypochondriasis: course and prognosis. A systematic review. J Psychosom Res 66: 363–377.

Perepelkina O, Romanov D, Arina G et al. (2019) Multisensory mechanisms of body perception in somatoform disorders. J Psychosom Res 127: 109837.

Poloni N, Caselli I, Ielmini M et al. (2019) Hospitalized Patients with Medically Unexplained Physical Symptoms: Clinical Context and Economic Costs of Healthcare Management. Behav Sci 9: 80.

Rief W, Broadbent E. (2007) Explaining medically unexplained symptoms – models and mechanisms. Clin Psychol Rev 2007; 27:821-841.

Roenneberg C, Sattel H, Schaefert R et al. (2019) Clinical practice guideline: Functional somatic symptoms. Dtsch Arztebl Int 116: 553–560.

Rossetti MG, Delvecchio G, Calati R et al. (2021) Structural neuroimaging of somatoform disorders: A systematic review. NeurosciBiobehav Rev 122: 66–78.

Sack M, Lahmann C, Jaeger B et al. (2007) Trauma prevalence and somatoform symptoms: are there specific somatoform symptoms related to traumatic experiences? J Nerv Ment Dis 195: 928–933.

Sattel H, Lahmann C, Gündel H et al. (2012) Brief psychodynamic-interpersonal psychotherapy for patients with multisomatoform disorder: A randomised controlled trial. Brit J Psychiatry 200: 60–67.

Shih-Cheng L, Huei-Mei M, Yi-Ling L (2019) Functioning and quality of life in patients with somatic symptom disorder: The association with comorbid depression. Comprehensive Psychiatry 90: 88–94.

Steinbrecher N, Koerber S, Frieser D et al. (2011) The prevalence of medically unexplained symptoms in primary care. Psychosomatics 52: 263–271.

Wiborg JF, Gieseler D, Fabisch AB et al. (2013) Suicidality in primary care patients with somatoform disorders. Psychosom Med 75: 800–806.

Winding TN, Andersen JH (2019) Do negative childhood conditions increase the risk of somatic symptoms in adolescence? – a prospective cohort study. BMC Public Health 19: 828.

Wittchen HU, Jacobi F, Rehm J et al. (2011) The size and burden of mental disorders and other disorders of the brain in Europe 2010. Eur Neuropsychopharmacol 21: 655–679.

33 Autismus-Spektrum-Störungen und geschlechtsspezifische Abweichung/ Geschlechtsdysphorie

Dieter Ebert

33.1 Störungen der Identität als Kernsymptome bei Autismus und Geschlechtsdysphorie

Im Laufe der letzten Jahre wandelten sich die Begriffsextension der *Geschlechtsidentitätsstörungen* genau wie die verbundenen Konnotationen und die Einordnung in eine psychiatrische Krankheitslehre. Bereits die wechselnden Bezeichnungen spiegeln diese Entwicklung weg von einer *Krankheitsentität* hin zu einer Beschreibungskategorie für Eigenschaften oder eben für spezifische Aspekte der *Selbstidentität* oder des *Selbstbewusstseins*.

Für die Diagnose kann die Geschlechtsidentitätsstörung allgemein definiert werden als ein Zustand, in dem sich Personen nicht mit dem ihnen bei Geburt zugewiesenen Geschlecht identifizieren können. Bei der Definition des Transsexualismus wird noch der Wunsch nach Änderung des Geschlechts als Kriterium aufgenommen. Im DSM-V wurde der Begriff der Geschlechtsidentitätsstörung durch den Begriff der *Geschlechtsdysphorie* ersetzt. Im ICD-11 wird er ersetzt durch die Diagnose der *geschlechtsspezifischen Abweichung*.

Das Verbindende all dieser Begriffe, also die Kernsymptomatik unabhängig von einem Krankheitsbegriff, sind eine gestörte Identität oder ein gestörtes Identitätsbewusstsein. Hierin liegt auch die Verbindung zum Autismus, der ja seinerseits eine Störung der Selbstidentität beinhaltet, wie zu zeigen sein wird.

Dabei ist der Identitätsbegriff zweideutig. Einerseits gibt es das Bewusstsein der *numerischen Identität*, das heißt das Subjekt weiß sich mit sich und seinen Handlungen als im Augenblick und in der Kontinuität der Zeit identisch: »Ich weiß, dass ich es bin, der diese Handlung ausübt oder diesen Gedanken oder diese Empfindung hat.« Andererseits gibt es das Bewusstsein der *qualitativen Identität* als »sich-zu-sich-Verhalten«: »Ich weiß, dass ich diese Eigenschaften habe, dass ich diese Herkunft, diese Werte, diese Rollen habe.« Es geht also im zweiten Fall der qualitativen Identität nicht darum, sich als individuelle Person zu identifizieren, es geht darum, sich mit etwas zu identifizieren und gemäß dieser Selbsterkenntnis zu handeln. Bei der *Geschlechtsidentität* und auch bei der *autistischen Störung der Identitätsbildung* geht es um diese zweite Identität, die qualitative. Die numerische Identität bzw. das numerische Identitätsbewusstsein sind nicht beeinträchtigt, anders als bei der *Schizophrenie*, der einzigen Erkrankung, bei der im Rahmen der Ich-Störung, also der Störung der Meinhaftigkeit, das Subjekt Handlungen und Gedanken nicht als zu sich zugehörig einordnen kann. Bei der Geschlechtsidentität geht es aber um die qualitative Identität, ob Eigenschaften, Dispositionen, Werte wahrgenommen und akzeptiert werden können, ob eine Identifikation mit zugeschriebenen Rollen gelingt, vollzogen und erkannt werden kann.

Beim Autismus ist die Entwicklung des qualitativen Selbstbewusstseins bedroht, weil Rollenverhalten, Beziehungen, Bindungen oder auch eigene Bedürfnisse oder Eigenschaften nicht realisiert und wahrgenommen werden im Rahmen der pragmatischen Defizite bei sozialen Interaktionen.

Vor diesem Hintergrund erscheint die klinische Beobachtung eines gehäuften Zusammentreffens von Autismus und z. B. Transsexualismus plausibel.

Es stellen sich damit folgende klinische Fragen:

- Ist die Störung der Geschlechtsidentität immer eine Sonderform des Autismus?
- Ist beim Autismus die Geschlechtsidentität regelmäßig gestört?
- Ändern sich Behandlung und Begutachtung, wenn die Geschlechtsdysphorie autistisch verursacht ist?

33.2 Zusammenhang zwischen Autismus und Störungen der Geschlechtsidentität

Bisher existieren vor allem Fallberichte zur Komorbidität von Autismus-Spektrum-Störungen und Störungen der Geschlechtsidentität/Transsexualismus. Anhand dieser Fälle werden Hypothesen entwickelt, wonach sich die Störung der Geschlechtsidentität aus dem Asperger-Syndrom und der gestörten Identitätsbildung im Rahmen gestörter sozialer Interaktion ableiten ließe (Williams et al. 1996; Landen und Rasmussen 1997; Mukaddes et al. 2002; Perera et al. 2003; Tateno et al. 2008; Gallucci et al. 2005; Kraemer et al. 2005).

Einige Studien lassen Rückschlüsse auf die tatsächliche Komorbidität zu:

Bei 204 Kindern und Heranwachsenden mit Geschlechtsidentitätsstörungen hatten 7,8 % auch eine Autismus-Spektrum-Störung, was höher war, als es in der allgemeinen Bevölkerung zu erwarten wäre, bei einem allerdings sehr breiten Begriff der Störung der Geschlechtsidentität (De Vries et al. 2010). Erwachsene Transsexuelle zeigten im Rahmen einer Fragebogendiagnostik zu 5,5 % (5 von 91) autistische Züge oder die Symptome einer Autismus-Spektrum-Störung (Pasterski et al. 2014).

Nach einem systematischen Review mit 22 eingeschlossenen Publikationen zwischen 1946 und 2018 haben 4,7 bis 13,3 % der Jugendlichen mit Geschlechtsdysphorie einen Autismus und 4 bis 6,5 % der jugendlichen Autisten auch eine Geschlechtsdysphorie (Herrmann et al. 2020).

Aus den wenigen Studien lässt sich ableiten, dass Störungen der Geschlechtsidentität und Autismus-Spektrum-Störungen gehäuft assoziiert sind. Unter der Annahme, dass sich die Geschlechtsidentität in ihren Facetten zeitlich nach den funktionellen Abweichungen des Autismus ausbildet, kann vorsichtig postuliert werden, dass sich bei einem Teil der Personen mit Störungen der Geschlechtsidentität diese aus einer Autismus-Spektrum-Störung heraus entwickeln. Es muss aber auch schlussgefolgert werden, dass sich die Störung der Geschlechtsidentität nicht auf den Autismus reduzieren oder vom Autismus ableiten lässt oder als Sonderform eines Autismus begreifen lässt, da eben ein Großteil keine entsprechende Assoziation aufweist.

33.3 Subtypen der Störungen der Geschlechtsidentitäten: Geschlechtsdysphorie plus Autismus und Geschlechtsdysphorie minus Autismus

Auch wenn empirisch-wissenschaftlich die Differenzierung zweier Subtypen der Störung der Geschlechtsidentität nicht nachvollzogen werden kann bzw. nicht bewiesen ist, so empfiehlt sich eine solche Zweiteilung im klinischen Alltag und auch in der gutachterlichen Tätigkeit bei Begutachtungen nach dem Transsexuellen-Gesetz. Zu unterscheiden ist dann einerseits die Autismus-Spektrum-Störung als primäre Störung, bei der in seltenen Fällen zusätzlich eine geschlechtsspezifische Abweichung oder Geschlechtsdysphorie bzw. die Symptomatik dieser Diagnoseeinheiten auftritt. Davon zu differenzieren sind geschlechtsspezifische Abweichungen bzw. Geschlechtsdysphorie oder Störungen der Geschlechtsidentität, die ohne Autismus-Spektrum-Störungen auftreten.

Die Diagnosekriterien der Störung der Geschlechtsidentität sind bei beiden Gruppen gleich erfüllt. Diesbezüglich unterscheidet sich auch die Symptomatik phänomenologisch nicht. Es gibt also keinerlei Hinweise darauf, dass sich eine Störung der Geschlechtsidentität im Rahmen eines Autismus klinisch unterscheiden lässt von einer Störung der Geschlechtsidentität außerhalb eines Autismus.

Für die Autismusdiagnose gelten entsprechend die gleichen Regeln wie bei Autismusdiagnosen ohne Störungen der Geschlechtsidentität. Die Störung der Geschlechtsidentität oder damit verbundene autistische Symptome dürfen nicht alleiniges Merkmal oder alleiniges Kriterium der Diagnose sein, es müssen vielmehr die Symptome und Eigenschaften der Autismus-Spektrum-Störung in allen Domänen nachweisbar sein.

Im anderen Fall, also einer Störung der sexuellen Identität ohne Autismus-Spektrum-Störung, sind die Domänen, die nicht spezifisch die Identitätsbildung betreffen, nicht als autismusspezifisch explorierbar. Es können aber durchaus im Bereich der sexuellen Identitätsbildung autistische Defizite nachweisbar sein. Es kann also z. B. festgestellt werden, dass im Sinne einer autismustypischen Detailfixierung einzelne Geschlechtsmerkmale als abnorm bzw. andere als erstrebenswert angesehen werden. Auch die beim autistischen Denken gehäuft auftretende Verknüpfung eines Einzelaspektes mit der Erfahrung des Andersseins, in diesem Fall die zufällige Verknüpfung oder die im Rahmen konkreten Denkens erfolgte Verknüpfung, dass das Anderssein sich auf die Geschlechtlichkeit beziehen muss, kann nachgewiesen werden. Beim Fehlen anderer Symptome eines Autismus bleibt es hier aber bei der Diagnose einer Störung der Geschlechtsidentität ohne zusätzliche Diagnose eines Autismus.

Die Unterscheidung in eine Gruppe, die aufgrund autistischer Störungen im Bereich der Identitätsbildung ganz allgemein auch eine Störung der Geschlechtsidentität entwickelte, von einer Gruppe, die zwar eine Störung der Geschlechtsidentität aufweist, die aber nicht durch die Symptomatik eines Autismus verursacht ist, ist vor allem folgenreich bei der Begutachtung nach dem Transsexuellen-Gesetz:

Aus Sicht des Autors (diese Problematik ist in Leitlinien und Gesetzen nicht angesprochen) ist die Indikation für eine hormonelle oder chirurgische Geschlechtsumwandlung nicht mehr zu stellen, wenn es sich nicht um eine primäre Störung der Geschlechtsidentität handelt, wenn vielmehr durch Fehlschlüsse im Rahmen autistischen Denkens die falschen Schlussfolgerungen bzgl. der Identität gezogen werden, ohne dass das primäre sexuelle Identitätsbewusstsein beeinträchtigt ist. Es würde dann nämlich weiterhin auch nach einer Operation bei den autistischen Menschen zu Ausgeschlossensein oder einem gefühlten Ausgeschlossensein kommen, die Rollenerwartungen, die erschlossen wurden, würden weiterhin nicht intuitiv ausgeführt, die neue Geschlechtsidentität würde mit den gleichen Belastungen verbunden sein, d. h. ein intuitives Rollenverständnis, eine geschlechtsspezifische Pragmatik könnten nicht realisiert werden.

Damit ist auch die dritte eingangs gestellte Frage zu beantworten:

Ja, die Behandlung und Begutachtung ändern sich, wenn eine Geschlechtsdysphorie autistisch verursacht ist.

33.4 Zusammenfassung

Störungen der Identität sind Kernsymptome bei Autismus und Geschlechtsdysphorie. Die Empirie spricht für einen Zusammenhang von Autismus und Störungen der Geschlechtsidentität. Klinisch und forensisch sind zwei Subtypen der Störungen der Geschlechtsidentitäten zu differenzieren: Geschlechtsdysphorie plus Autismus und Geschlechtsdysphorie minus Autismus.

Literatur

Gallucci G, Hackerman F, Schmidt CW (2005) Gender identity disorder in an adult male with Asperger's syndrome. Sexuality and Disability 23(1): 35–40.

Herrmann L, Bindt C, Schweizer K et al. (2020) Autismus-Spektrum-Störungen und Geschlechtsdysphorie bei Kindern und Jugendlichen: Systematisches Review zur gemeinsamen Prävalenz. Psychiatr Prax 47(06): 300–307.

Kraemer B, Delsignore A, Gundelfinger R et al. (2005) Comorbidity of Asperger syndrome and gender identity disorder. European Child and Adolescent Psychiatry 14(5): 292–296.

Landen M, Rasmussen P (1997) Gender identity disorder in a girl with autism–a case report. European Child and Adolescent Psychiatry 6(3): 170–173.

Mukaddes NM (2002) Gender identity problems in autistic children. Child: Care, Health and Development 28(6): 529–532.

Pasterski V, Gilligan L, Curtis R (2014) Traits of Autism Spectrum Disorders in Adults with Gender Dysphoria. Archives of Sexual Behavior 43: 387–393.

Perera H, Gadambanathan T, Weerasiri S (2003) Gender identity disorder presenting in a girl with Asperger's disorder and obsessive compulsive disorder. Ceylon Medical Journal 48(2): 57–58.

Tateno M, Tateno Y, Saito T (2008) Comorbid childhood gender identity disorder in a boy with Asperger syndrome. Psychiatry and Clinical Neurosciences 62(2): 238.

Williams PG, Allard AM, Sears L (1996) Case study: Cross-gender preoccupations with two male children with autism. Journal of Autism and Developmental Disorders 26(6): 635–642.

V Klinische Diagnostik bei Entwicklungsstörungen

34 Die organische Basisdiagnostik

Ludger Tebartz van Elst

34.1 Einleitung

Das Thema einer organischen Basisdiagnostik für die Entwicklungsstörungen (ES) wird weder in den ICD- oder DSM-Klassifikationen noch in den deutschen Leitlinien auf umfassende und differenzierte Art und Weise bearbeitet. Auf diese Problematik wurde bereits in ▶ Kap. 17 hingewiesen, wo zur Integration kausaler Aspekte in die Klassifikation psychischer Störungen eine Unterscheidung in primär-idiopathische und sekundäre-symptomatische Varianten vorgeschlagen wurde (Tebartz van Elst 2018; 2021).

Dabei können sowohl für die Störungen der Intelligenzentwicklung (SIE), als auch für die Autismus-Spektrum-Störungen (ASS), die Aufmerksamkeitsdefizit-/Hyperaktivitätsstörung (ADHS) sowie für die Tic-Störungen (TS) zwar selten, aber dennoch klar benennbare organische Ursachen gefunden werden wie entzündliche Hirnerkrankungen, Geburtskomplikationen, asphyktische Hirnschäden, epileptische Erkrankungen oder genetische Krankheiten (Tebartz van Elst und Perlov 2013).

Diese Problematik kann anschaulich am Beispiel der ADHS illustriert werden. Wurde etwa in den 1980er Jahren in Lehrkasuistiken unter der Kernsymptomatik eines unaufmerksamen Schulkindes, welches phasenweise vor sich hinstarrt und abwesend verträumt erscheint, in erster Linie auf Absence-Epilepsien verwiesen, so kommt heutigen Ärzten differenzialdiagnostisch fast nur noch die ADHS in den Sinn. Auf eine organische Abklärung denkbarer sekundärer Ursachen eines klinisch problematischen Aufmerksamkeitsdefizits wird dagegen heutzutage weder im DSM-5 (APA 2013; 2015) noch im ICD-10 (WHO 1991) und soweit einsehbar ICD-11 (WHO 2020) differenziert eingegangen. In den aktuellen S3-Leitlinien zur ADHS findet sich lediglich ein Satz unter der Überschrift *Differentialdiagnose*, wo es heißt, dass zu einer umfassenden Ausschlussdiagnostik zumindest eine orientierende internistisch-neurologische Untersuchung mit kursorischer Prüfung des Hör- und Sehvermögens sowie ein EEG bei anamnestischen und klinischen Hinweisen auf ein Anfallsgeschehen gehöre (AWMF 2020).

Diese Illustration zeigt, dass das Thema der organischen Basisdiagnostik in Hinblick auf denkbare sekundäre Varianten von ES ebenso wie bei den psychotischen, affektiven und allen anderen psychischen Störungen in der Psychiatrie der Gegenwart ein Schattendasein führt, was der klinischen und sozialpsychiatrischen Bedeutung der verschiedenen Störungsbilder sicher nicht gerecht wird.

In Ermangelung allgemein akzeptierter Standards in Hinblick auf die organische Basisdiagnostik der ES können in diesem Kapitel dementsprechend auch nur die Erwägungen und Standards der vom Autor vertretenen Institution vorgetragen werden (▶ Tab. 34.1).

Tab. 34.1: Erwägungen zur Diagnostik in Hinblick auf denkbare Ursachen von Entwicklungsstörungen (ES)

Entwicklungsstörung	Klinische Charakteristika	SIE	ASS	ADHS	TS
Primär idiopathische Varianten					
Primär-idiopathische Variante	• Klassische Syndromatik; • Keine Hinweise auf sekundäre Ursachen, • häufig positive Familienanamnese (syndromal oder subsyndromal)	Für alle ES sind zahlreiche Genepolymorphismen bekannt, die die Wahrscheinlichkeit eine SIE, ASS, ADHS oder TS zu entwickeln mit jeweils kleiner Effektstärke erhöhen. Bemerkenswert ist, dass viele dieser Genvarianten das relative Risiko nicht nur für eine, sondern für mehrere ES gleichzeitig erhöhen			
Sekundär genetische Varianten					
	Häufig vergesellschaftet mit anderen Symptomen, systemischen Aspekten wie Herzfehlern, Augenproblemen, Hautsymptomen etc. und mit einem Mischbild der ES				
Sekundäre Varianten	Chromosomen-aberrationen	Auf Stigmata genetischer Störungen achten (Herzfehler, Dysmorphien, Hypogonadismus, Innenohrprobleme, Hautanomalien etc.); Beispiel: Das Klinefelter Syndrom erhöht das relative Risiko für SIE, ASS, ADHS und psychotische Störungen (Giagulli et al. 2019)			
Sekundär genetische Varianten	Strukturelle Variationen (*Copy Number Variants*, z. B. Microdeletionen)	Auf Stigmata achten z. B. für ein 22q11-Syndrom (bei SIE, ASS, ADHS, Psychosen; Swillen und McDonald-McGinn 2015) oder NRXN1 Deletion bzw. CNTN6 Duplikation bei TS (Huang et al. 2017)			
	Punktmutationen	Auf Stigmata achten z. B. bei Tuberöser Sklerose (TSC1 oder TSC2 Mutationen), vergesellschaftet mit SIE, ASS, ADHS (de Vries et al. 2015)			
Sekundär erworbene Varianten					
	Häufig vergesellschaftet mit anderen Symptomen, systemischen Aspekten wie Herzfehlern, Augenproblemen, Hautsymptomen etc. und mit einem Mischbild der ES				
	Intrauterine Schadstoffexposition (Rauchen, Valproat etc.)	Sorgfältige und gezielte Schwangerschaftsanamnese, Geburtsanamnese, Fragen nach Fieberkrämpfen, entzündlichen Hirnerkrankungen, epileptischen Anfällen, Schädel-Hirn-Traumata, systemischen Erkrankungen wie z. B. Systemischer Lupus erythematodes			
	Geburtskomplikationen				
	Hirnblutungen				
	Entzündliche Hirnerkrankungen				
	Anfallserkrankungen				

34.2 Organische Basisdiagnostik bei Störungen der Intelligenzentwicklung (SIE)

Die konkreten diagnostischen Maßnahmen, die beim Vorliegen einer SIE durchgeführt werden sollten, hängt dabei von der genauen Natur und Schwere der SIE sowie der wahrscheinlichen oder angenommenen Ursächlichkeit ab. So wird etwa bei einer Störung der Intelligenzentwicklung im Rahmen einer Tuberösen Hirnsklerose die genaue Form der MR-Bildgebung und der EEG-Untersuchungen von den ersten diesbezüglichen Befunden abhängen oder etwa davon, ob eine Epilepsie vorhanden ist oder nicht.

Während Menschen mit schwerer und offensichtlicher Störung der Intelligenzentwicklung zumindest im Hinblick auf ihr neurokognitives Leistungsprofil meist als klar beeinträchtigt erkannt werden, ist es für die Zielgruppe dieses Buches vor allem wichtig darauf hinzuweisen, dass gerade bei leichteren Formen der SIE mit einem relativ guten Funktionsniveau die intellektuelle Beeinträchtigung oft nicht erkannt wird oder fehlerhaft der begleitenden psychischen Symptomatik wie einer Depression oder Psychose zugeordnet wird (▶ Kap. 13). Vor allem bei einer hohen Diskrepanz zwischen verbalem und performativen IQ kommt es in der klinischen Praxis häufig vor (z. B. VIQ: 95–105, PIQ: 60–70), dass die performative SIgar nicht erkannt wird. Wenn Menschen in einer solchen Konstellation immer wieder im beruflichen Kontext scheitern, weil sie einfach überfordert sind, kommt es regelhaft zu depressiven Einbrüchen. Wird dann die kausale Rolle der performativen Störung der Intelligenzentwicklung mangels entsprechender Diagnostik nicht erkannt, so kann die Genese der Depression gar nicht richtig begriffen werden und mit jedem unangepassten beruflichen Wiedereingliederungsversuch wird nur eine weitere Erfahrung des Scheiterns organisiert. In solchen Konstellationen ist es also wichtig, überhaupt standardisierte neuropsychologische Leistungsuntersuchungen durchzuführen.

In diesem Zusammenhang sei auch darauf hingewiesen, dass schon aus statistischen Gründen 13,59 % der Patienten im psychiatrisch-psychotherapeutischen Setting einen IQ in einem sub-normalen Bereich von 70–85 aufweisen müssten. Dies würde etwa der Konstellation einer subsyndromalen ASS im Kontext eines *broader autism phenotypes* entsprechen, was zwar per definitionem als im statistischen Sinne normal bewertet wird, aber dennoch mit ähnlichen psychosozialen Folgeproblemen behaftet sein kann wie voll ausgeprägte ES. Da die Wahrscheinlichkeit groß ist, dass Menschen in diesem IQ-Bereich aufgrund ihrer spezifischen Schwierigkeiten überdurchschnittlich oft affektive oder andere psychische Störungen entwickeln, müsste der reale Anteil in der psychiatrisch-psychotherapeutischen Inanspruchnahmepopulation sogar höher liegen. Es darf bezweifelt werden, dass dies aktuell regelmäßig in entsprechenden Kontexten untersucht und erkannt wird.

34.3 Organische Basisdiagnostik bei Autismus-Spektrum-Störungen (ASS)

Die Thematik wurde bereits teilweise in ▶ Kapitel 8, 38, 44 und in Sektion III des Buches angesprochen. Wie bei den SIE kann in die wahrscheinlich größere Gruppe der primär-idiopathischen von der kleineren der symptomatischen ASS unterschieden werden. Während im ersten Fall die Wahrscheinlichkeit, im Rahmen der organischen Basisdiagnostik relevante Befunde zu erheben, sicher geringer ist, wird zumindest am Freiburger Universitätsklinikum allen erwachsenen Patienten eine MRT, EEG und – vor dem Hintergrund zunehmender Berichte über eine Assoziation von ASS mit immunologischen Erkrankungen und Auffälligkeiten im Liquor (Theoharides et al. 2016) – bei Verdacht auf immunologische Prozesse auch eine Untersuchung des Liquor cerebrospinalis angeboten. In der KJPPP werden etwaige spezielle somatische Abklärungen in der Neuropädiatrie durchgeführt.

Von besonderer Bedeutung im Kontext der ASS ist das Phänomen der autistischen Regression. Damit wird eine klinische Konstellation beschrieben, in der es nach initial normaler psychomotorischer Entwicklung zu einem plötzlichen Sistieren oder auch zu einem Rückgang der psychomotorischen und neurokognitiven Entwicklung kommt. Das Phänomen ist häufig, zeigt sich meist in den ersten Lebensjahren und wird mit einer Häufigkeit von über 30 % angegeben (Rapin 1995; Barger et al. 2013). In Analogie zum klinisch bekannten Phänomen des Landau-Kleffner-Syndroms kommt es dabei evtl. zu diskreten immunologischen Reaktionen des Gehirns, die eine Erklärung für den Entwicklungsstillstand oder Rückschritt darstellen könnten (Tebartz van Elst und Perlov 2013, S. 145 ff.). Diese Beobachtungen könnten auch eine Erklärung für die relative hohe Rate von EEG-Auffälligkeiten (10,3–72,4 %) und klinischen Epilepsien (0–44,5 %) bei autistischen Menschen sein (Hrdlicka 2008). Für die organische Diagnostik bedeutet dies, dass bei ASS generell eine sorgfältige klinische Abklärung in Hinblick auf denkbare epileptische Phänomene durchgeführt werden sollte und auch EEG-Untersuchungen erwogen werden sollten. Im Falle einer autistischen Regression sollte sicher auch eine MR-Bildgebung und Untersuchungen des Liquors in Hinblick auf diskrete entzündliche Prozesse erwogen werden.

34.4 Organische Basisdiagnostik bei Aufmerksamkeitsdefizit-/Hyperaktivitätsstörung (ADHS)

Gemäß S3-Leitlinien zur ADHS wird wie oben beschrieben nur ganz am Rande auf die organische Basisdiagnostik eingegangen (AWMF 2020). Dies ist umso erstaunlicher, als dass die ADHS historisch lange Zeit als minimale cerebrale Dysfunktion (MCD) oder auch als psychoorganisches Syndrom (POS) begriffen wurde. Auch sind Epilepsie und ADHS wechselseitig miteinander assoziiert (Tebartz van Elst und Perlov 2013, S. 108 f.) und das Antikonvulsivum Carbamazepin ist ein empirisch gut belegt wirksames Mittel bei

ADHS (Tebartz van Elst und Perlov 2013, S. 155 ff.).

All diese Beobachtungen sprechen dafür, dass zumindest bei klinisch relevanten und schweren Formen einer ADHS und insbesondere dann, wenn Hinweise auf eine sekundäre Genese anamnestisch vorliegen (Geburtskomplikationen, Fieberkrämpfe, epileptische Anfälle, Meningitiden, Encephalitiden, Schädel-Hirn-Traumata, fetales Alkoholsyndrom etc.), eine Basisdiagnostik mit MRT des Gehirns, EEG und ggfls. auch eine Liquoruntersuchung ernsthaft erwogen werden sollte.

34.5 Organische Basisdiagnostik bei Tic-Störungen (TS)

Die Klinik, Differentialdiagnose, Ätiologie, Pathogenese und Therapie der TS wurde bereits umfassend in ▶ Kap. 10 dargelegt. S3-Leitlinien in Hinblick auf diagnostische Empfehlungen sind in Bearbeitung, liegen aber aktuell noch nicht vor. Allgemein besteht Konsens darüber, dass bei einfachen und unkomplizierten Tics ohne großen Leidensdruck insbesondere bei familiärer Veranlagung (primär-idiopathische, multigenetische Variante, ▶ Tab. 34.1) das Phänomen der Tics an sich nicht unnötig pathologisiert werden sollte und damit auch nicht unbedingt diagnostischen Zusatzuntersuchungen initiiert werden sollen. Bei Hinweisen auf eine sekundäre Genese insbesondere bei atypischem Alter oder abruptem Beginn schwerer Tics im Zusammenhang mit schweren Streptokokken- (v. a. *Pediatric Autoimmune Neuropsychiatric Disorders*, PANDAS) oder sonstigen, fieberhaften Infekten sollte aber durchaus eine Basisdiagnostik mit MRT, EEG und Liquoruntersuchungen erwogen werden (BMJ 2020).

34.6 Zusammenfassung

Zusammenfassend ist es auch in Hinblick auf die zu veranlassenden diagnostischen Maßnahmen von kritischer Bedeutung, zwischen primär-idiopathischen und sekundär-symptomatischen ES zu unterscheiden (▶ Kap. 17). Erstere können meist als Normvariante des individuellen So-Seins begriffen werden und repräsentieren damit gar keine Krankheitsentität im engeren Sinne (Tebartz van Elst 2018). Damit sollten sie auch nicht implizit pathologisiert werden etwa in Form der initiierten medizinischen Diagnostik. Bei Letzteren kann es sich aber durchaus um klassische neuropsychiatrische Erkrankungen im engeren Sinne handeln. Hier erscheint oft eine Basisdiagnostik mit MRT des Gehirns, EEG-Untersuchungen und einer Untersuchung des Gehirnwassers angezeigt. Positive Befunde können dann die Annahme einer sekundären Genese der ES untermauern oder gar beweisen, was weitreichende Bedeutung für das individuelle Krankheitskonzept, das Selbstwertgefühl der Betroffenen, die sozialmedizinischen Konsequenzen, die genetische Beratung und auch die individualisierte Therapie haben kann.

Literatur

American Psychiatric Association (APA) (2013) Diagnostic and Statistical manual of Mental Disorders. Fifth Edition. Washington, DC: American Psychiatric Publishing.

American Psychiatric Association (APA) (2015) Diagnostisches und Statistisches Manual Psychischer Störungen DSM-5. Herausgegeben von Peter Falkai und Hans-Ulrich Wittchen. Göttingen: Hogrefe Verlag.

AWMF (2020) ADHS bei Kindern, Jugendlichen und Erwachsenen. Leitlinie Langfassung. Registernummer 028 – 045. Zitiert nach: https://www.awmf.org/leitlinien/detail/ll/028-045.html: Langfassung; S. 24. Letzter Abruf: 7.1.2022

BMJ (2020):

de Vries PJ, Whittemore VH, Leclezio L, et al. (2015) Tuberous sclerosis associated neuropsychiatric disorders (TAND) and the TAND Checklist. Pediatr Neurol 52: 25–35.

Barger BD, Campbell JM, McDonough JD (2013) Prevalence and onset of regression within autism spectrum disorders: a meta-analytic review J Autism Dev Disord 43: 817–828.

Giagulli VA, Campone B, Castellana M et al. (2019) Neuropsychiatric Aspects in Men with Klinefelter Syndrome. Endocr Metab Immune Disord Drug Targets 19: 109–115.

Hrdlicka M (2008) EEG abnormalities, epilepsy and regression in autism: a review. Neuro Endocrinol Lett 29: 405–409.

Huang AY, Yu D, Davis LK et al. (2017) Rare Copy Number Variants in NRXN1 and CNTN6 Increase Risk for Tourette Syndrome. Neuron 21 (94): 1101–1111.

Rapin I (1995) Autistic regression and disintegrative disorder: how important the role of epilepsy? Semin Pediatr Neurol 2: 278–85.

Swillen A, McDonald-McGinn D (2015) Developmental trajectories in 22q11.2 deletion. Am J Med Genet C Semin Med Genet 169: 172–181.

Tebartz van Elst (2021) Vom Anfang und Ende der Schizophrenie. Eine neuropsychiatrische Perspektive auf das Schizophrenie-Konzept. 2. Aufl. Stuttgart: Kohlhammer Verlag.

Tebartz van Elst L (2018) Autismus und ADHS. Zwischen Normvariante, Persönlichkeitsstörung und neuropsychiatrischer Krankheit. 2. Aufl. Stuttgart: Kohlhammer Verlag.

Tebartz van Elst L, Perlov E (2013) Epilepsie und Psyche. Psychische Störungen bei Epilepsie. Epileptische Phänomene in der Psychiatrie. Stuttgart: Kohlhammer Verlag.

Theoharides TC, Tsilioni I, Patel AB et al. (2016) Atopic diseases and inflammation of the brain in the pathogenesis of autism spectrum disorders. Transl Psychiatry 28(6): e844. Doi: 10.1038/tp.2016.77.

Weltgesundheitsorganisation (WHO) (1991) Internationale Klassifikation psychischer Störungen. ICD-10 Kapitel V (F). Klinisch-diagnostische Leitlinien. Herausgegeben von H. Dilling, W. Mombour, M.H. Schmidt. Bern: Verlag Hans Huber.

Weltgesundheitsorganisation (WHO) (2020). International Classification of Diseases: https://icd.who.int/browse11/l-m/en

35 Neuropsychologische Zusatzdiagnostik

Tina Schweizer, Thomas Fangmeier, Reinhold Rauh

35.1 Einleitung

Eine ergänzende neuropsychologische Untersuchung kann durch die objektive Erfassung kognitiver Fähigkeiten hilfreiche und manchmal entscheidende Informationen für die Diagnosestellung liefern. Des Weiteren kann somit eine Klärung des individuellen Unterstützungsbedarfs sowie Überprüfung von Veränderungen durch Verlaufsmessungen erfolgen. Unter Berücksichtigung des Einsatzalters werden nachfolgend exemplarisch Erhebungsinstrumente vorgestellt, die häufig im klinischen Alltag verwendet werden. Soweit vorhanden, wurden validierte und standardisierte Testverfahren bevorzugt. Eine Übersicht der Hauptinstrumente zur neuropsychologischen Zusatzdiagnostik hinsichtlich der hier aufgeführten Entwicklungsstörungen findet sich auch in ▶ Tab. 35.1.

Tab. 35.1: Übersicht Hauptinstrumente der neuropsychologischen Zusatzdiagnostik

Funktionsbereich	Spezifizierung	Testverfahren	Versionen
Intelligenz	sprachfrei	• Grundintelligenztest (Culture Fair Intelligence Test, CFT) • Raven-Matrizen-Test (Standard Progressive Matrices, SPM)	• altersspezifische Versionen • Versionen für geringe Intelligenz und Hochbegabung
	mehrdimensional	• Wechsler-Intelligenztest	• altersspezifische Versionen
		• Kaufman Assessment Battery for Children (K-ABC)	• Kinder
Aufmerksamkeit		• Continuous Performance Test (CPT/CPT-K) • Testbatterie zur Aufmerksamkeitsprüfung (KITAP/TAP) • d2-Aufmerksamkeits- und Konzentrationstest	• altersspezifische Versionen
Exekutivfunktionen	Planungs-/Problemlösefähigkeit/mentale Flexibilität (Set-Shifting)	• Wisconsin Card Sorting Task (WCST)	• altersspezifische Versionen
	Flexibilität	• Trail Making Test (TMT)	• Erwachsene

Tab. 35.1: Übersicht Hauptinstrumente der neuropsychologischen Zusatzdiagnostik – Fortsetzung

Funktionsbereich	Spezifizierung	Testverfahren	Versionen
	Wortflüssigkeit	• Controlled Oral Word Association Test (COWAT)	• Erwachsene
	Arbeitsgedächtnis	• Stroop-Test	• altersspezifische Versionen
	Planungsfähigkeit	• Tower of Hanoi (ToH)/London (ToL)	• altersspezifische Versionen
	Inhibitionskontrolle	• Simon-Aufgabe (kognitive Inhibition)	• altersspezifische Versionen
		• Go/NoGo- bzw. Stop-Signal-Aufgaben (behaviorale Inhibition)	
		• Sentence Completion Test (z. B. Hayling) mit verbalen Antworten	
Gedächtnis	Arbeitsgedächtnis/KZT	• Verbale Lern- und Merkfähigkeitstest (VLMT)	• altersspezifische Versionen
	Verbales Gedächtnis/Lernleistung	• Wechsler Memory Scale (WMS)	• Erwachsene

35.2 Autismus-Spektrum-Störung

Ein vermindertes allgemeines Intelligenzniveau bei Kindern mit ASS scheint v. a. mit einer vermehrten Detailwahrnehmung bzw. verminderten zentralen Kohärenz sowie einer geringeren kognitiven Flexibilität einherzugehen. Defizite der zentralen Kohärenz und der Exekutivfunktionen scheinen sich wiederum ungünstig auf die Entwicklung der Theory of Mind (ToM) (▶ Kap. 22) auszuwirken. Verminderte Exekutivfunktionen liegen bei ASS über alle Unterkategorien und Altersgruppen hinweg vor, wobei der Einfluss im Erwachsenenalter etwas geringer zu werden scheint, was durch die relativ späte Reifung des präfrontalen Cortexes bzw. den vermehrten Einsatz von Kompensationsstrategien erklärt werden kann. Ansonsten finden sich bei ASS ohne intellektuelle Einschränkungen v. a. Defizite der Emotionswahrnehmung/-verarbeitung und allgemeinerer ToM-Fähigkeiten, sowie, mit geringer Ausprägung, der Verarbeitungsgeschwindigkeit und des verbalen Lernens/Gedächtnisses und, mit einer noch geringeren Ausprägung, der Aufmerksamkeit, Vigilanz sowie des Arbeitsgedächtnisses (Velikonja et al. 2019). Insbesondere Beeinträchtigungen des allgemeinen intellektuellen Niveaus und der Exekutivfunktionen scheinen für die Defizite der sozialen Kognition und auch das Auftreten eingeschränkter, repetitiver Verhaltensmuster relevant zu sein.

Da die Sprache bei ASS teilweise ebenfalls beeinträchtigt ist, wird empfohlen, das *allgemeine Intelligenzniveau* über sprachfreie Tests wie den *Grundintelligenztest* (Culture Fair Intelligence Test, CFT) oder den *Raven-Matrizen-Test* (Standard Progressive Matrices, SPM) zu erheben. Bei Kindern mit Sprachdefiziten und kurzer Aufmerksamkeitsspanne wird auch häufig der *Snijders-Oomen Nicht-verbale Intelligenztest* (SON) verwendet. Ansonsten erscheint der *Wechsler-Intelligenztest* geeignet.

Mögliche Defizite der *Sprache* können über den *Sprachentwicklungstests* (SET/SETK), mit altersspezifischen Versionen, oder den *Token-* oder *Boston Naming Test* erhoben werden.

Das Vorliegen einer abweichenden *Wahrnehmung/Verarbeitung* im Sinne einer verminderten zentralen Kohärenz bzw. erhöhten Detailwahrnehmung bei ASS kann über den *Embedded Figures Test* (EFT) erfolgen, welcher das Erkennen einfacher Formen innerhalb einer komplexen Darstellung verschiedener Formen beinhaltet. Außerdem kann eine verminderte zentrale Kohärenz bzw. erhöhte Detailwahrnehmung über Untertests (Figurenlegen/Bilderordnen, Mosaiktest) des Wechsler-Intelligenztests erhoben werden.

Die *Aufmerksamkeit* kann mit dem *Continuous Performance Test* (CPT/CPT-K) oder der *Testbatterie zur Aufmerksamkeitsprüfung* (KI-TAP/TAP) erfolgen.

Zur Überprüfung der *Gedächtnisfunktionen* bei ASS kann der *Verbale Lern- und Merkfähigkeitstest* (VLMT) oder die *Wechsler Memory Scale* (WMS) eingesetzt werden.

Eine Testung der *exekutiven Funktionen* kann über den *Wisconsin Card Sorting Task* (WCST), den *Trail Making Test* (TMT), den *Controlled Oral Word Association Test* (COWAT), den *Stroop-Test* oder den *Tower of Hanoi* (ToH) bzw. *London* (ToL) erfolgen.

Defizite der *sozialen Kognition* können über Aufgaben zur Emotionserkennung und kognitiven Perspektivübernahme festgestellt werden. Hinweise für eine abweichende soziale Wahrnehmung bzw. Reaktion bei jüngeren Kindern mit ASS können bspw. eine geringe Ausprägung von Nachahmungsverhalten und geteilter Aufmerksamkeit sein. Die visuelle Emotionserkennung über Gesichter kann bspw. über den *Frankfurter Test zum Erkennen von fazialem Affekt* (FEFA) bei Kindern und Erwachsenen oder den *Gnosis facialis* (http://www.gnosisfacialis.de/infoERT.html) bei Erwachsenen erhoben werden. Hierfür werden u. a. Gesichter mit unterschiedlichem emotionalem Ausdruck gemäß der Ekmanschen Basisemotionen präsentiert. Die Erfassung von Theory-of-Mind-Defiziten bei Kindern kann bspw. über den Untertest zu sozial-emotionalen Kompetenzen *der Intelligence and Development Scales* (IDS) erfolgen. Eine komplexe und damit ökologisch valide ToM-Erhebung bei Erwachsenen ermöglicht der *Movie for the Assessment of Social Cognition* (MASC), welcher die Einschätzung von Emotionen, Gedanken und Intention im Kontext sozialer Interaktion der dargestellten Personen in verschiedenen Filmsequenzen beinhaltet.

Anzumerken ist, dass insbesondere Erwachsene mit hohen intellektuellen und sprachlichen Fähigkeiten Defizite kurzfristig ggf. kompensieren können und diese somit im Untersuchungskontext evtl. nicht erkennbar sind.

35.3 Aufmerksamkeitsdefizit-/Hyperaktivitätsstörung

Beeinträchtigungen der Aufmerksamkeit zeigen sich bei ADHS insbesondere in verlangsamten und schwankenden Reaktionszeiten sowie einer reduzierten Vigilanz/Dauerauf_ merksamkeit. Unter anderem auch zur Steuerung der Aufmerksamkeit relevant, finden sich des Weiteren Defizite der Exekutivfunktionen. Diese gehen außerdem mit Beeinträchtigungen v. a. des Arbeitsgedächtnisses und der Inhibitionskontrolle, aber auch der Planungs-/Problemlösefähigkeit sowie der kognitiven Flexibilität einher (Pievsky und McGrath 2018). Darüber hinaus wird eine Interaktion exekutiver Funktionen mit motivationalen Faktoren sowie eine erhöhte Verzögerungsaversion und veränderte Zeitwahrnehmung diskutiert (▶ Kap. 22). Während sich die Kernsymptome im Kindesalter oft noch direkt beobachten lassen, zeigen sie sich im Erwachsenenalter häufig eher anhand von Folgeproblemen, wie z. B. häufige Arbeitsplatzverluste aufgrund einer desorganisierten Arbeitsweise.

Aufgrund der Auswirkung auf nahezu alle anderen kognitive Funktionen wird empfohlen, das *allgemeine Intelligenzniveau*, z. B. über den Wechsler-Intelligenztest, zu erheben.

Zur Testung der *Aufmerksamkeit* eignet sich der *CPT/CPT-K* oder die *KITAP/TAP*. Insbesondere sollten die Untertests zu Alertness/Aktivierung und Vigilanz/Daueraufmerksamkeit, als auch geteilte Aufmerksamkeit eingesetzt werden. Die Aufmerksamkeit und Konzentrationsfähigkeit kann auch über die neue Version des *d2 Aufmerksamkeits- und Konzentrationstests* erfasst werden.

Einschränkungen der *Exekutivfunktionen* können zum Teil ebenfalls über den *CFT* oder die *TAP* mit den Untertests Arbeitsgedächtnis, Flexibilität, Inkompatibilität und Go/NoGo-Task erfasst werden. Alternativ können Beeinträchtigungen des Arbeitsgedächtnisses auch über den *Stroop-Test* und Schwierigkeiten der Inhibitionskontrolle über die *Simon-Aufgabe* (kognitive Inhibition) oder sonstige Go/NoGo- bzw. Stop-Signal-Aufgaben (behaviorale Inhibition) erfolgen. Die Planungs-/Problemlösefähigkeit kann über den *WCST* oder den *ToL/ToH* und die mentale Flexibilität über den *TMT* operationalisiert werden.

Zur spezifischen neuropsychologischen Diagnostik von ADHS ist v. a. das *ADHS-Diagnostikum für Kinder und Jugendliche* (ADHS-KJ) geeignet.

Auch bei ADHS muss beachtet werden, dass v. a. Erwachsene bei ausreichender Motivation und Stimulation eine mangelnde Konzentration ggf. situativ kompensieren können, was dazu führen kann, dass vorhandene Defizite bei der Testung nicht festgestellt werden können.

35.4 Tic-Störungen

Aufgrund von Befunden beim Tourette-Syndrom zu erhöhten automatischen Imitationstendenzen wird insbesondere von einer verstärkten Wahrnehmungs-Handlungs-Kopplung ausgegangen (▶ Kap. 22). Wird die automatische Imitation unterdrückt, ist dies mit langsameren Reaktionszeiten assoziiert. Insbesondere scheint eine Beeinträchtigung der inhibitorischen Kontrolle (v. a. bezüglich verbaler Antworten), sowie der mentalen Flexibilität (Set-Shifting), als auch der Daueraufmerksamkeit und Feinmotorikkontrolle vorzuliegen (Morand-Beaulieu et al. 2017). Diskutiert werden außerdem Defizite der sozialen Kognition, wobei diesbezüglich noch weitere Forschung nötig erscheint (Morand-Beaulieu et al. 2017).

Zur Testung der *exekutiven Funktionen* bezüglich der Inhibitionskontrolle sollten aufgrund der besseren Differenzierbarkeit Aufgaben mit verbalen im Gegensatz zu motorischen Antworten verwendet werden, wie z. B. der *Hayling Sentence Completion Test* (HSCT) oder der *Stroop-Test*. Die mentale Flexibilität kann über den *Wisconsin Card Sorting Test* (WCST) oder über den Untertest der *KITAP/TAP* erfasst werden.

Die *Daueraufmerksamkeit* kann über Untertests des *CPT/CPT-K* oder der *KITAP/TAP* erhoben werden.

Mögliche Auswirkungen auf die *Feinmotorik* lassen sich bspw. mit dem *Purdue Pegboard Test* oder dem entsprechenden Untertest des *Zürcher Neuromotorik-Test* feststellen.

Auch bei Tic-Störungen wird davon ausgegangen, dass Kompensationsstrategien (bspw. durch eine regelmäßige absichtliche Unterdrückung der Tics) entwickelt werden können, die jedoch nur über eine bestimmte Zeit aufrechterhalten werden können.

35.5 Teilleistungsstörungen

Teilleistungsstörungen (TLS) werden als solche vor allem in der Praxis so bezeichnet. Im noch aktuellen ICD-10 sind sie unter *umschriebene Entwicklungsstörungen* bzw. im DSM-5 unter *spezifische Lernstörungen* zu finden. Differentialdiagnostisch sollte bei TLS zunächst ein geringes allgemeines Intelligenzniveau und Seh-/Hörstörungen ausgeschlossen werden. Bei allen Teilleistungsstörungen finden sich Defizite im Bereich Verarbeitungsgeschwindigkeit, Arbeitsgedächtnisleistung und sprachliches Verständnis. Für die Probleme im sprachlichen Verständnis scheinen insbesondere verminderte Exekutivfunktionen hinsichtlich der Inhibitionskontrolle und Arbeitsgedächtnisleistung als auch Planungsfähigkeit, mentaler Flexibilität und Aufmerksamkeitskontrolle verantwortlich zu sein (Follmer et al. 2018).

An spezifischen Defiziten werden bei der Lese-/Rechtschreibstörung (LRS) eine verminderte visuelle/auditive Reizverarbeitung, Phonembewusstheit und Benennungsgeschwindigkeit und bei der Rechenstörung (RS) visuell-räumliche Störungen und ein mangelndes Zahlen-/Mengenverständnis beschrieben, wobei die Befunde zur Reizverarbeitung aktuell noch diskutiert werden. Außerdem zeigt sich insbesondere bei der Rechenstörung ein Zusammenhang mit Defiziten der mentalen Flexibilität (Set-Shifting).

Da das sprachliche Verständnis bei allen Teilleistungsstörungen beeinträchtigt ist, wird empfohlen, das *allgemeine Intelligenzniveau* über sprachfreie Tests wie den *Grundintelligenztest* (Culture Fair Intelligence Test, CFT) oder den *Raven-Matrizen-Test* (Standard Progressive Matrices, SPM) oder bei gleichzeitigem Vorliegen einer kurzen Aufmerksamkeitsspanne bei Kindern auch über den *Snijders-Oomen Nicht-verbale Intelligenztest* (SON) zu erheben.

Ansonsten sollten mehrdimensionale Verfahren wie der *Wechsler-Intelligenztest* bevorzugt werden, um ggf. einen Bezug zu den spezifischen Teilbereichen herstellen zu können. Defizite des sprachlichen Verständnisses können hiermit ggf. ebenfalls erfasst werden.

Ebenso sollte die *Verarbeitungsgeschwindigkeit* bei allen Teilleistungsstörungen, z. B. über den entsprechenden Untertest des Wechsler-Intelligenztests, erhoben werden.

Für alle Teilleistungsstörungen sollten die *Exekutivfunktionen* v. a. bezüglich der Arbeitsgedächtnisleistung und Inhibitionskontrolle, sowie mentaler Flexibilität, Planungsfähigkeit und Aufmerksamkeitskontrolle erhoben werden. Dies kann über die Untertests der *TAP/KITAP* erfolgen. Die verbale Arbeitsgedächtnisleistung kann zudem über den *Verbalen Lern- und Merkfähigkeitstest* (VLMT) getestet werden. Eine Erfassung der Planungsfähigkeit ermöglicht der *WCST* oder der *ToL/ToH*.

An spezifischen Defiziten bei LRS wird eine verminderte *visuelle/auditive Reizverarbeitung* diskutiert, welche z. B. über den *Frostigs Entwicklungstest der visuellen Wahrnehmung* (FEW), mit altersspezifischen Versionen, bzw. das *Münchner Auditive Screening für Verarbeitungs- und Wahrnehmungsstörungen* (MAUS) bei Kindern erfasst werden kann.

Die Erfassung der *Phonembewusstheit* und *Benennungsgeschwindigkeit* bei Kindern mit LRS wird über Untertests des *Zürcher Lesetests* bzw. bei jüngeren Kindern über den *Test zur Erfassung der phonologischen Bewusstheit und der Benennungsgeschwindigkeit* (TEPHOBE) empfohlen. Bei Erwachsenen können zur Erfassung der Benennungsgeschwindigkeit ebenfalls *Rapid-Automatized-Naming (RAN)-Tests* eingesetzt werden (aufgrund fehlender Normwerte allerdings eher zur individuellen Verlaufskontrolle). Die *Sprachentwicklung* kann über den *SET/SETK* erhoben werden. Das *Leseverständnis* bei Schulkindern kann über den *Leseverständnistest* (ELFE) erfasst werden. Zur Messung der *Rechtschreibleistung* werden meist Lückensatzdiktate eingesetzt, was bspw. der *Lese- und Rechtschreibtest* (SLRT) für Schulkinder und Erwachsene beinhaltet. Spezifische Defizite der RS hinsichtlich *visuell-räumlicher* Fähigkeiten können über den *Frostig Entwicklungstest der visuellen Wahrnehmung* (FEW) für Kinder und über den *Schlauchfiguren-Test* bei Erwachsenen eingeschätzt werden.

Die kognitiven Funktionen der *Zahlenverarbeitung* (u. a. Zahlen-/Mengenverständnis) und des Rechnens können ökonomisch über die *Neuropsychologische Testbatterie für Zahlenverarbeitung und Rechnen bei Kindern* (ZARE-KI) oder über den *Test zur Erfassung nummerisch-rechnerischer Fertigkeiten* (TEDI-MATH) bei Kindern erhoben werden. Basale Fähigkeiten der Zahlenverarbeitung bei Erwachsenen werden häufig über die *EC301-R-Test-Batterie* erfasst, die ursprünglich für Patienten mit Hirnschädigungen entwickelt wurde.

Bei TLS kann davon ausgegangen werden, dass v. a. Erwachsene ohne frühe Diagnose bereits externe Kompensationsmöglichkeiten zur Bewältigung ihres Alltags etabliert haben (z. B. Nutzung eines Rechtschreibprogramms). Des Weiteren sollte im Hinblick auf die neuropsychologische Testung der TLS bedacht werden, dass bspw. aufgrund begleitender Sprachprobleme oder Aufmerksamkeitsdefizite häufig etwas mehr Zeit sowie vereinfachte bzw. an die betroffene Modalität angepasste Instruktionen benötigt werden.

35.6 Störungen der Intelligenzentwicklung

Bei Störungen der Intelligenzentwicklung (SIE), nach ICD-10 und DSM-5 sowie zukünftig nach ICD-11 definiert als mindestens minus zwei Standardabweichungen vom Mittelwert (IQ < 70), zeigen sich häufig heterogene Beeinträchtigungen der visuell-räumlichen Wahrnehmung, Verarbeitungsgeschwindigkeit und der Exekutivfunktionen einschließlich dem wahrnehmungsgebundenen logischen Denken und v. a. im Bereich Arbeitsgedächtnis, Aufmerksamkeit, Sprachverständnis, Gedächtnis und Lernen. Daher ist auch bei Störungen der Intelligenzentwicklung eine differenzierte Erhebung des individuellen Stärken-/Schwächen-Profils sinnvoll, um die individuellen Förder- und Unterstützungsmaßnahmen planen zu können.

Welche neuropsychologischen Funktionen inwiefern betroffen sind, scheint entscheidend von der individuellen Ursache abzuhängen. Die meist frühe und umfassende Einschränkung grundlegender Funktionen betrifft somit oft auch nachfolgende Entwicklungs- und Lernprozesse und ist inhärent mit verminderten Anpassungs- und Kompensationsmöglichkeiten assoziiert (Bertelli et al. 2018).

Die *mehrdimensionale* Erfassung des *allgemeinen Intelligenzniveaus* kann über die aktuellen Versionen der *Kaufman Assessment Battery for Children* (K-ABC) oder den *Wechsler-Intelligenztest* erfolgen. Beide Testbatterien beziehen sich auf die Cattell-Horn-Caroll-(CHC)-Theorie (▶ Kap. 22) und stehen ggf. auch als sprachfreie Version zur Verfügung.

Die neuen Versionen des *Wechsler-Intelligenztest* erfassen mit ihren Untertests u. a. auch den Bereich *Verarbeitungsgeschwindigkeit*, *Arbeitsgedächtnis Sprachverständnis* und *wahrnehmungsgebundenes logisches* Denken bzw. *visuell-räumliche Verarbeitung* und *fluides Schlussfolgern*. Ergänzend kann die *Aufmerksamkeit* über die *TAP/KITAP*, sowie die verbale *Gedächtnis- und Lernleistung* über den *VLMT* oder die *WMS* erfolgen.

Auch die neue Version der *K-ABC* erfasst mit ihren Untertests bereits das phonologische *Arbeitsgedächtnis*, die *visuelle Verarbeitung*, sowie den Bereich *Lernen*.

Mit explizitem Bezug zur CHC-Theorie wurden die *Woodcock-Johnson Tests of Cognitive Abilities* (WJ COG) und hinsichtlich der Planning, Attention, Simultaneous, and Successive (PASS)-Theorie das *Cognitive Assessment System* (CAS) für Kinder entwickelt. Zum jetzigen Zeitpunkt liegt allerdings noch keine deutsche Version davon vor.

Generell zu beachten ist, dass die Mehrheit der Intelligenztests im unteren Wertebereich weniger gut differenzieren bzw. dass das Konfidenzintervall des jeweiligen Tests den individuellen Wertebereich auf jeden Fall mit beinhalten sollte. Des Weiteren soll darauf hingewiesen werden, dass beim Vorliegen von Störungen der Intelligenzentwicklung die Testdurchführung nach standardisierten Bedingungen oft erschwert ist. Durch vereinfachte bzw. zusätzliche Erklärungen der Instruktionen, sowie Wiederholungen und Beispiele kann dies jedoch trotzdem oft ermöglicht werden.

35.7 Zusammenfassung

Empfohlen wird der Einsatz von standardisierten und validierten Tests zur Erfassung neuropsychologischer Funktionen, um die Objektivierbarkeit und Vergleichbarkeit weiter zu erhöhen. Zudem sollten Tests bevorzugt eingesetzt bzw. entwickelt werden, die sowohl für das Kindes- als auch Erwachsenenalter anwendbar sind, um den Verlauf über die Lebensspanne beurteilen zu können. Zur Einschätzung der individuellen kognitiven Stärken und Schwächen, v. a. im Hinblick auf die Alltagsfunktionalität und den spezifischen Unterstützungsbedarf, können die aktuell existierenden Instrumente jedoch als hinreichend betrachtet werden.

Zur expliziten und breiten Erfassung grundlegender neuropsychologischer Funktionen wurden noch weitere Testbatterien entwickelt, die zum Teil allerdings noch nicht auf Deutsch verfügbar sind (z. B. Developmental Neuropsychological Assessment [NEPSY] für Kinder). In der Praxis werden in der Regel auch bei der Verwendung von Testbatterien oft nur bestimmte Untertests eingesetzt. Dies entspricht zum einen dem Ansatz, dass eine neuropsychologische Testung nur gezielt und hypothesengeleitet erfolgen soll. Zum anderen muss die Entscheidung, welcher Test in welchem Ausmaß verwendet wird, im klinischen Alltag oft in Abhängigkeit der zur Verfügung stehenden Ressourcen (z. B. Zeit,

Testräume, geschultes Testpersonal) und Testinstrumente unter Berücksichtigung des diagnostischen Erkenntnisgewinns getroffen werden.

Literatur

Bertelli MO, Cooper SA, Salvador-Carull L (2018) Intelligence and specific cognitive functions in intellectual disability. Curr Opin Psychiatry 31: 88–95.

Follmer DJ (2018) Executive Function and Reading Comprehension: A Meta-Analytic Review. Educ Psychol 53: 42–60.

Morand-Beaulieu S, Grot S, Lavoie J et al. (2017) The puzzling question of inhibitory control in Tourette syndrome: A meta-analysis. Neurosci Biobehav Rev. 80: 240–262.

Pievsky MA, McGrath RE (2018) The Neurocognitive Profile of Attention Deficit/Hyperactivity Disorder: A Review of Meta-Analyses. Archives of Clinical Neuropsychology 33: 143–15.

Velikonja T, Fett AK, Velthorst E (2019) Patterns of Nonsocial and Social Cognitive Functioning in Adults With Autism Spectrum Disorder: A Systematic Review and Meta-analysis. JAMA psychiatry 76: 135–151.

36 Allgemeine entwicklungspsychologische Diagnostik

Bettina Brehm, Reinhold Rauh

36.1 Einleitung

Mit der Einführung des Konzeptes der neuronalen Entwicklungsstörungen im DSM-5 (APA 2013) und auch in der ICD-11 (WHO 2019) sind nun zunehmend Fragen in Bezug auf die Früherkennung dieser Entwicklungsstörungen ins Zentrum des psychiatrischen Forschungsinteresses gerückt. So sind in den letzten Jahren neue bzw. überarbeitete Instrumente, neue Screening-Fragebogen oder Dokumentations- und Beobachtungsinstrumente für den Kindergarten entwickelt worden, möglicherweise auch als Reaktion darauf, dass eine steigende Prävalenz der Entwicklungsstörungen zu verzeichnen ist (Zablotsky et al. 2017). Ziel dabei ist, neuronale Entwicklungsstörungen möglichst frühzeitig zu erkennen, um adäquate Fördermaßnahmen einleiten zu können.

Entwicklungstests können in *allgemeine* und *spezifische* Tests für Entwicklungsstörungen eingeteilt werden. Im Folgenden sollen gängige Instrumente der Frühdiagnostik vorgestellt werden, die bereits bei Kindern unter drei Jahren eingesetzt werden können (▶ Abb. 36.1).

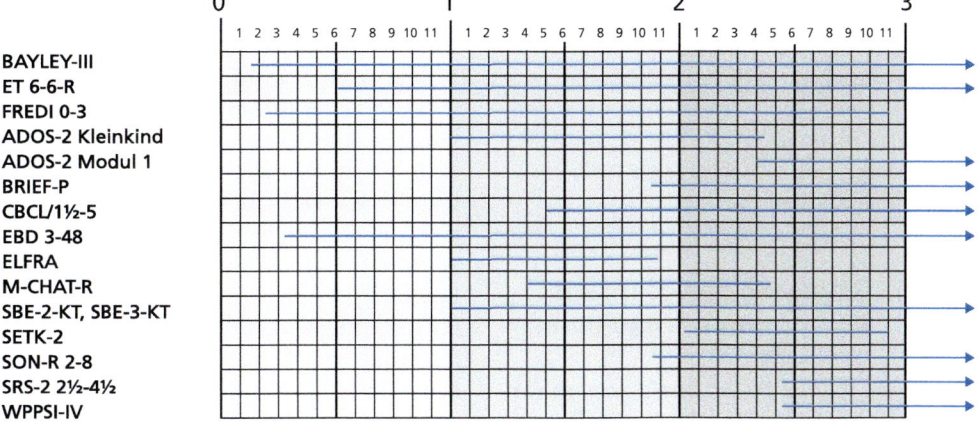

Abb. 36.1: Allgemeine und spezifische Tests der Entwicklung bzw. Entwicklungsverzögerungen und -störungen und ihre Anwendbarkeit für verschiedene Altersstufen bis zum Kleinkindalter von drei Jahren

36.2 Allgemeine standardisierte entwicklungspsychologische Diagnostik

36.2.1 Entwicklungstest für Kinder von sechs Monaten bis sechs Jahren – Revision (ET 6-6-R)

Der *ET 6-6-R* (Petermann und Macha 2015) ist ein allgemeiner standardisierter (Breitband-)Entwicklungstest und stellt eine Revision des ET 6-6 dar. Er erfasst insgesamt fünf Entwicklungsbereiche, d. h. die Körper- und Handmotorik, die kognitive und Sprach- sowie die soziale-emotionale Entwicklung. Die Entwicklungsbereiche werden mithilfe von standardisierten Aufgaben sowie mithilfe des Elternurteils (sozial-emotionale Entwicklung) erhoben. Der Einsatzbereich umfasst das Alter von sechs Monaten bis sechs Jahren. Die Dauer der Durchführung beträgt für Säuglinge 20 Minuten, für Kleinkinder 30 Minuten und für Vorschulkinder etwa 45–50 Minuten. Die Ergebnisse werden in einem Entwicklungsprofil mithilfe von den jeweiligen bereichsspezifischen Entwicklungsquotienten dargestellt und geben Aufschluss über drei Leistungseinteilungen: gravierende Entwicklungsdefizite (rot), Risikobereich (gelb) und unauffälliger Bereich.

36.2.2 Bayley Scales of Infant Development (Bayley-III)

Die *Bayley Scales of Infant Development* in der aktuellen dritten Version (Bayley-III; Reuner und Rosenkranz 2014) sind standardisierte Skalen zur Untersuchung des Entwicklungsniveaus von Kindern im Alter von einem bis 42 Monaten. Es werden die Bereiche der Kognition, der rezeptiven und expressiven Sprache sowie Fein- und Grobmotorik erfasst. Das Verfahren hat sich bei der Überprüfung von Entwicklungsverzögerungen und der Planung gezielter Frühförderung als internationaler Standard bewährt. Für die Auswertung liegen Vergleichswerte von 17 Altersgruppen nicht beeinträchtigter Kinder vor. Die Bayley-Scales-III enthalten eine deutsche Normierung und die Normstichprobe wurde mit Daten einer jüngeren Altersgruppe ($N = 131$) ergänzt. Sie beinhalten weiterhin ein Screeningverfahren, um ökonomisch in ca. 15 bis 25 Minuten anhand von Cut-Off-Werten festzustellen, ob ein Risiko einer Entwicklungsstörung bezüglich kognitiver, sprachlicher oder motorischer Bereiche besteht.

36.2.3 Die Frühkindliche Entwicklungsdiagnostik für Kinder von null bis drei Jahren (FREDI 0-3)

Die *Frühkindliche Entwicklungsdiagnostik für Kinder von null bis drei Jahren* (FREDI 0–3; Mähler et al. 2016) ist ein neu entwickeltes standardisiertes Instrument, das die Entwicklungsbereiche der motorischen Entwicklung, der kognitiven Entwicklung, der sprach- und sozial-emotionalen Entwicklung anhand direkter Beobachtung bzw. durch Elternfragebogen erfasst. Es kann bereits ab dem ersten Lebenstag eingesetzt werden und ist geeignet für den Einsatz in der Neuropädiatrie, Frühförderung oder Erziehungsberatung. Es werden dabei 14 verschiedene Altersgruppen unterschieden.

36.2.4 Allgemeine frühe Screening-Instrumente

Die *Child Behavior Checklist* (CBCL 1½–5; Achenbach 2010) ist ein Elternfragebogen-

Screening für Klein- und Vorschulkinder, das eine große Bandbreite an Problemverhaltensweisen erfasst und sehr häufig im klinischen Kontext eingesetzt wird. Für die Beobachtungssituation im Kindergarten kann die *Entwicklungsbeobachtung und -dokumentation EBD 3–48* (Petermann und Koglin 2019) bzw. *EBD 48–72* (Petermann und Koglin 2020) zur Erfassung der Haltungs- und Bewegungssteuerung, der Fein- und Visuomotorik, der rezeptiven und expressiven Sprache, der kognitiven Entwicklungmotorisch sowie der sozialen und emotionalen Entwicklung eingesetzt werden.

36.3 Spezifische entwicklungspsychologische Diagnostik für das Kleinkindalter

36.3.1 Störungen der Intelligenzentwicklung

Zur Erfassung der nonverbalen kognitiven Leistungsfähigkeit für Kinder zwischen zwei und acht Jahren wird häufig der *Nonverbale Intelligenztest SON-R 2-8* (Tellegen et al. 2018) eingesetzt. Er umfasst sechs Untertests und enthält eine Denk- (Kategorien, Analogien und Situationen) und eine Handlungsskala (Mosaike, Puzzles und Zeichenmuster). Hierfür liegen aktuelle deutsche Normen (N = 762) aus dem Zeitraum 2016–2017 vor.

Mit der *WPPSI-IV* (Petermann und Daseking 2018) steht ein weiteres gut normiertes Verfahren für Vorschulkinder zwischen 2;6 bis 7;7 Jahren zur Ermittlung eines Gesamt-IQs zur Verfügung. Je nach Alter können unterschiedliche primäre Indexwerte berechnet werden (Sprachverständnis, Visuell-Räumliche Verarbeitung, Fluides Schlussfolgern [nur 4;0–7;7-Jährige], Arbeitsgedächtnis, Verarbeitungsgeschwindigkeit [nur 4;0-7;7-Jährige]).

36.3.2 Störungen der Sprech- und Sprachentwicklung

Anhand des Sprachentwicklungstests für zweijährige Kinder (SETK-2; Grimm 2016) kann mithilfe von kindgerechtem Material die sehr frühe rezeptive und produktive Sprachverarbeitung erhoben werden. Die *Elternfragebögen ELFRA 1* und *ELFRA 2* (Grimm et al. 2019) sind aktualisierte Screening-Instrumente, die es ermöglichen, schon im Alter von zwölf und 24 Monaten Risikokinder für eine Entwicklungsstörung anhand von Sprachproduktion, dem Sprachverständnis, dem gestischen Verhalten sowie der Feinmotorik zu identifizieren. Speziell für kinderärztliche Praxen liegt eine Kurzform vor, die in besonders ökonomischer Weise eine zuverlässige und prognostisch valide Sprachentwicklungsdiagnostik ermöglicht. Ein weiteres Screening zur Identifikation von *Late Talkern* bei der kinderärztlichen Vorsorgeuntersuchung U7 stellt die *Sprachbeurteilung durch Eltern* (SBE-2 KT/SBE-3-KT; vgl. Ullrich und Suchodoletz 2011) dar.

36.3.3 Autismus-Spektrum-Störung

Das in der neuen Fassung der *Diagnostischen Beobachtungsskala für Autismus, ADOS-2* (Poustka et al. 2015) neu hinzugekommene Kleinkind-Modul ermöglicht, schon ab dem zwölften Lebensmonat den sozialen Affekt und restriktive und repetitive Verhaltensweisen standardisiert zu erfassen, um ein Risiko bezüglich einer Autismus-Spektrum-Störung erkennen zu können. Anhand des Gesamtwertes werden unterschiedliche Verdachtsbereiche bezüglich des Risikos einer Entwicklung einer Autismus-Spektrum-Störung festgelegt (»mäßiger bis deutlicher«, »leichter bis mäßiger« und »geringer bis kein Verdacht«). Das Modul 1 des ADOS-2 (Poustka et al. 2015) ist für Kinder ab dem 33. Lebensmonat, die keine oder einzelne Worte sprechen, bestimmt. Im Modul 1 werden klinische Grenzwerte für eine sog. ADOS-2-Diagnose *Autismus* bzw. *Autismus-Spektrum* angegeben (▶ Kap. 37).

Für das Screening einer Autismus-Spektrum-Störung kann zukünftig auch für den deutschen Sprachraum der Elternfragebogen *SRS-2 2½–4½* (Constantino und Gruber 2012; deutsche Übersetzung: Rauh et al. 2023) eingesetzt werden. Das Screening erfasst die Bereiche der sozialen Bewusstheit, sozialen Kognition, sozialen Kommunikation, sozialen Motivation und restriktive, repetitive Verhaltensweisen. Bisher wurde auch häufig der frei verfügbare und auch in deutscher Sprache vorliegende *M-CHAT-R* (Modified Checklist for Autism in Toddlers, Revised with Follow-up; Robins et al. 1999) als Autismus-Screening ab 24 Monaten eingesetzt.

36.3.4 Aufmerksamkeitsdefizit-/Hyperaktivitätsstörung

Für eine Diagnostik für den Altersbereich unter drei Jahren gibt es bei einem Verdacht auf Aufmerksamkeitsdefizit-/Hyperaktivitätsstörung bis jetzt keine deutschsprachigen Verfahren. Da Kinder mit Aufmerksamkeitsdefizit-/Hyperaktivitätsstörung jedoch auch häufig Störungen in den exekutiven Funktionen zeigen, kann der *BRIEF-P* (Daseking und Petermann 2013) als Fremdbeurteilungsfragebogen (durch Eltern oder Erzieher) zur Einschätzung bei Kindern im Kindergartenalter im Alter ab 2;6 Jahren zum Einsatz kommen. Der *Gesamtwert Exekutive Funktionen* (GEF) basiert auf den Skalen zur Inhibition, zum Aufmerksamkeitswechsel, zur Emotionalen Kontrolle, Arbeitsgedächtnis und Planen/Organisieren. Als übergeordnete Indizes werden die Inhibitorische Selbstkontrolle (ISK), Flexibilität (FI) und Metakognitive Entwicklung (MKE) zusammengefasst.

36.3.5 Lernentwicklungsstörung, Entwicklungsstörung der motorischen Koordination, Ticstörung

Die Lernentwicklungsstörungen können in diesem Altersbereich per definitionem noch nicht diagnostiziert werden. Allerdings können durchaus relevante Vorläuferfunktionen bzw. Risikofaktoren (z. B. Störung der Sprachentwicklung als Risikofaktor der Lernentwicklungsstörung im Lesen und Rechtschreiben) erfasst werden. Bei der Entwicklungsstörung der motorischen Koordination liegen für das Kleinkindalter bis drei Jahren leider (noch) keine spezifischen Instrumente in deutscher Sprache vor. Ticstörungen treten oft eher im Vorschulalter auf und es wird vor allem die klinische Diagnostik, Anamneseerhebung und Verhaltensbeobachtung eingesetzt.

36.4 Zusammenfassung und kritische Würdigung

Bei den neuronalen Entwicklungsstörungen kommt dem Erkennen und Identifizieren von Risikofaktoren eine besondere Bedeutung zu, um möglichst frühzeitig wirksame Fördermaßnahmen einleiten zu können. Die aktuell existierenden Breitband-Entwicklungstests können dabei standardisierte, reliable, valide und normierte Einschätzungen über die Bereiche der Sprache, Motorik und Kognition und auch sozial-emotionale Entwicklung geben.

Mit dem neuen dimensionalen Konzept der neuronalen Entwicklungsstörungen erscheint es zukünftig sinnvoll, neue umfassende standardisierte Testinstrumente bzw. Screenings zu entwickeln, die in der Lage sind, mit ausreichender prognostischer Validität und Reliabilität frühzeitig Aussagen über etwaige Risikoentwicklungen bezüglich aller neuronalen Entwicklungsstörungen zu machen, die zudem sehr häufig komorbid auftreten. Neuentwicklungen sollten Erkenntnisse über diese häufig auftretenden Kombinationen der Entwicklungsstörungen und ihren Verlauf berücksichtigen. Der Bereich der Ticstörungen wird in den aktuellen Entwicklungstests oftmals überhaupt nicht berücksichtigt.

Diagnostizierende der unterschiedlichen Bereiche (Logopädie, Psychologie, Heilpädagogik, Motopädie, Ergotherapie) sollten bezüglich des neuen Konzeptes der neuronalen Entwicklungsstörungen angemessen geschult werden, um bestehende komorbide Entwicklungsstörungen nicht zu übersehen. Es könnte zudem zukünftig ein wichtiges Ziel sein, spezifische Frühindikatoren der Autismus-Spektrum-Störung in die standardisierten Breitband-Testungen bzw. Beobachtungssituationen vermehrt zu integrieren. Weiterhin wird in Deutschland eine Autismus-Spektrum-Störung teilweise immer noch eher spät diagnostiziert, obwohl inzwischen viel über Frühsymptome der Autismus-Spektrum-Störung bekannt ist (Freitag et al. 2020). Dies kann z. B. das fehlende Reagieren auf den eigenen Namen, fehlendes Deuten auf Gegenstände aus Interesse sowie fehlendes Bringen von Gegenständen sein (vgl. ADOS-2 im Kleinkind-Modul oder Modul 1). In dem FREDI 0–3 (Mähler et al. 2016) wurden so beispielsweise bereits Beobachtungsaufgaben zur Erfassung von Fähigkeiten des Kindes zum Perspektivwechsel integriert.

Weiterhin könnten auch vermehrt Fähigkeiten bezüglich exekutiver Funktionen als Frühindikatoren für die Entwicklung einer ADHS in neue frühe Entwicklungstests integriert werden. Frühintervention und eine adäquate Schulung der Eltern können den Entwicklungsverlauf der Kinder günstig beeinflussen und die Prognose deutlich verbessern (▶ Kap. 44)

Wünschenswert wären demnach Neuentwicklungen von Screening-Checklisten bis hin zu psychometrisch validierten und normierten allgemeinen Entwicklungstests,

(1) die systematisch alle Entwicklungsstörungen gemäß dem neuen Konzept der neuronalen Entwicklungsstörungen altersspezifisch adaptiv erfassen können und

(2) z. B. auch sehr frühe Verdachtsmomente mit einschließen (z. B. familiäre Vorbelastungen oder bekannte Marker bezüglich der jeweiligen Früherkennung, wie z. B. eingeschränkter Blickkontakt oder eingeschränkte »Joint Attention« bei ASS oder Schwierigkeiten bei der Phonologischen Bewusstheit bezüglich Lernentwicklungsstörungen schon im Kindergartenalter), um frühzeitig ein erhöhtes Risiko zu erfassen (beispielsweise im Sinne von »Red-Flags«-Checklisten).

Literatur

American Psychiatric Association (2013) Diagnostic and statistical manual of mental disorders: DSM-5. Arlington, VA: American Psychiatric Association.

Achenbach T (2010) Child Behavior Checklist 1½-5. Elternfragebogen für Klein- und Vorschulkinder. Göttingen: Hogrefe.

Constantino JN, Gruber CP (2012) The Social Responsiveness Scale Manual. Second Edition (SRS-2). Los Angeles, CA: Western Psychological Services.

Daseking M, Petermann F (2013) Verhaltensinventar zur Beurteilung exekutiver Funktionen für das Kindergartenalter, Deutschsprachige Adaptation des Behavior Rating Inventory of Executive Function® - Preschool Version (BRIEF®-P) von Gerard A. Gioia, Kimberly Andrews Espy und Peter K. Isquith. Bern: Verlag Hans Huber.

Freitag C, Jensen K, Teufel K et al. (2020) Empirisch untersuchte entwicklungsorientierte und verhaltenstherapeutisch basierte Therapieprogramme zur Verbesserung der Kernsymptome und der Sprachentwicklung bei Klein- und Vorschulkindern mit Autismus Spektrum Störungen. Zeitschrift für Kinder Jugendpsy Psychother 48 (3): 224–243.

Grimm H (2016) Sprachentwicklungstest für zweijährige Kinder (SETK-2, 2;0–2;11 Jahre) Diagnose rezeptiver und produktiver Sprachverarbeitungsfähigkeiten. 2., überarbeitete und neu normierte Aufl. Göttingen: Hogrefe.

Grimm H, Doil H, Aktas M et al. (2019) Elternfragebögen für die Früherkennung von Risikokindern 3., überarbeitete Auflage. Göttingen: Hogrefe.

Mähler C, Cartschau F, Rohleder K (2016) Frühkindliche Entwicklungsdiagnostik für Kinder von 0-3 Jahren (FREDI 0-3). Göttingen: Hogrefe.

Petermann F, Daseking M (2018) Wechsler Preschool and Primary Scale of Intelligence – Fourth Edition (WPPSI-IV). Frankfurt a. M.: Pearson.

Petermann F, Koglin U (2019) Entwicklungsbeobachtung und -dokumentation (EBD 3-48) Beobachtungsbogen. Berlin: Cornelsen.

Petermann F, Koglin U (2020) Entwicklungsbeobachtung und -dokumentation (EBD 48-72) Beobachtungsbogen. Berlin: Cornelsen.

Petermann F, Macha T (2015) Entwicklungstest für Kinder von sechs Monaten bis sechs Jahren – Revision (ET 6-6-R). Frankfurt a. M.: Pearson.

Poustka L, Rühl D, Feineis-Matthews S et al. (2015) ADOS-2. Diagnostische Beobachtungsskala für Autistische Störungen 2: Deutschsprachige Fassung der Autism Diagnostic Observation Schedule. Bern: Verlag Hans Huber.

Rauh R, Fangmeier T, Biscaldi M, Poustka F, Tebartz van Elst L, Bölte S (2023) Skala zur Erfassung Sozialer Reaktivität - 2 (SRS-2): Deutschsprachige Fassung der Social Responsiveness Scale, Second Edition (SRS-2) von John N. Constantino und Christian P. Gruber. Bern: Hogrefe.

Reuner G, Rosenkranz, J (Hrsg.) (2014) Bayley – III. Bayley Scales of Infant Development Third Edition – Deutsche Fassung. Manual zur Durchführung und Auswertung des Bayley III Screening Tests. Frankfurt a. M: Pearson Assessment & Information GmbH.

Robins DL, Fein D, Barton ML (1999) The modified checklist for autism in toddlers (M-CHAT) Storrs, CT: Self-published.

Tellegen PJ, Laros JA, Petermann F (2018) SON-R 2-8. Non-verbaler Intelligenztest. Hogrefe: Göttingen.

Ullrich K, Suchodoletz W v (2011) Früherkennung von Sprachentwicklungsstörungen bei der U7. Diagnostische Validität der Elternfragebögen SBE-2-KT und ELFRA2. Monatsschrift Kinderheilkunde 159: 461–467.

World Health Organization (WHO) (2019) ICD-11. International Classification of Diseases 11th Revision. https://icd.who.int, Zugriff am 10.10.2022.

Zablotsky B, Black L, Blumberg SJ (2017) Estimated Prevalence of Children with Diagnosed Developmental Disabilities in the United States, 2014-2016. NCHS Data Brief (291): 1–8. PMID: 29235982.

37 Spezifische Diagnostik in der Kinder- und Jugendpsychiatrie

Bettina Brehm, Barbara Haack-Dees, Monica Biscaldi-Schäfer

37.1 Einleitung

Die Klassifikationssysteme DSM-5 (APA 2013) und ICD-11 (WHO, 2019; https://icd.who.int/browse11/l-m/en) führen einen innovativen *dimensionalen* diagnostischen Ansatz ein. Es wird das Konzept zugrunde gelegt, dass eine Entwicklungsstörung auf einer Dimension unterschiedliche Ausprägungsgrade annehmen kann, d. h. als Spektrum zu verstehen ist. Außerdem wird betont, dass Entwicklungsstörungen häufig komorbid auftreten. Was diese Veränderungen für zukünftige diagnostische Prozesse bedeuten könnten, wird im Folgenden anhand eines Fallbeispiels diskutiert, das am Ende des Kapitels abgeschlossen wird.

> Der achtjährige Zweitklässler Jonas wird in der kinder- und jugendpsychiatrischen Praxis vorgestellt. Er habe Lernschwierigkeiten in der Schule, sei im Unterricht oft unkonzentriert und abwesend, stehe häufig auf und laufe im Klassenzimmer umher. Er gerate in Konflikte mit anderen Kindern und zeige Wutanfälle in der Schule, sodass er häufig abgeholt werden müsse. Er verweigere sich bei den Hausaufgaben und wolle morgens oft nicht zur Schule gehen. Er bestehe darauf, an einem bestimmten Ort im Klassenzimmer zu sitzen, reagiere mit Verweigerung, wenn es spontane Änderungen im Schulalltag gebe. Zu Hause beschäftige er sich vor allem mit Lego und Dinosauriern und habe keinen festen Freund oder festen Sozialkontakt. Er zeige in seiner Anamnese keine verspätete Sprachentwicklung, sei allerdings teilweise schlecht verstanden worden. Sein Schriftbild sei unleserlich und er lese sehr langsam.

37.2 Auswirkungen der neuen Strukturierung nach DSM-5 und ICD-11 auf die Diagnostik

Wichtig erscheint bei dem obigen Fallbeispiel im ersten Schritt eine sorgfältige diagnostische umfassende Untersuchung, um bei dem Jungen hypothesengeleitet mögliche (auch komorbide) neuronale oder mentale Entwicklungsstörungen nach DSM-5 bzw. ICD-11 systematisch zu identifizieren bzw. differentialdiagnostisch auszuschließen.

Bei der Beschreibung von kinder- und jugendpsychiatrischer Diagnostik ist es dabei zunächst wichtig hervorzuheben, dass

(1) keines der Instrumente (psychopathologischer Befund, Anamnese, Psychometrische Verfahren) allein in der Lage ist, eine sichere Diagnose zu stellen, sondern nur die Kombination und Zusammenschau aller Informationsquellen (vgl. z. B. NICE-Guidelines- ADHS; NICE 2018).
(2) die Fähigkeit zur Bewältigung von Lebensaufgaben erheblich von Normen, Erwartungen und Bedingungen im Umfeld des Kindes abhängig ist, sodass die Betrachtung des Kindes unabhängig von Kontextfaktoren unzureichend ist, um eine korrekte Diagnose zu stellen.

37.2.1 Intellektuelle Leistungsfähigkeit

Die testpsychologische Leistungsdiagnostik nimmt in der kinder- und jugendpsychiatrischen Diagnostik einen großen Stellenwert ein. Eine Intelligenzdiagnostik wird standardmäßig durchgeführt, um eine Überforderung auszuschließen bzw. Informationen über die kognitive und verbale Entwicklung oder auch Aufmerksamkeitsprozesse, Arbeitsgedächtnis und Verarbeitungsgeschwindigkeit der Kinder zu erhalten. Im obigen Beispiel besteht die Indikation zunächst eine ausführliche Intelligenzdiagnostik zum Ausschluss einer generellen schulischen Überforderung durchzuführen, z. B. mit dem *Wechsler Intelligenztest für Kinder*, WISC V (Wechsler 2017), oder z. B. mit der Kaufman Assessment Battery for Children, K-ABC II (Kaufman 2015).

37.2.2 Aufmerksamkeitsdefizit-/Hyperaktivitätsstörung (ADHS)

Im obigen Fallbeispiel werden Anzeichen motorischer Unruhe, Unkonzentriertheit und auch impulsive Verhaltensweisen berichtet, sodass eine Diagnostik bezüglich einer *Einfachen Aktivitäts- und Aufmerksamkeitsstörung* (ADHS) nach ICD-10 (WHO 1992), bzw. einer *Aufmerksamkeitsdefizit-/Hyperaktivitätsstörung* nach DSM-5 und ICD-11 indiziert ist. Eine wichtige konzeptionelle Neuerung in DSM-5 und ICD-11 ist, dass die Aufmerksamkeitsdefizit-/Hyperaktivitätsstörung nun unter die Kategorie der neuronalen und mentalen Entwicklungsstörungen gefasst wird und zusätzlich – zumindest in DSM 5- auch der Schweregrad der Symptomatik klinisch bestimmt werden kann.

Es gibt inzwischen einen Konsens darüber, dass die Aufmerksamkeitsstörung häufig komorbid mit anderen neuronalen Entwicklungsstörungen auftritt (Autismus-Spektrum, Ticstörungen, Spezifischen Lernstörungen und Sprachentwicklungsstörungen).

Die Diagnose einer Aufmerksamkeitsdefizit-/Hyperaktivitätsstörung sollte nicht ausschließlich auf der Grundlage *einer* Bewertungsskala oder allein von Beobachtungsdaten gestellt werden, d. h. die Diagnostik muss stets multimodal mittels Verhaltensbeobachtung, Fremdanamnese, Interview, schriftlichen Berichten und Zeugnissen, sowie standardisierten Tests erfolgen (vgl. S3- Leitlinien- ADHS; AWMF 2018a). Kinder mit ADHS weisen im Gruppenvergleich zu gesunden Kontrollprobanden auch neuropsychologische Besonderheiten auf. Es kann somit zusätzlich z. B. das ADHS- Diagnostikum für Kinder und Jugendliche (ADHS-KJ, Petermann und Petermann 2019) zur Überprüfung exekutiver Funktionen eingesetzt werden. Ergänzend kommen Fremd- und Selbstbeurteilungsinstrumente, wie z. B. das *Diagnostik-System für Psychische Störungen* (DISYPS-III, z. B. FBB-ADHS; Döpfner und Görtz-Dorten 2017) oder auch die *Conners-Skalen zu Aufmerksamkeit und Verhalten* (Lidzba et al. 2013) zum Einsatz.

37.2.3 Lernentwicklungsstörungen und Sprech- oder Sprachentwicklungsstörungen

Nährboden für die Verhaltens- und emotionalen Auffälligkeiten können auch Lernentwicklungsstörungen sein. Diese können oftmals ein Erklärungsmodell für z. B. reaktiv ausgebildetes schulvermeidendes oder impulsiv-aggressives Verhalten bieten. Diese Hypothese sollte zunächst unter Zuhilfenahme von Zeugnissen, fremdanamnestischen Schulberichten und mithilfe standardisierter psychometrischer Lese-, Rechtschreib-, Rechen- und Sprachtests überprüft werden. Schulleistungstest sind in der Regel im Unterschied zu Intelligenz- und Sprachtests klassen- und nicht altersnormiert. In der Diagnostik der Lese-Rechtschreibstörung werden die Parameter der Lesegeschwindigkeit, des Leseverständnisses und die Rechtschreibleistung geprüft. Die S3-Leitlinien für die Diagnostik der Lese- Rechtschreibstörungen befinden sich aktuell in Überarbeitung. In den aktuellen *S3-Leitlinien für Rechenstörungen* (AWMF 2018b) werden Empfehlungen gegeben, welche Testverfahren in Präferenz zu verwenden sind (z. B. CODY-M 2-4; Kuhn et al. 2017).

Bei in der Anamnese bestehenden sprachlichen Problemen können auch spezifische Entwicklungstests wie z. B. Sprachtestverfahren (z. B. SET 5-10; Grimm 2018) durchgeführt werden, um Anhaltspunkte bezüglich etwaiger Sprachstörungen zu erhalten.

37.2.4 Autismus-Spektrum-Störung (ASS)

Eine fast revolutionäre Neuerung im Übergang von ICD-10 auf ICD-11 ist die komplette Aufhebung der Einteilung in die Kategorien des *Frühkindlichen Autismus*, *Asperger-Syndroms* und *Atypischen Autismus*. Es wird in Zukunft nur noch von *Autismus-Spektrum-Störung* (ASS) gesprochen und zusätzlich spezifiziert werden, ob eine kognitive oder sprachliche Beeinträchtigung vorliegt oder nicht. Im DSM-5 werden nunmehr nur noch zwei Kriterienbereiche (Sozialer Affekt und Restriktive und Repetitive Verhaltensweisen) unterschieden (▶ Kap. 8).

Bei einem bestehenden Verdacht auf eine Autismus-Spektrum-Störung sollte, neben der ausführlichen Anamneseerhebung, eine autismusspezifische Diagnostik mit dem internationalen »Goldstandard« der Autismusdiagnostik durchgeführt werden. Dieser besteht aus dem *Diagnostischen Interview für Autismus* (ADI-R; Bölte et al. 2006) und der *Diagnostischen Beobachtungsskala für Autismus* (ADOS-2; Poustka et al. 2015). Das ADI-R erfasst dabei in einem Interview mit den Eltern die Bereiche der wechselseitigen Interaktion und Kommunikation im Alter von vier bis fünf Jahren und jemals aufgetretene stereotype Verhaltensweisen und eingeschränkte Interessensbereiche. Somit wird in diesem Instrument die Erhebung der Symptomatik im Längsschnitt erfasst.

Im ADOS-2 (Poustka et al. 2015) werden autistische Symptome anhand einer standardisierten Verhaltens- und Spielbeobachtung erfasst. Das Inventar umfasst mehrere Module, die bereits sowohl bei nichtsprachlichen Kindern ab 12 Monaten (Kleinkindmodul), bei fließend sprechenden Kindern (Modul 3) als auch bei Jugendlichen und Erwachsenen (Modul 4) eingesetzt werden können. Der Algorithmus des ADOS-2 ist an das DSM-5 angelehnt, indem die diagnoserelevanten Bereiche des sozialen Affekts (bestehend aus sozialer Interaktion und Kommunikation) und der repetitiven/restriktiven Verhaltensweisen erfasst werden. Es werden dabei klinische Grenzwerte für eine ADOS-2-Diagnose »Autismus« und »Autismus-Spektrum« zur Verfügung gestellt und es können standardisierte Vergleichswerte für das Symptomlevel (Schweregrad) bestimmt werden. Somit wird auch hier dem dimensionalen Ansatz mit unterschiedlichen Ausprägungsgraden der

Autismus-Spektrum-Störung Rechnung getragen.

Hier ist ebenfalls grundlegend zu beachten, dass die Diagnosestellung stets auf Grundlage von mehreren Informationsquellen (im Quer- und Längsschnitt, fremdanamnestische Daten und Verhaltensbeobachtung) erfolgen muss und niemals allein z. B. auf der Grundlage des ADOS-2 und/oder ADI-R gestellt werden darf.

37.2.5 Andere psychiatrische Störungsbilder (Angststörungen, Depression, Zwang)

Zur Diagnostik von häufig komorbid auftretenden psychiatrischen Erkrankungen, wie z. B. Angststörungen, depressive Episoden oder Zwangsstörungen, können semi-strukturierte Interviews (Kinder-DIPS, Schneider et al. 2017; DISYPS-ILF; Görtz-Dorten et al. 2021) sowohl mit Eltern und/oder den Kindern selbst durchgeführt werden. Weiterhin können die Selbst- und Fremdbeurteilungsinstrumente des Diagnostiksystems für psychische Störungen verwendet werden (z. B. DISYPS-III: FBB-DES oder FBB-ANG; Döpfner und Görtz-Dorten 2017). Oftmals kommen auch in der klinischen Praxis Selbstbeurteilungsfragebögen zu Angststörungen (z. B. PHOKI; Döpfner et al. 2006; SPAIK, Sozialphobie und -angstinventar für Kinder; Melfsen et al. 2001) oder zur Depressivität (z. B. DIKJ; Stiensmeier-Pelster et al. 2014; BDI-II; Beck et al. 2009 oder DTK-II; Rossmann, 2014) zum Einsatz. Eine spezifische Zwangsdiagnostik kann z. B. anhand der Beurteilungsskala für Zwangsstörungen bei Kindern (CY-BOCS; Steinhausen 2007) oder mit dem aktuell erschienenen Diagnostikum für Zwangsstörungen im Kindes- und Jugendalter (DZ-KJ, Goletz et al. 2020) durchgeführt werden.

37.3 Differentialdiagnostik versus Komorbidität

In der klinischen Arbeit sind Diagnostiker stets vor die Herausforderung gestellt, Verhaltens- sowie emotionale Auffälligkeiten korrekt und sorgfältig gemäß festgelegten Kriterien in klinische Kategorien einzuordnen und somit ein fundiertes Fallkonzept für die therapeutische Arbeit zu erstellen. Es besteht aktuell eine Abkehr von kategorialen hin zu dimensionalen Konzepten der Entwicklungsstörungen, um unterschiedliche Schweregrade besser abbilden zu können. Die ICD-11 scheint sich dabei eng an die Neuerungen des DSM-5 anzulehnen. Diagnostiker werden somit durch den dimensionalen Ansatz in Zukunft vor besondere Herausforderungen gestellt, gleichzeitig bietet dieser Ansatz aber auch Chancen. Die Schwierigkeit der kinder- und jugendpsychiatrischen Diagnostik liegt darin, dass mehrere Entwicklungsstörungen gleichzeitig sowohl Differentialdiagnose als auch Komorbiditäten sein können. Ein Kind kann somit bei Symptomen einer Aufmerksamkeitsdefizit-/Hyperaktivitätsstörung zusätzlich auch die Kriterien für eine Autismus-Spektrum-Störung erfüllen oder es kann nur die eine oder andere Entwicklungsstörung ohne Komorbidität vorliegen. Im klinischen Alltag sind zudem Mischbilder von spezifischen Symptomen mehr Regel als Ausnahme.

Neuronale Entwicklungsstörungen müssen demnach sorgfältig im Rahmen der spezifischen Diagnostik voneinander abgegrenzt, aber auch gleichzeitig auf mögliche Komorbiditäten und Überlappungen hin geprüft werden. Eine sorgfältige Diagnostik bezieht immer auch Umweltfaktoren, die familiäre und schulische Situation sowie auch Funktionseinschränkungen und Leidensdruck mit ein. Mögliche traumatische Erlebnisse und daraus resultierende Traumafolgestörungen oder reaktive Bindungsstörungen sollten ebenfalls im Blick behalten und von den Entwicklungsstörungen sauber abgegrenzt werden, wobei Belastungen und Stressfaktoren den Verlauf von neurobiologisch bedingten Entwicklungsabweichungen erheblich beeinflussen. Bei komplexen Fällen kann ein genaues Erkennen der Wechselwirkungen zwischen einer reaktiven Symptomatik, z. B. im Sinne einer Traumafolgestörung und vorliegenden Entwicklungsstörungen eine Herausforderung darstellen. Für eine bessere Diagnostik und Einleitung einer hierarchischen Therapieplanung kann eine ausführliche Beobachtung im Rahmen einer Behandlung in der Tagesklinik oder auf Station sinnvoll sein. Da Phänotypen der Entwicklungsstörungen im jungen Alter noch stark überlappend erscheinen, sollten Uneindeutigkeiten im Rahmen einer kinder- jugendpsychiatrischen Verlaufsdiagnostik überprüft werden.

37.3.1 Autismus-Spektrum-Störung (ASS) und Aufmerksamkeitsdefizit-/Hyperaktivitätsstörung (ADHS)

In der ICD-10 wurde bisher eine Komorbidität zwischen autistischen Störungen und der Einfachen Aktivitäts- und Aufmerksamkeitsstörung ausgeschlossen. Dieser Ausschluss wird sowohl im DSM-5 als auch in der ICD-11 aufgegeben. Es ist in vielen Forschungsbefunden deutlich geworden, dass Komorbiditäten bei ASS recht häufig sind. Bei 62 % der Kinder mit ASS kommen emotionale und Verhaltens-Störungen vor, bei 37 % besteht eine Komorbidität mit ADHS (vgl. NICE-Guidelines; NICE 2018). Auch in den S3-Leitlinien zu Autismus wird beschrieben, dass »Emotionale Probleme und Angststörungen sowie oppositionelles Verhalten (…) die häufigsten komorbiden Störungen bei Kindern und Jugendlichen mit Autismus-Spektrum-Störungen« (AWMF 2016, S. 41) sind (▶ Kap. 8).

Im klinischen Alltag bestehen häufig Mischbilder mit Hyperaktivität, Aufmerksamkeitsstörungen und Einschränkungen in der sozialen Interaktion und Kommunikation. Auch bei der ADHS bestehen teils deutliche soziale Einschränkungen, z. B. Defizite in der Aufnahme und Aufrechterhaltung von Beziehungen. Ein differentialdiagnostisches Vorgehen bei unklarem »Mischphänotyp« kann sein, zunächst die Aufmerksamkeitsdefizit- und Hyperaktivitätsstörung, z. B. medikamentös, zu behandeln und im Verlauf zu überprüfen, ob die Symptome aus dem Autismus-Spektrum tatsächlich die Ausprägung für eine eigenständige Diagnose erreichen. Sollten trotz behandelter ADHS- Symptome weiterhin erhebliche Einschränkungen in der sozialen Interaktion und Kommunikation bestehen bei gleichzeitig (oder auch in der Vergangenheit bestandenen) repetitiven und stereotypen Verhaltensweisen oder eingeschränkten Interessen, weist dies auf eine Komorbidität von ADHS mit ASS hin.

Aufgabe der Forschung ist dabei zu untersuchen, ob derartige Mischtypen womöglich eher eigene »Cluster« im Sinne von Subgruppen mit ggfs. auch gemeinsamer neurobiologischer bzw. genetischer Grundlage bilden. Aus der klinischen Erfahrung deutet vieles darauf hin. Bei Mischtypen mit ASS und ADHS beobachtet man, z. B. in Bezug auf die Qualität der motorischen Unruhe, der Impulsivität, aber auch auf die soziale Kommunikation, Unterschiede im Phänotyp zu den »reinen« Formen. Bei ADHS mit ASS zeigt sich z. B. eine deutlich höhere soziale Motivation als bei dem reinen ASS-Phänotyp. Anderseits deuten ADHS-Symptome bei einer Autismus-Spektrum-Störung manchmal auf eine andere Qualität der Symptomatik hin. Die Aufmerksamkeitsstörung und motorische Unruhe könnte in diesem Fall mehr der sog. *Down-Regulation* dienen, im Sinne des Rückzugs oder Selbststimulation. Hingegen sind die Ablenkbarkeit und Hyperaktivität bei ADHS oft im Sinne einer *Up-Regulation* zu beobachten, um Aufmerksamkeit und Motivation aufrecht zu halten (▶ Kap. 8).

37.3.2 Ticstörungen, Tourette-Syndrom, ASS und ADHS

Die Ticstörungen sind in DSM-5 als Teil der Entwicklungsstörungen aufgenommen worden und damit in die Nähe von ADHS und ASS gerückt. Bei ASS und ADHS treten häufig komorbid motorische oder vokale Tics auf und das Tourette-Syndrom weist eine sehr hohe Komorbidität mit ADHS und, in geringerem Ausmaß, auch mit ASS auf (▶ Kap. 8 und ▶ Kap. 10). Ticstörungen und das Tourette-Syndrom werden mithilfe von fremdanamnestischer Beurteilung, Erhebung des Verlaufes und mittels klinischer Verhaltensbeobachtung oder Fremd- und Selbstbeurteilungsbögen (z. B. DISYPS-III: FBB-Tic; Döpfner und Görtz-Dorten 2017 oder DISYPS-ILF; Görtz-Dorten, 2021) erfasst. Die klinische Abgrenzung zwischen allgemeiner motorischer Unruhe bei ADHS und den spezifischen Tics (z. B. Blinzeltics, Grimassieren oder Kopfrucken) ist oftmals auf Verhaltensebene relativ gut zu differenzieren. Bei autistischen Menschen kann allerdings die Abgrenzung von komplexen motorischen Tics und komplexen Manierismen als Symptom einer Autismus-Spektrum-Störung deutlich schwerer fallen und sollte im Rahmen einer eingehenden Verhaltensbeobachtung erfolgen.

37.3.3 Entwicklungsstörungen mit Störung der Impulskontrolle

Oppositionelles Verhalten und Impulsdurchbrüche mit verbalen und physischen Aggressionen gegenüber Gegenständen oder anderen Personen können im Rahmen einer ADHS, ASS, Tourette-Syndrom oder auch bei intellektueller Beeinträchtigung auftreten. Im DSM-5 und in der ICD-11 gibt es dafür die neue Kodierung der *Intermittierenden Explosiblen Störung*. Außerdem kann differentialdiagnostisch das Vorliegen einer *Affektregulationsstörung*, die von durchgehender Reizbarkeit gekennzeichnet ist, geprüft werden. Allerdings werden diese neuen Diagnosen nach DSM-5 bzw. ICD-11 in verschiedenen Kapiteln aufgelistet, z. B. wird im DSM-5 die *Disruptive Affektregulationsstörung* im Cluster der affektiven Störungen eingeordnet. Vermutlich hängt dies damit zusammen, dass vor allem in USA häufig bei erhöhter Reizbarkeit Diagnosen einer bipolaren Störung auch schon im frühen Kindesalter vergeben wurden. Nach ICD-11 findet sich die Intermittierende Explosible Störung mit anderen Störungen der Impulskontrolle eingeordnet, wie z. B. der Spielsucht. Eine Störung der Affektregulation kann nun auch als Zusatz der Störung der Sozialverhaltens verschlüsselt werden (z. B. Störung des Sozialverhaltens mit oppositionellem, aufsässigem Verhalten und chronischer Reizbarkeit oder Wut).

Für die Therapie ist eine sorgfältige Abwägung in Bezug auf eine Differentialdiagnose versus Komorbidität sehr wichtig. Es ist entscheidend zu erfassen, ob aggressiv-impulsive Verhaltensweisen im Rahmen einer eigenständigen oppositionellen Störung zu sehen sind oder in Verbindung mit einer Entwicklungsstörung als komorbide Verhaltensstörung. Das heißt, bei auftretenden impulsiven Verhaltensweisen besteht die Herausforderung der Diagnostiker darin, sorgfältig zu untersuchen, inwiefern die aggressiven Impulsdurchbrüche

(1) in eine eigene Störungskategorie (intermittierende explosible Störung ohne Entwicklungsstörung) einzuordnen sind,
(2) in Kombination als Komorbidität mit einer Entwicklungsstörung (z. B. ASS + intermittierende explosible Störung) auftreten
(3) oder als Reaktion auf der Grundlage einer Entwicklungsstörung zu sehen sind (z. B. Wutanfälle als Zeichen sozialer Überforderung).

Bei diagnostischer Unsicherheit ist eine genaue Verhaltensbeobachtung erforderlich, z. B. auch in einem tagesklinischen oder stationären Setting.

Dies erscheint essenziell, da sich daraus unterschiedliche therapeutische Ansätze ergeben.

37.3.4 ADHS, ASS und Störung des Sozialverhaltens mit reduzierter prosozialer Emotionalität

Kinder mit Störung des Sozialverhaltens zeigen oft provozierendes sowie instrumentelles, zielgerichtetes aggressives Verhalten und in manchen Fällen eine eingeschränkte Prosozialität, in dem Sinne, dass sie den Gefühlen anderer gleichgültig oder »gefühlskalt« gegenüberstehen. Es bestehen aber keine grundlegenden Beeinträchtigungen in der sozialen Kognition (z. B. Theory-of-Mind-Fähigkeiten) und keine ausgeprägten repetitiven, stereotypen Verhaltensweisen. Spezifisch sind die affektiven Aspekte (im Sinne einer Prosozialität und Empathiefähigkeit) der *Theory of Mind* beeinträchtigt, während die kognitiven Aspekte zumeist intakt sind (Lockwood et al. 2013).

Bei Kindern mit Autismus Spektrum werden häufig ebenfalls oppositionelle und aggressive Verhaltensweisen beobachtet, allerdings sind mehr die kognitiven und weniger die affektiven Aspekte der Theory of Mind beeinträchtigt. Diese Kinder sind sehr wohl in der Lage, differenzierte Gefühle zu zeigen und sind nicht »gefühlskalt« (z. B. reagieren sie durchaus auf Gefühle wie Ängstlichkeit oder Niedergeschlagenheit von anderen, wenn sie die Situation verstanden haben), allerdings zeigen sie Schwierigkeiten, sich adäquat in andere hineinzuversetzen und ihre »Absichten« zu lesen und zu verstehen.

Die differentialdiagnostische Abgrenzung einer Störung des Sozialverhaltens und der ASS war gemäß ICD-10 aufgrund der kategorialen Auffassung der Symptomatik und der unzureichenden Operationalisierung von Problemen der Impulskontrolle nicht immer leicht. Nach DSM-5 ist einerseits die Differenzierung zwischen den beiden Diagnosen schärfer gestellt. Andererseits ist es möglich, neben der ASS, beim Auftreten von aufbrausendem Verhalten und heftigen Impulsdurchbrüchen, auch eine intermittierend explosible Störung zu diagnostizieren (siehe oben). Dadurch wird ein besonderer Subtypus im Autismus Spektrum besser charakterisiert.

Besonders herausfordernd für Diagnostiker ist es, wenn bei einem Kind sowohl Symptome einer ASS als auch komorbid gezielte provokative und aggressive Verhaltensweisen (wie bei einer oppositionell-verweigernden Störung des Sozialverhaltens) vorliegen. Das kann bei einer gleichzeitig reduzierten prosozialen Emotionalität (vgl. DSM-5 und ICD-11) mit bestehenden Defiziten der Theory of Mind, reduzierter nonverbaler sozialer Kommunikation und fixierten, intensiven Interessen bzw. Ritualen der Fall sein. Aufgrund der festgestellten Dimensionalität von psychopathologischen Symptomen ist solch eine Mischform von Psychopathologie durchaus möglich. In den seltenen Fällen, in denen sie klinisch beobachtet wird, weist diese potenziell oftmals eine besonders schlechte Prognose auf.

37.3.5 Entwicklungsbezogene Koordinationsstörungen in der Kinder- und Jugendpsychiatrie

Obwohl die motorischen Koordinationseinschränkungen unter den Entwicklungsstörungen aufgelistet sind, wird diese Diagnose in der kinder- und jugendpsychiatrischen Standarddiagnostik häufig eher »stiefmütterlich« behandelt. Oftmals werden Kinder mit frühen Koordinationsstörungen von Kinderärzten oder Neuropädiatern an Ergotherapeuten zur Förderung der Fein- und Grobmotorik verwiesen. Manchmal bleibt die entwicklungsbezogene Koordinationsstörung ein Nebenbefund im Rahmen der Diagnostik anderer Entwicklungsstörungen, aufgrund ihrer hohen Komorbidität mit ADHS und ASS (Biscaldi et al. 2015) und anderen Problemen, die mit Lernstörungen assoziiert sind.

Die Art der Einschränkungen und Besonderheiten der Motorik scheint allerdings sogar für das jeweilige Störungsbild spezifisch zu sein. Koordinationsprobleme bei ASS könnten eher auf dem Hintergrund von komplexen sensomotorischen Störungen und Einschränkungen in frühen Imitationsleistungen entstehen (Freitag et al. 2006; Biscaldi et al. 2014) und im Verlauf relativ stabil bleiben. Bei Kindern mit ADHS ist eher ein Zusammenhang mit der erhöhten Impulsivität und den Performanz-Fluktuationen (intraindividuelle Variabilität) zu erkennen, sodass auch die motorischen Probleme durch eine Medikation mit Stimulantien verbessert werden können (Biscaldi et al. 2015). In den neuen Klassifikationen wird nun die entwicklungsbezogene Koordinationsstörung als gleichwertige psychiatrische Diagnose behandelt, was durchaus sinnvoll ist, da die psychosozialen Konsequenzen einer Koordinationsstörung nicht unerheblich sind. Speziell wird die entwicklungsbezogene Koordinationsstörung im DSM-5 gemeinsam mit den Ticstörungen zu dem Cluster der motorischen Störungen gezählt, während diese in der ICD-11 eine eigene Kategorie (8A05) bei den Krankheiten des Nervensystems als Bewegungsstörungen bilden.

Spezielle Testverfahren wie die *M-ABC-2* (Henderson et al. 2015), der *BOT-2* (Bruininks und Bruininks 2014) und der *Zürcher Neuromotorik Test 2* (In der neu normierten Herausgabe online erhältlich unter www.znm2019.ch) können für die Diagnostik eingesetzt werden.

Für einen ausführlichen Überblick bezüglich Diagnostik und Intervention sowie Bedeutung für die psychische Gesundheit der motorischen Einschränkungen verweisen wir auf die letzten Empfehlungen der *European Academy of Child Disability* (vgl. Blank et al. 2019) sowie auf die Leitlinien *Definition, Diagnostik, Behandlung und psychosoziale Aspekte bei Umschriebenen Entwicklungsstörungen motorischer Funktionen (UEMF)* (AWMF 2020).

Diagnostische Einschätzung bei Fallbeispiel Jonas, acht Jahre:

Bei Jonas wird zukünftig nach ICD-11 eine Autismus-Spektrum-Störung und Aufmerksamkeitsdefizit- und Hyperaktivitätsstörung mit einer Lernentwicklungsstörung im Bereich des Lesens und der Rechtschreibung diagnostiziert. ADI-R und ADOS-2 zeigen Auffälligkeiten in den Bereichen Sozialer Affekt (Kommunikation und Interaktion) sowie restriktive und eingeschränkte Interessensbereiche. Die Impulsdurchbrüche werden im Rahmen der Autismus-Spektrum-Störung eingeordnet. Die Kriterien einer Intermittierenden Explosiblen Störung werden weder in Bezug auf die Frequenz noch auf die Ausprägung der Symptome erfüllt. Es besteht eine Intellektuelle Leistungsfähigkeit im durchschnittlichen Bereich. Die expressive und rezeptive Sprachentwicklung zeigt sich unauffällig. Allerdings zeigt sich eine Entwicklungsstörung der Lautbildung. Der Lese-Rechtschreiberwerb ist deutlich eingeschränkt mit unterdurchschnittlichen Leistungen im Lesen und der Rechtschreibung. Nach ICD-10 wäre es nicht möglich gewesen, eine F90.0 und F84 gleichzeitig zu vergeben. Die Lernentwicklungsstörungen werden als komorbide Entwicklungsstörung eingeordnet. Es besteht bei Jonas ein Cluster aus komorbiden neuronalen Entwicklungsstörungen.

37.4 Ausblick

Die Neustrukturierung in DSM-5 und ICD-11 mit dem neu definierten Kapitel der *Neurodevelopmental Disorders* (in der Deutschen Version der ICD-11 als *Neuronale Entwicklungsstörungen* übersetzt) ermöglicht einen weiteren Blickwinkel bei der spezifischen Diagnostik von psychischen, emotionalen Auffälligkeiten und Verhaltensauffälligkeiten in einer betont »entwicklungspsychiatrischen« Perspektive bei Kindern und Jugendlichen.

Auf Grundlage der neuen Entwicklungen in DSM-5 und ICD-11 werden sich Diagnostiker folgenden Herausforderungen (und gleichzeitig Chancen) stellen müssen:

(1) Identifikation von Kombinationen bzw. Differentialdiagnostik von Entwicklungsstörungen auf Grundlage eines dimensionalen Ansatzes
(2) Berücksichtigung von Schweregradeinteilungen auf der Grundlage von dimensionalen Konzepten
(3) Hierarchisierung von gleichzeitig auftretenden klinischen Auffälligkeiten zur Erstellung sinnvoller Fallkonzepte, d. h. Erkennen von zugrundeliegenden komorbiden Entwicklungsstörungen als Nährboden für möglicherweise reaktiv entstandene psychische Störungen (Angststörungen und Depressionen).
(4) Berücksichtigung von unterschiedlichen Phänotypen der jeweiligen Entwicklungsstörungen je nach Entwicklungsalter (je nach Anforderungen der Umwelt oder erfolgter Förderung)

Außerdem wird es Aufgabe sein, umfassende Diagnostikinstrumente zur Erfassung neuronaler Entwicklungsstörungen gemäß ICD-11 zu entwickeln, die einen dimensionalen Ansatz verfolgen. Es sollte weiterhin ein wichtiges Ziel sein, typische Cluster von Entwicklungsstörungen mit ihren unterschiedlichen Ausprägungsgraden besser zu erfassen und darzustellen, um daraus adäquate Interventionen individuell ableiten zu können. Allerdings stellen sich auf dem Weg dorthin bisher noch mehrere Probleme als ungelöst dar. Es bestehen u. a. Fragen zu einer einheitlichen Konzeptualisierung der unterschiedlichen Dimensionen in den verschiedenen Entwicklungsstörungen. Ungeklärt ist auch, wie die unterschiedlichen Entwicklungsstörungen möglichst auf eine gemeinsame Schweregradskala gebracht werden können.

Zusammenfassend eröffnet der dimensionale Blick dennoch die Chance der Erstellung eines verbesserten individuellen Fallkonzeptes und kann dem klinischen Alltag von häufig auftretenden Mischbildern und den überlappenden Symptombereichen mit unterschiedlichen Ausprägungsgraden um einiges besser gerecht werden. Die neuen Klassifikationen stellen damit eine deutliche Verbesserung gegenüber dem eher kategorialen und mit Ausschlussdiagnosen arbeitenden Konzept der ICD-10 dar, mit verbesserten Chancen für die Entwicklung von modernen, individuell ausgerichteten Behandlungskonzepten.

Literatur

American Psychiatric Association (2013) Diagnostic and statistical manual of mental disorders: DSM-5. Arlington, VA: American Psychiatric Association

AWMF (2016) Autismus-Spektrum-Störungen im Kindes-, Jugend- und Erwachsenenalter – Teil 1: Diagnostik. Interdisziplinäre S3-Leitlinie der DGKJP und der DGPPN sowie der beteiligten Fachgesellschaften, Berufsverbände und Patientenorganisationen. (https://www.awmf.org/uploads/tx_szleitlinien/028-018l_S3_Autismus-Spektrum-Stoerungen_ASS-Diagnostik_2016-05.pdf, Zugriff am 12.05.2021).

AWMF (2018a) Langfassung der interdisziplinären evidenz- und konsensbasierten S3-Leitlinie »ADHS bei Kindern, Jugendlichen und Erwachsenen«. (https://www.awmf.org/uploads/tx_szleitlinien/028-045l_S3_ADHS_2018-06.pdf, Zugriff am 12.05.2021).

AWMF (2018b) S3-Leitlinien: Diagnostik und Behandlung der Rechenstörung. (https://www.awmf.org/uploads/tx_szleitlinien/028-046l_S3_Rechenst%C3%B6rung-2018-03_1.pdf, Zugriff am 02.02.2021).

AWMF (2020) Leitlinien: Definition, Diagnostik, Behandlung und psychosoziale Aspekte bei Umschriebenen Entwicklungsstörungen motorischer Funktionen (UEMF). (https://www.awmf.org/leitlinien/detail/ll/022-017.html, Zugriff am 10.10.2022).

Beck A, Steer R, Brown G (2009) Deutsche Bearbeitung von Hautzinger M, Keller F, Kühner C. Beck Depressions Inventar - Revision. München: Pearson.

Bölte S, Poustka F, Rühl D et al. (2006) Diagnostisches Interview für Autismus- revidiert (ADI-R). Hogrefe: Göttingen.

Biscaldi M, Rauh R, Irion L et al. (2014) Deficits in motor abilities and developmental fractionation of imitation performance in high-functioning autism spectrum disorders. Eur Child Adolesc Psychiatry 23: 599–610.

Biscaldi M, Rauh R, Müller C et al. (2015) Identification of neuromotor deficits common to autism spectrum disorder and attention deficit/hyperactivity disorder, and imitation deficits specific to autism spectrum disorder. Eur Child Adolesc Psychiatry 12: 1497–1507.

Blank R, Barnett AL, Cairney J et al. (2019) International clinical practice recommendations on the definition, diagnosis, assessment, intervention, and psychosocial aspects of developmental coordination disorder. Develop Med Child Neurol 61: 242–285.

Bruininks RH, Bruininks BD (2014) BOT-2. Bruininks-Oseretsky Test der motorischen Fähigkeiten – 2. Ausgabe. Deutsche Bearbeitung: R Blank, E Jenetzky, S Vinçon. München: Pearson.

Döpfner M, Görtz-Dorten, A (2017) Diagnostik-System für psychische Störungen nach ICD-10 und DSM-5 für Kinder und Jugendliche (DISYPS-III). Göttingen: Hogrefe.

Döpfner M, Schnabel M, Goletz H et al. (2006) Phobiefragebogen für Kinder und Jugendliche (PHOKI). Göttingen: Hogrefe.

Freitag CM, Kleser C, von Gontard A (2006) Imitation and language abilities in adolescents with Autism Spectrum Disorder without language delay. Eur Child Adolesc Psychiatry 15: 282–291.

Grimm H (2018) Sprachstandserhebungstest für Kinder im Alter zwischen 5 und 10 Jahren (SET 5-10). Göttingen: Hogrefe.

Görtz-Dorten A, Döpfner M, Thöne A (2021) Interview-Leitfäden zum Diagnostik - System für psychische Störungen nach DSM-5 für Kinder und Jugendliche (DISYPS- ILF). Göttingen: Hogrefe.

Goletz H, Adam J, Döpfner M (2020) Diagnostikum für Zwangsstörungen im Kindes- und Jugendalter (DZ-KJ). Göttingen: Hogrefe.

Steinhausen H-C (2007) Beurteilungsskala für Zwangsstörungen bei Kindern. Autorisierte deutsche Bearbeitung der dritten Revision. (https://www.pukzh.ch/default/assets/File/15_3_CY-BOCS.pdf, Zugriff am 11.05.2021).

Henderson SE, Sudgen D, Barnett AL (2015) M-ABC-2. Movement Assessment Battery for Children - Second Edition. Deutsche Bearbeitung: Petermann F unter Mitarbeit von Bös K, Kastner, J 2008 4., überarbeitete und erweiterte Aufl. München: Pearson.

Kaufman AS, Kaufman NL (2015) Kaufman Assessment Battery for Children- Second Version. Deutsche Bearbeitung von Melchers P, Melchers M. Hogrefe: Göttingen.

Kuhn JT, Schwenk C, Raddatz J et al. (2017) CODY-Mathetest: Mathematiktest für die 2.–4. Klasse (CODY-M 2-4). Düsseldorf: Kaasa health.

Lidzba K, Christiansen H, Drechsler R (2013) Conners Skalen zu Aufmerksamkeit und Verhalten - 3. Deutschsprachige Adaptation der Conners 3rd Edition® (Conners 3®) von CK Conners. Hogrefe: Göttingen.

Lockwood PL, Bird G, Bridge M et al. (2013) Dissecting empathy: high levels of psychopathic and autistic traits are characterized by difficulties in different social information processing domains. Front Hum Neurosci 7: 760.

National Institute of Clinical Excellence (NICE) (2018) Attention deficit hyperactivity disorder: Diagnosis and management (NICE guideline [NG87]). London: National Collaborating Centre for Mental Health commissioned by the National Institute for Health & Clinical Excellence.

Melfsen S, Florin I, Warnke A (2001) Sozialphobie und -angstinventar für Kinder. Göttingen: Hogrefe.

Petermann U, Petermann F (2019) ADHS-Diagnostikum für Kinder und Jugendliche (ADHS-KJ) Göttingen: Hogrefe.

Poustka L, Rühl D, Feineis-Matthews S et al. (2015) Diagnostische Beobachtungsskala für Autistische Störungen - 2 (ADOS-2), Deutschsprachige Fassung der Autism Diagnostic Observation Schedule –2 von C Lord, M Rutter PC, Dilavore et al. (Module 1-4) bzw. C Lord, RJ Luyster, K Gotham et al. (Kleinkind Modul). Bern: Verlag Hans Huber.

Rossmann P (2014) Depressionstest für Kinder - II (DTK-II) Göttingen: Hogrefe.

Schneider S, Pflug V, In-Albon T et al. (2017) Kinder-DIPS. Open Access: Diagnostisches Interview bei psychischen Störungen im Kindes- und Jugendalter. Bochum: Forschungs- und Behandlungszentrum für psychische Gesundheit, Ruhr-Universität Bochum.

Stiensmeier-Pelster J, Braune-Krickau M, Schürmann M et al. (2014) Depressionsinventar für Kinder und Jugendliche. Göttingen: Hogrefe.

Wechsler D (2017) Wechsler Intelligence Scale for Children – Fifth Edition (WISC V). Göttingen: Hogrefe.

Weltgesundheitsorganisation (WHO) (1992) The ICD-10 Classification of Mental and Behavioural Disorders. Clinical Descriptions and Diagnostic Guidelines (ICD-10). Genf: WHO.

World Health Organization (WHO) (2019) International classification of diseases (ICD-11). https://icd.who.int/browse11/l-m/en, Zugriff am 15. Oktober 2022) Deutsche Entwurfsfassung https://www.bfarm.de/DE/Kodiersysteme/Klassifikationen/ICD/ICD-11/uebersetzung/_node.html, Zugriff:10.10.2022

38 Spezifische Diagnostik von Entwicklungsstörungen in der Erwachsenenpsychiatrie

Andreas Riedel, Ludger Tebartz van Elst

38.1 Einleitung

Aufgrund dessen, dass Entwicklungsstörungen (ES) per definitionem schon in der Kindheit Symptome zeigen, könnte man meinen, dass die meisten ES bereits in jungen Jahren diagnostiziert werden und Diagnostik im Erwachsenenalter nur selten notwendig ist. Dem ist nicht so. In den 1970er und 1980er Jahren wurden nur sehr schwere Formen von Aufmerksamkeitsdefizit-/Hyperaktivitätsstörung (ADHS) überhaupt diagnostiziert und »hochfunktionale« Formen von Autismus erst in den 1980er und 1990er Jahren in die diagnostischen Kataloge aufgenommen. Deshalb wurden bei hochfunktionalen Patienten, die bis in die 1980er Jahre Kinder waren, auch kinder- und jugendpsychiatrisch sehr oft keine adäquaten Diagnosen gestellt. Auch die korrekte Diagnose eines Tourette-Syndroms wurde bis in die 1990er Jahre bestenfalls dann gestellt, wenn die Symptome sehr ausgeprägt waren. Viele von diesen Menschen tauchen bis heute mit fehlenden oder falschen psychiatrischen Diagnosen (und falschen kausalen Zuschreibungen und falschen Behandlungsansätzen) in psychiatrischen und psychotherapeutischen Behandlungen auf, nicht selten frustriert vom medizinischen System, von dem sie über die Jahre meist immer wieder Fehlzuschreibungen und Fehlbehandlungen erfahren haben. Diese »diagnostische Lücke« für Menschen mit hochfunktionalen Formen von ES der Jahrgänge vor 1980 führt zu einem großen Bedarf an nachzuholenden Diagnosen und auch dazu, dass im erwachsenenpsychiatrischen und psychotherapeutischen Setting wahrscheinlich mehr Erwachsene mit unerkannten ES anzutreffen sind als gemeinhin angenommen wird. Dies erklärt die hohe Relevanz der Diagnostik von ES im Erwachsenenalter.

Anders als in der Kinder- und Jugendpsychiatrie (KJPP; ▶ Kap. 37) ist die Diagnostik in der Erwachsenenpsychiatrie nicht an bestimmten als Goldstandard definierten Instrumenten orientiert. Sowohl die englischen NICE-Guidelines als auch die deutschen S-3-Leitlinien (AWMF 2018 für ADHS; AWMF 2016 für Autismus) fassen die Diagnosestellung von ES im Erwachsenenalter als *klinisch* auf. Dies hat weniger mit der (nicht vollständig zu bestreitenden) »Rückständigkeit« der Erwachsenenpsychiatrie in Bezug auf Entwicklungsstörungen als vielmehr mit den vielen unterschiedlichen Ausgangslagen zu tun, aus denen heraus in der Erwachsenenpsychiatrie Diagnostik durchgeführt werden muss. *Klinische* Diagnostik heißt dabei, dass standardisierte Untersuchungsinstrumente dabei hilfreich sein können, sie stehen aber nicht im Mittelpunkt des diagnostischen Prozesses. Die Diagnose wird als Konsensdiagnose der beteiligten Experten gestellt.

Ganz allgemein gesprochen ist die Diagnostik dreigliedrig, bestehend aus *Eigenanamnese* (inkl. spezifische Fragebögen), *Fremdanamnese* (inkl. Fragebögen) und *Verhaltensbeobachtung*/erweitertem psychopathologischem Befund/Testpsychologie. Die Gewichtung der drei Anteile ist meist anders als in der KJPP. Während bei Kindern meist Verhaltensbeobachtung und Elternauskunft führend in der Diagnosestellung sind, wird bei Erwachsenen die Eigenanamnese im Sinne der Selbstauskunft deutlich höher gewichtet. Dies hat verschiedene Gründe.

Da erwachsene Patienten meist alte Eltern haben und die Kindheit der Patienten mitunter viele Jahrzehnte zurückliegt, sind wohldefinierte Entwicklungsmeilensteine (wie beispielsweise im ADI-R erfragt) nicht mehr rekonstruierbar und die Erinnerungen aller Beteiligten sind überlagert von Entwicklungen der Jugend und des Erwachsenenalters des Patienten, von der Entwicklungsgeschichte der Geschwister und – teils stärker, teils schwächer ausgeprägt – von den Wunschvorstellungen, wie die Kindheit des Patienten gewesen sein möge. Die Aussagekraft von Elternanamnesen von erwachsenen Patienten schwankt also zwischen »hochdifferenziert« (als Beispiel sei eine 85-jährige Mutter genannt, die penibel und einfühlsam Aufzeichnungen zur Kindheitsentwicklung ihres mittlerweile 55-jährigen Jungen gemacht hatte, aus denen sich fast zweifelsfrei die Diagnose einer Entwicklungsstörung ableiten ließ) und »diagnostisch nicht verwertbar«.

Der zweite Grund für eine veränderte Gewichtung der Diagnoseanteile ist das diagnostisch und therapeutisch hochrelevante Thema *Kompensation*. Damit gemeint ist, dass im Erwachsenenalter Symptome, die im Kindesalter noch beobachtbar waren, durch verschiedenste kognitive Mechanismen kaschiert werden können: So unterdrücken Erwachsene mit ADHS häufig den Ausdruck motorischer Unruhe, und manche gewöhnen sich fast zwanghaften anmutenden Strukturen an, um ein Defizit der Selbstorganisation zu kompensieren. Erwachsene mit Autismus-Spektrum-Störung (ASS) unterdrücken häufig stereotype Bewegungen, Echolalien, Wortwiederholungen, laute Selbstgespräche und die eigene Routineorientierung, wie das Tragen immer gleicher Kleidung oder das Essen immer gleicher Lebensmittel, um sozial nicht aufzufallen. Nicht selten üben Jugendliche mit ASS stundenlang vor dem Spiegel Mimik, um weniger trocken und desinteressiert zu wirken. Durch bewusstes Erlernen sozialer Regeln – mit Hilfe von bspw. Verhaltensratgeberbüchern, Flirtseminaren, sozialem Kompetenztraining oder Schauspielunterricht – entwickeln manche Menschen mit ASS ein differenziertes, bewusst gesteuertes Verhaltensrepertoire, das nach komplexen Algorithmen abgerufen werden und in der diagnostischen Verhaltensbeobachtung durchaus als unauffällig bewertet werden kann. Auch die oft ausgefeilten Strategien, bei einer Dyskalkulie zahlenbezogene Aufgaben unauffällig zu umgehen, sind hier zu nennen. Die Tatsache, dass Kompensationsmechanismen deutlich besser erfragbar als beobachtbar sind, führt logischerweise zu einer Höhergewichtung der Eigenanamnese (Selbstauskunft) im Verhältnis zur Verhaltensbeobachtung. Drittens sind Erwachsene mit Entwicklungsstörungen nicht selten – nolens volens – zu Experten ihres eigenen Zustandes geworden, freilich meist ohne ihn als Entwicklungsstörung benennen zu können. Die hier zu erhaltenden Informationen sind für die Diagnostik oft ausgesprochen wertvoll.

Bei erhöhter Gewichtung der Eigenanamnese spielt naturgemäß auch häufig ein potenzieller Diagnosewunsch von Patienten oder Angehörigen eine wesentliche Rolle, der im diagnostischen Prozess gut einbezogen werden muss. Nicht selten findet sich der Wunsch nach der Diagnose ADHS im Rahmen von Suchterkrankungen, im Rahmen derer »positive Erfahrungen« mit Stimulantien gemacht wurden. Nicht selten erlebt man auch eine Form der Überidentifikation mit Diagnosen aus dem Autismusspektrum, wenn das eigene Anderssein unbedingt einen Namen bekommen soll. Hierbei darf nicht vergessen werden, dass ES zwar ein schillerndes und medial recht gut aufgearbeitetes Paradigma dafür sind, dass Anderssein wertfrei akzeptiert werden kann, bei weitem aber nicht den einzigen Zustand darstellen, wie man (gefühlt oder real) von der »Norm«

abweichen kann. Kurz gesagt: Nicht jeder, der das Gefühl hat, auf dem falschen Planeten gelandet zu sein, ist ein Autist.

Vor dem Hintergrund dieses Diskurses liegt auf der Hand, dass die Eigenanamnese kritisch geprüft und in den benannten Fällen auch unbedingt anhand von Fremdanamnesen und Verhaltensbeobachtungen validiert werden muss. Gleichzeitig sei ebenso vor dem Umkehrschluss gewarnt: Nicht jeder, der (und sei es noch so verbissen) davon überzeugt ist, an einer Entwicklungsstörung zu leiden, hat damit Unrecht. Auch der nachvollziehbare Reflex des Diagnostikers, selbstgestellte Diagnosen von Patienten aus Prinzip auszuschließen, kann in die Irre führen. Kurz gesagt: Auch jemand, der das ganze diagnostische Prozedere damit zubringt, seine Überzeugung darzulegen, dass er eine ADHS habe, kann tatsächlich eine haben.

Zur Diagnostik von Entwicklungsstörungen gehört auch eine organische Basisdiagnostik mit körperlicher Untersuchung. Im Erwachsenenalter ergeben sich dabei zwar eher selten wegweisende Befunde, insbesondere aber bei Hinweisen auf übergeordnete genetische Syndrome (z. B. fragiles X-Chromosom, isodiszentrisches Chromosom 15, Tuberöse Sklerose, Prader-Willi-Syndrom), organische Schädigungen des Gehirns (z. B. Alkoholfetopathie, Valproatfetopathie, CMV-Infektion, Agenesie des Corpus callosum) oder Symptome einer neurologischen Erkrankung (z. B. Epilepsie) ist eine organische Diagnostik mit cMRT, EEG und ggf. humangenetischer Untersuchung indiziert. Die organische Diagnostik dient dabei zur Stellung einer eindeutigen Diagnose, zur Einschätzung der Prognose und gelegentlich auch zur Einschätzung der Erblichkeit (▶ Kap. 34). Auch bei differentialtherapeutischen Entscheidungen ist die organische Diagnostik oft von Bedeutung. Bei vorliegenden epilepsietypischen Potentialen im EEG wird man bspw. zur Behandlung einer ADHS eher zu einem antiepileptischen Medikament als zu einem Amphetaminabkömmling greifen.

38.2 Diagnostik der Autismus-Spektrum-Störung

ASS im Erwachsenenalter zu diagnostizieren ist in den meisten Fällen ein aufwendiges und vielschrittiges Unterfangen. Üblicherweise wird der eigentlichen Diagnostik eine Batterie von Fragebögen vorgeschaltet, die bspw. das *Adult Asperger Assessment* (AAA) mit Autism Spectrum Quotient (AQ) und Empathy Quotient (EQ) (Baron-Cohen et al. 2005), den *Fragebogen zur sozialen Kommunikation* (FSK) (Rutter et al. 2003a), als Fremdrating für die aktuelle Situation die *Skala zur Erfassung sozialer Reaktivität* (SRS) (Constantino und Gruber 2005) und als Fremdrating für die Vorschul- und Grundschulzeit die *Australische Skala zum Asperger-Syndrom* (ASAS) (Attwood 2000) enthält. Der *Ritvo Autism Asperger Diagnostic Scale-Revised* (RAADS-R) (Ritvo et al. 2011) bezieht als einziges Selbsteinschätzungsinventar den Längsschnitt (Was war in der Kindheit? Was ist heute?) der Symptome mit ein. Die Validierung einer deutschen Version steht für 2023 an. Es versteht sich von selbst, dass aus den gewonnenen Fragebogendaten keineswegs auf eine Diagnose rückgeschlossen werden kann. Nichtsdestotrotz liefern die psychometrischen Daten wertvolle diagnostische Hinweise. Beispielsweise wird beim Vergleich von AQ (Selbsteinschätzung) und SRS (Fremdeinschätzung einer aktuellen Bezugsperson) schnell deutlich, wer der Beteiligten einen Diagnosewunsch hat und wer eine solche eher ablehnt. Aus dem Vergleich von ASAS (Fremdeinschätzung für die Kindheit) und SRS (Fremdeinschätzung für die Gegenwart) lässt sich ein zu vermutender Verlauf der Symptomatik ableiten. Das Ausfüllverhalten (der Eltern) im ASAS lässt oft auch Rückschlüsse auf die Differenziertheit der Erinnerung zu. Aus dem Vergleich von Verhaltensbeobachtung und RAADS-R lässt sich oft ableiten, wie differenziert und reflektiert eine Person das eigene Verhalten wahrnimmt.

38.2.1 Eigenanamnese bei ASS

Wie in ▸ Kap. 38.1 schon benannt, stellt die Eigenanamnese im Erwachsenenalter meist den Zentralbaustein der Diagnostik von ASS im Erwachsenenalter dar. Neben einem freien Anamneseteil kann die 11-Punkte-Liste in semistrukturierter Form die Selbsteinschätzung von autistischen Symptomen erfassen. Im untenstehenden Kasten sind die auf ASS hinweisenden Antwortmöglichkeiten jeweils kursiv gesetzt. Eine ausführlichere Version findet sich bei Riedel (2016). Zusätzlich erfragt werden sollten Kompensationsstrategien und -mechanismen (z. B. bewusste Steuerung paraverbaler Kommunikation, Beüben von Mimik und Gestik, kognitives Erlernen von unausgesprochenen Verhaltensregeln; ▸ Kap. 38.1).

11-Punkte-Liste

1. **Blicksteuerung und holistisches visuelles Erkennen**: Wohin genau geht der Blick bei »Blickkontakt« - Augen, *Mund, Nase, zwischen die Augen? Absichtliche Defokussierung? Prosopagnosie*: Wiedererkennen von Gesichtern: anhand des Gesamteindrucks *oder anhand von Einzelmerkmalen wie Narben, Brille, Frisur oder Zahnstand?* Gesichtsausdrücke interpretierbar? Insbesondere feinere Ausdrücke wie Desinteresse, Neugierde, leichte Trauer, unterdrückte Wut, Ekel etc.?
2. **Soziale Kommunikation und soziales Verstehen**: Verstehen unausgesprochener Regeln (im Kinderspiel, in formalen oder non-formalen Gruppen, in Hierarchien? Werden *soziale Regeln anhand von Algorithmen (z. B. durch Lesen von Benimmliteratur) kognitiv erlernt?* Werden Gedanken, Handlungsintentionen, Bedürfnisse und Gefühle der Mitmenschen intuitiv repräsentiert? Gespür für den Sprecherwechsel? Intuitiver Zugang zu Gruppenprozessen, z. B. Rivalitäten? *Werden soziale Situationen und Alltagsgespräche detailliert im Voraus geplant, zum Teil mit exaktem Wortlaut und in verschiedenen Varianten?*
3. **Soziale Einbindung und soziale Bedürfnisse**: *Einzelgängertum? In Kindergarten und Grundschule kein Interesse am Kontakt mit Gleichaltrigen?* Bedürfnis nach zwischenmenschlichen Kontakten (dies kann sehr unterschiedlich ausfallen)? *Bedürfnis, die überwiegende Zeit des Tages allein* zu sein?
4. **Interaktionelle Fantasie**: Teilnahme an »So-tun-als-ob-Spielen«? *Verstand er/sie deren Sinn nicht?* Fähigkeit, sich Geschichten für Kinder auszudenken, in denen Menschen interagieren, oder *eher rege Fantasie für Technisches, z. B. die Besiedlung eines Planeten, Stellwerke oder Computerprogramme?* Fähigkeit, überzeugend manipulativ zu lügen? Sind auch kleinere *Ausreden und »weiße Lügen«* (»Mir gefällt Deine neue Frisur…«) *nur nach detaillierter Planung möglich?*
5. **Sprachpragmatik**: Verstehen von indirekt Ausgedrücktem? Unterscheidung Spaß und Ernst intuitiv möglich? Gelingt die Einbettung sprachlicher Aussagen in ihren jeweiligen Kontext zuverlässig, oder bereitet es oft *Mühe zu verstehen, was der Gesprächspartner meint?* Werden *Metaphern und Sprichwörter primär konkretistisch verarbeitet und erst in einem zweiten Schritt in ihre*

übertragene Bedeutung übersetzt oder gar nicht verstanden? Verstehen von Sprechakten problematisch (z. B. »Haben Sie eine Uhr an?« im Sinne von »Bitte sagen Sie mir die Uhrzeit«)?
6. **Routinen und Rituale**: *Ausgeprägtes Bedürfnis nach gleichförmigen, vorhersehbaren Abläufen* (beim Waschen, Ankleiden, Essen, bei der Wahl der Wege, bei der Gestaltung des Tages)? Wunsch, dass *Dinge immer am gleichen Platz* stehen? *Veränderungsempfindlichkeit und Störanfälligkeit von Abläufen?* Wären *immergleiche Tage wünschenswert*?
7. **Motorische und verbale Stereotypien**: (Innere) *Echolalie, stereotyper Gebrauch von Phrasen und Gesten? Häufige laute Selbstgespräche,* »*Flattern*« mit den Händen, »*Schaukeln*« mit dem Oberkörper, *Hüpfen* bei Aufregung?
8. **Sensorische Hochempfindlichkeit, Reizdiskrimination, sensorische Integration**: *Ungewöhnliche Empfindlichkeit für Geräusche, Berührungen, Licht, Gerüche?* Werden *sanfte Berührungen als unangenehm* erlebt, *stärkere aber als angenehmer? Reduzierte Schmerzwahrnehmung?* Wird *Sprache vor mittellauten Geräuschkulissen nicht mehr zuverlässig verstanden? Fokussierungsfähigkeit beim Gruppengespräch?* Werden *leise gleichmäßige Geräusche bewusster wahrgenommen* und sind sie *schwer ausblendbar?* Häufiges *Reizüberflutungserleben*, evtl. mit dissoziationsähnlichen Zuständen (Overloads)?
9. **Detailwahrnehmung, Priorisierungsfähigkeiten**: Werden geringfügige *Raumveränderungen, orthographische Fehler, logische Unstimmigkeiten* »*automatisch*« wahrgenommen? Probleme dabei, *Wichtiges von Unwichtigem zu unterscheiden?* Tendenz, sich *in Details zu verzetteln? Sonderinteressen? Ausgeprägtes Interesse für Muster, Nummernschilder* o. Ä.?
10. **Auffälligkeiten des Gedächtnisses**: *Fotografisches, eidetisches oder Tonbandgedächtnis?* Werden *automatisch* beim *Erinnern die beteiligten Affekte mitaktiviert?*
11. **Motorik und Sonstiges**: *Probleme beim Ballsport?* Können Bewegungen eines Mitspielers antizipiert werden? *Sehr hohes Bedürfnis nach Gerechtigkeit?* Ist *Langeweile* ein *unbekanntes* Gefühl? Gibt es *synästhetische Wahrnehmung,* z. B. beim Rechnen oder beim Hören von Musik?

38.2.2 Psychiatrische Untersuchung und Verhaltensbeobachtung bei ASS

Die übliche psychiatrische Untersuchung wird für die Diagnostik von ASS um eine ganze Reihe von Punkten ergänzt. Dabei geht es darum, den oft entstehenden Eindruck, dass ein Mensch dem Untersucher »anders«, »komisch« oder »fremd« vorkommt, so weit wie möglich zu objektivieren. Als strukturiertes Instrument der Verhaltensbeobachtung kann die *Verhaltensbeobachtungsskala für autistische Symptome* verwendet werden (ADOS-Modul IV, Rühl et al. 2016), wobei diese für Jugendliche und nicht für Erwachsene validiert ist. Dabei muss beachtet werden, dass Erkrankungen aus dem schizophrenen Formenkreis in der ADOS-Testung oft zu falsch positiven Resultaten führen. Kompensationsmechanismen können im Erwachsenenalter auch bei ausgeprägter autistischer Symptomatik in falsch-negativen Ergebnissen resultieren.

Bei der Verhaltensbeobachtung autistischer Symptome muss der Untersucher lernen, auf Kleinigkeiten zu achten, die ihm gleichermaßen selbstverständlich und bewusstseinsfern sind: So bleibt es beispielsweise meist unbewusst, dass man gleichzeitig mit einer Frage eine (implizite) Information darüber versendet, wie ausführlich man sich eine Antwort wünscht. Erst wenn diese Information permanent nicht »gelesen« wird (wie oft von Menschen mit ASS), fällt dies dem Gegenüber auf. In der Untersuchungssituation geht es nun darum wahrzunehmen, dass evtl. ein sozialer Automatismus nicht funktioniert. Bei Patienten mit ASS fehlen oft viele dieser intuitiven sozialen Automatismen – und es finden sich oft zahlreiche kompensatorische Mechanismen, um das Fehlen entsprechender impliziter Intuition auszugleichen: z. B. *nie* den Gesprächspartner zu unterbrechen oder *immer* sehr kurz zu antworten. Beides wird allerdings damit »bezahlt«, dass der Gesprächsfluss »zäh« bleibt und nur selten »frei strömt«. Die Verhaltensbeobachtung sollte schon vor der Begrüßung beginnen, da die Auffälligkeiten in den non-formalen Teilen des Gesprächs oft deutlicher sind als in den formalen. Der Kasten unten fasst Aspekte der Verhaltensbeobachtung zusammen. Die auf ASS hinweisenden Antwortmöglichkeiten sind wiederum kursiv gesetzt.

> **Verhaltensbeobachtung in der Autismusdiagnostik**
>
> 1. **Beobachtungen bei der Begrüßung**: Wie bewegt sich der Patient im Raum, wie bewegt er sich auf den Untersucher zu? Funktioniert die »Kommunikation der Körper«? *Stößt man beim Weg durch die Tür ungelenk aneinander, »ruckelt« es, bis sich die Hände zum Gruß finden?* Findet beim Händedruck eine körperliche Kommunikation darüber statt, wie fest dieser sein soll? Ist der Augenkontakt bei der Begrüßung angemessen, oder *fehlt er oder ist er zu lang*? Ist die Begrüßungsformel der Beziehung angemessen, oder *überformell oder unpassend kumpelhaft*? Findet auf dem Weg ins Untersuchungszimmer Smalltalk statt?
> 2. **Beobachtungen von Blickkontakt, Mimik, Prosodie und Gestik**: Treffen sich beim Gespräch die Blicke »harmonisch«, oder *meidet der Patient Blickkontakt oder starrt er den Untersucher unentwegt an*? Hierbei muss man sich darüber bewusst sein, dass z. B. wenn das Gegenüber einem *auf den Mund oder zwischen die Augen guckt*, dies nicht spontan auffällt, sondern aktiv erfragt werden muss. Zeigt der Patient ein Kontaktlächeln oder *bewegt er das Gesicht nur minimal oder stereotyp immer gleich*? Inwieweit werden Mimik, Gestik und Prosodie im emotionalen Kontakt und zur Beschreibung affektiver Zustände eingesetzt? Ist die emphatische Gestik mit dem Gesagten synchronisiert? Passen Lautstärke und Stimmführung zum Inhalt des Gesagten? Nickt der Patient an der »passenden« Stelle *oder gar nicht oder eher unpassend*? Wie verhält es sich mit lautmalerischen oder phatischen (phatisch sind Sprechakte, die ausschließlich eine soziale Funktion erfüllen) Äußerungen: Sagt der Patient »M-hm«, wenn er verstanden hat?
> 3. **Beobachtung des Verstehens körpersprachlicher Kommunikation**: Neben eher *gering ausgeprägten körpersprachlichen Äußerungen* fällt auch oft auf, dass *körpersprachliche Ausdrücke des Untersuchers* (z. B. Vorrutschen auf die Stuhlkante, Aufsetzen am Ende der Stunde, Fragegesten) *nicht oder nur unzureichend verstanden werden*.
> 4. **Beobachtung des Sprecherwechsels und des Dialogflusses**: Recht häufig auffällig ist die Fähigkeit, den Sprecherwechsel harmonisch zu gestalten, zum richtigen Zeitpunkt zu sprechen und zu unterbrechen. Oft sind die Pausen zwischen Frage und Antwort zu kurz oder zu lang. Hat das Gespräch einen angenehmen »Gesamtbogen« oder *»rumpelt« es und reißt am Schluss wie ab*? Kommt ein fließender Dialog zustande mit jeweiligem Aufnehmen des-

sen, was das Gegenüber gesagt hat, oder ist das Gespräch eher eine »*Serie von Monologen*«?

5. **Beobachtung von Kontexteinbettung und Sprachpragmatik**: Patienten mit ASS haben oft *Schwierigkeiten, Kontextwechseln zu folgen, und sie beantworten Fragen öfter aus dem vorigen Kontext heraus*. Fragen werden häufig *sachlich korrekt, aber aus der falschen Perspektive* beantwortet. *Offene Fragen führen oft zu Irritationen*; Begriffe, die innere Zustände (z. B. »Stimmung«) beschreiben, werden häufig nicht verstanden. Auch *Ironie des Untersuchers wird häufig nicht bemerkt* – und auch das muss dann situativ erfragt werden, da viele Menschen mit ASS gekonnt über solche Missverständnisse hinweggehen. Der klassische »*Konkretismus*« (also das Wörtlich-Nehmen von Übertragengemeintem) ist im Erwachsenenalter *gelegentlich* noch beobachtbar, obwohl viele Betroffene mit hoher Intelligenz hier ausgeklügelte Kompensationsstrategien entwickelt haben. *Oft sieht man den Patienten geradezu an, wie sie sich mit der Übersetzung von Sinnbildern in ihre übertragenen Bedeutungen abmühen*; anamnestisch wird dies dann (s. o.) auch meist bestätigt. Probeweise kann man auch nach der Übersetzung von Sprichwörtern fragen, was allerdings dem Bildungsgrad des Patienten gut angepasst werden muss. Z. B.: »Das Kind mit dem Bade ausschütten« wird erstaunlich *oft inkorrekt »übersetzt«*. *Indirekte Andeutungen des Untersuchers (»Ich muss jetzt einmal auf die Uhr sehen«) werden häufig nicht erfasst*.

6. **Beobachtung von Defiziten der Theory of Mind**: Diese zeigen sich z. B. darin, dass *Informationen vorausgesetzt werden, die der Untersucher nicht haben kann*, und *manchmal scheint erstaunlich wenig präsent zu sein, was der Untersucher will* – nämlich eine Diagnose stellen.

7. **Beobachtung sensorischer Auffälligkeiten/Detailorientierung**: Bei Erwachsenen mit ASS zeigt sich oft eine deutliche *Irritierbarkeit durch Nebengeräusche, unerwartete Veränderungen und Versprecher* des Untersuchers. Häufiger zeigen sich Erwachsene mit ASS auch durch *Tageslicht geblendet* oder durch als *flackernd empfundenes Neonlicht gestört*. Aufgrund der ausgeklügelten Kompensationsstrategien sind in der psychiatrischen Untersuchung von den genannten Auffälligkeiten manchmal nur noch Rudimente zu sehen, die zu bemerken einen hohen Grad an Aufmerksamkeit erfordert. Eine *Zuwendung zu Details der Raumgestaltung* ist häufig zu beobachten.

8. **Beobachtung von motorischen, verbalen und mimischen Stereotypien**: »Klassische« motorische Stereotypien wie »Schaukeln« und »Flattern« werden häufig unterdrückt, sind aber vor allem am Ende längerer Untersuchungsgespräche gelegentlich auch beobachtbar. Auch andere motorische (z. B. *Reiben der Hände*) oder mimische (z. B. *immergleiches unmoduliertes Lächeln*) Stereotypien können gelegentlich beobachtet werden.

38.2.3 Fremdanamnese für die Kindheit bei ASS

Da eine ASS immer längsschnittlich validiert werden muss, sollte eine Fremdanamnese für die Kindheit – wo immer möglich – auch mit größerem Aufwand eingeholt werden. Sie kann in semistrukturierter Form (z. B. anhand der *Australischen Skala für das Asperger-Syndrom* (ASAS; Attwood 2000) oder mithilfe des *Revidierten Diagnostischen Interviews für Autismus* (ADI-R; Rutter et al. 2003b) oder in offener Form (wenn möglich mit den Eltern) durchgeführt werden und erfährt eine sinnvolle Ergänzung durch Schulzeugnisse, Fotoalben, Videoaufzeichnungen aus der Kindheit und Vorsorgeuntersuchungshefte. Soweit irgend möglich sollte der Nachweis geführt werden, dass autistische Symptome bereits im Kindergarten- und Grundschulalter vorlagen und sich als Kontinuum durch die Lebensgeschichte ziehen (C-Kriterium nach DSM-5). Zur detaillierteren Darstellung der Fremdanamnese vgl. Riedel (2016).

38.2.4 Testpsychologische Zusatzuntersuchungen bei ASS

Wie oben beschrieben kann eine Untersuchung mit ADOS-Modul IV (Rühl et al. 2016) zur strukturierten Erfassung des Verhaltens sinnvoll sein. Dies ist insbesondere bei Erwachsenen nützlich, die wenig reflektiert sind, das eigene Verhalten deutlich »normaler« und die eigene soziale Kognition deutlich kompetenter einschätzen, als es von außen wirkt. Da in solchen Fällen auch meist die Kompensationsbemühungen nur gering sind, ist auch das Risiko falsch-negativer Befunde deutlich geringer als bei reflektierten, hochkompensierten und stets um verbesserte Anpassung bemühten Patienten. Es gibt eine lange Reihe von testpsychologischen Untersuchungen, in den Erwachsene mit ASS zum Teil auffällig abschneiden. Keiner der Tests besitzt allerdings eine sehr hohe diagnostische Güte, sodass testpsychologische Zusatzuntersuchungen nur zur Beantwortung einzelner Fragestellungen sinnvoll sind und nicht zur Stellung einer Diagnose. Bei der Frage nach objektiven Defiziten der Mimikerkennung kann bspw. der *Gnosis facialis* (Merten 2003) oder der *Reading the Mind in the Eyes Test* (Baron-Cohen et al. 1997) angewandt werden. Zur Einschätzung sozialkognitiver Leistungen und von Fähigkeiten von Theory of Mind höherer Ordnung kann der *Movie for the Assessment of Social Cognition Test* (Dziobek et al. 2006) dienen, der das Verständnis eines komplexen soap-opera-ähnlichen Plots abfragt. Die Fähigkeit zum Strategiewechsel (eine bei ASS oft auffällige Exekutivfunktion) kann im *Wisconsin-Card-Sorting-Test* (Berg 1948) objektiviert werden. Beim *Embeded Figures Test* (Oltmann et al. 1971) zeigt sich die bei ASS häufig erhöhte Detailwahrnehmungsfähigkeit. Eine umfassende Darstellung zu neuropsychologischen Untersuchungen bei ASS findet sich bei Fangmeier und Rauh (2016)

38.3 Diagnostik der Aufmerksamkeitsdefizit-Hyperaktivitätsstörung im Erwachsenenalter

Nach der aktuellen S-3-Leitlinie sollte die diagnostische Abklärung einer ADHS bei Erwachsenen durch einen Facharzt für Psychiatrie und Psychotherapie, Facharzt für Neurologie, Facharzt für psychosomatische Medizin oder durch ärztliche oder Psychologische Psychotherapeuten vorgenommen werden (AWMF 2018). Das diagnostische Prinzip ähnelt letztlich dem der ASS-Diagnostik; es empfiehlt sich ein dreigliedriges Vorgehen (*Eigenanamnese, Fremdanamnese für die Kindheit, Verhaltensbeobachtung*) mit evtl. zusätzlicher Testpsychologie. Neben dem Kriterium, dass Symptome von Hyperaktivität, Impulsivität und/oder Unaufmerksamkeit bereits vor dem zwölften Lebensjahr (in der ICD-10 noch ab dem siebten Lebensjahr) vorhanden gewesen sein müssen, sollten mindestens moderate Beeinträchtigungen der Beziehungen, der Leistungsfähigkeit, der Aktivitäten oder der

Teilhabe vorliegen. Die Symptome und die daraus folgenden Funktionsbeeinträchtigungen müssen in mehreren Lebensbereichen (Schule/Arbeit, Familie, Freundschaften) auftreten (AWMF 2018). Auch die Diagnostik eines ADHS im Erwachsenenalter beginnt meist mit einer fragebogenbasierten Psychometrie. Psychometrische Batterien für Erwachsene sind z. B. die *Homburger ADHS-Skalen für Erwachsene* (HASE; Rösler et al. 2008) oder die *Integrierte Diagnose für ADHS im Erwachsenenalter* (IDA; Retz et al. 2013). Häufig verwendete Fragebögen sind z. B. die *ADHS-Selbstbeurteilungsskala* (enthalten in HASE), das *ADHS-Screening für Erwachsene* (Schmidt und Petermann 2009), die *Conners Skalen zu Aufmerksamkeit und Verhalten für Erwachsene, Selbstbeurteilung* (CAARS-S; Christiansen et al. 2014), oder die *Wender-Utah Rating Scale – deutsche Kurzform* (WURS-k, enthalten in HASE). Selbstredend sollte sich die Diagnosestellung nicht auf Ergebnisse einer Fragebogenuntersuchung beschränken.

38.3.1 Eigenanamnese bei ADHS

In der Mehrzahl der Fälle persistieren ADHS-Symptome vom Kindesalter bis ins Erwachsenenalter und in einer bedeutsamen Minderheit persistiert auch die Diagnose der ADHS, wobei in der Mehrheit der Fälle subklinische Symptome weiterhin erkennbar sind, die mit bedeutsamen Beeinträchtigungen einhergehen (▶ Kap. 9). Im Erwachsenenalter kann sich das Symptomprofil ändern, wobei die Symptome der Unaufmerksamkeit eher persistieren als die hyperaktiv-impulsive Symptomatik (AWMF 2018). Die beschriebene Veränderungstendenz der Symptome im Verlauf der Adoleszenz gilt es in der Eigenanamnese zu beachten und wenn möglich herauszuarbeiten. Beispielsweise verlagert sich eine in der Kindheit noch deutlich sichtbare motorische Unruhe oft im Erwachsenenalter »nach innen« und wird eher zu einer gedanklichen Unruhe mit einem »Zappeln« der Gedanken und einem »Springen« der Assoziationen. Dies ist besser zu erfragen als zu beobachten. Konkret wird anamnestisch Unaufmerksamkeit eher für die Gegenwart (bspw. Unaufmerksamkeit für Details, Sorgfalts- und Flüchtigkeitsfehler, Probleme beim Durchhalten von Routinetätigkeiten), Hyperaktivität (motorische Unruhe in Situationen, die Stillsitzen erforderter, z. B. Stuhlkreis im Kindergarten, Klassenarbeiten in der Schule) eher für die Kindheit erfragt. Impulsivität zeigt sich bei Erwachsenen nicht selten im Straßenverkehr, sodass das Unfallrisiko bei unbehandeltem ADHS auch signifikant erhöht zu sein scheint. Es können Verkehrssituationen wie Stop-and-Go-Verkehr, ungünstige Ampelschaltungen oder Situationen, in denen dem Betroffenen die Vorfahrt genommen wurde, erfragt werden. Auch Probleme in der Selbstorganisation, im Strukturieren von Abläufen und im Umgang mit Stress lassen sich bei Erwachsenen mit ADHS häufig herausexplorieren. Das Vergessen von Unterlagen, Terminen oder Absprachen zieht sich oft von der Schulzeit bis ins Erwachsenenalter. Retrospektiv berichten viele Patienten von Schwierigkeiten beim Verrichten von Schulhausaufgaben, hoher Ablenkbarkeit und erheblichen familiären Konflikten im Zusammenhang damit. Auch häufiges Dazwischenreden wird aus der Kindheit berichtet – wobei viele Patienten lernen, dies im Erwachsenenalter in vielen Situationen zu kompensieren. Nicht selten zeigen Erwachsene auch noch ein erhöhtes Maß an *Sensation Seeking* mit dem schnell anspringenden Gefühl der Langeweile. Nicht selten werden aus der Jugend tätliche Konflikte, aus dem Erwachsenenalter gehäufte sehr laute verbale Auseinandersetzungen berichtet. Im Erwachsenenalter prägnanter als im Kindesalter ist die emotionale Instabilität vieler ADHS-Patienten. Dies kann am ehesten damit erklärt werden, dass ein gewisses Maß an emotionaler Instabilität bei Kindern weitgehend normal ist und deshalb noch nicht als Symptom wahrgenommen wird.

Anamnestisch nicht zu vergessen werden sollten auch die Stärken des ADHS-Clusters, wie z. B. Kreativität, Fähigkeit zum Querdenken, Spontanität und Improvisationsfähigkeit.

38.3.2 Psychiatrische Untersuchung und Verhaltensbeobachtung bei ADHS

Für die Diagnostik bei Erwachsenen bestehen einige standardisierte Instrumente zur klinischen Einschätzung, z. B. die *ADHS-Diagnostische Checkliste* (enthalten in HASE), die *Conners Skalen zu Aufmerksamkeit und Verhalten für Erwachsene - Fremdbeurteilung* (CAARS-O; Christiansen et al. 2014) oder das *ADHS-Interview* (enthalten in IDA). In der Untersuchungssituation sind bei Erwachsenen ADHS-Symptome nicht zwingend sichtbar, teilweise ist allerdings durchaus noch motorische Unruhe (z. B. mit Wippen der Beine, Kippeln auf dem Stuhl) beobachtbar, und auch das gehäufte Abschweifen im Gespräch mit Problemen, den Fokus zu halten, kann durchaus auch im Erwachsenenalter noch sichtbar sein.

38.3.3 Fremdanamnese für die Kindheit bei ADHS

Ziel der Fremdanamnese ist die Validierung der ADHS-Symptome im Längsschnitt, wobei nachgewiesen werden sollte, dass ADHS-Symptome bereits vor dem zwölften Lebensjahr vorlagen. Insbesondere in der Abgrenzung zu lebensgeschichtlich später aufgetretene Konzentrationsstörungen, z. B. im Rahmen einer Depression, ist auch bei einer ADHS die längsschnittliche Validierung von zentraler Bedeutung. In der Literatur wird dieser diagnostische Aspekt allerdings weniger ausgeprägt betont als bei der Diagnostik von ASS. In der ADHS-Diagnostik sind Grundschulzeugnisse und dabei insbesondere die Freitexte der Lehrer häufig hilfreich und sollten – sofern sie nicht verloren gegangen sind – wenn möglich immer mit herangezogen werden. Hinweise auf motorische Unruhe, hohe Ablenkbarkeit, Probleme in der Selbstdisziplin und impulsives Verhalten sind hier häufig vermerkt. Eltern erinnern sich oft noch an eine motorische Unruhe der Kinder und altersunangemessene überschießende affektive Reaktionen. Bei einem »stillen« ADS (ohne Hyperaktivität) finden sich in der Elternanamnese oft weniger deutliche Hinweise und die Validierung des Längsschnitts ist damit oft schwieriger.

38.3.4 Testpsychologische Zusatzuntersuchungen bei ADHS

Auch in der ADHS-Diagnostik können testpsychologische Zusatzuntersuchungen sinnvoll sein, wobei auffällige Ergebnisse natürlich nur Hinweise auf das Vorliegen einer ADHS geben, diese aber weder beweisen noch (im unauffälligen Fall) ausschließen können. Häufig kommt beispielsweise die *Testbatterie zur Aufmerksamkeitsprüfung* (Zimmermann und Fimm 2002) zum Einsatz. Um Tagesprofile der Aufmerksamkeitsfokussierungsfähigkeit zu erstellen oder die Wirkung medikamentöser Interventionen auf die Aufmerksamkeit zu validieren, kann der sogenannte *d2-Test* (Ross 2005) verwendet werden, der Daueraufmerksamkeit auf eine monotone Aufgabe überprüft. Bezüglich der Spezifität auffälliger Ergebnisse gilt es im Erwachsenenalter insbesondere Medikamenten- und Drogeneffekte, Depressionen, Negativsymptome von Psychosen sowie hirnorganische Ursachen auszuschließen.

38.4 Diagnostik von Tic-Störungen und des Gilles-de-la-Tourette-Syndroms im Erwachsenenalter

Da etwa 80 % der Tic-Störungen im Verlauf der späten Jugend sistieren und im Erwachsenenalter asymptomatisch werden, stellt sich die Frage nach der (Erst-)Diagnostik im Erwachsenenalter nach unserer Erfahrung deutlich seltener als bei ASS und ADHS. Da motorische und vokale Tics im Rahmen einer Tic-Störung oder des Tourette-Syndroms typischerweise im Verlauf in ihrer Anzahl, Frequenz, Intensität und Komplexität fluktuieren, stellen sich allerdings durchaus auch Erwachsene neurologisch oder psychiatrisch vor, die jahrelang keine Symptome hatten und insofern subjektiv ein Erstauftreten berichten. Auch hier ist die Längsschnittanamnese von großer Bedeutung, da nur dadurch zu erfassen ist, ob bereits in Kindheit und Jugend eine Tic-Störung bestand.

Die Diagnose einer Tic-Störung im Erwachsenenalter ist – wie bei ASS und ADHS – *klinisch* anhand einer detaillierten Anamnese sowie einer neurologischen und psychiatrischen Untersuchung zu stellen (▶ Kap. 10; Ludolph et al. 2012). Häufiger als im Kindesalter und insbesondere bei Erstauftreten einer Tic-Störung oder tic-ähnlichen Symptomatik im Erwachsenenalter sollte an eine sekundäre Tic-Störung (z. B. im Rahmen eines Morbus Wilson) oder weitere differentialdiagnostische Möglichkeiten gedacht und ggf. eine umfangreichere organische Diagnostik mit z. B. cMRT und EEG eingeleitet werden. Neben neurologischen (z. B. Chorea minor oder major, fokale Epilepsien, Myoklonien) ist auch an psychosomatische (dissoziative Bewegungsstörungen) und psychiatrische Differentialdiagnosen (Zwangshandlungen, autistische Stereotypien, psychotische Manierismen) zu denken. Wie bei Entwicklungsstörungen allgemein können auch Tics im Rahmen von übergeordneten Syndromen auftreten (bspw. im Rahmen eines Fragiles-X-Syndroms). Im Erwachsenenalter spielen auch medikamenten- oder drogeninduzierte Tics (oder Tic-ähnliche Bewegungsstörungen) eine größere Rolle als im Kindesalter; daran zu denken wäre bei Neuroleptika, bei Stimulantien, insbesondere bei Amphetamin und Kokain, sowie bei einigen Antiepileptika.

Das Tourette-Syndrom (▶ Kap. 10) ist durch das Vorkommen (mindestens zweier) motorischer und mindestens eines vokalen Tics gekennzeichnet. Zudem werden in den Diagnosekriterien nach ICD-10 ein Erkrankungsbeginn im Kindes- oder Jugendalter, eine Dauer von mindestens einem Jahr (mit möglicher mehrmonatiger Unterbrechung) und Fluktuationen der Tics im Verlauf gefordert. Anamnestisch sollte dies herausgearbeitet werden. Daneben besteht die anamnestische Herausforderung darin, das Symptom Tic von anderen motorischen oder vokalen Symptomen gut abzugrenzen. Ein Tic ist dabei »eine rasche, wiederholte, nicht rhythmische Bewegung oder eine Lautproduktion, die plötzlich einsetzt, keinem Zweck dient und als bedeutungslos erlebt wird. Tics werden in Abhängigkeit von ihrer Qualität (motorisch/vokal) und Komplexität (einfach/komplex) eingeteilt. Sie können einzeln, aber auch in Serien auftreten, vorübergehend sein oder chronisch verlaufen« (Ludolph et al. 2012, S. 823). Typischerweise ist die *Tic-Aura*, also das dem Tic vorausgehende Vorgefühl (engl. »premonitory urge«, entfernt einem Juckreiz vergleichbar) bei Erwachsenen ausgeprägter als bei Kindern (Banaschewski et al. 2003) und auch bewusstseinsnäher. Daraus resultiert nicht zuletzt, dass die Ausführung von Tics bei Erwachsenen zumindest kurzfristig besser steuerbar und damit unterdrückbar ist. Dies lässt sich anamnestisch oft gut herausarbeiten und hilft bei der Unterscheidung z. B. zu fokal-epileptischen Phänomenen.

In vielen Fällen ist der durch Tics hervorgerufene Leidensdruck nur gering bis mäßig ausgeprägt, sodass sich individuell durchaus die Frage stellen kann, ob eine Diagnostik im Erwachsenenalter sinnvoll und zielführend ist. Dabei sollte aber immer miteinbezogen werden, dass es in vielen Fällen auch hilfreich sein kann, wenn »die Auffälligkeit« einen Namen bekommt, über den man etwas nachlesen kann, der mit einer meist guten Prognose verbunden ist und den der oder die Betroffene auch nennen kann, wenn er oder sie tic-bedingt sozial auffällt.

38.5 Zusammenfassung

Für Menschen mit »hochfunktionalen« Formen von ES besteht nach wie vor eine diagnostische Lücke, die vor allem die Jahrgänge vor 1980 betrifft. Dies führt zu einem großen Bedarf an ES-Diagnostik auch im Erwachsenenbereich. Anders als in der Kinder- und Jugendpsychiatrie ist die Diagnostik in der Erwachsenenpsychiatrie weniger stark an bestimmten als Goldstandard definierten Instrumenten orientiert, sondern wird *klinisch* gestellt. Das heißt, dass standardisierte Untersuchungsinstrumente bei der Diagnostik hilfreich sein können, nicht aber im Mittelpunkt des diagnostischen Prozesses stehen. In der Struktur ist die Diagnostik dreigliedrig, bestehend aus Eigenanamnese (Selbstauskunft inkl. spezifische Fragebögen), Fremdanamnese für Kindheit und Gegenwart (inkl. Fragebögen) und Verhaltensbeobachtung/erweitertem psychopathologischem Befund/Testpsychologie. Während bei Kindern meist Verhaltensbeobachtung und Elternauskunft führend in der Diagnosestellung sind, wird bei Erwachsenen die Eigenanamnese im Sinne der Selbstauskunft deutlich höher gewichtet.

Erwachsenendiagnostisch rückt häufig das Thema *Kompensation* ins Zentrum: Erwachsene (und Jugendliche) können Symptome, die bei Kindern beobachtbar sind, durch verschiedenste kognitive Mechanismen kaschieren. So unterdrücken Erwachsene mit ADHS häufig den Ausdruck motorischer Unruhe, und Erwachsene mit ASS unterdrücken stereotype Bewegungen und die eigene Routineorientierung, wie das Tragen immer gleicher Kleidung, um sozial nicht aufzufallen. Nicht selten beüben Jugendliche mit ASS ihre Mimik, Gestik und Prosodie, um weniger trocken und desinteressiert zu wirken. Manche Menschen mit ES entwickeln ein differenziertes, bewusst gesteuertes Verhaltensrepertoire, das nach komplexen Algorithmen abgerufen werden und in der diagnostischen Verhaltensbeobachtung durchaus als unauffällig bewertet werden kann. Das Wissen um Kompensationsstrategien ist aus diesem Grund unabdingbar für die Diagnostik von ES im Erwachsenenalter.

Literatur

AWMF (2016) Langfassung der Leitlinie »Autismus-Spektrum-Störungen im Kindes-, Jugend- und Erwachsenenalter, Teil 1: Diagnostik« (http://www.awmf.org/uploads/tx_szleitlinien/028-018l_S3_Autismus-Spektrum-Stoerungen_ASS-Diagnostik_2016-05.pdf, Zugriff am 17.07.2020).

AWMF (2018) Langfassung der interdisziplinären evidenz- und konsensbasierten S3-Leitlinie »Aufmerksamkeitsdefizit-/Hyperaktivitätsstörung (ADHS) im Kindes-, Jugend- und Erwachsenenalter«.(https://www.awmf.org/uploads/tx_szleitlinien/028-045l_S3_ADHS_2018-06.pdf, Zugriff am 17.7.2020).

Attwood T (2000) Das Asperger-Syndrom. Ein Ratgeber für Eltern. Stuttgart: Trias.

Banaschewski T, Wörner W, Rothenberger A (2003) Premonitory sensory phenomena and suppressibility of tics in Tourette syndrome: developmental aspects in children and adolescents. Dev Med Child Neurol 45: 700–703.

Baron-Cohen S, Jolliffe T, Mortimore C et al. (1997) Another advanced Test of Theory of Mind: Evidence from very high functioning Adults with Autism or Asperger Syndrome. Journal of child psychology and psychiatry, and allied disciplines 38: 813–822.

Baron-Cohen S, Wheelwright S, Robinson J et al. (2005) The Adult Asperger Assessment (AAA): A diagnostic method. Journal of Autism and Developmental Disorders 35: 807–819.

Constantino JN, Gruber CB (2005) Social Responsiveness Scale (SRS). Los Angeles, CA: Western Psychological Services.

Christiansen H, Hirsch O, Abdel-Hamid M et al. (2014) CAARS – Conners Skalen zu Aufmerksamkeit und Verhalten für Erwachsene. Bern: Hogrefe.

Dziobek I, Fleck S, Kalbe E et al. (2006) Introducing MASC: A Movie for the Assessment of Social Cognition. Journal of Autism and Developmental Disorders 36: 623–636.

Fangmeier T, Rauh R (2021) Neuropsychologische Untersuchungen. In: Tebartz van Elst L (Hrsg.) Autismus-Spektrum-Störungen im Erwachsenenalter. 3. Aufl. Berlin: Medizinisch-Wissenschaftliche Verlagsgesellschaft: S. 153-171.

Berg EA (1948) A simple objective technique for measuring flexibility in thinking J Gen Psychol 39: 15–22.

Ludolph AG, Roessner V; Münchau A et al. (2012) Tourette-Syndrom und andere Tic-Störungen in Kindheit, Jugend und Erwachsenenalter. Dtsch Arztebl Int 109(48): 821–828.

Merten J (2003) Einführung in die Emotionspsychologie. Stuttgart: Kohlhammer.

Oltmann PK, Raskin E, Witkin Ha (1971) Group Embedded Figures Test. Menlo Park, CA: Mind Garden.

Riedel A (2021) Klinische Diagnostik. In: Tebartz van Elst, L. (Hrsg.) Autismus-Spektrum-Störungen im Erwachsenenalter. 3. Aufl. Berlin: Medizinisch-Wissenschaftliche Verlagsgesellschaft. S. 129–152.

Ritvo RA, Ritvo DG, Guthrie D et al. 2011) The Ritvo Autism Asperger Diagnostic Scale-Revised (RAADS-R): A Scale to Assist the Diagnosis of Autism Spectrum Disorder in Adults: An International Validation Study. Journal of Autism and Developmental Disorders 41: 1076–1089.

Retz W, Retz-Junginger P, Römer K et al. (2013) Standardisierte Skalen zur strukturierten Diagnostik der ADHS im Erwachsenenalter. Fortschr Neurol Psychiar 81(7): 381–389.

Rösler M, Retz-Junginger P, Retz W et al. (2008) Homburger ADHS-Skalen für Erwachsene. Bern: Hogrefe.

Ross RM (2005). The D2 Test of Attention: An Examination of Age, Gender, and Cross-cultural Indices. Argosy University.

Rühl D, Bölte S, Feineis-Matthews S et al. (2016) Diagnostische Beobachtungsskala für Autistische Störungen (ADOS-2). Bern: Verlag Hans Huber.

Rutter M, Bailey A, Lord C (2003a) Social Communication Questionnaire (SCQ). Los Angeles, CA: Western Psychological Services.

Rutter M, Le Couteur A, Lord C (2003b) Autism Diagnostic Interview – Revised (ADI-R). Los Angeles, CA: Western Psychological Services.

Schmidt S, Petermann F (2009) ADHS-E. ADHS-Screening für Erwachsene. Frankfurt a. M.: Pearson.

Zimmermann P, Fimm B (2002) A test battery for attentional performance. In: Leclercq M, Zimmermann P (Hrsg.) Applied Neuropsychology of Attention: Theory, Diagnosis and Rehabilitation. East Sussex: Psychology Press.

39 Spezifische Diagnostik von Entwicklungsstörungen in der Psychosomatischen Medizin

Almut Zeeck, Carl Eduard Scheidt, Claas Lahmann

Menschen mit Entwicklungsstörungen finden sich in der stationären und tagesklinischen Psychosomatischen Medizin eher selten. Dies hat unter anderem damit zu tun, dass diese Behandlungssettings intensive, gruppenorientierte Psychotherapieprogramme vorhalten, welche für Menschen mit schwereren Entwicklungsstörungen in den meisten Fällen eine Überforderung darstellen. Es werden allenfalls Menschen behandelt, welche hochfunktionale Formen des Autismus oder einer Aufmerksamkeitsdefizit-Hyperaktivitätsstörung bzw. leichte Lern- und Kommunikationsstörungen aufweisen (Koelkebeck et al. 2014). Diese können im Erwachsenenalter gut kompensiert sein. Die Behandler, welche in der Regel mit Entwicklungsstörungen wenig vertraut sind, übersehen die noch bestehenden Einschränkungen leicht oder ordnen sie möglicherweise falsch zu: So kann z. B. unflexibles, an Routinen orientiertes und scheinbar »eigensinniges« Verhalten als anankastische Persönlichkeitsstörung anstatt als Autismus-Spektrum-Störung diagnostiziert werden. Andere Patienten erscheinen einfach etwas »merkwürdig« oder »anders«, ohne dass dies einer Entwicklungsstörung zugeordnet wird. Bislang finden sich nach unserem Kenntnisstand keine Untersuchungen zur Prävalenz von Entwicklungsstörungen in der Psychosomatischen Medizin und es ist zu vermuten, dass sie bzgl. hochfunktionaler Formen höher sein könnte als angenommen.

Man kann davon ausgehen, dass Patienten, die neben einer psychischen Erkrankung, die zu einer Behandlungsindikation führt (also einer Depression, Angst- oder Essstörung) auch eine Entwicklungsstörung aufweisen, eigentlich einer Anpassung des therapeutischen Vorgehens bedürfen, um ihnen gerecht zu werden. Dafür ist Voraussetzung, dass eine Entwicklungsstörung auch in der Psychosomatischen Medizin klinisch erkannt und richtig diagnostiziert wird. Ein wesentlicher Baustein ist dabei neben dem Beachten von Auffälligkeiten in der sozialen Interaktion die Eigenanamnese, welche spezifische Fragen enthalten sollte, um eine mögliche Entwicklungsstörung zu verifizieren (▶ Kap. 7). Sollte es deutliche Hinweise auf eine Entwicklungsstörung geben, wäre zusätzlich eine testdiagnostische Abklärung empfehlenswert.

Eine Diagnostik umfasst in der Psychosomatischen Medizin neben einer deskriptiven Diagnostik nach den Klassifikationssystemen ICD-10 und DSM-5 zusätzlich noch folgende Aspekte:

- Entwicklungsbedingungen in der Kindheit und Jugend (v. a. Beziehungen zu den primären Bezugspersonen, familiäre Dynamik, ggfs. Traumatisierungen)
- Bewältigung von Schwellensituationen (z. B. Ablösung aus dem Elternhaus)
- Bindungsmuster und dysfunktionale interpersonelle Muster
- Lebensüberdauernde Konflikte (z. B. Selbstwertkonflikte)
- Psychisches Funktionsniveau (Einschränkungen z. B. im Bereich Affektwahrnehmung, Impulsregulation, Kommunikation)

Es kann dabei davon ausgegangen werden, dass die biologisch-genetisch bedingten Besonderheiten bei Entwicklungsstörungen durch die in Kindheit und Jugend gemachten Erfahrungen moduliert und beeinflusst werden.

Abschließend soll noch darauf hingewiesen werden, dass es bei Auswertungen von in der psychosomatischen Medizin verwendeten Fragebogeninstrumenten zu Verzerrungen kommen kann, wenn eine Entwicklungsstörung vorliegt. Beispielsweise können Menschen mit einer Autismus-Spektrum-Störung Metaphern und komplexere Items, welche sich auf soziale Situationen beziehen, meist nicht verstehen – es ist für sie auch nicht nachvollziehbar, warum Fragen in leicht veränderter Form mehrfach gestellt werden, wie das bei der Konstruktion von Instrumenten häufiger der Fall ist. Andere Patienten hingegen können den Fragebogen so nehmen wie er ist und darüber hinwegsehen. So zeigte sich in einer laufenden Untersuchung[1] zum Vergleich von Patienten mit einer Autismus-Spektrum-Störung und von Patienten mit einer Anorexia nervosa anhand des Strukturfragebogens der *Operationalisierten Psychodynamischen Diagnostik*, dass viele Items von den Patienten mit Autismus-Spektrum-Störung nicht verstanden wurden und dass sich diese mehr als doppelt so lange mit den einzelnen Fragen beschäftigten.

Im Bereich der Psychosomatischen Medizin sollte das mögliche Vorliegen einer komorbiden Entwicklungsstörung – insbesondere hochfunktionaler Formen – in der Diagnostik stärker berücksichtigt werden. Studien zeigen, dass die psychotherapeutischen Behandlungsangebote beim Vorliegen einer Autismus-Spektrum-Störung auf die Besonderheiten der Patientengruppe in spezifischer Weise angepasst werden sollten (Lipinski et al. 2019) . Auch deswegen wären Studien zur Prävalenz der verschiedenen Entwicklungsstörungen in diesem Versorgungsfeld wünschenswert.

Literatur

Koelkebeck K, Riedel A, Ohrmann P et al. (2014) Autismusspektrumstörungen mit hohem Funktionsniveau im Erwachsenenalter. Der Nervenarzt 85(7): 891–902.

Lipinski S, Blanke ES, Suenkel U et al. (2019) Outpatient Psychotherapy for Adults with High-Functioning Autism Spectrum Condition: Utilization, Treatment Satisfaction, and Preferred Modifications. Journal of Autism & Developmental Disorders 49(3): 1154–1168.

---

1 Jana van Wickeren, Strukturelle Beeinträchtigung bei Patient*innen mit Autismus-Spektrum-Störungen Im Vergleich zu Patient*innen mit Anorexia nervosa. Promotionsarbeit an der Medizinischen Fakultät der Universität Freiburg (Fertigstellung 2022 oder 2023).

40 Problemlagen und diagnostische Herausforderungen über die Lebensspanne

Almut Zeeck, Monica Biscaldi-Schäfer, Andreas Riedel, Ludger Tebartz van Elst

40.1 Einleitung

Jedes Lebensalter geht mit spezifischen biologischen, psychischen und sozialen Gegebenheiten und Herausforderungen einher (Seiffge-Krenke 2009). Die Symptome einer Entwicklungsstörung können daher über die Lebensspanne eine andere Form annehmen und in Hinblick auf die mit ihnen verbundenen Einschränkungen mehr oder weniger bedeutsam sein. Menschen mit einer Entwicklungsstörung sind dabei immer auch als aktive Gestalter ihrer eigenen Entwicklung anzusehen, deren Problematik sich aus einem Zusammenspiel genetischer und umweltbedingter Risikofaktoren, protektiver Faktoren und Anpassungsleistungen ergibt (Johnson et al. 2015; Jones et al. 2014). Durch soziale Rahmenbedingungen, Erfahrungen und Lernprozesse (z. B. auch im Rahmen einer Therapie) kann es zu einer Kompensation und einem besseren Umgang mit den durch eine Entwicklungsstörung bedingten Einschränkungen kommen, aber auch zu Rückschritten, wenn Kontextbedingungen oder die Aufgaben in einer bestimmten Lebensphase zu einer Überforderung führen. Im Folgenden wird zwischen Kindheit, Pubertät und Adoleszenz, Erwachsenenalter sowie höherem Lebensalter differenziert (Seiffge-Krenke 2009) und eine Übersicht über die Besonderheiten der jeweiligen Lebensphase vorangestellt.

40.2 Kindheit

Entwicklungspsychologisch gesehen sind die ersten fünf Lebensjahre eines Menschen von besonderer Bedeutung. In dieser Phase wird unter anderem die Fähigkeit entwickelt, zwischen äußerer Realität und inneren Vorstellungen sowie zwischen Selbst und Anderem zu unterscheiden. Im Weiteren geht es um den Spracherwerb, die geistige Entwicklung, das Erlernen eines angemessenen sozialen Verhaltens und die Fähigkeit zur Kommunikation (Seiffge-Krenke 2009). Wesentlich sind dabei in den ersten Wochen und Lebensmonaten eine intuitiv richtige Deutung und Reaktion der Mutter oder einer anderen primären Bezugsperson auf die Signale des Säuglings sowie die affektive Zuwendung. Andererseits haben auch schon Säuglinge eine hohe interaktionelle Kompetenz, mit der sie Reaktionen beim Gegenüber induzieren und sie sich an sozialen Signalen orientieren (z. B. an Mimik und Handbewegungen). Diese scheint bei den meisten Säuglingen insbesondere mit hochfunktionaler ASS bis zum ca. sechsten Lebensmonat nicht verändert zu sein (Shen und Piven 2017).

Da frühe Interventionen einen günstigen Einfluss haben, wird gefordert, eine Entwicklungsstörung möglichst früh zu diagnostizieren, ebenso Begleitstörungen wie Auffälligkeiten in der Aufmerksamkeitsfokussierung, Fütterstörungen, impulsives oder ängstlich-vermeidendes Verhalten (Horovitz und Matson 2015). Erste Zeichen, die z. B. auf eine spätere ASS hindeuten, sind bei schwerer Ausprägung zwischen dem 17. und 37. Monat in der Regel zunehmend klarer erkennbar und können eine Diagnose ermöglichen (▶ Kap. 2). Sie bestehen in einer Abnahme des Interesses an sozialer Interaktion und Responsivität wie z. B. dem Nutzen von Gesten, welche den Interaktionspartner einbinden. In vielen Fällen kommt es zu einer verzögerten motorischen und Sprachentwicklung (Jones et al. 2014). Außerdem findet man oft eine begleitende intellektuelle Beeinträchtigung (▶ Kap. 8).

Im Hinblick auf frühe Zeichen für eine ADHS findet sich nur eine begrenzte Zahl an Untersuchungen. Diese verweisen vor allem auf Auffälligkeiten bezüglich des Temperaments (die Säuglinge sind vergleichsweise aktiv, weniger angepasst und zeigen häufiger negative Stimmungslagen, eine reduzierte Frustrationstoleranz sowie ein reduziertes Annäherungsverhalten). Ferner scheinen sich auch hier gehäuft Verzögerungen in der Sprachentwicklung zu finden (Johnson et al. 2015). Eine Zunahme der sozialen und emotionalen Anforderungen z. B. nach der Einschulung lassen Symptome einer Entwicklungsstörung deutlicher hervortreten, auch wenn ein hohes Funktionsniveau und eine gute kognitive Begabung die Auffälligkeiten im Verhalten und im Wahrnehmungserleben zunächst »verdeckt« hatten. Vor allem bei autistischen Zügen (▶ Kap. 6 und ▶ Kap. 8) tut sich das Umfeld aber oft schwer damit, die Kinder zu »pathologisieren«. Man hofft, dass es sich um Entwicklungsverzögerungen handelt, die sich mit der Zeit und Kompensationen »auswachsen« können. In diesen Fällen werden Diagnosen sehr spät gestellt, manchmal wenn das Kind schon »in den Brunnen« gefallen ist, weil z. B. ein Schulausschluss droht.

40.3 Pubertät und Adoleszenz

In dieser Lebensphase geht es um die Entwicklung eines integrierten Körperkonzeptes, Autonomie und Geschlechtsidentität sowie erste Erfahrungen mit romantischen Beziehungen. Es kommt zu bedeutsamen physiologischen, psychologischen und sozialen Veränderungen (Spear 2000). Neben den primären Bezugspersonen spielen Peers sowie Freunde, aber auch erwachsene Autoritätspersonen wie Lehrer in der Regel eine bedeutsame Rolle – vor allem im Bereich der Emotionsregulierung und im Umgang mit Konflikten, sowie bei der Konturierung des Selbstkonzeptes (Seiffge-Krenke 2009) und eines Wertesystems. Freundschaften mit Gleichaltrigen bedeuten in der normalen Entwicklung einen gemeinsamen, »symmetrischen« Austausch über Probleme und Entwicklungsaufgaben. Soziale Erfahrungen und die Verinnerlichung von Regeln, z. B. wenn es um das Austragen von Rivalität und Konflikten und den Umgang mit Aggression geht, werden Teil der eigenen Identität. Es gibt aber in der »normalen« Entwicklung auch ein Stadium des *Egozentrismus* (um das 14. Lebensalter), in dem Jugendliche davon überzeugt sind, einzigartig zu sein und von niemandem verstanden werden zu können (Elkind 1967).

Jugendliche mit ASS, aber auch mit ADHS zeigen in dieser Lebensphase in einigen Bereichen im Durchschnitt eine Verbesserung ihrer Beeinträchtigungen, in anderen aber auch eine Verschlechterung: Sie scheinen soziale Signale besser erkennen zu können, weniger hyperaktiv und irritierbar zu sein, allerdings ziehen sie sich häufig noch sozial stärker zurück (Corbett et al. 2019; O'Neill et al. 2017). Bei der ADHS finden sich in Hinblick auf die Aufmerksamkeitsstörung sehr unterschiedliche Verläufe, von denen dann auch die schulische Leistungsfähigkeit abhängt (O'Neill et al. 2017). Nach klinischer Erfahrung nimmt in diesem Alter oft das Bewusstsein darüber zu, anders zu sein als die anderen, was nicht selten als schmerzhaft erlebt oder auch durch Größenfantasien abgewehrt wird. Im Rahmen des oben beschriebenen Egozentrismus gibt es dann oft eine massive Ablehnung der gestellten Diagnose und ein Auflehnen gegen therapeutische Bemühungen.

Eine diagnostische Herausforderung stellt das Tourette-Syndrom dar, dessen Symptome an der Schwelle der Pubertät zunehmen und häufig von einer ADHS oder Zwangsgedanken und -handlungen und gelegentlich auch von einer »milderen« ASS-Variante begleitet werden (Cravedi et al. 2017). Der Verlauf in diesem Alter ist nicht selten schleichend und tückisch, weil Tics sehr fluktuierend auftreten und sich mit oppositionell-verweigerndem, provokativen Verhalten bzw. extremer motorischer Unruhe und/oder Impulsdurchbrüchen mischen können. Aufklärung und Psychoedukation können in diesem Fall eine erhebliche Entlastung für die Familie bedeuten.

Entwicklungsstörungen, vor allem in ihrer Kombination, lassen Jugendliche im Vergleich zu Gleichaltrigen nicht selten sehr »speziell« erscheinen.

40.4 Erwachsenenalter

Im Erwachsenenalter geht es zunächst um eine Konsolidierung der eigenen Identität, um Partnerschaft, eine eigenständige Haushaltsführung, Ausbildung und Berufstätigkeit, sowie eventuell Elternschaft und auch den Verlust der eigenen Eltern (Mason et al. 2018). Während der Reflexionsgrad und die Kompensationsfähigkeit zunehmen, stellen die Herausforderungen dieser Lebensphase Menschen mit Entwicklungsstörungen vor größere Probleme.

Bezüglich der Diagnostik sind Auffälligkeiten wie Hyperaktivität und Defizite der sozialen Kommunikation oft weniger *beobachtbar*, da die Kompensationsfähigkeiten (Einüben sozial »adäquaten Verhaltens«, Strategien gegen Ablenkbarkeit etc.) in Adoleszenz und jungem Erwachsenenalter rasch zunehmen und hyperkinetisches Verhalten meist nachlässt. Gleichzeitig steigt aber der Leidensdruck, da die bestehenden Defizite und die »Andersheit« bewusster werden. Dadurch sind Symptome im Erwachsenenalter diagnostisch oft deutlich besser *erfragbar* als im Kindesalter. Sowohl bei ADHS als auch bei ASS zeigen sich im Erwachsenenalter Schwierigkeiten in der Selbstorganisation und der Priorisierung, weswegen sich die Diagnostik dann auch vermehrt an Problemen der Exekutivfunktionen orientieren sollte. Diese Schwierigkeiten zeigen sich deutlicher als im jüngeren Lebensalter, da die Umgebungen Elternhaus und Schule weitgehend fremdstrukturiert sind.

Recht gut belegt ist, dass unabhängig von der Intelligenz bei Vorliegen eines ASS die Wahrscheinlichkeit, im Lauf des Erwachsenenlebens von Wohlfahrtseinrichtungen abhängig zu werden, deutlich erhöht ist (Brugha et al. 2011). In Untersuchungen aus verschiedenen Ländern zeigte sich durchweg der Befund, dass Erwachsene mit ASS trotz oft überdurchschnittlichen Ausbildungsniveaus zu über der Hälfte in keinem ihrer Ausbildung angemessenen Beschäftigungsverhältnis standen (Riedel et al. 2016). Bei ADHS sind das Risiko für häufige Wechsel von Arbeitsstellen, Beziehungsschwierigkeiten und auch das Unfallrisiko (Chang et al. 2014) deutlich erhöht.

Klinisch auffällig ist, dass gerade gut kompensierte – und damit eher unauffällig wirkende – Erwachsene mit ADHS und ASS in der »Rushhour des Lebens« an sekundären Depressionen, Angststörungen, Somatisierungsstörungen oder »Burn-out« erkranken und psychosomatisch oder psychiatrisch vorgestellt werden. Ein Grund dafür scheint zu sein, dass die gute Kompensation zwar eine gute Anpassung ermöglicht, aber mit einer erhöhten Anstrengung verbunden ist, die in Lebensphasen mit hohen Außenbelastungen zur Dekompensation führen kann. Beispielsweise führt bei ASS ein beruflicher Aufstieg oft zu Problemen, da damit meist Personalführung verbunden ist, welche hohe Sozialkompetenz erfordert. Auch die Versorgung eigener Kinder stellt Erwachsene mit ASS und ADHS vor große Herausforderungen, da das »Lesen« der Signale von Kindern oft nur intuitiv funktioniert und der eigene (ritualisierte [ASS] oder spontan gestaltete [ADHS]) Tagesrhythmus radikal an das Kleinkind angepasst werden muss. Diese Probleme können der Grund für eine Erstvorstellung sein. Oft werden aber auch die Primärsymptome in solchen Phasen wieder deutlicher und sind in der Diagnostik besser beobachtbar. Beispielsweise ist das Durchbrechen einer vormals gut kompensierten Impulsivität nicht selten (ADHS), und auch die soziale Kommunikation kann wieder auffälliger werden (ASS).

40.5 Höheres Lebensalter

Im höheren Lebensalter geht es um den Umgang mit Verlusten, die Pensionierung, eine Bilanzierung des im eigenen Leben Erreichten, eine Auseinandersetzung mit zunehmenden körperlichen Einschränkungen bis hin zu einem Verlust einer zuvor bestehenden Eigenständigkeit und die Auseinandersetzung mit dem eigenen Tod.

In dieser Lebensphase sind Entwicklungsstörungen schwer zu diagnostizieren (Wright et al. 2019), es finden sich kaum validierte Instrumente (Heijnen-Kohl et al. 2017) und wenig Forschung. Bei der Diagnostik müssen erworbene Bewältigungsstrategien und Kompensationsmechanismen berücksichtigt werden, ebenso eine Überlagerung durch komorbide, weitere psychische oder auch organische Erkrankungen wie z. B. Schlaganfälle oder eine vaskuläre Enzephalopathie. Es kann ferner schwer sein, zwischen Auffälligkeiten einer Entwicklungsstörung und Symptomen einer schizoiden, zwanghaften oder vermeidenden Persönlichkeitsstörung zu unterscheiden.

Von Donald Gray Triplett, einem der ersten – in den USA 1943 diagnostizierten – Autisten, gibt es den anekdotischen Bericht, dass er mit 77 Jahren schlussendlich ein glückliches Leben geführt habe. Dies passt zu der (vereinzelten) klinischen Beobachtung, dass zumindest in einigen Fällen Entwicklungsstörungen im Alter »zur Ruhe finden« und – aufgrund der reduzierten Anforderungen durch den Alltag – nur noch wenig Leidensdruck vorhanden ist.

40.6 Zusammenfassung

Die mit einer Entwicklungsstörung einhergehenden Besonderheiten und Beeinträchtigungen bestimmen mit, wie die Herausforderungen einzelner Lebensphasen bewältigt werden können. Sie sind über die Lebensspanne hinweg unterschiedlich bedeutsam und beobachtbar, was bei der Diagnostik berücksichtigt werden sollte.

Literatur

Brugha TS, McManus S, Bankart J et al. (2011) Epidemiology of autism spectrum disorders in adults in the community in England. Archives of General Psychiatry 68(5): 459–465.

Chang Z, Lichtenstein P, D'Onofrio BM et al. (2014) Serious transport accidents in adults with attention-deficit/hyperactivity disorder and the effect of medication: A population-based study. JAMA Psychiatry 71(3): 319–325.

Corbett BA, Muscatello RA, Tanguturi Y et al. (2019) Pubertal Development Measurement in Children With and Without Autism Spectrum Disorder: A Comparison Between Physical Exam, Parent- and Self-Report. Journal of Autism and Developmental Disorders 49(12): 4807–4819.

Cravedi E, Deniau E, Giannitelli, M. et al. (2017) Tourette syndrome and other neurodevelopmental disorders: A comprehensive review. Child and Adolescent Psychiatry and Mental Health 11: 59.

Elkind D (1967) Egocentrism in adolescence. Child Development 38(4): 1025–1034.

Heijnen-Kohl SMJ, Kok RM, Wilting RMHJ et al. (2017). Screening of Autism Spectrum Disorders in Geriatric Psychiatry. Journal of Autism and Developmental Disorders 47(9): 2679–2689.

Horovitz M, Matson JL (2015) The baby and infant screen for children with autism traits-part 2: The development of age-based cutoffs. Developmental Neurorehabilitation 18(6): 349–356.

Johnson MH, Gliga, T., Jones et al. (2015) Annual research review: Infant development, autism, and ADHD--early pathways to emerging disorders. Journal of Child Psychology and Psychiatry, and Allied Disciplines 56(3): 228–247.

Jones EJH, Gliga T, Bedford R et al. (2014) Developmental pathways to autism: A review of prospective studies of infants at risk. Neuroscience and Biobehavioral Reviews 39: 1–33.

Mason D, McConachie H, Garland D et al. (2018) Predictors of quality of life for autistic adults. Autism Research: Official Journal of the International Society for Autism Research 11(8): 1138–1147.

O'Neill S, Rajendran K, Mahbubani SM et al. (2017) Preschool Predictors of ADHD Symptoms and Impairment During Childhood and Adolescence. Current Psychiatry Reports 19 (12): 95.

Riedel A, Schröck C, Ebert D et al. (2016) Well Educated Unemployed—On Education, Employment and Comorbidities in Adults with High-Functioning Autism Spectrum Disorders in Germany. Psychiatrische Praxis 43(1) 38–44. https://doi.org/10.1055/s-0034-1387494.

Seiffge-Krenke I (2009) Psychotherapie und Entwicklungspsychologie. 2. Aufl. Heidelberg: Springer Medizin.

Shen MD, Piven J (2017) Brain and behavior development in autism from birth through infancy. Dialogues in Clinical Neuroscience 19 (4): 325–333.

Spear LP (2000) The adolescent brain and age-related behavioral manifestations. Neuroscience and Biobehavioral Reviews 24(4): 417–463.

Wright SD, Wright CA, D'Astous V et al. (2019) Autism aging. Gerontology & Geriatrics Education 40(3): 322–338.

41 Neuropädiatrische Diagnostik bei Entwicklungsstörungen im Kleinkind- und Vorschulalter

Thorsten Langer

41.1 Einleitung

Entwicklungsstörungen im Kleinkind- und Vorschulalter treten in unterschiedlichen Bereichen und verschiedenen Kombinationen auf. Grundsätzlich unterscheidet man in der Neuropädiatrie zwischen *umschriebenen* und *kombinierten* Entwicklungsstörungen. Bei der ersten Form ist ein Entwicklungsbereich betroffen. Unter der zweiten versteht man eine Konstellation, in der mindestens zwei aus folgenden Entwicklungsbereichen betroffen sind: Grobmotorik, Feinmotorik, Sprache, Kognition oder Verhalten. Zwischen 1–3 % der Kinder unter fünf Jahren haben eine kombinierte Entwicklungsverzögerung (Mithyantha et al. 2017). Jungen sind im Verhältnis 1,4:1 etwas häufiger betroffen als Mädchen (Shea 2012).

Wie bereits in ▶ Kap. 11 dargestellt wird die frühe Entwicklung von einer Vielzahl interner und externer Faktoren beeinflusst. Eine Darstellung der somatischen Ursachen für Störungen der Intelligenzentwicklung ist in ▶ Kap. 19 zu finden. In Ergänzung zu den genannten Abschnitten geht es in diesem Abschnitt um die konkrete neuropädiatrische Diagnostik im Kindes- und Vorschulalter. Eine frühe und zielgerechte Diagnostik ist wichtig, um behandelbare Erkrankungen zu erkennen und eine entsprechende Therapie einzuleiten. Die Dringlichkeit und Intensität der Diagnostik richtet sich dabei nach dem Vorliegen bestimmter Symptome sowie der Schwere und Dynamik der Auffälligkeiten. Eine schwerwiegende Situation ist beispielsweise gegeben, wenn das Kind einen Entwicklungsarrest zeigt, Sinnesstörungen auftreten, bereits erlernte Fähigkeiten verloren gehen, Hinweise auf Hirndruck bestehen oder epileptische Anfälle auftreten. Demgegenüber ist in anderen Fällen ein stufenweises Vorgehen gerechtfertigt, wenn eine behandelbare somatische Ursache bereits ausgeschlossen werden konnte bzw. nach ausführlicher Anamnese und körperlicher Untersuchung kein Anhalt dafür vorliegt.

41.2 Diagnostische Verfahren

Im folgenden Abschnitt werden überblicksartig verschiedene diagnostische Verfahren vorgestellt, die in einen Algorithmus eingebettet sind (▶ Abb. 41.1), wie er in der neuropädiatrischen Diagnostik häufig zum Einsatz kommt. Im Einzelfall muss man in Abhängigkeit von der jeweiligen Befundkonstellation selbstverständlich davon abweichen und einem hypothesen-geleitetem Vorgehen folgen.

41 Neuropädiatrische Diagnostik bei Entwicklungsstörungen im Kleinkind- und Vorschulalter

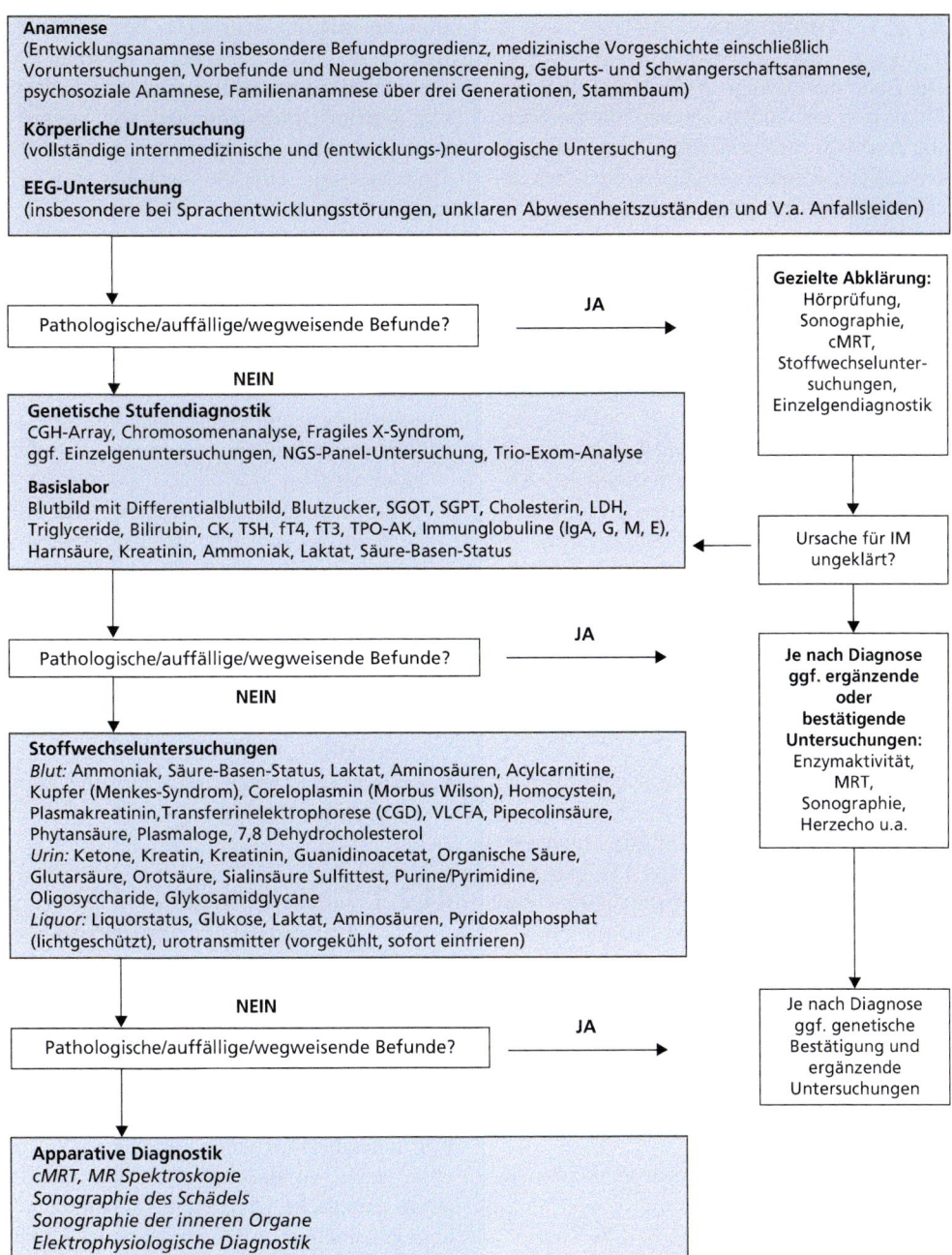

Abb. 41.1: Überblick zum diagnostischen Vorgehen (adaptiert nach DGKJP et al. 2021)

41.2.1 Anamnese

Die Anamnese erfolgt in der Regel über die Eltern und ggf. andere Quellen, die zuverlässige Auskünfte geben können, wie z. B. andere erwachsene Familienmitglieder oder Betreuer*innen aus Betreuungseinrichtungen. Die Kinder und Jugendlichen sollten in Abhängigkeit von Alter und Reifegrad in die anamnestische Exploration einbezogen werden. Typischerweise umfasst die Anamnese:

- den Verlauf der Schwangerschaft inklusive etwaiger Risiken, wie z. B. Infektionen, mütterliche Erkrankungen, Konsanguinität
- die Geburt (Schwangerschaftswoche, APGAR-Wert, Nabelschnur-pH, mögliche Komplikationen)
- die Neugeborenenperiode (postpartale Anpassung, Ernährung/Trinkschwäche, motorische Entwicklung, phonologische Entwicklung usw.)
- die Meilensteine der Entwicklung, insbesondere Motorik, Sprache, Kognition und Sauberkeit
- eine detaillierte Beschreibung der Entwicklungsauffälligkeiten inklusive deren Beginn und Dynamik (Entwicklungsgeschwindigkeit, -stillstand, Verlust von Fähigkeiten), betroffene Entwicklungsbereiche und Zusammenhang mit anderen Ereignissen
- eine ausführliche Familienanamnese mit besonderem Augenmerk auf Entwicklungsstörungen bei Familienmitgliedern, idealerweise mit Genogramm über drei Generationen
- belastende Faktoren und Ressourcen in der Familie
- bereits eingeleitete Fördermaßnahmen und Therapien

41.2.2 Körperliche Untersuchung

Die ausführliche körperliche Untersuchung umfasst den entwicklungsneurologischen und den internpädiatrischen Befund (Swayman et al. 2018). Sie schließt folgende Elemente ein, die bei entsprechendem Verdacht um gezielte Untersuchungen, wie beispielsweise eine Hörprüfung, eine augenärztliche Untersuchung, eine Sonographie u. a., ergänzt werden sollte.

- Körperlänge, -gewicht und Kopfumfang im zeitlichen Verlauf (Perzentilen)
- Dysmorphien, skelettale und andere syndromverdächtige Veränderungen
- Veränderungen der Haut, wie z. B. Hypo- oder Hyperpigmentierungen, Fibrome
- Veränderungen der Organe, wie z. B. Organomegalien
- Veränderungen der Bewegung, wie z. B. General Movements, Tonusveränderungen (Spastik, muskuläre Hypotonie), Kraft, Ataxie
- Reflexstatus
- Hirnnervenstatus
- Sprachlicher Entwicklungsstand in Hinblick auf expressive und rezeptive Sprachentwicklung
- Kognitiver Entwicklungsstand und kommunikatives Verhalten

41.2.3 Genetik und Laboruntersuchungen

Sofern sich aus Anamnese und körperlicher Untersuchung keine Hinweise auf das Vorliegen einer Stoffwechselerkrankung oder einer anderen spezifischen Erkrankung ergeben, ist die genetische Stufendiagnostik der nächste Schritt des diagnostischen Vorgehens (DGKJP et al. 2021). Voraussetzung für eine zielführende genetische Diagnostik ist eine detaillierte phänotypische Beschreibung der Auffälligkeiten. In der genetischen Stufendiagnostik wird zu Beginn häufig eine *Array-based Comparative Genomic Hybridization* (Array-CGH) durchgeführt, mit der sich Kopienzahlveränderungen der DNA, d. h. Duplikationen oder Deletionen, nachweisen lassen. In vielen Fällen wird sie durch eine *Chromosomen-Analyse*, eine Untersuchung des FMR1-Gens (Fragiles-X-Syndrom) oder andere Einzelgen-Untersuchungen ergänzt. Letzteres ist insbesondere der Fall, wenn spezifische klinische Hinweise vorliegen. Die Aufklärungsrate liegt mit dieser Methodik bei ca. 15 % (Miller 2010). Mit Hilfe des *Next-Generation-Sequencings* lassen sich im nächsten Schritt unterschiedlich umfangreiche Panel-Untersuchungen durchführen, die sich an der Leitsymptomatik orientieren. Sollte dieser Untersuchungsgang noch zu keiner Klärung führen, steht die *Trio-Analyse* zur Verfügung, bei der das ganze Exom des Patienten sowie seiner Eltern analysiert und verglichen wird. Die Aufklärungsrate liegt hier bei ca. 30–45 % (Kvarnung und Nordgren 2017; Wright et al. 2018).

Die genetische Stufendiagnostik wird in der Regel ergänzt durch eine *Basis-Laboruntersuchung*, die bei Vorliegen auffälliger Ergebnisse weiter vertieft wird (▶ Abb. 41.1).

41.2.4 Stoffwechseldiagnostik

Die Stoffwechseldiagnostik kann zum einen als ein *Screening-Instrument* eingesetzt werden, wenn beispielsweise kein Neugeborenen-Screening durchgeführt wurde oder die Symptomatik eher unspezifisch ausgeprägt ist. Zum anderen sollte sie rasch eingeleitet werden, wenn konkrete Verdachtsmomente auf eine Stoffwechselstörung vorliegen. Dazu gehören beispielsweise folgende Symptome (DGKJP et al. 2021):

- Nahrungsverweigerung, Erbrechen beim Neugeborenen oder Säugling
- Gedeih-/Wachstumsstörungen
- sekundäre Mikrozephalie
- psychomotorische Entwicklungsstörungen mit Progredienz/Regression
- progrediente neurologische Symptomatik, Krampfanfälle
- Bewegungsstörungen (Ataxie, extrapyramidale Störungen, Spastik)

- Stroke-like Episode
- Muskelschwäche
- Sehstörung, Ophthalmopathien (Katarakt, Erblindung)
- Hörstörung bis zur Ertaubung
- Skelettdysplasie

Die Auswahl der metabolischen Untersuchungen richtet sich nach der Klinik. Eine Auswahl verschiedener Verfahren ist in ▶ Abb. 41.1 dargestellt.

41.2.5 Apparative Untersuchungen

Auf Grundlage der erhobenen Befunde kommt der Einsatz verschiedener apparativer Untersuchungen in Betracht. Je nach Alter und Fragestellung können die Reihenfolge variiert und die Verfahren ausgeweitet werden. Zu den wesentlichen Untersuchungstechniken gehören:

- Die *EEG*, insbesondere bei anfallsverdächtigen Ereignissen und Abwesenheitszuständen, Entwicklungsstillstand im Säuglingsalter (West-Syndrom) oder einer sekundär auftretenden Sprachentwicklungsstörung (Electrical status epilepticus in sleep, ESES).
- Die *Sonographie* des Kopfes im Neugeborenen- und Säuglingsalter, um Veränderungen der Hirnanlage und des Ventrikelsystems, Hirnblutungen und andere Veränderungen darzustellen. Die Sonographie der inneren Organe hat beispielsweise eine hohe Bedeutung im Rahmen der Abklärung von Stoffwechselerkrankungen.
- Die *MRT* des Kopfes hat bei einer Reihe von möglichen Ätiologien einen hohen Stellenwert. Anlagestörungen und erworbene Schädigungen des Gehirns, wie z. B. nach hypoxischer Enzephalopathie oder im Rahmen von Stoffwechselerkrankungen können hiermit häufig differentialdia-

gnostisch eingeordnet werden. Bei spezifischen Verdachtsfällen, wie z. B. Mitochondriopathien ist die Durchführung einer MR-Spektroskopie sinnvoll.

41.3 Zusammenfassung

Das diagnostische Vorgehen in der Neuropädiatrie hat sich in den vergangenen Jahren insbesondere durch die Möglichkeiten der genetischen Diagnostik stark verändert und tut dies weiterhin. Auf diese Weise konnte die Aufklärungsrate bei kombinierten Entwicklungsstörungen deutlich gesteigert werden. Ausgangspunkt aller diagnostischen Bemühungen bleibt jedoch eine ausführliche klinische Befunderhebung durch Anamnese und neurologische Untersuchung, um möglichst gezielt differentialdiagnostisch vorgehen zu können. Dennoch bleiben Befunde unklarer pathogener Signifikanz weiterhin herausfordernd für die ätiologische Interpretation – und für die Krankheitsverarbeitung durch Patienten und ihre Angehörigen. Angesichts der hohen Dynamik auf dem Gebiet ist zu hoffen, dass dieser Anteil zukünftig weiter abnehmen wird.

Literatur

Deutsche Gesellschaft für Kinder- und Jugendpsychiatrie, Psychosomatik und Psychotherapie e.V., BKJPP, BAG et al. (DGKJP) (2021) S2k Praxisleitlinie Intelligenzminderung. Stand 03.06.2021 (https://www.awmf.org/leitlinien/detail/ll/028-042.html, Zugriff am 15.10.2021).

Kvarnung M, Nordgren A (2017) Intellectual Disability & Rare Disorders: A Diagnostic Challenge. Adv Exp Med Biol 1031: 39–54. doi:10.1007/978-3-319-67144-4_3.

Miller DT, Adam MP, Aradhya S et al. (2010) Consensus statement: chromosomal microarray is a first-tier clinical diagnostic test for individuals with developmental disabilities or congenital anomalies. Am J Hum Genet 86(5): 749–764.

Mithyantha, R, Kneen R, McCann E et al. (2017) Current evidence-based recommendations on investigating children with global developmental delay. Arch Dis Child 122: 1071–1076.

Shea S (2012) Intellectual Disability (Mental Retardation). Pediatrics Review (33): 110–121.

Swayman KF, Ashwal S, Ferrioro DM et al. (Hrsg.) (2018) Swayman's Pediatric Neurology. 6. Aufl. Edinburgh, London, New York, Oxford, Philadelphia, St. Louis, Sydney, Toronto: Elsevier.

Wright CF, FitzPatrick DR, Firth HV (2018) Paediatric genomics: diagnosing rare disease in children. Nat Rev Genet 19(5): 253–268. doi:10.1038/nrg.2017.116.

42 Therapie organischer Entwicklungsstörungen

Ludger Tebartz van Elst

42.1 Einleitung

Das Thema der Therapie organischer psychischer Störungen nimmt in der psychiatrischen Medizin eine Sonderrolle ein. Da die Organizität von organischen psychischen Störungen gemäß ICD-10 (WHO 1993) bzw. DSM-5 (APA 2013; 2015) und ICD-11 (WHO 2020) nur sehr rudimentär definiert und operationalisiert wird, haben Kliniker einen weiten Spielraum bei der Klassifikation organischer psychischer Störungen. So wird etwa nach DSM-5 eine psychotische Störung aufgrund eines medizinischen Faktors (gemäß ICD-10 F06.2) über das kritische B-Kriterium definiert: »Hinweise aus Vorgeschichte, körperlichen Untersuchungen oder Laborbefunden, die zeigen, dass das Störungsbild eine direkte pathophysiologische Folge eines anderen medizinischen Krankheitsfaktors ist« (APA 2015, S. 155 ff.). Was das nun aber genau sein soll, ob etwa pathologische, aber unspezifische EEG-, MRT-, Labor- oder Liquorbefunde ausreichen, um eine derartige sekundäre Störung zu begründen, bleibt offen. Wichtig ist in diesem Zusammenhang darauf hinzuweisen, dass von Hinweisen und nicht von Beweisen die Rede ist, was den Entscheidungsspielraum des Klinikers weiter unterstreicht.

Während es den Rahmen dieses Kapitels sprengen würde, zu jeder der vier großen ES-Entitäten (SIE, ASS, ADHD, TS) umfassend alle sekundären Konstellationen und deren therapeutische Implikationen zu erörtern, so sollen doch weiter unten die nach eigener Erfahrung klinisch wichtigsten diesbezüglichen Konstellationen kurz vorgestellt und reflektiert werden.

42.2 Therapie sekundärer Störungen der Intelligenzentwicklung (SIE)

Von besonderer Bedeutung ist dies bei den Störungen der Intelligenzentwicklung (SIE). Diese werden aktuell von vielen Ärzten und Psychotherapeuten als Thema eher gemieden, auch weil befürchtet wird, dass die Thematisierung eines unterdurchschnittlichen IQs etwa im Bereich < 85 dem Selbstwertgefühl Betroffener abträglich sein könnte. Dabei müssten allein aus statistischen Gründen 12–13 % der Patienten einen IQ im unterdurchschnittlichen aber noch normalen Bereich von 70–85 aufweisen. Dass solche Menschen vermehrt mit Problemen in alltäglichen Lebens- und Berufskonstellationen zu kämpfen haben und in der Folge Anpassungsprobleme, depressive oder Angstsymptome entwickeln, liegt auf der Hand. Ein Ignorieren dieser kausal relevanten, strukturellen Besonderheiten einer Person kann zu weitreichenden Fehldeutungen etwa einer depressiven Symptomatik führen, die schlussendlich nur in einer chronischen Überforderungskonstellation begründet sein könnte. Dies gilt natürlich unabhängig davon, ob es sich bei der Störung der Intelligenzentwicklung um eine primär idiopathische Variante handelt oder um eine sekundär organische.

Im klinischen Alltag ist es praktisch oft nicht einfach, bei den SIE primäre und sekundäre Varianten zu differenzieren. Sekundäre Störungen der Intelligenzentwicklung finden sich häufig im Kontext genetisch bedingter Syndrome (▶ Kap. 13 und ▶ Kap. 14) nicht selten gemeinsam mit anderen Auffälligkeiten wie körperlichen Fehlbildungen oder Epilepsien oder etwa bei einem Klinefelter-Syndrom (Kariotyp XXY). Die korrekte Diagnose einer genetischen Verursachung einer solchen Störung der Intelligenzentwicklung kann dann etwa in Form der korrekten Diagnose einer bis dato unerkannten oligosymptomatischen Epilepsie auch unmittelbare therapeutische Konsequenzen haben (Beginn eines Antikonvulsivums), die möglicherweise die neurokognitive Leistungsfähigkeit sogar verbessern. Im Hinblick auf diesbezügliche Details sei hier aber auf Kapitel 13 verwiesen (▶ Kap. 13).

42.3 Therapie sekundärer Autismus-Spektrum-Störungen (ASS)

Wie bei allen anderen ES richtet sich die Therapie bei sekundärer ASS nach der Kausalität der erkannten Erstursächlichkeit. Kann z. B. ein Klinefelter-Syndrom als Kausalursache hinter einem autistischen Phänotyp erkannt werden, so ist eine Bestimmung der Testosteronwerte und ggf. eine Testosteronsubstitution sicher als primäre therapeutische Intervention zu erwägen. Findet sich eine ASS z. B. im Kontext einer Epilepsie bei Zustand nach Rötelnembryopathie, so ist sicher zunächst die Epilepsie optimal zu behandeln (Tebartz van Elst und Perlov 2013). Sollte es im Säuglings- oder Kindesalter zu einer autistischen Regression kommen, so sollte eine sorgfältige neuropsychiatrische Diagnostik ggfls. auch inklusive Liquoruntersuchungen die Hypothese klären, ob sich ein diskret entzündliches oder immunologisches Geschehen als Ursache hinter der Klinik verbirgt. In solchen Kontexten sollte dann eine Immuntherapie in Analogie zum Vorgehen bei der erworbenen Aphasie im Sinne eines Landau-Kleffner-Syndroms erwogen werden (Tebartz van Elst und Perlov 2013; ▶ Kap. 4.5). Wie bei den meisten anderen ES spielt die Komorbidität der Epilepsie auch bei den ASS eine herausragende Rolle. Über 20 % der Kinder mit unkomplizierten Epilepsien und bis zu 80 % mit komplizierten Epilepsien entwickeln Symptome einer Entwicklungsstörung wie ASS, ADHS oder Störung der Intelligenzentwicklung (Berg et al. 2011). Auch entwickeln 5–46 % der Menschen mit ASS eine Epilepsie im Verlauf ihres Lebens (Spence und Schneider 2009). In all diesen Fällen sollte zunächst die Epilepsie optimal ausdiagnostiziert und therapiert werden, um Sekundärschäden im Sinne einer autistischen Entwicklung zu verhindern (Tebartz van Elst und Perlov 2013; ▶ Kap. 6.6). Bei 10–50 % der Menschen mit ASS finden sich pathologische EEG-Befunde, ohne dass zwingend eine Epilepsie vorliegt. In diesen Fällen kann im

Einzelfall abhängig von der Zielsymptomatik auch der Einsatz von Antikonvulsiva erwogen werden (Tebartz van Elst 2016). Finden sich keine Hinweise auf organische Ursachen oder aber gehen aus möglichen oder wahrscheinlichen organischen Ursachen keine spezifischen therapeutischen Implikationen hervor, so kann natürlich auch hier gemäß Leitlinien wie bei primären ASS sowohl psychotherapeutisch als auch medikamentös behandelt werden.

42.4 Therapie sekundärer Aufmerksamkeitsdefizit-/Hyperaktivitätsstörungen (ADHS)

Bei den sekundären Varianten einer ADHS verhält es sich ähnlich wie im o. g. Abschnitt zu den ASS. In diesem Zusammenhang ist es von Interesse, dass sowohl bei den sekundär genetischen als auch bei den sekundär erworbenen Varianten der ADHS bzw. ASS sich fast identische Risikostrukturen ergeben. So führen etwa genetische Störungen wie ein fragiles-X-Syndrom oder ein 22q11-Syndrom sowohl häufig zu ADHS- als auch zu ASS-Phänotypen und nicht selten zu Störungen der Intelligenzentwicklung. Gleiches gilt für andere erworbene Sekundärursachen wie Geburtskomplikationen oder entzündliche Hirnerkrankungen. Auch Epilepsien sind gleichermaßen häufig mit einer ADHS wie mit ASS vergesellschaftet (Spencer und Schneider 2009, Tebartz van Elst und Perlov 2013).

42.5 Therapie sekundärer Tic-Störungen (TS)

Schlussendlich soll bei den TS noch auf das Thema der pädiatrischen, autoimmunen, neuropsychiatrischen Störungen (englisch: disorder) assoziiert mit Streptokokkeninfekten (kurz: PANDAS) hingewiesen werden (Lepri et al. 2019; ▶ Kap. 10). Dabei handelt es sich um autoimmune meist recht akut im Kontext von Infekten entstehende klinische Bilder, die häufig mit Zwangssymptomen einhergehen und nicht selten von Tic-artigen Symptomen begleitet oder geprägt sein können. In diesen Fällen ist je nach konkreter klinischer Befundkonstellation etwa der Einsatz von Antibiotika oder anderer immunologischer Therapeutika zu erwägen. Ansonsten stellen sich auch für die TS die therapeutischen Algorithmen analog zu den oben für die anderen TS geschilderten Prinzipien dar.

42.6 Zur Rolle der Off-Label-Therapie

Wird klinisch eine sekundäre, organische psychische Störung klassifiziert, bewegt sich die dann folgende Therapie fast komplett im Bereich der Off-Label-Therapie. Denn für spezifische organische psychische Störungen existieren kaum kontrollierte Studien und die meiste verfügbare Evidenz ist kasuistischer Natur. Dies stellt für die Therapeuten auf der einen Seite ein höheres Risiko dar, da sich die Behandlung meist zwingend im Off-Label-Bereich bewegt. Auf der anderen Seite eröffnet dies aber auch einen breiteren Handlungsspielraum, da die Empfehlungen etwa von S3-Leitlinien sich in der Regel nicht auf organische, sondern mehr oder weniger explizit oder implizit auf primär-idiopathische Varianten der jeweiligen Störungen fokussieren.

Die Thematik stellt sich bei den sekundären Varianten von Entwicklungsstörungen ganz ähnlich dar. Wird etwa eine Störung der Intelligenzentwicklung, eine Aufmerksamkeitsdefizit-/Hyperaktivitätsstörung, eine Autismus-Spektrum-Störung oder eine Tic-Störung im Kontext einer klar pathologischen EEG aber ohne klinische Evidenz für klassische epileptische Anfälle gesehen, so kann durchaus der Off-Label-Einsatz von Antikonvulsiva in einer solchen Situation erwogen werden (Tebartz van Elst und Perlov 2013).

42.7 Die therapeutische Bedeutung des richtigen Krankheitsmodells

An dieser Stelle soll zunächst die hohe allgemeine klinische Bedeutung eines korrekten Krankheitsmodells unterstrichen werden. Denn wenn etwa eine SIE, ASS oder ADHS und nicht selten auch eine psychotische Störung im Kontext eines 22q11-Syndroms diagnostiziert wird, so hat dies etwa für die genetische Beratung von Familienmitgliedern eine sehr hohe Relevanz. Denn handelt es sich – wie oft in solchen Konstellationen – um eine Neumutation, so ist für weitere Kinder oder weitere Familienangehörige nicht von einem relevant erhöhten genetischen Risiko für weitere Familienmitglieder auszugehen. Diese Informationen und Erkenntnis sind oft von subjektiv sehr hoher Bedeutung für diese Familienmitglieder. Gleichzeitig ist es aber auch für die Betroffenen selbst und ihre Angehörigen von hoher Relevanz, die Natur und Kausalität der eigenen Symptome und Besonderheiten umfassend zu begreifen. Denn wird etwa ein 22q11-Syndrom nur als ASS oder ADHS diagnostiziert, merken Betroffene und Angehörige häufig dennoch, dass der Phänotyp nicht auf eine ähnlich gute Art und Weise passt wie bei anderen Menschen mit einer ASS, was zu Verunsicherungen und Misstrauen gegenüber der Diagnostik führen kann. Eine auf möglichst umfassende Art und Weise korrekte Diagnose ist erfahrungsgemäß die beste Grundlage für die Entwicklung eines validen Selbstbildes und darauf aufbauend einer Selbstakzeptanz und eines guten Selbstwertgefühls.

42.8 Zusammenfassung

Zusammenfassend kann festgehalten werden, dass die korrekte Identifizierung einer sekundären oder organischen ES weitreichende therapeutische Konsequenzen für die Betroffenen haben kann. Die konkreten sich aus der Diagnose eröffnenden weiteren Therapieoptionen ergeben sich aus der Natur der identifizierten Pathomechanismen bzw. Ätiologien und können hier nicht umfassend dargestellt werden. Auch unabhängig von diesen vorhandenen oder etwa bei vielen genetischen Syndromen auch noch nicht gegebenen Therapiealternativen, stellt die korrekte Diagnose häufig für viele Angehörige und Betroffene eine große Erleichterung und damit therapeutische Hilfe dar, weil sie hilft, die eigenen Schwierigkeiten und Besonderheiten besser zu verstehen und so ein adäquates und funktionierendes Selbstbild und Selbstwertgefühl aufzubauen.

Literatur

American Psychiatric Association (APA) (2013) Diagnostic and Statistical manual of Mental Disorders. Fifth Edition. Washington, DC: American Psychiatric Publishing.

American Psychiatric Association (APA) (2015) Diagnostisches und Statistisches Manual Psychischer Störungen DSM-5. Herausgegeben von Peter Falkai und Hans-Ulrich Wittchen. Göttingen: Hogrefe Verlag.

Berg AT, Caplan R, Hesdorffer DC (2011) Psychiatric and neurodevelopmental disorders in childhood-onset epilepsy. Epilepsy Behav 20: 550–555.

Lepri G, Rigante D, Bellando Randone S et al. (2019) Clinical-Serological Characterization and Treatment Outcome of a Large Cohort of Italian Children with Pediatric Autoimmune Neuropsychiatric Disorder Associated with Streptococcal Infection and Pediatric Acute Neuropsychiatric Syndrome. Child Adolesc Psychopharmacol 29: 608–614.

Spence SJ, Schneider MT (2009) The role of epilepsy and epileptiform EEGs in autism spectrum disorders Pediatr Res 65: 599–606.

Tebartz van Elst L, Perlov E (2013) Epilepsie und Psyche. Psychische Störungen bei Epilepsie. Epileptische Phänomene in der Psychiatrie. Stuttgart: Kohlhammer Verlag.

Tebartz van Elst L (2016) Medikamentöse Therapie im Erwachsenenalter. In: Tebartz van Elst L (Hrsg.) Das Asperger-Syndrom im Erwachsenenalter und andere hochfunktionale Autismus-Spektrum-Störungen. 2. Aufl. Berlin: Medizinisch Wissenschaftliche Verlagsgesellschaft. S. 264–277.

Weltgesundheitsorganisation (1991) Internationale Klassifikation psychischer Störungen. ICD-10 Kapitel V (F). Klinisch-diagnostische Leitlinien. Herausgegeben von Dilling H, Mombour W, Schmidt MH. Bern: Verlag Hans Huber.

Weltgesundheitsorganisation (WHO) (2020). International Classification of Diseases. ICD-11. (https://icd.who.int/browse11/l-m/en, Zugriff am 20.10.2022).

43 Therapie von Entwicklungsstörungen in der Kinder- und Jugendpsychiatrie und -psychotherapie

Monica Biscaldi-Schäfer, Barbara Haack-Dees, Christian Fleischhaker, Bettina Brehm

43.1 Einleitung

Der dimensionale Ansatz des DSM-5 nimmt eine weitgehende Überlappung von Symptomen aus verschiedenen diagnostischen »Kategorien« an und sieht einen fließenden Übergang zwischen Krankheitssymptomen und Gesundheit vor. Krankheit wird in der Psychiatrie als verminderte Leistungsfähigkeit definiert, die auf einer Funktionsstörung/-beeinträchtigung basiert, dabei sind Leidensdruck und Einschränkungen der Lebensqualität für die Behandlungsplanung maßgeblich. Das DSM-5 spricht von klinischer Nützlichkeit einer Diagnose, wenn sie »dem/r Behandler*in ermöglicht, eine Prognose, einen Behandlungsplan und den wahrscheinlichen Behandlungsausgang für den Patienten zu bestimmen« (DSM-5 Deutschen Ausgabe 2015, S. 26) und weiter, dass »die Diagnose einer psychischen Störung nicht mit Behandlungsbedarf gleichzusetzen ist« (ebd.), da die Bedeutung von Symptomen und das subjektive Leiden individuell sehr unterschiedlich ausfallen können.

In ▶ Kap. 37 des vorliegenden Bandes wurde das Fallbeispiel »Jonas« vorgestellt, das im Folgenden weiter ausgeführt werden soll: Nach erfolgter Diagnosestellung tauchen in der weiteren Behandlungsplanung einige wichtige Fragen auf: Wie kann man der Familie und dem Kind Bedeutung und Verlauf einer Entwicklungsstörung im Kontext einer psychiatrischen Behandlung erklären? Welche spezifischen Aufträge werden vom Kind, von den Eltern und vom Umfeld (meistens von der Schule) an die Kinder-Jugendpsychiatrie herangetragen? Was soll sich verändern? Welche realistischen Ziele können für die Interventionen formuliert werden? Was bewirkt die Diagnosestellung für das Selbstwertgefühl und die Identitätsentwicklung des Kindes? Wie sehen geeignete Therapieansätze aus und was wird sich möglicherweise in den zukünftigen Therapieentwicklungen durch den dimensionalen Ansatz der neuen Klassifikationen verändern?

Dieses Kapitel befasst sich in erster Linie mit den genannten Fragestellungen, insbesondere am Beispiel der Autismus-Spektrum-Störung (ASS) und der Aufmerksamkeitsdefizit-/Hyperaktivitätsstörung (ADHS). In ▶ Kap. 43.5 wird außerdem ein allgemeiner Überblick bzgl. medikamentöser und psychotherapeutischer bzw. psychosozialer Interventionen für die spezifischen Lernstörungen, die ADHS, die intellektuelle Entwicklungsstörung und die ASS mit oder ohne intellektuelle Beeinträchtigung gegeben (ohne Anspruch auf Vollständigkeit – hier wird auf weiterführende Literatur verwiesen). Für die therapeutische Planung und mögliche Interventionen bei der Tic-Störung und beim Gilles-de-la-Tourette-Syndrom wird auf die ausführliche Darstellung in ▶ Kap. 10 verwiesen.

43.2 Die Rolle der Psychoedukation

In der Einleitung wurden einige Fragen aufgeworfen, die bei der Arbeit mit dem Umfeld des Kindes im Rahmen der Psychoedukation unbedingt gestellt und beantwortet werden sollten. In erster Linie geht es um die Vermittlung eines sog. *Störungsmodells* oder, noch besser, einer *Arbeitshypothese*. Gleichzeitig ist es wichtig zu verstehen, welches Störungs- und Bedingungsmodell die Eltern vertreten und welches das Kind verinnerlicht hat. Ein gemeinsames Erklärungsmodell zu finden, ist für den Therapieerfolg unabdingbar.

In einem zweiten Schritt geht es um die Berücksichtigung und Aufwertung von Stärken und Anpassungsstrategien des Kindes und dessen Familie. Entwicklungsabweichungen werden manifest, wenn in bestimmten Bereichen Anforderungen an das Kind gestellt werden, die es nicht erfüllen kann. Das Kind wird zuerst eigene Strategien anwenden, um solche Anforderungen zu bewältigen bzw. diese zu vermeiden. Die eigenen Strategien sind für jedes Individuum wichtig und werden subjektiv nicht als dysfunktional erlebt. Das Auftreten von Besonderheiten und Defiziten im Rahmen einer ES sowie die täglichen Anpassungsstrategien sind, speziell bei ADHS und ASS, tief mit der perzeptiven und kognitiven Struktur der betroffenen Menschen verwoben und nehmen mit der Zeit immer stärker Einzug in deren Persönlichkeit und Individualität. Kinder bzw. deren Eltern werden bei der Erstvorstellung häufig zuerst über Enttäuschungen, Traurigkeit, Angst und Schlafstörungen berichten. Die Einsicht, dass diese Erfahrungen auch mit ihren Entwicklungsdefiziten und Besonderheiten zu tun haben könnten, besteht oft nicht. Sätze wie »Ich kann mich nicht konzentrieren« und »Ich werde wütend« treten eher einige Zeit nach Therapiebeginn auf, wenn die Kinder ihre eigene Situation besser reflektieren können.

Wie die individuellen Erfahrungen und Kompensationsstrategien im Rahmen einer Diagnose erklärt werden und wie diese Erklärungen aufgenommen und verarbeitet werden, ist prägend für die weitere Entwicklung des Kindes und Jugendlichen. Deswegen ist es ratsam, die Psychoedukation als laufenden Prozess zu betrachten mit regelmäßigen Updates über den Verlauf, insbesondere im Übergang von der Adoleszenz ins Erwachsenenalter.

Bei Teenagern trifft man häufig auf Ablehnung solcher »Life-time«-Diagnosen, unabhängig davon, ob die Diagnose bereits in der Kindheit oder aktuell gestellt wurde. Gerade bei Menschen mit ASS mit durchschnittlichen intellektuellen Fähigkeiten werden die für andere Menschen sonderbar wirkenden Charakteristika selbstverständlich als »ich-synton« erlebt und häufig jedes Therapieangebot als Bevormundung empfunden und abgelehnt. Im Rahmen der aktuellen Diskussionen über Normbestimmung und Diversität geht der Trend auch bei ES teilweise in die Verteidigung der eigenen »Neurodiversität« als bloße Abweichung von einer gesellschaftlich festgelegten Norm. Einige Bewegungen von Menschen mit einer ES-Diagnose (insbesondere ASS und ADHS) plädieren für eine Abschaffung von Krankheitsbegriffen und medizinischen defizitorientierten Prinzipien in der Therapie (für eine aktuelle kritische Debatte um die sog. evidenzbasierten Frühinterventionen der ASS siehe Leadbitter et al. 2021).

Es ist wichtig, dass Therapeuten solchen Ansätzen Respekt und Wertschätzung entgegenbringen (▶ Kap. 43.3). Allerdings wäre die Aberkennung von ES als mehr oder weniger komplexe Funktionsbeeinträchtigungen, die mit einer Einschränkung der psychosozialen Anpassung und Lebensqualität im Sinne einer Behinderung einhergehen können, in den meisten Fällen nicht zielführend für eine adäquate medizinische, psychologische und psychosoziale Versorgung. Zudem weisen ES eine erhöhte Vulnerabilität für psychische und auch somatische Komorbiditäten auf. Für eine gute Erklärung der Balance zwischen eigenen strukturellen Eigenschaften und gesellschaftlichen Normen kann die Anwendung des *Biopsychosozialen Modells* (▶ Abb. 43.1) in der Psychoedukation sehr hilfreich sein (dies wird in der Variante als Struktur-Problem-Zustand-Modell (kurz SPZ-Modell) sehr ausführlich in ▶ Kap. 44 dargestellt).

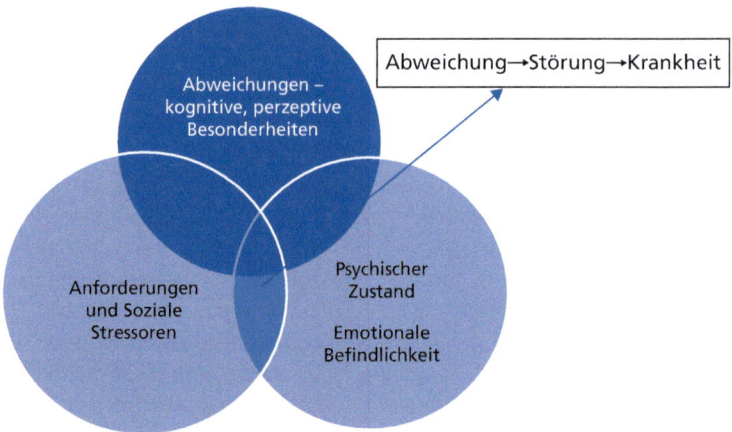

Abb. 43.1: Grafik für die Psychoedukation zur Erklärung gemäß eines Biopsychosozialen Modells

43.3 Balance zwischen Akzeptanz und Veränderung

Entwicklungsstörungen nehmen typischerweise einen stetigen und gleichzeitig schwer zu prognostizierenden Verlauf und sind oftmals nicht im Sinne einer »Heilung« zu behandeln. Vielmehr ist der Entwicklungs- und Behandlungsprozess charakterisiert durch die Art der Kompensation, die der betroffene Mensch im Laufe seines Lebens erbringt. Die jungen Menschen, die eine (oder mehrere) Diagnose(n) aus diesem Bereich erhalten haben, müssen damit leben, obwohl die Definition ihrer Funktionseinschränkungen und die Notwendigkeit einer Behandlung von den Erwachsenen in ihrem Umfeld bestimmt wurden. Deswegen ist es in jeder Altersstufe und bei jedem Entwicklungsstand wichtig, die Patienten in die Behandlungsplanung zu involvieren, individuelle Bedürfnisse zu berücksichtigen und sorgfältig auf Signale von Über- und Unterforderung zu achten.

Brunsdon und Happè (2014) unterstreichen z. B. die Heterogenität der ASS anhand der vielfältigen kognitiven Besonderheiten und Defizite, die u. a. von Kompensationen über die Lebensspanne beeinflusst werden. Sie widersprechen früheren Versuchen, ein einheitliches Modell für Autismus zu finden, dem ein homogener autistischer Phänotyp zugrunde liegen sollte. Sie schließen ihren Beitrag mit einer therapeutischen Empfehlung, welche die Sicht der betroffenen Menschen ins Zentrum der Intervention stellen sollte (Seite 27, letzter Absatz, freie Übersetzung der Autoren): »[W]enn […] ASS aus den

Beiträgen verschiedener Gene, neuronaler Netze und kognitiver Komponenten resultiert, die einzelne Verhaltensmerkmale beeinflussen, dann ist es möglich, Interventionen zu entwickeln, die auf bestimmte Symptome oder Aspekte der ASS abzielen und andere unberührt lassen, die den Self-advocates wichtig sind.« Kinder können oft keine *Self-advocacy* für sich beanspruchen, allerdings zeigen sie oftmals durch Überforderungs- und Stresssymptome, welche sozialen Anforderungen für sie möglich sind. Auf solche Signale muss sorgfältig geachtet werden. In der Transitionsphase zur Pubertät wird die individuelle Haltung noch deutlicher und die Ziele einer Therapie müssen realistisch gemeinsam diskutiert werden. Cage et al. (2018) diskutieren das Problem, den eigenen Zustand zu akzeptieren, das einige junge Leute mit ES haben. Daraus würde sich oft eine Strategie des sog. *Camouflaging* entwickeln, die als Risikofaktor für das Auftreten von Depressionen angesehen werden kann. Die Suche nach Konformität und Normalität im Sinne des *Camouflaging* (Mandy 2019) stellt quasi einen Gegensatz zum oben beschriebenen Konzept der Neurodiversität dar.

Bei der ADHS gibt es ähnliche Erfahrungen. Auch wenn die strukturellen Abweichungen zunächst nicht so tiefgreifend wie bei der ASS erscheinen (abgesehen von den Mischphänotypen), ist die Komorbidität generell extrem hoch mit sowohl externalisierenden als auch internalisierenden Symptomen. Entscheidend dabei sind die Effekte und Reaktionen des Umfelds auf die Hyperaktivität und Impulsivität der Kinder, die einen erheblichen Einfluss auf das Selbstbild und die emotionale Situation des Kindes haben. Es entsteht oft ein Teufelskreis zwischen Erwartungen an das Kind und Frustrationen. Deswegen ist hier die Psychoedukation besonders wichtig.

Hierzu lohnt es sich, einen Blick auf die historische Perspektive von Matthew Smith (2017) auf die ADHS zu werfen. Ohne die Bedeutung der neurobiologischen Perspektive der ADHS zu schmälern, stellt Smith die »Universalität« des Konzepts der ADHS in Frage. Er zeigt, dass die Prävalenz der Diagnosen und die Suche nach – vor allem medikamentöser – Behandlung stark mit dem Leistungsdruck und der kompetitiven Haltung zusammenhängt, die in den letzten 60–70 Jahren in den Industrie- und Schwellenländern enorm zugenommen hat. Somit unterstreicht Smith die erheblichen gesellschaftlichen und kulturellen Einflüsse auf das Konzept von Entwicklungsstörungen. Diese Überlegungen können genauso gut auch auf z. B. das Autismus-Spektrum und die Lernstörungen übertragen werden. Letztlich appelliert Smith an die Haltung der Wissenschaft, die seiner Meinung nach in diesem Bereich immer wieder vergisst, das Kind und seine Bedürfnisse ins Zentrum der Aufmerksamkeit zu stellen, und stattdessen das Kind unreflektiert an die Normen und Zwänge einer immer kompetitiveren Gesellschaft anpassen will (Smith 2017). Unabhängig von solchen kritischen Positionen ist jedoch eine besondere Betrachtung der Interaktion zwischen Umfeld und individueller Struktur gerade bei dem Life-Time-Charakter der Entwicklungsstörungen sehr wichtig, um eine abgewogene und respektvolle Therapieplanung herzustellen. Der Familie und dem Therapeuten (und den Kostenträgern) sollte von Anfang an bewusst sein, dass nur ein langfristig angelegtes Management mit wiederkehrenden Updates und starker Partizipation der betroffenen Menschen diese erfolgreich in den »sensitiven« Transitionsphasen begleiten kann.

43.4 Stärken berücksichtigen und Schwächen kompensieren

Ressourcenorientiert mit Kindern mit ES zu arbeiten, bedeutet nicht allein ein *Stärken-Schwächen-Profil* mit dem Kind zu erstellen (Was kann ich gut? Was kann ich weniger gut?), sondern auch individuelle Kompensationsstrategien zu erkennen und zu nutzen. Diese lassen sich nicht nur aus der Messung der allgemeinen intellektuellen Leistungsfähigkeit ermitteln. Kinder mit ES weisen fast immer Veränderungen in bestimmten, spezifischen kognitiven Bereichen auf. Typisch sind Abweichungen in den exekutiven Funktionen (Flexibilität, Monitoring als Aktualisierungsprozess im Arbeitsgedächtnis, Inhibition; ▶ Kap. 22) und in der intraindividuellen Variabilität (als spezifische, erhöhte Schwankung in der Performanz). Diese Funktionen dienen der Selbstregulation und zielgerichteten Handlung eines Individuums. Je abweichender diese Funktionen im Sinne einer Verminderung sind, desto umfassender wird die Auswirkung auf die Wahrnehmung, Reaktion und Leistung eines Kindes in den betroffenen Bereichen sein. Diese Defizite bleiben aber nicht konstant/unverändert, sondern sind im Lauf der Entwicklung durch ständige Kompensations- bzw. Anpassungsstrategien an Anforderungen und Bedingungen im Umfeld geprägt.

Im Rahmen der Intervention bei einer ADHS-Symptomatik bildet der Aufbau der Selbstregulation einen wichtigen Schwerpunkt der Therapie. Hyperaktivität und Impulsivität können z. B. durch ein besonders hohes Energielevel, allerdings mit erheblicher Variabilität in der Verfügbarkeit solcher Energieressourcen, charakterisiert sein. Motorische Unruhe und rasches Wechseln zwischen Aktivitäten entstehen im Sinne einer Anpassung an die Anforderungen, die an die Aufmerksamkeit gestellt werden. Die daraus resultierende Unruhe auf der Verhaltensebene (sog. *Upregulation*) soll die Energiereserven konstant halten. Eine andere Kompensationsstrategie findet man, wenn extrem leistungsfähige Phasen mit Hyperfokussierung mit Phasen von schwacher Aufmerksamkeit und hohem Erholungsbedürfnis abwechseln. Diese unterschiedlichen Kompensationsstrategien zu erkennen, mit dem Patienten zu besprechen und in die Therapie einzubauen, kann nur im Rahmen einer individuell feintarierten Interventionsplanung mit der ganzen Familie geschehen.

Bei typischen Symptomen einer ASS, wie z. B. Missverständnissen, Fehlanpassungen in der täglichen zwischenmenschlichen Kommunikation sowie Schwierigkeiten, Bedürfnisse, Wünsche, emotionale Zustände anderer zu bemerken und einzuordnen, sollte ein wichtiger Schwerpunkt der Therapie in der Stärkung der Eigen- und Fremdwahrnehmung liegen. Junge autistische Menschen mit zumindest ausreichenden intellektuellen Fähigkeiten sind in der Lage, ihre Umgebung extrem klar und detailliert zu beobachten. Es entstehen manchmal erstaunlich scharfe, fast »fotografische« Aufnahmen von Einzelsituationen, die zu intensiv und unabhängig von Kontextfaktoren wahrgenommen werden und deshalb zu eigenartigen Erklärungsansätzen führen können. Diese Fehlinterpretationen sollten wertschätzend thematisiert und geduldig, klärend, vergleichend im therapeutischen Prozess eingebaut werden.

Spezialinteressen können eine absolute Stärke bei ASS bilden, wenn es dadurch möglich ist, eigene Nischen und Erholung von der häufigen Reizüberflutung zu finden. Eine ausgewogene Balance zwischen Rückzug in Stereotypien, Wiederholungen, sensorischen Erfahrungen und Anforderungen, auch im sozialen Bereich, ist wiederum bei Menschen mit zusätzlicher Intelligenzminderung wichtig.

In einer weltweiten Umfrage von De Schipper et al. (2016), basierend auf ICF-Items, wurden körperliche Beschwerden und Besonderheiten der Motorik sowie ungünstige Bedingungen im Umfeld der Menschen mit ASS als weitere häufige Faktoren genannt, die Schwächen darstellen und zu starken Funktionsbeeinträchtigungen führen können. In dieser Studie wurden allerdings auch Ressourcen hervorgehoben, die z. B. als Ehrlichkeit, Fokussierung auf Details, Ausdauer und Loyalität identifiziert wurden (De Schipper et al. 2016).

Geringe Sprachkompetenz, Schulleistungsprobleme und Schulversagen aufgrund von Lernentwicklungsstörungen schränken die Teilhabe und das Selbstwertgefühl von Kindern mit ES erheblich ein, mit bedeutenden Folgen für die psychische Gesundheit. Eine effektive Aktivierung von Ressourcen kann nur im Rahmen von pädagogischen Programmen mit realistischen Bildungszielen und einer konstruktiven Kommunikation zwischen Schule und Familie stattfinden. Der Kinder- und Jugendpsychiater kommt hier ins Spiel, wenn sowohl andere ES als auch Komorbiditäten im emotional-affektiven Bereich vorhanden sind.

43.5 Therapie der Entwicklungsstörungen

43.5.1 Stellenwert der medikamentösen Behandlung

In der Kinder- und Jugendpsychiatrie gibt es wenige Medikamente, die arzneimittelrechtlich für unter 18-Jährige zugelassen sind. Trotzdem ist in den letzten Jahren eine Zunahme an Verschreibung von Psychopharmaka bei jungen Menschen zu vermerken. Die Gründe sind mit Sicherheit vielfältig und stehen u. a. im Zusammenhang mit den bereits diskutierten wachsenden gesellschaftlichen Anforderungen, der verminderten gesellschaftlichen Abweichungstoleranz und der damit verbundenen Zunahme an diagnostizierten psychiatrischen Störungen. Die Verantwortung, im frühen Entwicklungsalter medikamentöse Behandlung einzusetzen, ist besonders groß, zumal die erlebte Selbstwirksamkeit von Patienten im Management ihrer Besonderheiten durch die Einnahme von Medikamenten eventuell reduziert wird. Kinder mit ADHS z. B. zeigen unterschiedliche Reaktionen auf die Verschreibung einer Medikation, die von einer Art »psychologischen Abhängigkeit« (»Ich kann mich heute nicht benehmen, weil ich meine Tablette nicht genommen habe«) bis zu einer echten Aversion mit daraus resultierender fehlender Wirkung wegen der unzuverlässigen Einnahme (die Medikation wird heimlich wieder ausgespuckt oder komplett verweigert) reichen kann.

Einen besonderen Stellenwert nimmt die ADHS-Medikation ein, insbesondere die Stimulanzien, die im Kinder- und Jugendalter die bestuntersuchte Medikamenten-Gruppe darstellen. Die MTA-Studie (1999) hat in verschiedenen aufwändigen und umfassenden Follow-Ups (von 14 Monate bis 16 Jahre) gezeigt, dass Stimulanzien wie Methylphenidat und Amphetamine in der kurz- und mittelfristigen Perspektive im Vergleich zu Psychotherapie eine sehr große Effektstärke aufweisen. Im Verlauf weist allerdings die Prognose von medizierten versus nicht medizierten Kindern und Jugendlichen immer weniger Unterschiede auf und die Entwicklungsverläufe nähern sich an. Viele Gründe dafür werden diskutiert, u. a. methodische Probleme aufgrund von Dropouts mit Verlust der Eingangs-Randomisierung oder die Auswahl der sog. »Outcome-Measures«, die auf der Kernsymptomatik basieren, während mit der Zeit andere Aspekte, wie z. B. die steigende Komorbidität, wichtigere prognostische Faktoren werden (Taylor et al. 2019). Ein weiterer Grund für diesen Befund könnte der Bias sein, dass eher Menschen mit einer schweren ADHS – und daher schlechteren Prognose – bereits im Kindesalter Medikamente bekommen (Eme 2017). Auch der Verlust von Adhärenz im Jugendalter infolge einer Ablehnung der Medikation (oft, wie bereits beschrieben, in Verbindung mit einer »Infragestellung« der Diagnose) und das Zugreifen auf Selbstmedikation mit anderen Substanzen (z. B. Cannabis) sollten stärker in den Fokus bei den Langzeit-Therapiestudien genommen werden.

Die Pharmaindustrie hat verschiedene Stimulanzien-Medikationen mit potenziell unterschiedlicher Pharmakokinetik auf den Markt gebracht. Dies sollte eine individuell optimierte, feintarierte Verfügbarkeit vom Stoff ermöglichen. Leider spielt auch hier, insbesondere bei jungen Menschen, der individuell sehr unterschiedliche Stoffwechsel eine entscheidende Rolle. Ein *Therapy-Drug-Monitoring* (TDM), das die reale Verfügbarkeit im Blut messen könnte, ist allerdings bei solchen Medikamenten mit eher kurzer Halbwertzeit, die keinen Blutspiegel aufbauen, extrem schwierig.

Die aktuellere Entwicklung der medikamentösen Forschung bei ADHS hat andere Substanzen wie Atomoxetin, Clonidin und Guanfacin ins Spiel gebracht (AWMF 2018). Auch diätetisch basierte Interventionen auf dem Hintergrund einer Lebensmittelintoleranz, die zu ADHS-Symptomen führen oder diese verstärken kann, zeigen mittlerweile eine befriedigende Evidenz (AMWF 2018). Somit versucht man zunehmend Interventionen zu entwickeln, die auf individuelle Bedürfnisse zugeschnitten sind.

Erwähnt sollte an dieser Stelle die steigende Anwendung von Neuroleptika bei ES (in erster Linie Risperidon und Aripiprazol), vor allem bei Verhaltensauffälligkeiten wie Impulskontrollstörungen und emotionalen Regulationsstörungen, die im Rahmen einer ADHS und/oder ASS sowie bei Störungen der intellektuellen Entwicklung auftreten können. Bei ADHS gibt es eine nur sehr begrenzte Empfehlung für Neuroleptika bei ausgeprägtem aggressivem Verhalten (AWMF 2018). Die neuroleptische Medikation wird oft bei der intellektuellen Entwicklungsstörung und bei ASS mit oder ohne eine kognitive Beeinträchtigung angewendet, wenn diese von Symptomen wie stark rigidem und unflexiblem oder stereotypem Verhalten, Irritabilität und Fremd- und Selbstaggressivität begleitet werden. Auch beim Gilles-de-la-Tourette-Syndrom – vor allem beim Vorliegen von Komorbiditäten – können Neuroleptika helfen. Es gibt solide internationale randomisierte kontrollierte Studien (abgekürzt RCT, siehe z. B. NICE 2013; RUPP 2005; Hirsch und Pringsheim 2016; Ghanizadeh et al. 2014), die eine sehr gute Wirksamkeit, allerdings umschrieben auf speziellen Patientengruppen, belegen. Im klinischen Alltag zeigen sich große Effekte und kurzfristig eine gute Toleranz und Zufriedenheit des Umfelds mit der medikamentösen Behandlung. Allerdings fehlen teilweise Zulassungsstudien (z. B. bei Aripiprazol in Deutschland) sowie im allgemeinen Langzeitmonitoring evidenzbasierte Aussagen darüber, wie lange und in welcher Dosis Neuroleptika verabreicht werden sollten. Die Anwendung ist in Deutschland fast ausschließlich im *Off-Label-Use*, bzw. es gibt eine Zulassung lediglich für einen kurzen Behandlungszeitraum. Deswegen sollten insbesondere der Schweregrad der Begleitsymptome, die Anzahl der Komorbiditäten und die Einschränkungen in der Teilhabe und Lebensqualität die führenden Kriterien für die Entscheidung zu einer vor allem neuroleptischen medikamentösen Behandlung sein. Die Situation ist im Allgemeinen unbefriedigend, mehr Forschung und bessere Definitionen von Kriterien der Behandlung sind vonnöten. Zu bemerken ist außerdem, dass die Akzeptanz solcher Medikamente vor allem im Jugendalter deutlich abnimmt. Wenn das Management der ES zu stark auf der Medikation basiert, bleiben die Jugendlichen in einem Vakuum ohne effektive Strategien, um die auftretenden Herausforderungen im weiteren Verlauf zu bewältigen.

Der dimensionale Ansatz von DSM-5 und ICD-11 betont die Wechselwirkung verschiedener Störungsbilder und die Auswirkung von Komorbiditäten. Es gab bereits Befürchtungen, dass dieser Ansatz zu einer Zunahme in der Verwendung von (Mehrfach-)Medikationen führen könnte. Allerdings trifft dies nur zu, wenn die Vorteile des dimensionalen Konzepts bei der therapeutischen Konzeptionsplanung keine Anwendung finden. Es wird in Zukunft ein Wechsel im Denken nötig sein, bis die neuen Therapieansätze der Komplexität der dimensionalen Sichtweise gerecht werden. Die Umsetzung der neuen dimensionalen Konzepte wird sicherlich viele innovative Ideen erfordern.

43.5.2 Allgemeine Interventionen bei ES

Der Erfolg einer Maßnahme sollte idealerweise »messbar« sein und so lange andauern, bis Veränderungen sichtbar und auch sinnvoll sind (für Teilhabe und Lebensqualität). Bei den intellektuellen Beeinträchtigungen allgemein bzw. im Rahmen einer ASS mit oder ohne Störung der Sprachentwicklung ist dieser – zuerst vielleicht selbstverständlich klingende – Ansatz besonders wichtig, um unrealistische und unangemessene Erwartungen des Umfelds zu vermeiden. In vielen dieser Fälle sind vor allem psychosoziale Verfahren, die auf eine Verbesserung von Funktionsbeeinträchtigungen, Teilhabe und Lebensqualität abzielen, von primärer Bedeutung. Diese ermöglichen zusammen mit systemischen Ansätzen zur Unterstützung und Förderung des direkten Umfelds (Familie, Wohneinrichtungen) der betroffenen Menschen, im Rahmen von soziopsychiatrischen Maßnahmen, eine Steigerung von adaptiven Funktionen und dadurch von emotionaler Stabilität und Zufriedenheit, die zu einer besseren Erhaltung von körperlicher und psychischer Gesundheit führen. Psychosoziale Interventionen sollten multiprofessionell, vernetzt und optimal auf die individuellen Bedürfnisse abgestimmt sowie systematisch in Bezug auf Effektivität und Langzeiterfolge überprüft werden. Der Einsatz von manualisierten Verfahren, wie z. B. beim Sozialkompetenztraining, ist zu empfehlen, weil deren Wirksamkeit potenziell in Evaluationsstudien objektiviert werden kann.

Oft werden durch Interventionen im Bereich der Entwicklungsstörungen auch Veränderungen im Bereich der kognitiven Verarbeitung erwartet, die eine Verbesserung bzw. Weiterentwicklung in Bereichen der Sensorik und Wahrnehmung betreffen. Die Bandbreite der Angebote ist groß, die Evaluationsmöglichkeiten solcher Ansätze bleiben allerdings sehr bescheiden, weil die Effekte sich in permanenter Wechselwirkung mit Einflüssen des Umfelds sowie der Lernerfahrungen befinden. Verbesserungen in diesem Bereich, die individuell und spezifisch auf die Therapie zurückgeführt werden können, sind daher schwer nachweisbar. Die Wissenschaft kann noch keine sicheren Ergebnisse liefern, die auf individueller Ebene von Nutzen sein könnten. Die Möglichkeit durch nicht pharmakologische Therapie, die Aufmerksamkeit und andere exekutiven Funktionen wie Impulsinhibition oder Arbeitsgedächtnis zu verbessern (durch spezifische neurokognitive Übungen, Neurofeedback oder Gehirnstimulation), ist ein nicht unumstrittenes Thema und hängt mit der Forschung bezüglich der Validierung von Biomarkern zusammen. Biomarker sind Parameter von Verhalten, Erleben, Kognition, die Anforderungen wie Messbarkeit und gesicherten Zusammenhang mit einem neuronalen Korrelat erfüllen müssen, damit sie nicht nur diagnostische oder prognostische Aussagekraft besitzen, sondern auch als Baustein einer individuellen Intervention gezielt gefördert sowie zur objektiven Messung von Therapieeffekten eingesetzt werden können.

All dies bedeutet allerdings nicht, dass man auf nicht oder kaum evaluierte Ansätze in der Therapie von ES verzichten sollte. Alles, was Kinder in ihrer Motivation fördert bzw. in ihrem Selbstwertgefühl stärkt, kann sinnvoll und unbedenklich sein. Ko-Therapien, die Bewegung, sensorische Erfahrungen, Kontakt mit Tieren, musikalische Erfahrungen usw. beinhalten, sollten primär diesen Zweck erfüllen (und das ist schon viel!) und dürfen die Intervention mit evidenzbasierten Therapieverfahren erweitern, insofern sie keinen Anspruch auf Heilung erheben.

43.5.3 Spezifische, evidenzbasierte Interventionen bei ES im Überblick

Lern- und Sprachentwicklungsstörungen

Interventionen der spezifischen Lernstörungen sollen gemäß Leitlinien (AWMF 2015, Leitlinien in Überarbeitung) vor allem übend an den jeweiligen spezifischen Lernbereichen Rechtschreibung, Lesefertigkeiten oder Rechenoperationen ansetzen. In einer Metaanalyse zur Behandlung von Lese- und Rechtschreibstörungen von Ise et al. (2012) wurden mehrere Ansätze auf deren Effektivität hin untersucht und es konnten Empfehlungen abgeleitet werden, dass die Förderung an den Symptomen, also an den Lese- Rechtschreibschwierigkeiten, direkt ansetzen sollte und Effektstärken im mittleren Bereich zu erwarten sind. Phonologische Trainings allein oder Trainings der visuellen Wahrnehmung scheinen keine durchgehenden Evidenzen aufzuweisen. Im deutschen Sprachraum ist z. B. das Marburger Rechtschreibtraining etabliert (Schulte-Körne et al. 2001). Weiterentwicklungen von spezifischen Rechtschreib- und Lesetrainings auch in Form von Lernapps werden aktuell in einem aktuellen BMBF Forschungsprojektes (https://www.londi.de) untersucht. Es ergeben sich erste Hinweise auf Effekte einer Lernapp (Meister Cody) auf z. B. das Erlesen bekannter Worte (Görgen et al. 2020). Die Therapie der spezifischen Lernstörungen wird in Deutschland von Lerntherapeuten angeboten und kann bei einem Teil der Kinder von Kostenträgern der Eingliederungshilfe übernommen werden.

Bei den Sprachentwicklungsstörungen übernehmen Logopäden die therapeutischen Interventionen. Artikulation, Grammatik sowie expressiver Wortschatz sowie rezeptives Sprachverstehen werden anhand von spielerischen Übungen mit den Kindern eingeübt. Die Kostenträger sind dabei die Krankenkassen.

ADHS

Nach Empfehlung der ADHS-S3-Leitlinien (AWMF 2018) soll die Intervention als multimodales therapeutisches Gesamtkonzept geplant werden. Dies bezieht sich auf die Notwendigkeit, die in kurzfristiger Perspektive durchaus sehr effektive medikamentöse Intervention (▶ Kap. 43.5.1), im Rahmen einer gesamten Konzeption mit intensiver Partizipation von Kind und Familie einzubetten, damit die Erfolge auch mittelfristig und möglichst langfristig spürbar sind (Adhärenz, Selbstwirksamkeitserleben fördern). Die Einteilung der Symptomatik in Schwergrade, nach Beeinträchtigungen der psychosozialen Anpassung und der Teilhabe, ist wichtig für die Entscheidung bzgl. einer Medikation und des psychotherapeutischen Settings. Prinzipiell soll die Therapie bei leichter bis mittelgradiger ADHS immer mit intensiver Psychoedukation und verhaltenstherapeutischer Intervention beginnen. Im Verlauf soll eine Evaluation der Therapieerfolge und ggf. ein Medikationsversuch mit Stimulantien eingeleitet werden. Bei schwer ausgeprägter ADHS und deutlichen Komorbiditäten ist, gemeinsam mit Psychoedukation und psychosozialen Maßnahmen, eine medikamentöse Behandlung nach aktuellem Stand dringendst zu empfehlen. Hierbei kann man von der Stimulantien-Medikation abweichen und bei Komorbiditäten wie Tic- oder Angststörungen oder Depression mit Atomoxetin oder Guanfacin direkt beginnen. In manchen Fällen, bei denen eine teilstationäre oder stationäre Behandlung notwendig geworden ist, wird erfahrungsgemäß eine Kombination verschiedener Präparate notwendig. Diese Fälle weisen oftmals zusätzlich z. B. nach ICD-11 Störungen des Sozialverhaltens mit einer chronischen Reizbarkeit oder Wut bzw. eine intermittierende explosive Störung im Sinne schwerer Impulskontrollverluste auf.

Laut Leitlinie weisen einige manualisierte Programme, die sich an der KVT orientieren und einzeln oder in Gruppen durchgeführt werden können, sowie elternbasierte Interventionen zur Stärkung der erzieherischen Kompetenzen durch Erlernen von verhaltenstherapeutischen Prinzipien, eine gute Evidenz auf (Döpfner et al. 2013; Plück et al. 2006; Sanders et al. 2006; Sanders und Turner 2006; Lauth und Schlottke 2009).

Störungen der Intelligenzentwicklung

In ▶ Kap. 13 wurde viel über die Bedeutung der sozialen-emotionalen Entwicklung für das Auftreten von Verhaltensauffälligkeiten, von herausfordernden Verhaltensweisen und von psychischen Erkrankungen bei den intellektuellen Beeinträchtigungen (Definition nach DSM-5) bzw. Störungen der Intelligenzentwicklung (Definition nach ICD-11) berichtet. Während es eine Vielzahl von psychosozialen Interventionen zur Verbesserung der psychosozialen Anpassung und Teilhabe gibt (wie z. B. beschäftigungs- und körperbezogene Therapien oder systembezogene Interventionen für Menschen mit intellektueller Beeinträchtigung), fehlen hier noch hochwertige Studien, die eine qualifizierte Anwendung und evidenzbasierte Weiterentwicklung solcher Interventionen ermöglichen könnten (Schützwohl und Sappok 2020; Schützwohl et al. 2019; AWMF 2021b). Es gibt eine gewisse Evidenz für die Effektivität psychotherapeutischer Behandlungen bei psychischen Erkrankungen wie Depression, Angst- und Impulskontrollstörungen mit emotionaler Labilität bei Erwachsenen, vor allem wenn die intellektuellen Kompetenzen und die Kommunikationsfähigkeit für einen kognitiv-verhaltenstherapeutischen Ansatz ausreichen (Sappok et al. 2010; Erretkamps et al. 2017). Allerdings sind auch in diesem Bereich weitere Wirksamkeitsstudien notwendig, die die Bedürfnisse, Funktionseinschränkungen und Besonderheiten dieser Menschen berücksichtigen. Eine medikamentöse bzw. ätiologisch geleitete Behandlung ist nur in wenigen Fällen möglich, bei denen die Diagnostik einen klaren Zusammenhang mit körperlichen Faktoren herstellen konnte. Ansonsten werden vor allem Neuroleptika (▶ Kap. 43.5.1) oft bei herausforderndem Verhalten mit Impulsdurchbrüchen und Selbst- sowie Fremdaggressivität angewendet. Gerade in dieser empfindlichen Population, in der neuronale Veränderungen eine große Rolle spielen, müssen die Indikation und Dosierung in engmaschigem Monitoring in Bezug auf Verträglichkeit und Wirkung sorgfältig überprüft werden (Schützwohl und Sappok 2020).

Zusammenfassend sind Störungen der intellektuellen Entwicklung hoch komplex und heterogen. Psychiatrische Diagnostik und Behandlung in diesem Bereich bedürfen spezieller Kenntnisse und zusätzlicher Ausbildung des betreuenden Personals und werden meistens in spezialisierten Kliniken mit besonderem Versorgungsauftrag durchgeführt. Gerade in der KJP ist allerdings die Versorgung dieser besonderen Population, auch aufgrund der heterogenen, manchmal selten auftretenden Ätiologien, noch unzureichend. Für die intellektuellen Beeinträchtigungen bei Kindern mit assoziierter Autismus-Spektrum-Störung werden unten, im entsprechenden Abschnitt, spezifische evidenzbasierte Interventionen diskutiert.

Autismus-Spektrum-Störung

In Bezug auf die Prognose der ASS zeigen neue Untersuchungen eine starke Abhängigkeit einer günstigen Entwicklung der adaptiven Funktionen von dem Aufbau von sozial-kommunikativen Fertigkeiten, welche die oft beobachtete Diskrepanz zwischen IQ und adaptiven Funktionen bei Individuen mit guten intellektuellen Fähigkeiten am besten erklären können (Tillmann et al. 2019). In Bezug auf eine Verhaltensmodifikation, im Sinne eines Aufbaus von funktionalen Verhaltensweisen und alltagspraktischen Fertigkeiten bei mittel- bis schwergradiger ASS, wurden in den 1980er und 1990er Jahren verhaltenstherapeutische Programme entwickelt, die laut den Entwicklern (siehe die Applied Behaviour Analysis von Lovaas, vgl. AWMF 2021a) so früh und so intensiv wie möglich eingesetzt werden sollten. Allerdings haben spätere Reviews und Metaanalysen Grenzen und einen limitierten Erfolg solcher auf dem »diskreten Lernformat« basierten Interventionen aufgezeigt (Ospina et al. 2008; Reichow et al. 2018).

Interessengruppen und sog. »self-advocates« haben massive Kritik am diskreten Lernformat geübt, weil dieses als stark in die freie Entwicklung des Kindes eingreifende Methode mit »Dressur«-Charakter erlebt wird. Auch in den S3–Leitlinien zur Therapie (AWMF 2021a) werden bei Klein- und Vorschulkindern Interventionen empfohlen, die auf dem »natürlichen Lernformat« basieren und die individuelle Entwicklung sowie Interesse und Motivation des Kindes stärker im Fokus haben (Freitag et al. 2020).

Allgemein sollen Ziele einer frühen Intervention sein (siehe auch Teufel et al. 2017):

1. Die Förderung der sozialen Kommunikation
2. Der Abbau von nicht funktionalem stereotypem Verhalten
3. Der Kompetenzaufbau hinsichtlich eines funktionellen alltagspraktischen Verhaltens sowie Förderung von funktionellen Interessen durch einen systematischen Aufbau von entwicklungsaltersangemessenen Vorläuferfertigkeiten: Aufmerksamkeitskontrolle, Förderung der motorischen Exploration und Visuomotorik, Förderung des Spielverhaltens auf allen Ebenen (sensomotorisch, kombinatorisch, symbolisch), Erweiterung von Spielinteressen und Spielpartnern. Weiterhin die Förderung sprachlicher Fertigkeiten.

Empfohlen wird es, je nach Therapieerfolg und Schnelligkeit im Erreichen der festgelegten Ziele, individuelle Verhaltensanalysen nach dem verhaltenstherapeutischen SORKC-Modell durchzuführen, damit die Intervention flexibel modifiziert und an die individuellen Bedürfnisse des Kindes angepasst werden kann. Wichtige Ansatzpunkte dabei sind das frühe Training elterlicher Synchronizität und kindlicher Reziprozität. Die Programme müssen nicht zwangsläufig hochfrequent sein, wie früher angenommen, sondern niedrigfrequent, entwicklungsorientiert, manualisiert und auf dem natürlichen Lernformat basierend. Hochfrequente, am diskreten Lernformat orientierte Programme zeigten bezüglich der oben genannten Ziele keine signifikanten Effekte. Auch sprachliche Fertigkeiten können sich durch umfassende Förderung verbessern (Freitag et al. 2020). Im deutschen Sprachraum wurde in der KJP in Frankfurt ein solches manualisiertes, verhaltenstherapeutisch fundiertes und auf dem »natürlichen Lernformat« basierendes Programm entwickelt und multizentrisch evaluiert (Teufel et al. 2017).

Für Schulkinder und Jugendliche, unabhängig vom intellektuellen und sprachlichen Niveau, empfehlen die Leitlinien evidenzbasiert die Durchführung von manualisierten, verhaltenstherapeutisch fundierten Elterntrainings, um die erzieherischen Kompetenzen der Eltern zu unterstützen und das Wirksamkeitserleben der Eltern zu stärken. Solche Trainings haben vor allem das Ziel, durch die Stärkung der Eltern Begleitstörungen bei den Kindern mit ASS zu reduzieren, wie z. B.

oppositionelle und aggressive Verhaltensweisen, Wutausbrüche sowie Schlaf- und Essprobleme. Eine langfristige, indirekte Verbesserung der Lebensqualität der Kinder und eine bedingte Verbesserung sozial-kommunikativen Verhaltens bei Kindern und Jugendlichen mit ASS ist nicht auszuschließen, sollte aber in weiteren Evaluationsstudien überprüft werden (Brehm et al. 2021).

Weiterhin gilt bei Schulkindern und Jugendlichen ohne intellektuelle und Sprachbeeinträchtigung die Durchführung einer auf drei bis sechs Monate angelegten, manualisierten, wissenschaftlich überprüften Gruppentherapie zur Förderung der sozialen Interaktion mit Gleichaltrigen im Rahmen einer geschlossenen (festen) Gruppe (AWMF 2021a) als evidenzbasiert. Ziele solcher Programme sind die Förderung der Kontaktaufnahme und des Verständnisses von sozialen Regeln. Die aktive Teilnahme an Gruppeninteraktionen, die Verbesserung der sozialen Wahrnehmung sowie die Förderung der Selbstwahrnehmung sollen Gruppenfähigkeit und Selbstwertgefühl durch positive soziale Erfahrungen fördern.

Auch hier sollten die Familien durch Psychoedukation und Vermittlung von Therapieinhalten des Gruppentrainings involviert sowie dazu aufgefordert werden, ihr Kind in der Umsetzung von Hausaufgaben im Alltag zu unterstützen. Verschiedene Manuale wurden im deutschsprachigen Raum entwickelt und auch evaluiert (Kontakt, Herbrecht et al. 2008; TOMTASS, Paschke-Müller et al. 2012; KOMPASS, Goetschel et al. 2019). Die Wirksamkeit des *Frankfurter Sozialen Kompetenztrainings* (Cholemkery und Freitag 2014) für Kinder und Jugendliche mit ASS wurde in einer RCT evaluiert und mit mittleren Effektstärken in Bezug auf soziale Reaktivität und Kommunikation in seiner Wirksamkeit bestätigt (Freitag et al. 2016).

Obwohl eine starke Evidenzbasis für Programme zur Förderung der Kommunikation, wie beispielweise dem TEACCH-Ansatz (*Treatment and Education of Autistic and related Communication handicapped Children*) (vgl. AWMF 2021a oder Häußler et al. 2008) oder dem Einsatz anderer alternativer Kommunikationsmittel fehlt, gibt es einen allgemeinen Konsens darüber, dass solche Programme eine hohe Bedeutung im Rahmen von Interventionen darstellen, insbesondere bei Menschen mit niedrigen sprachlichen Kompetenzen und verschiedenen Graden intellektueller Beeinträchtigung. Das Konzept der räumlichen und zeitlichen Strukturierungshilfen wurde auch von unserer Arbeitsgruppe in Freiburg im Elterntrainingsprogramm *FETASS* integriert. Der Einsatz z. B. von visuellen Ablaufplänen bei Routineabläufen oder von anderen visuellen oder zeitlichen Prompts (z. B. für eine stringente Arbeitsplatzorganisation oder Strukturierung von Tages- oder Wochenabläufen) kann auch bei Kindern ohne intellektuelle und Sprachbeeinträchtigung sehr hilfreich sein (vgl. Brehm et al. 2015).

Prinzipiell wird die ASS als komplexe, eher durch die Architektur und Konnektivität des Gehirns bedingte Störung angesehen, die kaum eine Dysfunktion auf biochemischer Ebene aufweist. Deswegen fehlen bis heute Medikationen für die Kernsymptomatik der ASS. Allerdings wird in den letzten Jahren intensiv bzgl. neuer innovativer Medikationen geforscht (AWMF 2021a), die evtl. auf die Behandlung autismustypischer Symptome abzielen. Aufgrund der hohen Heterogenität der Störung und der bereits in ▶ Kap. 43.2.2 erwähnten Schwierigkeiten mit den Begriffen »Krankheit und Heilung« in Bezug auf ES bleibt dies allerdings eine sensible Thematik. Dennoch ist es auch verständlich, dass Familien, die mit schweren, komplexen neuropsychiatrischen Störungen mit erheblicher Behinderung ihrer Kinder konfrontiert werden, eine Verbesserung der Funktionsbeeinträchtigungen anstreben.

43.6 Sozio-psychiatrische Maßnahmen

Seit Januar 2020 ist in Deutschland im Rahmen des Bundesteilhabegesetzes eine neue Regelung für die Eingliederungshilfe als eigenständiges Leistungsgesetz in Kraft getreten. Anspruch darauf haben Menschen mit einer wesentlichen Behinderung, die wie folgt definiert wird: »In Wechselwirkung mit einstellungs- und umweltbedingten Barrieren weisen solche Menschen körperliche und/oder seelische Beeinträchtigungen (auf), die sie an der gleichgestellten Teilhabe in der Gesellschaft hindern« (Persönliche Kommunikation Christian Frese, Geschäftsführer Autismus Deutschland e.V. Mehr Informationen unter https://www.autismus.de/). Die oben genannten Beeinträchtigungen liegen vor, wenn der Zustand (länger als sechs Monate) vom alterstypischen Zustand abweicht. Somit können Menschen mit einer Entwicklungsstörung in diese Gruppe fallen und haben daher Anspruch auf Eingliederungshilfe.

Über die Vor- und Nachteile einer Einstufung als »behinderter Mensch« bei Minderjährigen, die dies nicht selbst entscheiden können, wurde bereits ausführlich gesprochen. Die Partizipation aller betroffenen Menschen zu fördern, unabhängig von ihrem Alter, durch alters- und entwicklungsgerechte Aufklärung sowie durch wertschätzende, qualifizierte Begleitung der ganzen Familie ist ein unabdingbarer Ansatz, um sekundäre psychische Schädigungen infolge eines herabgesetzten Selbstwertgefühls zu vermeiden oder zumindest zu verringern. Fest steht, dass die Eingliederungshilfe eine wichtige Chance bietet, den Betroffenen Unterstützungsmaßnahmen zukommen zu lassen und die Lebensqualität zu verbessern. Gesellschaftliche und kulturelle Änderungen bzgl. Aufwertung der Diversität und Gleichstellung aller Menschen unabhängig von ihrem »Leistungsertrag« sind unbedingt anzustreben, jedoch in absehbarer Zeit nicht durchzusetzen (Appelbaum 2019).

43.7 Zusammenfassung

In der Behandlung von ES sollte immer berücksichtigt werden, dass diese mehr oder weniger lebenslang bestehende Zustände mit sehr frühem Beginn und stetigem Verlauf bedeuten. ES können nicht vollständig beseitigt werden, sie sind von lebenslangen Kompensationen und Anpassungsversuchen an die Anforderungen des Umfelds charakterisiert. Die Balance zwischen dem Anderssein und der notwendigen Anpassung an die Umwelt wird von den Kindern als besonders belastend erlebt. Psychoedukation, Erstellung eines Stärken-Schwächen-Profils und Berücksichtigung der Veränderungswünsche der Patienten und ihrer Familien sind genauso wichtig wie verhaltenstherapeutische Behandlungsansätze und medikamentöse Therapie. Speziell in der Adoleszenz, während der Identitätsbildung, nimmt die Akzeptanz für ein defizitorientiertes Störungskonzept in Bezug auf die eigenen Besonderheiten häufig ab. Deswegen steht therapeutisch in der Transitionsphase zum Erwachsenenalter die Wertschätzung individueller Erklärungsmodelle und Bewältigungsstrategien im Vordergrund.

Bei der Darstellung der Behandlungsansätze der Entwicklungsstörungen wird deutlich, dass die »Interventionslandschaft« sehr heterogen und je nach Entwicklungsalter, Störungsbild, Schweregrad und Komorbiditäten recht unübersichtlich und in Deutschland mitunter auch sehr unterschiedlich geregelt ist. Therapieansätze bei Entwicklungsstörungen reichen von Frühförderung, Logopädie, Ergotherapie und heilpädagogischen Ansätzen bis hin zu Psychotherapie, Kinder- und jugendpsychiatrischer Behandlung, autismusspezifischen Interventionen und medikamentöser Behandlung. Hinzu kommen zahlreiche Maßnahmen der Eingliederungshilfe, wie z. B. Einrichtungen für Kinder mit intellektuellen Beeinträchtigungen und/oder Verhaltensstörungen. Oftmals fehlt ein gemeinsames umfassendes Konzept für eine interdisziplinäre Intervention, die auf das individuelle Profil der neuronalen und mentalen Entwicklungsstörungen je nach Alter und Symptomatik abzielt. Es gibt in Deutschland kaum Zentren für Entwicklungsstörungen, die alle unter einem Dach, die jeweiligen Bereiche berücksichtigen und multiprofessionell behandeln. Geschichtlich ist in Deutschland ein Konzept entstanden, das von außen betrachtet wenig ganzheitlich erscheint. Jede Berufsgruppe tendiert dazu, den eigenen (Entwicklungs-)Bereich in den Blick zu nehmen, ohne andere Entwicklungsbereiche ausreichend zu berücksichtigen. Beispielsweise werden oftmals bei einer Sprachentwicklungsstörung oder allgemeiner Entwicklungsverzögerung im Vorschulalter wichtige Hinweise auf das evtl. Vorliegen einer Störung aus dem Autismus-Spektrum übersehen.

Im Fallbeispiel von Jonas (▶ Kap. 37) wäre sicherlich ein multimodaler interdisziplinärer Ansatz günstig, der sowohl an kind- als auch an umwelt- und elternzentrierten Interventionen ansetzt. Denkbar in diesem Fall wären folgende Interventionen, die in enger Abstimmung mit den Eltern individuell priorisiert werden sollten:

1. Durchführung einer ausführlichen Psychoedukation des Kindes und der Eltern
2. Medikamentöse Behandlung der ADHS und KJP-Begleitbehandlung
3. Aufnahme einer autismusspezifischen Gruppentherapie für das Kind zur Förderung der Interaktion und Kommunikation auch unter Gleichaltrigen
4. Aufnahme einer autismusspezifischen Therapie (z. B. an einem Autismustherapiezentrum) zum Erlernen von Emotionsregulationsstrategien, von Stresstoleranz unter Berücksichtigung des Stärke- Schwächeprofils.
5. Autismusspezifisches psychoedukatives Gruppenangebot/Coaching der Eltern (z. B. FETASS; Einzelberatung)
6. Einrichtung einer Schulbegleitung als sozial-psychiatrische Maßnahme
7. Aufnahme einer Lerntherapie
8. Logopädische Begleitbehandlung zur Einübung der Artikulation

Es bleibt zu hoffen, dass der neue dimensionale Ansatz vom DSM-5 auch bei der Einführung der ICD-11 in einer ähnlichen Art und Weise wie oben beschrieben in die Fallkonzepte einfließen wird.

Literatur

Appelbaum PS (2019) Saving the UN Convention on the Rights of Persons with Disabilities – from itself. World Psychiatry 18(1): 1.
American Psychiatric Association (2015) *Diagnostisches und Statistisches Manual Psychischer Störungen DSM-5*. Deutsche Ausgabe: Falkai P, Wittchen H-U et al. (2015) Göttingen: Hogrefe.
AWMF (2021a) Autismus-Spektrum-Störungen im Kindes-, Jugend- und Erwachsenenalter Teil 2: Therapie. (https://www.awmf.org/uploads/tx_szleitlinien/028-047l_S3_Autismus-Spektrum-

Stoerungen-Kindes-Jugend-Erwachsenenalter-Therapie_2021-04_1.pdf, Zugriff am 01.05.2021).
AWMF (2021b) Intelligenzminderung. (https://www.awmf.org/uploads/tx_szleitlinien/028-042l_S2k_Intelligenzminderung_2021-09.pdf, Zugriff am 01.10.2021).
AWMF (2018) Langfassung der interdisziplinären evidenz- und konsensbasierten S3-Leitlinie »Aufmerksamkeitsdefizit-/Hyperaktivitätsstörung (ADHS) im Kindes-, Jugend- und Erwachsenenalter«. (https://www.awmf.org/uploads/tx_szleitlinien/028-045l_S3_ADHS_2018-06.pdf, Zugriff am 17.07.2021).
AWMF (2015) Langfassung der Leitlinie »Diagnostik und Behandlung bei der Lese- und/oder Rechtschreibstörung«. Abruf 26.7.2021 https://www.awmf.org/leitlinien/detail/ll/028-044.html
Brehm B, Schill J, Rauh R et. al.(2021) Preliminary Evaluation of the FETASS Training for Parents of Children With Autism Spectrum Disorder: A Pilot Study. Front Psychol 12: 604851.
Brehm B, Schill JE, Biscaldi M et. al. (2015) Freiburger Elterntraining für Autismus-Spektrum-Störungen. Heidelberg: Springer.
Brunsdon VE, Happé F (2014) Exploring the ›fractionation‹ of autism at the cognitive level. Autism. 18(1): 17–30.
Cage E, Di Monaco J, Newell V (2018) Experiences of Autism Acceptance and Mental Health in Autistic Adults. J Autism Dev Disord 48: 473–484.
Cholmekery H, Freitag CM (2014) Soziales Kompetenztraining für Kinder und Jugendliche mit Autismus-Spektrum-Störungen. Weinheim: Beltz-Verlag.
De Schipper E, Mahdi S, de Vries P et al. (2016) Functioning and disability in autism spectrum disorder: A worldwide survey of experts. Autism Res 9(9): 959–969.
Döpfner M, Schürmann S, Frölich J (2013) Therapieprogramm für Kinder mit hyperkinetischem und oppositionellem Problemverhalten (THOP). 5. Aufl. Weinheim: Beltz.
Eme R (2017) A Review of the Most Recent Longitudinal Studies of ADHD. J Mem Disord Rehabil 2(1): 1004.
Erretkamps A, Kufner K, Schmid S et al. (2017) Therapie-Tools Depression bei Menschen mit geistiger Behinderung. Beltz: Weinheim.
Freitag CM, Jensen K, Elsuni L et al. (2016) Group-based cognitive behavioural psychotherapy for children and adolescents with ASD: the randomized, multicentre, controlled SOSTA-net trial. J Child Psychol Psychiatry 57(5): 596–605.
Freitag C, Jensen K, Teufel K et al. (2020) Zeitschrift für Kinder- und Jugendpsychiatrie und Psychotherapie 48(3): 224–243.

Ghanizadeh A, Sahraeizadeh A, Berk M (2014) A head-to-head comparison of aripiprazole and risperidone for safety and treating autistic disorders, a randomized double blind clinical trial. Child psychiatry and human development 45 (2): 185–192.
Goetschel JB, Schneebeli M, Köpfli S et al. (2019) KOMPASS- F. Züricher Kompetenztraining für Fortgeschrittene für Jugendliche und junge Erwachsene mit einer Autismus Spektrumstörung. Stuttgart: Kohlhammer.
Görgen R, Huemer S, Schulte-Körne G et al. (2020) Evaluation of a digital game-based reading training for German children with reading disorder. Comput Educ 150: 103834.
Häußler A, Happel C, Tuckermann A et al. (2008) SOKO Autismus: Gruppenangebote zur Förderung Sozialer Kompetenzen bei Menschen mit Autismus. Erfahrungsbericht und Praxishilfen. Dortmund: Verlag Modernes Lernen.
Herbrecht E, Bölte S, Poustka F (2008) KONTAKT – Frankfurter Kommunikations- und soziales Interaktions-Gruppentraining bei Autismus-Spektrum-Störungen. Göttingen: Hogrefe.
Hirsch LE, Pringsheim T (2016) Aripiprazole for autism spectrum disorders (ASD). The Cochrane database of systematic reviews (6): CD009043.
Ise E, Engel RR, Schulte-Körne G (2012) Was hilft bei der Lese-Rechtschreibstörung? Ergebnisse einer Metaanalyse zur Wirksamkeit deutschsprachiger Förderansätze. Kindheit und Entwicklung 21(2): 122–136.
Lauth GW, Schlottke PF (2009) Training mit aufmerksamkeitsgestörten Kindern. 6. Aufl. Weinheim: Beltz, Psychologie Verlags Union.
Leadbitter K, Buckle KL, Ellis C et al. (2021) Autistic Self-Advocacy and the Neurodiversity Movement: Implications for Autism Early Intervention Research and Practice. Front Psychol 12: 635690.
Mandy W (2019) Social camouflaging in autism: Is it time to lose the mask? Autism 23(8): 1879–1881.
MTA Cooperative Group (1999) A 14-month randomized clinical trial of treatment strategies for attention-deficit/hyperactivity disorder. Multimodal Treatment Study of Children with ADHD. Archives of general psychiatry 56(12): 1073–1086.
Ospina MB, Krebs Seida J, Clark B et al. (2008) Behavioural and developmental interventions for autism spectrum disorder: a clinical systematic review. PLoS One 3(11): e3755.
Paschke-Müller M, Biscaldi M, Rauh R et al. (2012) TOMTASS-Theory of Mind Training bei Autismus-Spektrum-Störungen. Heidelberg: Springer Verlag.
Plück J, Wieczorrek E, Wolff Metternich T et al. (2006) Präventionsprogramm für Expansives

Problemverhalten (PEP). Ein Manual für Eltern- und Erziehergruppen. Göttingen: Hogrefe.

Reichow B, Hume K, Barton EE et al. (2018) Early intensive behavioral intervention (EIBI) for young children with autism spectrum disorders. Cochrane Database Syst Rev 5: CD009260.

RUPP (2005) Risperidone treatment of autistic disorder: Longer-term benefits and blinded discontinuation after 6 months. The American journal of psychiatry 162(7): 1361–1369.

Sanders MR, Markie-Dadds C, Turner KMT (2006) Trainermanual für das Triple P Einzeltraining. PAG Institut für Psychologie AG. Münster: Verlag für Psychotherapie.

Sanders MR, Turner KMT (2006) Trainermanual für das Teen Triple P Gruppenprogramm. PAG Institut für Psychologie AG. 2. Aufl. Münster: Verlag für Psychotherapie.

Sappok T, Voß T, Millauer E et al. (2010) Psychotherapie bei Menschen mit Intelligenzminderung Nervenarzt 81: 827–836.

Schulte-Körne G, Mathwig F (2001) Das Marburger Rechtschreibtraining. Ein regelgeleitetes Rechtschreibtraining für rechtschreibschwache Kinder. Bochum: Verlag Dr. Winkler.

Schützwohl M, Koch A, Gühne U et al. (2019) Psychosoziale Therapien für Menschen mit Intelligenzminderung und psychischer Erkrankung. In: Gühne U, Weinmann S, Riedel-Heller SG et al. (Hrsg.) S3-Leitlinie Psychosoziale Therapien bei schweren psychischen Erkrankungen. S3-Praxisleitlinien in Psychiatrie und Psychotherapie. 2. Aufl. Berlin: Springer.

Schützwohl M, Sappok T (2020) Psychische Gesundheit bei Personen mit Intelligenzminderung. Nervenarzt 91: 271–281.

Smith M (2017) Hyperactive Around the World? The History of ADHD. Global Perspective Social History of Medicine 30(4): 767–787.

Taylor E (2019) ADHD-Medication in the Longer Term. Zeitschrift für Kinder- und Jugendpsychiatrie und Psychotherapie 47(6): 542–546.

Teufel K, Wilker C, Valerian J et al. (2017) A-FFIP. Autismus-spezifische Therapie im Vorschulalter. Berlin: Springer.

Tillmann J, San José Cáceres A, Chatham CH et al. (2019) Investigating the factors underlying adaptive functioning in autism in the EU-AIMS Longitudinal European Autism Project. Autism Res 12(4): 645–657.

44 Therapie der Entwicklungsstörungen in der Erwachsenenpsychiatrie

Ludger Tebartz van Elst, Andreas Riedel

44.1 Einleitung

In der Erwachsenenpsychiatrie und -psychotherapie (EPP) sind die Entwicklungsstörungen in ihrer jetzigen Form (ES) ein relativ junges Thema. Im DSM hielt es erst 2013 mit der Veröffentlichung der 5. Auflage Einzug (APA 2013; 2015) und im international gültigen ICD wird dies erst 2022 in Form des ICD-11 geschehen (WHO 2021). Zwar waren die unter dieser neuen Rubrik vertretenen einzelnen Störungsbilder etwa in Form der Störungen der Intelligenzentwicklung (SIE; ICD-10. F7), der autistischen Störungen (Autismus-Spektrum-Störungen, ASS) und umschriebenen Entwicklungsstörungen (F8) sowie der hyperkinetischen Störung (ADHS; F90) und der Tic-Störungen (TS; F95) bereits vorbeschrieben, jedoch spielten sie de facto im klinischen Alltag der EPP lange eine zu vernachlässigende Rolle. Das änderte sich Ende der 1990er Jahre, als die ersten Universitätskliniken in Deutschland ADHS-Sprechstunden eröffneten. Zu Beginn des neuen Jahrhunderts folgte das Thema der autistischen Störungsbilder. Tic-Störungen gelangen dagegen erst allmählich ins Bewusstsein der EPP und für die SIE, deren Komorbiditäten oft in Spezialkliniken behandelt werden und die dadurch in der EPP wenig sichtbar sind, wird es wahrscheinlich noch weitere zehn Jahre brauchen, bevor die Bedeutung dieser ES auch in der Breite der EPP erkannt werden wird.

Aber was haben diese verschiedenen, auf den ersten Blick unterschiedlich erscheinenden Störungsbilder gemeinsam, dass sie unter einem einheitlichen Begriff allen anderen psychischen Störungskategorien vorangestellt werden? Diese auch aus therapeutischer Perspektive entscheidende Frage soll hier zunächst diskutiert werden.

44.2 Entwicklungsstörungen als strukturelle Störungen

Allen ES ist gemein, dass das jeweils durch die konkrete Störung beschriebene qualitative Muster von Symptomen, Eigenschaften oder Schwächen sich in der ersten Dekade der Entwicklung der betroffenen Menschen bereits manifestiert. So zeigen sich bei den ASS die Besonderheiten des Blickkontakts, des Sprachverhaltens, der Interessen, der Verhaltensweisen, der Kommunikation und des Sozialverhaltens; bei der ADHS die Unaufmerksamkeit und motorische Hyperaktivität; bei den TS die verbalen oder motorischen Tics und bei den SIE die besondere Begabungsstruktur Betroffener eben schon in der frühesten Kindheit, Kindergartenzeit bzw. im Grundschulalter. Die so beschriebenen Eigenschaften sind im weiteren Verlauf mehr oder weniger stabil vorhanden und prägen das Leben der Betroffenen auf eine sehr nachhaltige und tiefgreifende Art und Weise. Die Qualität und Dynamik dieser Besonderheiten können durchaus gut verglichen werden mit anderen körperlichen Eigenschaften einer Person wie etwa der Körpergröße (Tebartz van Elst 2018). Auch diese entwickelt sich dynamisch in den ersten zwei Dekaden, ist aber dennoch schon häufig in der ersten Dekade als besonders groß oder eher klein erkennbar. Vor allem aber handelt es sich auch bei der Körpergröße eines Menschen um eine strukturelle Gegebenheit, die, wenn sie im Laufe der zweiten Dekade einmal etabliert ist, nicht ohne Weiteres veränderbar ist. Mit dem eigenen Groß- oder Kleinsein muss ein Mensch sich abfinden und lernen, damit umzugehen. Er kann es aber im Kern nicht ändern, sondern es ist Teil der körperlichen Besonderheit eines jeden Menschen. Und auch bei der strukturellen Eigenschaft Körpergröße ist es häufig vor allem bei extremen Ausprägungen so, dass diese Eigenschaft im Sinne einer Basisstruktur von prägender Bedeutung für die weitere Entwicklung des Menschen ist. Besonders große und kleine Menschen werden immer wieder auf ihre nicht durchschnittliche Besonderheit angesprochen, haben Probleme, gut passende Kleider und Schuhe zu finden, werden über ihre Körpergröße identifiziert und nicht selten wegen dieser gehänselt. Es ist schwerer für Menschen mit nicht durchschnittlichen körperlichen Eigenschaften ein positives Körper- und Selbstbild aufzubauen.

Ganz ähnlich verhält es sich mit den qualitativen Besonderheiten im Sinne der Entwicklungsstörungen ASS, ADHS, TS oder SIE. Sie sind weitestgehend als schicksalhafte Besonderheiten zu begreifen, die auch als solche verstanden werden sollten, um ein adäquates und valides eigenes Körper- und Selbstbild aufzubauen. Denn der mit dem Begriff angesprochene Phänotyp an sich ist keinesfalls per definitionem eine Krankheit, ein Symptom oder gar eine selbstverantwortete Fehlleistung. Vielmehr ist sie schlichtweg eine phänotypische Besonderheit des Körpers und des Geistes des Merkmalsträgers (Tebartz van Elst 2018).

In diesem Punkt ergeben sich auch weitgehende Parallelen zum Konzept der Persönlichkeit. Auch persönlichkeitsstrukturelle Besonderheiten eines Menschen, seine Offenheit oder Verschlossenheit, Gewissenhaftigkeit, Extro- oder Introversion, soziale Verträglichkeit oder Impulsivität und emotionale Instabilität sind meist schon im Kindesalter gut als stabile Merkmale erkennbar und ziehen sich dann im Sinne der Besonderheit der eigenen Persönlichkeit wie ein roter Faden durch das Leben der Betroffenen. Ob den Betroffenen dabei die eigene Besonderheit gefällt oder nicht, steht auf einem anderen Blatt – ganz analog zu der Frage, ob Betroffene mit anderen Aspekten ihres somatisch-körperlichen Soseins wie Körpergröße und Aussehen zufrieden sind oder nicht. Fakt ist jedoch, dass all diese Eigenschaften kaum oder gar nicht dem subjektiven Willen der Betroffenen unterliegen und damit als strukturelle Gegebenheiten begriffen werden müssen.

Die auf den ersten Blick triviale Beobachtung ist aus therapeutischer Sicht von großer Bedeutung. Dabei hat sich das sogenannte SPZ-Modell als heuristisches Modell zum Verständnis und psychodynamischen Bedeutung dieser persönlichkeitsstrukturellen Besonderheiten in der Praxis bewährt (Tebartz van Elst 2019; 2021a).

44.3 Das SPZ-Modell als heuristisches, diagnostisch-therapeutisches Basismodell

Bei dem Struktur-Problem-Zustand-Modell (kurz SPZ-Modell) handelt es sich um ein heuristisches Modell zur Differenzierung der verschiedenen Einflussfaktoren bei der Analyse einer konkret gegebenen klinischen Symptomatik (▶ Abb. 44.1; Tebartz van Elst 2019; 2021a). Medizinisch werden dabei strukturelle Faktoren (z. B. ES, IQ, Köpergröße, Persönlichkeitsstruktur), die ihrem Wesen nach überdauernd sind, differenziert von Zustandsdiagnosen, welche ihrer Natur nach phasisch sind (depressive Episode, psychotische Episode, Manie, Migräneattacke, Sucht, postpartaler Zustand, Intoxikation, epileptischer Anfall etc.). Der Problembereich repräsentiert in diesem Zusammenhang oft, aber nicht zwingend psychoreaktiv oder psychodynamisch bedingte Probleme (sozialer Rückzug und Isolation, Mobbing, Ausgrenzung, Arbeitslosigkeit, Wohnungslosigkeit, Armut etc.). In diesen Bereich gehören auch Problemverhaltensweisen, die sich in oft typischer Art und Weise bei Menschen mit besonderen strukturellen Persönlichkeitseigenschaften herausbilden (z. B. selbstverletzende Verhaltensweisen zur Anspannungsregulation bei Borderline-Persönlichkeitsstörung oder ASS, Rückzugsverhalten bei ASS oder TS, Übernahme der Rolle des »Klassenclowns« bei Menschen mit ADHS, defensive Kommunikationsstrategien bei Menschen mit SIE etc.).
▶ Abbildung 44.1 illustriert diesen klassischen psychodynamischen Zusammenhang.

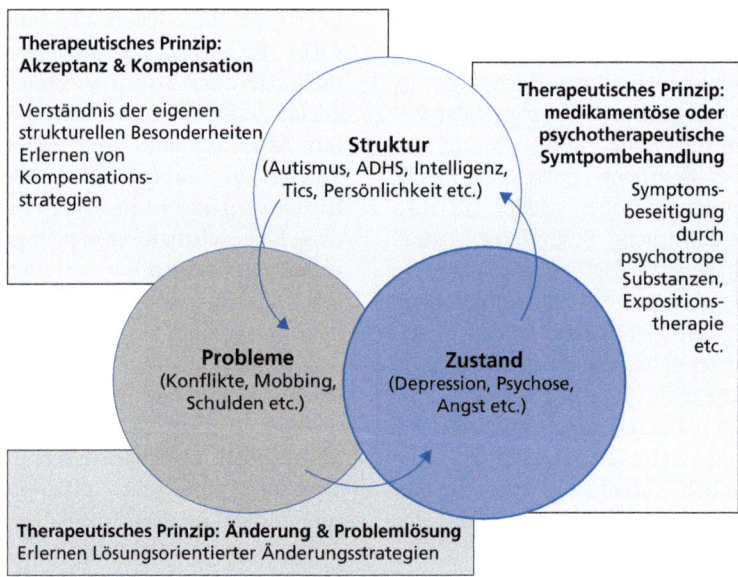

Abb. 44.1: Illustration des komplexen Zusammenhangs zwischen Strukturdiagnosen, darauf typischerweise resultierenden Problemen und Problemverhaltensweisen und medizinischen Zuständen (SPZ-Modell nach Tebartz van Elst 2019, 2021a)

Aus den strukturellen Besonderheiten der ES ergeben sich in der biographischen Entwicklung der Betroffenen jeweils typische Problemkonstellationen. So fühlen sich Menschen mit Störungen der Intelligenzentwicklung in vielen praktischen Lebenssituationen ihren Mitmenschen nicht gewachsen. Sie bekommen schlechtere Noten in den Schulen und müssen immer wieder die Erfahrung machen, dass sie anderen kognitiv nicht gewachsen sind und diese ihnen übergeordnet werden. Dies macht es den Betroffenen nicht leichter, ein gutes Selbstwertgefühl zu entwickeln.

Ganz ähnlich ergeben sich aus den typischen Stärke-Schwäche-Strukturen von Menschen mit ASS häufig typische Problem- und Konfliktkonstellationen. Aufgrund ihrer eigenartigen Kommunikation, der beeinträchtigten kognitiven Empathie und direkten Kommunikation oder der Meidung von Gruppenkonstellationen werden sie v. a. dann, wenn ihr allgemeiner IQ überdurchschnittlich ist, als arrogant oder überheblich wahrgenommen von Dritten, die den Autismus nicht erkennen. Auch die Bedürftigkeit nach Routinen und erwartungsgemäßen Abläufen wird oft als rigide und unverschämt wahrgenommen. Dies ist v. a. dann der Fall, wenn diese Bedürfnisse mit großer Vehemenz und sozial ungeschickt vorgetragen und eingefordert werden, was dann bei Dritten ungute Gegenübertragungen, Ärger und ausgrenzende Verhaltensweisen induziert.

Menschen mit ADHS machen trotz ihrer lebendigen und sozial oft gewinnenden Art immer wieder Erfahrungen des Scheiterns, weil sie selbst und Dritte den Mangel an Aufmerksamkeit und Ausdauer als Faulheit und Desinteresse am Gegenüber interpretieren, das ständige Abschweifen nicht richtig einordnen können oder Impulsivität und Hypermotorik als Unverfrorenheit und Gleichgültigkeit wahrgenommen werden. V. a. bei fehlender Einsicht in die Besonderheit der eigenen Struktur und nicht ausgebildeten funktionierenden Kompensationsstrategien führt das fortwährende Scheitern trotz normaler Intelligenz zu einem schlechten Selbstwertgefühl, gelegentlich auch Selbsthass oder Drogen- und Substanzabusus.

Schließlich werden Menschen mit TS schon von früh an mit der Erfahrung des Angestarrtwerdens oder Ausgelachtwerdens konfrontiert oder sie schämen sich wegen der auch für sie selbst kaum einzuordnenden seltsamen motorischen und/oder verbalen Besonderheiten. Oft führt dies zu einem sozialen Rückzug, Vereinsamung und Selbstwertproblemen oder aber zu Fehlkompensationen ähnlich wie bei einer ADHS, die nicht selten vergesellschaftet mit einer TS auftritt.

Diese typischen psychosozialen Konsequenzen und Entwicklungen von Menschen mit ES sind im Problembereich des SPZ-Modells angesprochen. Diese Probleme wie Mobbing, sozialer Rückzug oder Fehlkompensationen gehören nicht eigentlich zur Struktur der Betroffenen. Es ist nicht inhärenter Bestandteil einer ADHS, ASS, SIE oder TS, dass sich Menschen wegen ihrer Struktur zurückziehen, ein schlechtes Selbstwertgefühl entwickeln oder von anderen ausgegrenzt und gemobbt werden. Es sind aber jeweils häufige und typische psychodynamische Entwicklungslinien, die sich in einer gewissen Musterhaftigkeit im praktischen Leben aus den jeweiligen strukturellen Besonderheiten ergeben.

Dennoch ist der therapeutische Umgang mit diesen Phänomenen ein ganz anderer. Während die strukturellen Besonderheiten einer Person in erster Linie verstanden werden und als solche fundamental als das eigene Schicksal und die eigene Besonderheit akzeptiert und wertgeschätzt werden müssen, sollten Probleme und Problemverhaltensweisen mit einer lösenden und auflösenden psychotherapeutischen Strategie angegangen werden.

Der Autismus muss erkannt und akzeptiert werden. Man sollte die damit verbundenen Primärsymptome nicht zum Therapieziel in einem auflösenden Sinne machen, weil damit implizit nur mitgeteilt wird, dass es nicht gut sei, so zu sein, wie der Betroffene nun einmal ist. Stattdessen muss Akzeptanz ebenso wie das Erlernen von Kompensationsstrategien hier als Therapieziel formuliert werden.

Probleme wie Mobbing und Ausgrenzung und Problemverhaltensweisen wie sozialer Rückzug und Aggression sollten dagegen im auflösenden Sinne Therapieziel sein. Sie sollten nicht als strukturelle Besonderheit begriffen werden, weil sie erstens tatsächlich veränderbar sind. Zweitens würde durch die Haltung, dass auch die genannten Probleme als strukturelle Gegebenheiten hingenommen würden, wiederum das Sosein der strukturellen Besonderheit abgewertet werden.

Schließlich muss von Therapeut wie Patient begriffen werden, dass körperliche Zustände diese komplexe Interaktion zwischen schicksalhafter Struktur und situativer Problematik in einem systematischen Sinne modulieren können. In erster Linie ist hier an depressive Zustände aber durchaus auch an andere Stress- oder Anspannungszustände, psychotische Zustände oder andere körperliche Zustände wie z. B. Intoxikationen, Abhängigkeitssyndrome, Migräneattacken o. Ä. zu denken. Dabei stellt es eine wichtige psychodynamische Erkenntnis dar, dass stressinduzierte Anspannungszustände, subdepressive oder depressive Zustände die Grundstruktur betroffener Menschen regelhaft akzentuieren. So erscheint ein autistischer Mensch im subdepressiven, gestressten Zustand autistischer, ein Cluster-A-Typ paranoider oder schizoider, ein impulsiver Mensch wird noch impulsiver und bei Cluster-C-Persönlichkeiten werden Ängstlichkeit, Vermeidung und Gewissenhaftigkeit weiter zunehmen bzw. entsprechende erlernte Kompensationsstrategien einbrechen. Nach Heilung der Depression wird sich die Akzentuierung der strukturellen Besonderheiten dann auf das strukturelle Basisniveau normalisieren, ohne dass die entsprechenden Besonderheiten verschwinden, wenn denn die Strukturdiagnose korrekt ist.

Das SPZ-Modell als heuristisches, diagnostisch-therapeutisches Basismodell kann dabei helfen, die strukturell-psychodynamisch-medizinische Gemengelage eines Menschen in seiner vorgetragenen Symptomatik zu analysieren und angepasste Therapiestrategien zu entwickeln. Dabei kann es auch im Sinne einer Therapiehilfe in der therapeutischen Kommunikation als heuristisches Hilfsmittel eingesetzt werden. Denn die Strukturen müssen erkannt und akzeptiert, ggf. kompensiert, die Probleme gelöst und die medizinischen Zustände behandelt werden. Eine Verwechselung bei der Zuordnung eines gegebenen Symptoms führt immer wieder fehlerhafter Therapieplanung. Wird etwa ein Problemverhalten (sozialer Rückzug) als strukturelle Besonderheit (ASS) fehlgedeutet, so wird es akzeptiert, anstatt an seiner Lösung zu arbeiten. Wird eine strukturelle Besonderheit (Reizüberflutung, Bedürfnis nach Routinen) nicht als strukturelle Gegebenheit akzeptiert (und z. B. durch Expositionstherapie behandelt), so kann ein änderungsorientiertes Therapiekonzept der Akzeptanz und dem Selbstbild schaden – und ist letztendlich zum Scheitern verurteilt, weil Strukturen nicht ohne Weiteres beliebig geändert werden können. Werden wiederum medizinische Zustände wie Depressionen nicht erkannt, wird unnötig auf diesbezügliche Heilungschancen verzichtet.

Symptome, die dem strukturellen und problematischen Pol zuzuordnen sind, werden allgemein psychotherapeutisch angegangen. Methodisch kann dabei sowohl einzeltherapeutisch (Preißmann 2009; Dziobek und Stoll 2019) als auch gruppentherapeutisch vorgegangen werden (Ebert et al. 2013, Gawronski et al. 2012). Inhaltlich stehen meist Akzeptanz und Änderung in Form des Erlernens von Kompensationsstrategien im Vordergrund der Therapieplanung.

44.4 Die Therapie der Kernsymptome

Den ES ist gemein, dass die Kernsymptomatik als strukturelle Besonderheit im oben beschriebenen Sinne verstanden werden muss und damit nicht einfach wegtherapiert werden kann. Das bedeutet aber natürlich nicht, dass nicht lernend mit diesen persönlichkeitsstrukturellen Besonderheiten umgegangen werden kann. Anders als bei problemlösungsorientierten Maßnahmen ist das Ziel hier nicht, die persönlichkeitsstrukturelle Besonderheit zum Verschwinden zu bringen. Dies ist ohnehin in Hinblick auf die allgemeinen Intelligenzfunktionen bei den Störungen der Intelligenzentwicklung ebenso unrealistisch wie bei den Defiziten der Theorie-of-Mind-Fähigkeiten bei Menschen mit ASS, der Unaufmerksamkeit und schnellen Langeweile bei Menschen mit ADHS oder der Veranlagung zu Tics bei Menschen mit einem Tourette-Syndrom.

Dennoch gibt es eine Vielzahl von therapeutischen Ansätzen. Zunächst einmal ist es dabei von kritischer Bedeutung, dass die Betroffenen sich der eigenen Besonderheit bewusst sind im Sinne einer Stärke-Schwäche-Kombination. Dann sollten die typischen aus der Besonderheit resultierenden Problem- und Konfliktkonstellationen erkannt und in den Blick genommen werden. So fühlen sich Menschen mit Störungen der Intelligenzentwicklung nicht ernst genommen oder minderwertig. Menschen mit ASS geraten durch ihre Reizüberflutung derart unter Druck, dass es zu Wutattacken kommt, solche mit ADHS leiden unter Langeweile oder suchen in Drogenkonsum einen »Kick« oder Tourette-Patienten fühlen sich angestarrt und meiden es daher, aus dem Haus zu gehen. In all diesen Fällen kann die Kerneigenschaft nicht situativ verändert werden. Aber dennoch ist die Erkenntnis, dass der IQ sicher nicht das entscheidende Kriterium für die Werthaftigkeit eines Lebens ist, für einen Menschen mit Störungen der Intelligenzentwicklung sehr wichtig für sein Selbstbild und sein Selbstwertgefühl. Die fehlenden mathematischen Fähigkeiten sind nüchtern betrachtet in den allermeisten Fällen nicht so wichtig. Für die Reizoffenheit eines autistischen Menschen kann ein Kopfhörer mit Noise-Cancelation einen großen Fortschritt darstellen, ohne dass die Geräuschempfindlichkeit an sich geändert wäre. Und für den ADHSler kann Aktivsport eine Lösung sein, der die Nachteile der Drogen meidet, ohne auf einen »Kick« verzichten zu müssen. Schließlich muss der Tourette-Patient in einem klassischen Expositionstraining üben, sich seiner Umwelt in seinem Sosein zu präsentieren und zuzumuten. Alle diese Maßnahmen ändern nicht die strukturelle Besonderheit der Betroffenen, können aber erheblich dazu beitragen, dass das Leben der Betroffenen ein gutes Leben ist.

44.5 Die Therapie der psychiatrischen Komorbiditäten

Darüber hinaus sind in erstaunlicher Analogie ebenfalls alle ES mit sehr hohen Raten an psychiatrischen Komorbiditäten vergesellschaftet. Das gilt nicht nur für die ASS (▶ Kap. 8; Tebartz van Elst 2021b), ADHS (▶ Kap. 9; Krause und Krause 2013), und Tic-Störungen (▶ Kap. 12; Müller-Vahl (2014), sondern auch für die Störungen der Intelligenzentwicklung (▶ Kap. 12; Deb et al. 2009; Sappok 2018). Auch in dieser aktuell wenig präsenten Gruppe von Patienten in der EPP finden sich in über 30 % der Fälle relevante psychiatrische Komorbiditäten: insbesondere affektive Störungen, aber auch Psychosen und Zwangserkrankungen (Cooper et al. 2007; Einfeld et al. 2006). Prinzipiell kann bei der Behandlung von komorbiden Angsterkrankungen, Depressionen oder Psychosen auf die entsprechenden Leitlinien und Therapieprinzipien in der allgemeinen Psychiatrie verwiesen werden. Wichtig ist aber, in diesem Zusammenhang darauf hinzuweisen, dass der klinische Phänotyp z. B. einer Depression durch die ES erheblich modifiziert werden kann, was immer wieder dazu führt, dass jene nicht als solche erkannt und adressiert wird. So kommt es etwa im Kontext einer Depression bei SIE zu einer Zunahme von Problemverhaltensweisen (s. u.), bei ASS zur einer vermehrten Reizoffenheit oder Bedürftigkeit nach Routinen, bei ADHS zu einer Zunahme der Unaufmerksamkeit oder des Strebens nach Stimulation und »Kicks« und beim Tourette-Syndrom zu vermehrten Tics. Bei zustandshaften Verschlechterungen solcher struktureller Besonderheiten sollte daher immer erwogen, ob diese evtl. Ausdruck einer komorbiden, phasischen psychischen Störung sein könnten, und dann entsprechend behandelt werden.

44.6 Das Konzept des Problemverhaltens

Insbesondere im Bereich der Störungen der Intelligenzentwicklung hat sich in der klinischen Auseinandersetzung mit den typischen Symptomen das Konzept der Problemverhaltensweisen herausgebildet. Synonyme Begriffe sind die der herausfordernden Verhaltensweise oder auch »challenging behaviors«. Definiert ist der Begriff so, dass es sich dabei um kulturell unangemessene Verhaltensweisen handelt, deren Intensität, Häufigkeit oder Dauer dazu führt, dass der betroffenen Person oder ihrem Umfeld gravierende Nachteile erwachsen (Emerson und Bromley 1995). Im Bereich der Störungen der Intelligenzentwicklung sind damit meist aggressive oder autoaggressive Handlungen gemeint oder exzessive Routinen etwa zur Kontrolle von aversiven Anspannungszuständen. Im erweiterten Sinne können darunter aber z. B. auch Gaming-Verhaltensweisen zur kognitiven Stimulation bei ADHS oder eingeübte dysfunktionale Verhaltensmuster bei ASS (eingeengte Rechthaberei) oder Tic-Störungen (sozialer Rückzug) verstanden werden. In einem erweiterten Sinne aus der Perspektiven der EPP, in der v. a. hochfunktionale Menschen mit ES gesehen werden, können Problemverhaltensweisen dabei folgendermaßen definiert werden:

> Bei einem Problemverhalten handelt es sich um dysfunktionale eingeübte Verhaltens- oder Kommunikationsmuster, mit dem Ziel typische mit der Grundstruktur verbundene Zustände (z. B. kognitive Überforderung bei Störungen der Intelligenzentwicklung, Reizüberflutung bei ASS, Langeweile bei ADHS oder Scham bei TS) oder Probleme (Nicht-Ernst-genommen-werden bei Störungen der Intelligenzentwicklung, soziale Ablehnung bei ASS, Unverständnis bei ADHS oder Ausgrenzung bei TS) zu lösen oder aufzulösen.

Auch hier ist es im Hinblick auf die Therapie wichtig, zunächst einmal für alle Beteiligten zu klären, ob es sich bei dem symptomatischen Phänomen um einen Aspekt der Struktur (ES), des Zustands (Depression) oder um ein Problemverhalten handelt. Typisch für Problemverhaltensweisen ist dabei, dass sie oft von allen Seiten als strukturelle Besonderheit missverstanden werden, was dazu führt, dass nicht mehr lösungs- sondern akzeptanzorientiert interveniert wird. In diesem Falle wird die vorhandene Freiheit zur Veränderung nicht erkannt und damit therapeutische Perspektiven übersehen. Für den therapeutischen Prozess ist es dabei von zentraler Bedeutung, den funktionalen Aspekt des Problemverhaltens zu erkennen (Warum handelt der Mensch so? Geht es um Wahrnehmung und Aufmerksamkeit, um Selbstwert, um Reizüberflutung oder um einen hilflosen Umgang mit Anspannungszuständen? Evtl. auch: In welcher Lebensphase war das Problemverhalten zielführend oder [kurzfristig] sinnvoll?). Auf dieser Grundlage können dann alternative Verhaltensweisen, mit denen die Ziele auf sozial verträglichere Weise erreicht werden können, überlegt, geplant und eingeübt werden oder etwa auch aversive Anspannungszustände medikamentös behandelt werden.

44.7 Die therapeutische Rolle der Kommunikation

Bei allen ES kommt es nach klinischer Erfahrung häufig zu Missverständnissen. Dies ist besonders bei hochfunktionalen ES zu erkennen, also dann, wenn Sprache und IQ besonders hoch ausgeprägt sind (Überdurchschnittliche IQs bei ASS, ADHS und TS oder gerade subnormale oder leicht pathologische IQ-Werte bei den Störungen der Intelligenzentwicklung). Denn in solchen Konstellationen ist den anderen die strukturelle Besonderheit ihres Gegenübers besonders wenig bewusst, und die aus den strukturellen Besonderheiten der Patienten resultierenden Probleme und Zustände werden nicht in einen Kausalzusammenhang mit der Grundstruktur gebracht. So wird etwa bei Menschen mit nur leichte Störung der Intelligenzentwicklung bei gutem Sprachniveau das Ausmaß der alltäglichen Überforderung nicht erkannt, bei sehr intelligenten Menschen mit ASS das Ausmaß des kommunikativen Unverständnisses unterschätzt oder bei Menschen mit ADHS die alltagspraktische Relevanz der Unaufmerksamkeit. Fehlleistungen werden dann auf eine mangelnde Motivation geschoben, was zu Ärger und Unmut bei den Bezugspersonen der Betroffenen führt.

Da sich die Patienten aber der Wirkzusammenhänge meist selbst nicht bewusst sind, herrscht auch auf ihrer Seite Unverständnis und so endet der therapeutische Prozess oft in Frustration und Ratlosigkeit. Hier kann eine systematische Analyse und Erörterung auf der Basis des SPZ-Modells (▶ Abb. 44.1) helfen, die verschiedenen Phänomene und Kausalstränge klarer auseinanderzuhalten. Für die Behandler ist es dabei auch wichtig, die eigenen kommunikativen Mittel der strukturellen Besonderheit ihres Gegenübers anzupassen. Wird etwa bei Menschen mit ASS eine sehr blumige, metaphernreiche und indirekte Sprache gewählt, so führt dies nur zu Unverständnis und Ärger. Gleichermaßen muss bei Störungen der Intelligenzentwicklung das Sprachniveau den sprachlichen Fähigkeiten der Patienten angepasst werden, während bei ADHS auch schnelle und manchmal fast schon beschleunigte Diskurse möglich sind, die durchaus auch für Therapeuten eine willkommene Abwechslung sein können. Wichtig ist in jedem Fall, dass das kommunikative Niveau und der kommunikative Stil den Fähigkeiten und Möglichkeiten der Patienten angepasst wird und überhaupt in den Blick genommen wird, dass es auf dieser Seite ein Problem auch beim anscheinend sehr intelligenten Gegenüber geben könnte.

44.8 Psychotherapeutische Einzeltherapien und Gruppentherapien

Zur Einzelpsychotherapie der Entwicklungsstörungen wurden insbesondere im Kinder- und Jugendbereich zahlreiche methodische Ansätze entwickelt, deren differenzierte Darstellung den Rahmen dieses Buches bei Weitem sprengen würde. Hier sei zum einen auf die Kapitel 8–13 verwiesen (▶ Kap. 8–13).

Darüber hinaus kann aber auch auf die Therapieleitlinien der AWMF verwiesen werden: hier liegen für die großen Entwicklungsstörungen Therapieleitlinien z. B. für die Intelligenzminderung/Störungen der Intelligenzentwicklung als S2-Leitlinien vor (vgl. https://www.awmf.org/uploads/tx_szleitlinien/028-04 2l_S2k_Intelligenzminderung_2014-12_verlaen gert_01.pdf). Für die ADHS liegen S3-Leitlinien vor (https://www.awmf.org/uploads/tx_ szleitlinien/028-045l_S3_ADHS_2018-06.pdf) und für die ASS ebenfalls (https://www.awmf. org/leitlinien/detail/ll/028-047.html). Für die Tic-Störungen werden entsprechende Leitlinien wahrscheinlich 2021 veröffentlich werden (https://www.awmf.org/leitlinien/detail/anmel dung/1/ll/028-025.html).

44.9 Medikamentöse Therapieoptionen

Die Situation der medikamentösen Therapie stellt sich für die verschiedenen ES im Detail sehr unterschiedlich dar. Während es für die ADHS verschiedene, spezifisch zugelassene Medikamente mit exzellenter Studienlage und guter Effektstärke gibt, stellt sich das für die TS deutlich uneinheitlicher dar. Im Bereich der ASS sind einige Studien im Gange, wobei nach Kenntnisstand der Autoren aktuell noch kein Medikament vor der unmittelbaren Markteinführung steht. Für eine pharmakologischen Behandlung der Störungen der Intelligenzentwicklung stehen aktuell gar keine Medikamente im Hinblick auf die Kernsymptomatik zur Verfügung. Für alle ES gilt, dass es eine Reihe von Medikamenten gibt, die im Off-Label-Bereich oft mit Blick auf die Komorbiditäten eingesetzt werden. Die Details hier zu thematisieren, würden den Rahmen des Kapitels sprengen, weshalb auf die entsprechenden Kapitel in diesem Buch bzw. auf die spezifischere Fachliteratur verwiesen sei (▶ Kap. 8–16, ▶ Kap. 43, ▶ Kap. 44; Sappok et al. 2022, Krause und Krause 2018, Müller-Vahl 2014, Tebartz van Elst 2021a).

44.10 Zusammenfassung

Zusammenfassend kann festgehalten werden, dass eine Vielzahl von medikamentösen und psychotherapeutischen Therapieoptionen zur Behandlung der ES zu Verfügung stehen, die in unterschiedlicher Art und Weise eine Modifikation der strukturellen Kerneigenschaften der jeweiligen ES bzw. der daraus resultierenden typischen Problemkonstellationen oder der komorbiden psychischen Störungszustände fokussieren. Das SPZ-Modell kann ein heuristisch hilfreiches Instrument für Patienten wie Behandler darstellen, das Wesen der Besonderheiten, Symptome und Probleme zu erfassen und zu verstehen und auf dieser Grundlage ein differenziertes Therapiekonzept zu entwickeln. Da strukturelle Besonderheiten nicht zwingend als Krankheit, sondern als Besonderheit der Körper der Betroffenen verstanden werden sollten, mit denen oft nicht nur Nachteile sondern auch Vorteile einhergehen, sollten diese vornehmlich Akzeptanz-orientiert angegangen werden, wobei das Erlernen von Kompensationsstrategien im Hinblick auf Nachteile im Fokus der Therapie steht. Problemverhaltensweisen sollten auch in ihrer Funktionalität als solche begriffen und lösungsorientiert behandelt werden. Die Behandlung der psychiatrischen, zustandshaften Störungen stellt meist die Domäne der medikamentösen Therapie dar, kann aber durchaus auch psychotherapeutisch mit den jeweils etablierten Methoden durchgeführt werden. Bei umfassender Analyse und Therapie ist die Prognose eines guten Lebens mit den ES durchaus gut.

Literatur

American Psychiatric Association (APA) (2013) Diagnostic and Statistical manual of Mental Disorders. Fifth Edition. Washington, DC: American Psychiatric Publishing.

American Psychiatric Association (APA) (2015) Diagnostisches und Statistisches Manual Psychischer Störungen. DSM-5. Fünfte Ausgabe. Herausgegeben von Peter Falkai und Hans-Ulrich Wittchen. Göttingen: Hogrefe.

Deb S, Kwok H, Bertelli M et al. (2009) International guide to prescribing psychotropic medication for the management of problem behaviours in adults with intellectual disabilities. World Psychiatry 8: 181–186.

Dziobek I, Stoll S (2019) Hochfunktionaler Autismus bei Erwachsenen: Ein kognitiv-verhaltenstherapeutisches Manual. Stuttgart: Kohlhammer.

Cooper S-A, Smiley E, Morrison J et al. (2007) Prevalence of and associations with mental ill-health in adults with intellectual disabilities. Br J Psychiatry 190: 27–35.

Ebert D, Fangmeier T, Lichtblau A etal. (2013) Asperger-Autismus und hochfunktionaler Autismus bei Erwachsenen: Das Therapiemanual der Freiburger Autismus-Studiengruppe. Göttingen: Hogrefe.

Einfeld SL, Piccinin AM, Mackinnon A et al. (2006) Psychopathology in young people with intellectual disability. JAMA 296: 1981–1989.

Emerson E, Bromley J (1995) The form and function of challenging behaviours. J Intellect Disabil Res 39: 388–398.

Gawronski von A, Pfeiffer K, Vogeley K (2012) Hochfunktionaler Autismus im Erwachsenenalter: Verhaltenstherapeutisches Gruppenmanual. Weinheim: Beltz.

Krause J, Krause KH (2018) ADHS im Erwachsenenalter: Symptome, Differentialdiagnose, Therapie. 4. Aufl. Stuttgart: Schattauer.

Müller-Vahl K (2014) Tourette-Syndrom und andere Tic-Erkrankungen. 2. Aufl. Berlin: Medizinisch Wissenschaftliche Verlagsgesellschaft.

Preißmann C. (2009) Psychotherapie und Beratung bei Menschen mit Asperger-Syndrom. 2. Aufl. Stuttgart: Kohlhammer.

Sappok T (2022) Psychische Gesundheit bei intellektueller Entwicklungsstörung: Ein Lehrbuch für die Praxis. 2. Aufl. Stuttgart: Kohlhammer.

Tebartz van Elst L, Pick M et al. (2013) High-functioning autism spectrum disorder as a basic disorder in adult psychiatry and psychotherapy: psychopathological presentation, clinical relevance and therapeutic concepts. Eur Arch Psychiatry Clin Neurosci 263: 189–196.

Tebartz van Elst L (2018) Autismus und ADHS. Zwischen Normvariante, Persönlichkeitsstörung und neuropsychiatrischer Krankheit. 2. Aufl. Stuttgart: Kohlhammer.

Tebartz van Elst L (2019) Hochfunktionaler Autismus im Erwachsenenalter. Fortschr Neurol Psychiatr 87:381–397.

Tebartz van Elst L (2021a) Jenseits der Freiheit. Vom transzendenten Trieb. Stuttgart: Kohlhammer.

Tebartz van Elst L (2021b) Autismus-Spektrum-Störungen im Erwachsenenalter. 3. Aufl. Berlin: Medizinisch Wissenschaftliche Verlagsgesellschaft.

Weltgesundheitsorganisation (WHO) (2021). International Classification of Diseases: https://icd.who.int/browse11/l-m/en.

45 Ausblick: Entwicklungsstörungen als interdisziplinäres Aufgabenfeld zwischen Psychiatrie, Psychotherapie und Psychosomatik des Kinder-, Jugend- und Erwachsenenalters

Am Ende dieses Buches bleibt ein Ausblick. Wo stehen wir? Wo wird die Reise hingehen? Wie wird die Neu-Konzeptualisierung der Entwicklungsstörungen die Diagnostik und Therapie in Psychiatrie, Psychosomatik und Kinder- und Jugendpsychiatrie verändern?

Die eigenen Erfahrungen zeigen zweierlei: Zum einen dauert es oft deutlich länger als ursprünglich angenommen, bis sich neue Erkenntnisse und Denkmuster in der Breite der Praxis durchsetzen. So hat es Dekaden gebraucht, bis die Themenfelder ADHS und ASS aus der Kinder- und Jugendpsychiatrie überhaupt Eingang gefunden haben in die Erwachsenenpsychiatrie. Gleiches gilt für die Psychosomatische Medizin.

Zum anderen wird sich auch die Erkenntnis, dass es sich bei ADHS und ASS nicht um zwei separate, sondern eng verwandte Themen handelt, nur langsam in den Köpfen der Menschen durchsetzen. Es sei daran erinnert, dass sich in DSM-IV und ICD-10 diese beiden Diagnosen noch wechselseitig ausschlossen. Ganz ähnlich herrscht aktuell bei vielen in den therapeutischen Berufen Tätigen die Ansicht vor, die Tic-Störungen und intellektuellen Beeinträchtigungen hätten wenig bis nichts mit den anderen Entwicklungsstörungen und dem eigenen Fachgebiet zu tun. Dass diese sich de facto in vielfältiger Weise sowohl ätiologisch, pathogenetisch als auch im Hinblick auf den Phänotyp wechselseitig überlappen, wird nur langsam ins allgemeine Bewusstsein der Medizin und Psychologie einsickern. Im Fachbereich der Psychosomatischen Medizin und Psychotherapie haben bislang nur wenige die Relevanz, aber auch das therapeutische Potential entdeckt, welches sich hinter diesen Erkenntnissen verbirgt. In der Erwachsenenpsychiatrie und -psychotherapie sieht es kaum anders aus. Und selbst in der Kinder- und Jugendpsychiatrie und -psychotherapie werden Varianten der ADHS und ASS, die noch gute Kompensationsmechanismen und ein gutes Funktionsniveau im Bereich der Kernsymptomatik aufweisen, gelegentlich nicht als solche erkannt oder benannt, obwohl sich bereits ausgeprägte Verhaltensauffälligkeiten und Beeinträchtigungen der Stimmungslage mit einem deutlichen Leidensdruck daraus entwickelt haben.

Grund dafür ist auch der *Störungs*begriff, der semantisch immanent abwertende Qualitäten besitzt. Werden strukturelle Muster im Sinne einer ASS, ADHS, TS oder intellektuellen Beeinträchtigung in einem subsyndromalen Ausmaß erkannt, so wird oft eine Diagnose gemieden – dem gut nachvollziehbaren Impuls folgend, nicht zu psychiatrisieren und einem Schubladendenken vorzubeugen. Sollen wir – so die Intuition – wirklich jede erkennbare (evtl. ungewöhnliche) Eigenschaft mit einem psychiatrischen Namen versehen und damit zur psychischen Krankheit machen? Und würde ein solches Vorgehen ein positives Selbstbild und Selbstwertgefühl fördern?

Die Fragen und Bedenken sind nachvollziehbar und berechtigt. Ein Grundproblem liegt auch in der psychiatrischen Nosologie, die die Diagnose einer Störung zur Voraussetzung für eine Therapie erklärt. Dass erkennbare strukturelle Besonderheiten dabei sowohl als Normvariante, als Störung als auch als neuropsychiatrische Krankheit im engeren

Sinne verstanden werden können – und der Phänotyp an sich diese Unterscheidung nicht begründet – haben viele noch nicht verstanden. Dennoch können die Besonderheiten eines Menschen ein kausaler Grund für sich daraus entwickelnde Probleme, Problemverhaltensweise und Zustände wie Depressionen sein, auch wenn sie »nur« im Sinne einer Normvariante verstanden werden. Dann müssen auch subsyndromale Ausprägungen der ES (»broader autism phenotype«, »broader ADHD phenotype«, »broader tic phenotype«, »subnormal intellectual abilities«) bei der Therapieplanung in den Blick genommen werden, selbst wenn sie an sich keine eigentliche psychiatrische Störungsdiagnose rechtfertigen. Dies ist für die Fachgebiete der Psychologie und Psychosomatik umso mehr der Fall, weil die Wahrscheinlichkeit, dass sich gerade hier hochfunktionale Varianten der ES häufen, nach klinischer Alltagserfahrung hoch ist.

Es gibt also noch viel zu tun gerade im Grenzbereich zwischen den Disziplinen. Wir müssen zum einen informieren und weiterbilden, damit die Bedeutung der ES als Basisstörungen und subsyndromale Basisstrukturen speziell für die Erwachsenenpsychiatrie, -psychotherapie und die Psychosomatik aber auch in Bereichen der Kinder- und Jugendpsychiatrie und Psychotherapie erkannt werden. Wir müssen außerdem eine angemessene Begrifflichkeit entwickeln, die es erlaubt, strukturelle Phänomene und Besonderheiten auch im subsyndromalen Sinne in ihrer psychodynamischen Bedeutung zu fassen, ohne damit zu pathologisieren und ohne Attributionen, die dem Selbstbild, der Selbstwirksamkeit und dem Selbstwertgefühl abträglich sind, zu fördern. Und schließlich müssen wir auch im sozialpsychiatrischen Sinne die Passung unserer nun einmal nicht durchschnittlich strukturierten Patientinnen und Patienten mit ihrer Umwelt in den Blick nehmen. Denn oft sind es eben diese Probleme mit der Passung zwischen Individuum und Umwelt, die fehlenden »ökologischen Nischen«, die Grund dafür sind, dass aus einer Besonderheit einer Person Dysfunktionalität und Leidensdruck erwachsen. Und letztendlich sind es erst diese Faktoren, die aus der Besonderheit eine Störung werden lassen.

Es gibt also für alle Disziplinen der psychologischen Medizin viel zu tun und zu entwickeln im Themenfeld der Entwicklungsstörungen. Doch es ist ein spannender und lohnender Weg, wie all die Beispiele zeigen, bei denen die korrekte Diagnose der strukturellen Besonderheit einer ES die Wege ebneten für eine bessere Selbsterkenntnis, mehr Akzeptanz bei allen Beteiligten, ein adäquateres Selbstbild, ein besseres Selbstwertgefühl, ein oft nicht für möglich gehaltenes Funktionsniveau in einer funktionierenden Lebensnische und mehr Freude am Leben, der *Essenz des Begriffs Gesundheit.*

Für die Herausgeber Freiburg im Januar 2023
Ludger Tebartz van Elst

VI Anhang

Autorinnen und Autoren

Biscaldi-Schäfer, Monica, PD Dr. med, Kommissarisch Leitende Oberärztin an der Klinik für Psychiatrie, Psychotherapie und Psychosomatik im Kindes- und Jugendalter
Kontaktadresse: Universitätsklinikum Freiburg, Klinik für Psychiatrie, Psychotherapie und Psychosomatik im Kindes- und Jugendalter, Department für Psychische Erkrankungen, Hauptstr. 8, 79104 Freiburg
E-Mail: monica.biscaldi-schaefer@uniklinik-freiburg.de

Brehm, Bettina, Psychologische Psychotherapeutin am Universitätsklinikum Freiburg i. Br.
Kontaktadresse: Universitätsklinikum Freiburg, Klinik für Psychiatrie, Psychotherapie und Psychosomatik im Kindes- und Jugendalter, Hauptstraße 8, 79104 Freiburg
E-Mail: bettina.brehm@uniklinik-freiburg.de

Ditrich, Ismene, Dr. med., Funktionsoberärztin und ärztliche Leitung der Spezialsprechstunde für Autismus-Spektrum-Störungen im Erwachsenenalter in der Hochschulambulanz der Universitätsklinik für Psychiatrie und Psychotherapie, Universitätsklinikum Freiburg i. Br.
Kontaktadresse: Universitätsklinikum Freiburg, Department für Psychische Erkrankungen, Klinik für Psychiatrie und Psychotherapie, Hauptstr. 5, 79104 Freiburg
E-Mail: ismene.ditrich@uniklinik-freiburg.de

Domschke, Katharina, Univ.-Prof. Dr. Dr. med. M.A. (USA), Lehrstuhlinhaberin für Psychiatrie und Psychotherapie und Ärztliche Direktorin der Universitätsklinik für Psychiatrie und Psychotherapie, Universitätsklinikum Freiburg
Kontaktadresse: Universitätsklinikum Freiburg, Department für Psychische Erkrankungen, Klinik für Psychiatrie und Psychotherapie, Hauptstr. 5, 79104 Freiburg
E-Mail: katharina.domschke@uniklinik-freiburg.de

Ebert, Dieter, Prof. Dr., Universitätsklinik für Psychiatrie und Psychotherapie, Sektion Forensische Psychiatrie und Psychotherapie
Kontaktadresse: Hauptstr. 5, 79104 Freiburg
E-Mail: dieter.ebert@uniklinik-freiburg.de

Fangmeier, Thomas, Dr., Dipl.-Psych., Universitätsklinikum Freiburg, Klinik für Psychiatrie und Psychotherapie
Kontaktadresse: Hauptstr. 5, 79104 Freiburg
E-Mail: thomas.fangmeier@uniklinik-freiburg.de;

Fleischhaker, Christian, Prof. Dr., Komm. Ärztlicher Direktor an der Klinik für Psychiatrie, Psychotherapie und Psychosomatik im Kindes- und Jugendalter
Kontaktadresse: Universitätsklinikum Freiburg, Department für Psychische Erkrankungen, Klinik für Psychiatrie, Psychotherapie und Psychosomatik im Kindes- und Jugendalter, Hauptstr. 8, 79104 Freiburg
E-Mail: christian.fleischhaker@uniklinik-freiburg.de

Haack-Dees, Barbara, Dr. phil., Leitende Psychologin und Psychologische Psychotherapeutin an der Klinik für Psychiatrie, Psy-

chotherapie und Psychosomatik im Kindes- und Jugendalter
Kontaktadresse: Universitätsklinikum Freiburg, Department für Psychische Erkrankungen, Klinik für Psychiatrie, Psychotherapie und Psychosomatik im Kindes- und Jugendalter, Hauptstr. 8, 79104 Freiburg
E-Mail: barbara.haack-dees@uniklinik-freiburg.de

Klein, Christoph, Prof. Dr. rer. soc., Professor für Psychologie und Leiter der Arbeitsgruppen Klinische Neurophysiologie der Kliniken für Kinder- und Jugendpsychiatrien der Universitätskliniken Freiburg und Köln
Kontaktadresse: Universitätsklinikum Freiburg, Department für Psychische Erkrankungen, Klinik für Psychiatrie, Psychotherapie und Psychosomatik im Kindes- und Jugendalter, Hauptstr. 8, 79104 Freiburg
E-Mail: christoph.klein.kjp@uniklinik-freiburg.de

Korinthenberg, Rudolf, Prof. a. D., Dr. med., ehemals Professor für Pädiatrie und Neuropädiatrie und Ärztlicher Direktor der Abteilung für Neuropädiatrie und Muskelerkrankungen, Zentrum für Kinder- und Jugendmedizin, Universitätsklinikum Freiburg i. Br.
Kontaktadresse: Gutleutstr. 21, 79115 Freiburg
E-Mail: rudolf.korinthenberg@uniklinik-freiburg.de

Lahmann, Claas, Univ.-Prof. Dr. med., Lehrstuhlinhaber für Psychosomatische Medizin und Psychotherapie und Ärztlicher Direktor der Universitätsklinik für Psychosomatische Medizin und Psychotherapie, Universitätsklinikum Freiburg i. Br.
Kontaktadresse: Universitätsklinikum Freiburg, Department für Psychische Erkrankungen, Klinik für Psychosomatische Medizin und Psychotherapie, Hauptstr. 8, 79104 Freiburg
E-Mail: claas.lahmann@uniklinik-freiburg.de

Langer, Thorsten, PD Dr. med., Oberarzt und ärztlicher Leiter des Sozialpädiatrischen Zentrums der Klinik für Neuropädiatrie und Muskelerkrankungen, Zentrum für Kinder- und Jugendmedizin, Universitätsklinikum Freiburg.
Kontaktadresse: Universitätsklinikum Freiburg, Klinik für Neuropädiatrie und Muskelerkrankungen, Mathildenstr. 1, 79106 Freiburg
E-Mail: thorsten.langer@uniklinik-freiburg.de

Linden, David E.J., Prof. Dr. med., Professor für Translationale Neurowissenschaften und Wissenschaftlicher Direktor der School of Mental Health and Neuroscience an der Universität Maastricht (NL).
Kontaktadresse: Maastricht University Medical Center, School for Mental Health and Neuroscience, PO Box 616, 6200 MD Maastricht, Netherlands

Martin, Peter, Prof. Dr., Chefarzt Séguin-Klinik, Epilepsiezentrum Kork
Kontaktadresse: Séguin-Klinik, Epilepsiezentrum Kork, Landstraße 1, 77694 Kehl-Kork
E-Mail: PMartin@epilepsiezentrum.de

Matthies, Swantje, PD Dr., Oberärztin an der Klinik für Psychiatrie und Psychotherapie des Universitätsklinikums Freiburg
Kontaktadresse: Hauptstr. 5, 79104 Freiburg
E-Mail: swantje.matthies@uniklinik-freiburg.de

Müller-Vahl, Kirsten R., Prof. Dr. med., geschäftsführende Oberärztin der Klinik für Psychiatrie, Sozialpsychiatrie und Psychotherapie,
Kontaktadresse: Medizinische Hochschule Hannover, Carl-Neuberg-Str. 1, 30625 Hannover
E-Mail: mueller-vahl.kirsten@mh-hannover.de

Nickel, Kathrin, PD Dr. med, Privatdozentin, Fachärztin für Psychiatrie und Psychotherapie, Funktionsoberärztin der Universitätsklinik für Psychiatrie und Psychotherapie, Universitätsklinikum Freiburg im Breisgau
Kontaktadresse: Universitätsklinikum Freiburg, Department für Psychische Erkrankungen, Klinik für Psychiatrie und Psychotherapie, Hauptstr. 5, 79104 Freiburg
E-Mail: kathrin.nickel@uniklinik-freiburg.de

Rauh, Reinhold, Dr. phil., Leiter der Arbeitsgruppe »Kognitive Entwicklungspsychiatrie« an der Klinik für Psychiatrie, Psychotherapie und Psychosomatik im Kindes- und Jugendalter
Kontaktadresse: Universitätsklinikum Freiburg, Department für Psychische Erkrankungen, Klinik für Psychiatrie, Psychotherapie und Psychosomatik im Kindes- und Jugendalter, Hauptstr. 8, 79104 Freiburg
E-Mail: reinhold.rauh@uniklinik-freiburg.de

Riedel, Andreas, PD Dr. med. Dr. phil., Facharzt für Psychiatrie und Psychotherapie, Leitender Arzt und Stv. Chefarzt, Luzerner Psychiatrie, Ambulante Dienste.
Kontaktadresse: Luzerner Psychiatrie, Löwengaben 20, CH-6004 Luzern, Schweiz
E-Mail: andreas.riedel@lups.ch

Sappok, Tanja, Prof. Dr. med., Professorin für Medizin für Menschen mit Behinderungen, Schwerpunkt: Psychische Gesundheit, Medizinischen Fakultät der Universität Bielefeld und Direktorin der Universitätsklinik für Inklusive Medizin am Krankenhaus Mara, Bielefeld
Kontaktadresse: Universitätsklinik für Inklusive Medizin, Krankenhaus Mara gGmbH, v. Bodelschwinghsche Stiftungen Bethel, Maraweg 21, 33617 Bielefeld
Email: tanja.sappok@mara.de

Schaller, Ulrich Max, Dr. phil., Diplom-Psychologe und Psychotherapeut, Universitätsklinikum Freiburg i. Br. und in eigener Praxis
Kontaktadresse: Praxis für Psychotherapie Dr. Ulrich Max Schaller, Kirchstraße 12, 79539 Lörrach, www.psychotherapie-schaller.de
E-Mail: schaller@psychotherapie-schaller.de

Scheidt, Carl Eduard, Prof. Dr. med. M.A., Professor für Psychosomatische Medizin und Psychotherapie, Universitätsklinik für Psychosomatische Medizin und Psychotherapie, Universitätsklinikum Freiburg i. Br.
Kontaktadresse: Universitätsklinikum Freiburg, Department für Psychische Erkrankungen, Klinik für Psychosomatische Medizin und Psychotherapie, Hauptstr. 8, 79104 Freiburg
E-Mail: carl.eduard.scheidt@uniklinik-freiburg.de

Schweizer, Tina, Dr. phil., Diplom-Psychologin, Klinik für Psychiatrie und Psychotherapie, Universitätsklinikum Freiburg i. Br.
Kontaktadresse: Universitätsklinikum Freiburg, Department für Psychische Erkrankungen, Klinik für Psychiatrie und Psychotherapie, Hauptstr. 5, 79104 Freiburg
E-Mail: tina.schweizer@uniklinik-freiburg.de

Tebartz van Elst, Ludger, Prof. Dr. med., Professor für Psychiatrie und Psychotherapie und Stv. Ärztlicher Direktor und Leitender Oberarzt der Universitätsklinik für Psychiatrie und Psychotherapie, Universitätsklinikum Freiburg i. Br.
Kontaktadresse: Universitätsklinikum Freiburg, Department für Psychische Erkrankungen, Klinik für Psychiatrie und Psychotherapie, Hauptstr. 5, 79104 Freiburg
E-Mail: tebartzvanelst@uniklinik-freiburg.de

Zeeck, Almut, Prof. Dr., Leitende Oberärztin an der Klinik für Psychosomatischen Medizin und Psychotherapie, Department für Psychische Erkrankungen, Universitätsklinikum Freiburg.
Kontaktadresse: Hauptstraße 8, 79104 Freiburg
E-Mail: almut.zeeck@uniklinik-freiburg.de

Stichwortverzeichnis

1

11-Punkte-Liste   347

A

Abhängigkeit   273
Alexithymie   70
Angehörige   220, 222
Angsterkrankungen   266
Anorexia nervosa   259–264
Arbeitsgedächtnis   36–38, 40
Asperger-Syndrom   180
Ätiologie   185, 187, 367
Ätiologische Differentialdiagnostik   197
Aufmerksamkeitsdefizit-/Hyperaktivitätsstörung (ADHS)   31, 59, 60, 64, 65, 67, 71, 72, 74, 84, 88, 95, 97–105, 113, 121, 173, 174, 179, 186, 193, 195, 213, 215, 222, 223, 227, 234, 244–246, 248, 254, 256, 261, 263, 272, 273, 276, 280, 281, 284, 286, 294, 313, 316, 321, 334, 337, 338, 340, 344, 351–353, 361, 371, 377, 382, 390, 393, 398, 401
Autismus-Spektrum-Störungen (ASS)   212, 220, 226, 232, 274, 307, 308, 316, 320, 337, 370
Autistische Basisstruktur   80, 90, 91

B

Basisstörung   66, 68, 248, 251, 252, 296, 297
Basisstruktur   243, 246, 248, 255
Bildgebungsstudien   232, 233, 235, 236, 238
Bindung   70, 72–74, 302, 303
Bindungsmuster   357
Bindungstheorie   43
Bindungsverhalten   44
– desorganisiert   45
Bindungsverhaltensstrategien   43
Binge-Eating Störung   259, 261, 264
Bipolare Störung   279, 280
Broader Autism Phenotype   246
Bulimia nervosa   259–264

C

Cluster A, B, C   52, 53, 55

D

Depression   66, 67, 394, 396, 397
– chronische   279
– episodische   279
– Pathogenese   285
Deprivation   213
Diagnostik   364, 366–368
Diagnostische Strategie   207
Differentialdiagnostik   313, 317, 336, 341
Dimensionaler Ansatz   333, 335, 336, 341
Dimensionales Krankheitsmodell   244
Dimensionalität   58
Diskonnektionssyndrom   236
DSM-5   29, 31, 32, 34

E

EEG   313, 315–317
Eigenanamnese   344–347, 351, 352, 355
Eisenmangel   215
Elterntraining   384, 385
Emotionale Dysregulation   101
Emotionaler Entwicklungsansatz   144
Emotional-instabile Persönlichkeitsstörung   254
Entwicklungspsychopathologie   70, 72
Entwicklungsstörungen
– Geschichte der   29
– komorbide   100
Epilepsien   162, 164, 167, 212
Erwachsenenalter   361
Erwachsenen-Bindungs-Interview   45
Erwachsenenpsychiatrie   64, 65, 67, 68
Essstörungen   259–262, 264
Exekutivfunktionen   35, 37–39, 41
Exogene Schädigungen   202
Expositionstherapie   288

F

Familiensystem 219–221
Fraktionale Anisotropie 233, 237
Früherkennung 327, 331
Frühgeburtlichkeit 213
Frühintervention 375
Funktionelle Genese 301
Funktionelle Körperbeschwerden 299–302, 304
Funktionelle Tic-ähnliche Bewegungen 115

G

Geburtskomplikationen 213
Gehirnvolumen 232, 233
Genetik 366
Genetische Fehlbildungssyndrome 198
Genetische Syndrome 158, 159, 163, 166, 168
Gen-Umwelt-Interaktionen 211
Gen-Umwelt-Korrelationen 211
Geschichte der Entwicklungsstörungen 29
Geschlechtsdysphorie 307, 309, 310
Geschlechtsidentitätsstörung 307
Grenzsteine der Entwicklung 125

H

Habit Reversal 291
Hauptinstrumente der neuropsychologischen Zusatzdiagnostik 319
Höheres Lebensalter 362
Horten, pathologisches 172
Hyperaktivität 95

I

ICD-11 29, 31–34
Impulsivität 95
Intelligenz 35, 36, 38, 41
Isolierte Gendefekte 198

J

Juvenile Zwangsstörung 173

K

Kategoriales Krankheitsmodell 244
Kindesalter 364

Kindheit 125, 126, 130, 359
Klinische Diagnose 344, 353, 355
Kognitive Entwicklung 35, 36, 38, 39, 328, 329
Kognitive Verhaltenstherapie 268
Komorbidität 59, 60, 62, 63, 65, 68, 272
Kompensation 345, 347, 348, 350, 351, 355
Kompensationsleistungen 375, 376, 378, 386
Kompensationsstrategie 287
Konflikte 357
Konstrukt 251
Kortikale Dichte 235
Krankheitsmodell 372
Kupfer-Homöostase 215

L

Lebensphase 359–363
Lernentwicklungsstörung 131, 135–139
Lese-Rechtschreibstörung 135, 137, 138
Liquor 316, 317

M

Mehrbereichsdiagnostik (MBS) 129
Mentalisierung 70
Mentalisierungsfähigkeit 147
Motorische Beeinträchtigungen 166
Motorische Entwicklung 328–330
MRT 316, 317
Multifaktorielles Erklärungsmodell 212
Multimodaler Ansatz 382, 387

N

Narzisstische Persönlichkeitsstörung 255
Negatives Erziehungsverhalten 213
Neurodegenerative Erkrankungen 202
Neurodiversität 61
Neurometabolische Erkrankungen 200
Neuronale Entwicklungsstörungen 166, 190, 193–195
– Epigenetik 190
– Genetik 190
Neuropädiatrie 364, 368
Neurotypische Entwicklung 57
Normvariante 246

O

Off-Label-Behandlung 371
Oppositionelles Trotzverhalten 100

Overload 282

P

Parenting 126
Pathogenese 185
Pediatric Autoimmune Neuropsychiatric Disorders Associated with Streptococcal Infections (PANDAS) 173
Persönlichkeitsstörung 50–55, 392
Phänotypische Heterogenität 58
Pharmakotherapie 297, 372
Postnatale Schädigungen 204
Primäre Entwicklungsstörungen 186, 187
Problemverhalten 392–394, 396, 397
Psychische Erkrankungen 213
Psychisches Funktionsniveau 357
Psychoedukation 375–377, 382, 385–387
Psychopharmaka 67
Psychosen 66, 68, 178–180, 294, 295, 396
Psychotherapie 64, 67, 68, 369–371, 373
Pubertät 360, 361

R

Rechenstörung 135–137
Redeflussstörung 133, 134
Regulation 127
Ressourcenorientierung 219
Rituale 348
Routinen 348

S

Schizoide Persönlichkeitsstörung 253
Schizophrenie 177–180, 296
Schmerz 299–301, 303, 304
Schweregrad 334–336, 341
Screening 327–331
Sekundäre Entwicklungsstörungen 186, 187
Selbstbild 297, 372, 373
Sensorik 348, 350
Sensorische Sensibilität 267
Serotoninwiederaufnahmehemmer 268
Sinnesstörungen 163, 166, 168
somatisch 299, 301–303, 305
somatoform 299–304
somatoforme Körperbeschwerden 301
Soziale Ängste 268

Soziale Kognition 35, 39, 41
Soziale Kommunikation 79, 85–87
Soziales Gehirn 146
Sozio-ökonomischer Status 212
Soziopsychiatrische Maßnahmen 381
Spiegelneuronentheorie 227
Sprachentwicklung 329, 330
– Störungen der 131, 132, 134, 138
Sprachpragmatik 86, 347, 350
SPZ-Modell 392–394, 397, 399
Stereotypien 348, 350, 354
Störungen der Geschlechtsidentität 308, 310
Störungen der Identität 307
Störungen der Intelligenzentwicklung 141, 158–165, 167, 197
Strukturdiagnose 55, 392, 394
Substanzgebrauch 273
Subsyndromale Varianten 243
Sucht 272
Suchterkrankung 280

T

Teilleistungsstörungen 100
Testpsychologie 344, 351, 355
Testpsychologische Diagnostik 334
Theorie der exekutiven Dysfunktion 226
Theorie der schwachen zentralen Kohärenz 226
Theory of Mind 226
Tic-Störung, chronisch
– motorische 108
– vokale 108
Tic-Störung, vorübergehende 109
Tourette-Syndrom 108

U

Umweltrisikofaktoren 212
Unaufmerksamkeit 95
Ursachen 185–187

V

Valproat 212
Veranlagung 30
Verhaltensbeobachtung 344–349, 351, 353, 355
Verhaltensmuster, repetitive 82, 83, 85
Verhaltensstörungen 142

W

Weiblicher Autismus Phänotyp   83, 91, 92

Z

Zinkmangel   215

Zuwanderungsgeschichte   212
Zwangs-Spektrum-Störung   290
Zwangsstörungen   172